医药高等院校案例版教材

供高等职业教育护理、助产等医学相关、

基础护理技术

（第 5 版）

主　编　孙　燕

副主编　沈　犁　黄韶兰　付甜甜

编　者　（按姓氏汉语拼音排序）

付　芳　惠州卫生职业技术学院

付甜甜　淄博职业学院

黄韶兰　南昌医学院

凌　玲　广西医科大学玉林校区

林　凌　四川护理职业学院

罗菲菲　乌兰察布医学高等专科学校

沈　犁　清华大学附属北京清华长庚医院

孙　燕　首都医科大学附属北京友谊医院

汪美华　漳州卫生职业学院

王　艳　首都医科大学附属北京友谊医院

张　敏　重庆医药高等专科学校

张　裴　商丘工学院医学院

科 学 出 版 社

北　京

内 容 简 介

本教材共分十五章，主要内容包括医院与医院环境、医院感染的预防与控制、医疗护理文件记录、入院和出院护理、生命体征的观察与护理技术、病情观察与抢救技术、舒适与卧位护理、清洁观察与护理技术、营养观察与护理、排泄观察与护理技术、给药观察与护理技术、静脉输液、输血观察与护理技术、冷热疗观察与护理技术、标本采集的观察与护理技术、临终病人观察与护理技术。

本教材涵盖了护理工作岗位中的基本理论知识、基本操作技能，注重培训护士的实际操作能力，力争达到教学与临床护理工作的无缝隙衔接，培养学生的参与意识和动手能力。本教材图文并茂，各章在相应位置设有链接，同时附有目标检测题，方便教学和学生学习使用。

本教材可供高等职业教育护理、助产等医学相关专业使用。

图书在版编目（CIP）数据

基础护理技术 / 孙燕主编 . —5 版 . —北京：科学出版社，2023.1
医药高等院校案例版教材
ISBN 978-7-03-072205-8

Ⅰ . 基… Ⅱ . 孙… Ⅲ . 护理学 – 医学院校 – 教材 Ⅳ . R47

中国版本图书馆 CIP 数据核字（2022）第 074893 号

责任编辑：谷雨擎 / 责任校对：杨 赛
责任印制：赵 博 / 封面设计：涿州锦晖

科学出版社 出版
北京东黄城根北街16号
邮政编码：100717
http://www.sciencep.com

北京九天鸿程印刷有限责任公司 印刷
科学出版社发行 各地新华书店经销

*

2003年8月第 一 版 开本：850×1168 1/16
2023年1月第 五 版 印张：22
2023年1月第五次印刷 字数：630 000
定价：109.80元
（如有印装质量问题，我社负责调换）

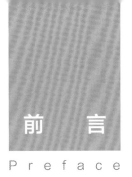

前 言

Preface

　　为贯彻《国家职业教育改革实施方案》《职业院校教材管理办法》等文件精神，落实立德树人根本任务，深化产教融合，对接国际先进的职业教育理念，适应人才培养模式创新和优化课程体系的需要，本书在上一版的基础上进行了修订。本书涵盖了护理工作岗位涉及的基本理论知识、基本操作技能，注重培养护士的实际动手操作能力，力争达到教学与临床护理工作的无缝隙衔接，培养学生的严谨工作作风和动手参与意识。

　　全书共分十五章，主要内容包括医院与医院环境，医院感染的预防与控制，医疗护理文件记录，入院和出院护理，生命体征的观察与护理技术，病情观察与抢救技术，舒适与卧位护理，清洁观察与护理技术，营养观察与护理，排泄观察与护理技术，给药观察与护理技术，静脉输液、输血观察与护理技术，冷热疗观察与护理技术，标本采集的观察与护理技术，临终病人观察与护理技术。

　　本书在第四章增加了住院服务中心设置的内容；结合防疫工作需要，在第十四章中增加了鼻咽拭子、口咽拭子、肛拭子的操作技术；全书围绕着护士执业资格考试的重点进行介绍。

　　随着医学的不断发展，基础护理技术也在不断更新进步。本教材层次分明、可读性强、图文并茂、密切结合临床实际，便于学生记忆和理解；编写中力求符合护理人才培养目标，探索和尝试突破既往教材的编写框架，以反映当前基础护理技术的新理念、新知识和新技术。本教材在编写过程中难免存在不足或疏漏之处，恳请广大读者给予批评指正，帮助本教材进一步修订与完善。

编　者

2022 年 5 月

配 套 资 源

欢迎登录"中科云教育"平台，**免费**数字化课程等你来！

本教材配有图片、视频、音频、动画、题库、PPT 课件等数字化资源，持续更新，欢迎选用！

"中科云教育"平台数字化课程登录路径

电脑端

- ▶ 第一步：打开网址 http://www.coursegate.cn/short/R01DJ.action
- ▶ 第二步：注册、登录
- ▶ 第三步：点击上方导航栏"课程"，在右侧搜索栏搜索对应课程，开始学习

手机端

- ▶ 第一步：打开微信"扫一扫"，扫描下方二维码

- ▶ 第二步：注册、登录
- ▶ 第三步：用微信扫描上方二维码，进入课程，开始学习

PPT 课件，请在数字化课程中各章节里下载！

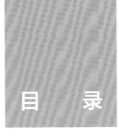

目 录

Contents

第1章
医院与医院环境

第1节 医院概述

医院是为服务对象提供预防、治疗、保健、康复等多种功能的健康服务场所，医院的服务对象不只是病人，还包括健康及亚健康状态的人。医院的服务内容包括人的生理、心理、社会、精神、文化等多个层面。因此，医院需要配备必要的设施、设备和相应的医务人员，提供良好的医疗环境。良好的医院环境对病人治疗和康复起到积极的促进作用，有利于恢复健康，全方位、多层面的医疗护理服务可以减轻服务对象的痛苦，促进其康复。

一、医院的性质与功能

（一）医院的性质

医院是防病治病、保障人民健康的社会主义卫生事业单位，必须贯彻国家的卫生工作方针、政策，遵守政府法令，为社会主义现代化建设服务。

（二）医院的功能

医院必须以医疗工作为中心，在提高医疗质量的基础上，保证教学和科研任务完成，并不断提高教学质量和科研水平。同时做好扩大预防、指导基层和计划生育的技术工作。

1. 医疗工作　以诊治疾病和护理服务两大业务为主体，是医院的中心任务。医疗工作一般分为门诊医疗、住院医疗、急救医疗和康复医疗，医疗工作需要医院各部门密切配合，这样才能为服务对象提供优质的医疗服务。

2. 教学工作　包括医药卫生类各专业学生的临床教学和在职医务人员的教育。医学教育的特点是实践性强，学生的学习必须经过学校学习和临床实践学习两个阶段，医院是医学类学生临床实践学习的重要场所，是进行临床教学的主要阵地，医学生的教学工作是医院的重要工作任务。当今时代科技飞速发展，新技术、新工艺、新材料、新设备不断涌现，医务人员需要不断接受新知识、新技术、新业务培训，同时医院也是在职医务人员学习进修的重要场所。

3. 科学研究　当今世界还有很多现代医学无法治愈的疾病，如艾滋病、癌症等，以及新发传染性疾病，如新型冠状病毒肺炎等。这些疾病需要医疗工作者开展深入的科学研究，攻克难题，帮助人们恢复健康并且促进医学科学的发展。医院是开展医学科学研究的重要阵地，科学研究也是医院的工作任务。

4. 预防和社区卫生服务　现代医学模式是以人的整体健康为中心，医院的服务对象是所有的人，各级医院除了要为病人提供诊断、治疗、护理服务外，还要为健康、亚健康人群提供健康体检、预防保健、健康教育和咨询、疾病普查、计划生育指导等服务，预防和社区卫生服务也是医院的重要工作任务。

二、医院的类型与分级

（一）医院的类型

根据不同的分类方法，可将医院划分为不同的类型（表 1-1）。

表 1-1　医院的分类

分类条件	医院类型
按收治范围划分	综合性医院、专科医院（传染病医院、妇幼保健医院、精神病医院、肿瘤医院、口腔医院等）
按特定任务划分	军队医院、企业医院、医学院校附属医院
按地区划分	城市医院（省、市、县、区、街道医院）、农村医院（乡、镇医院）
按经营目的划分	非营利性医院（公立医院）、营利性医院（私立医院、股份制医院、中外合资医院）
按医院分级管理制度划分	一级医院、二级医院、三级医院

（二）医院的分级

1989 年，卫生部颁发了《医院分级管理标准》，我国医院开始实施标准化的分级管理，标准也在持续改进。对医院分级管理的依据是医院的功能、任务、设施条件、技术建设、医疗服务质量和科学管理的综合水平。医院分级管理的实质是按照现代医院管理的原理，遵照医疗卫生服务工作的科学规律与特点，实行医院标准化管理和目标管理。

1. 一级医院　是直接向具有一定人口（10 万以下）的社区提供预防、医疗、保健、康复服务的基层医院、卫生院，是初级卫生保健机构。其主要功能是直接对人群提供一级预防，在社区管理多发病、常见病病人，并对疑难重症做好正确转诊，协助高层次医院做好中间或院后服务，合理分流病人。

2. 二级医院　是向多个社区（其半径人口在 10 万以上）提供综合医疗卫生服务，承担一定教学、科研任务的地区性医院，是地区性医疗预防的技术中心，主要指县医院及地级市的区级医院和相当规模的厂矿、企事业单位的职工医院。其主要功能是参与对高危人群的监测，接受一级转诊，对一级医院进行业务技术指导，并进行一定程度的教学和科研工作。

3. 三级医院　是跨地区、省、市及向全国范围提供医疗卫生服务的医院，是具有全面医疗、护理、教学、科研能力的医疗预防技术中心，是国家最高层次的医疗机构，主要指国家、省、市直属的大型医院及医学院校的附属医院。其主要功能是提供全面、连续、高水平的医疗护理、预防保健、康复和专科服务，接受下级医院的转诊，对下级医院进行业务指导和培训，承担高等医学教学与科研任务。

三、医院的组织结构

医院组织结构是医院实现战略目标和构造核心竞争力的载体，是医院人力资源管理中最基础的部分。我国医院的组织结构是按照国家统一颁布的组织原则设置的，大致可分为三大系统，即医疗部门（临床科室）、医技部门（医技科室）和行政后勤部门（职能科室）（图 1-1）。

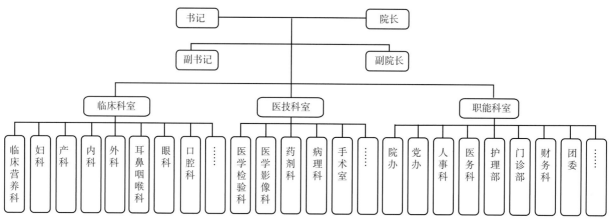

图 1-1　医院的组织结构

第2节　医院业务科室设置与护理工作

案例 1-1

李某，男性，56岁。因卡车撞伤送至急诊室。查体：体温（T）37℃，呼吸（R）28次/分，脉搏（P）110次/分，血压（BP）80/50mmHg，面色苍白，神志淡漠，四肢冰冷，全身多处出血。

问题：1.医生未到之前，急诊护士应该如何处理？

2.医生到达之后，急诊护士应该如何配合？

医院内直接为病人提供诊疗服务的是临床科室，临床科室可以分为三部分，即急诊科、门诊部、住院部。医院的护理岗位主要在临床科室，护理工作是临床科室工作的重要组成部分。

一、急　诊　科

急诊科是对尚未住院的急、危、重症病人进行检查、诊断、抢救、治疗、护理的场所。急诊科是医院中重症病人最集中、病种最多、抢救和护理任务最重的科室，是所有急诊病人入院治疗的必经之路，是抢救生命的第一线，24小时开放。急诊科的管理工作应达到标准化、制度化和程序化，紧急情况下急诊科应立即组织人力、物力，按程序对病人进行抢救。急诊科护士应具有各种抢救知识和经验，技术熟练，动作敏捷，素质良好，保证病人得到及时、准确、有效的救治。

（一）急诊科的设置和布局

急诊科是抢救病人的第一线，急诊科应设在医院最醒目的地方，环境宽敞明亮、安静整洁、空气流通，各诊疗单元布局合理，分区设有明显标志，路标指向清晰；急诊科应减少病人就医环节，方便就诊，方便停放急救和社会车辆；配有专用电话、急救车、平车、轮椅等运送工具，夜间有明亮的灯光，应有快速便捷的抢救通道，以保证病人尽快得到救治。

急诊科内部需设有预检处、护士站、各科诊疗室、抢救室、监护室、治疗室、清创室、观察室、处置室等，还应配有挂号室、收费处、化验室、X线室、CT室、心电图室、超声室、药房等辅助科室，形成一个相对独立的区域，保证急救工作顺利进行。

（二）急诊科的护理工作

1.预检分诊　急诊科应设专人负责预检分诊工作，急诊护士要做到"一问、二看、三检查、四分诊"，通过询问、观察、初步检查，评估病人病情，及时准确地将病人分诊到相应的科室。遇有危重病人，应立即通知值班医生并配合医生进行抢救；遇意外灾害事件，应立即报告护士长和有关部门快速启动应急预案，组织抢救；如遇法律纠纷、交通事故、刑事案件等情况，应尽快与医院保卫部门或直接与公安部门联系，并请家属或陪送者留下。

2.抢救工作　包括准备抢救物品及配合抢救工作。

（1）准备抢救物品　常用的抢救物品包括一般物品、无菌物品、抢救设备、抢救药品和通信设备。一切抢救物品要做到"五定"，即定数量品种、定点安置、定专人保管、定期消毒灭菌和定期检查维修。护士必须熟悉所有抢救物品的性能和使用方法，抢救物品完好率必须达到100%，保证抢救工作顺利进行。

（2）配合抢救工作　护士应立即按照操作规程实施抢救，做到争分夺秒。医生未到之前，护士应根据病人病情做出初步判断，并立即给予必要的紧急处理，如给氧、吸痰、止血、测量血压、建立静脉输液通路、人工呼吸、胸外心脏按压等，为抢救争取时间；医生到达后，立即汇报病人病情及处理情况，积极配合医生进行抢救，正确执行医嘱，密切观察病情变化，及时为医生提供有关信息和资料；规范书写抢救记录，要求及时、准确、完整、清晰，必须注明与抢救有关事件发生的时间，包括病人和医生到达的时间、抢救措施执行时间和停止时间（如输液、吸氧、给药、心肺复苏等），记录医嘱的执行情况和病人病情动态变化。认真执行查对制度，在抢救过程中执行口头医嘱时必须向医生复诵一遍，双方确认无误后方可执行；抢救完毕，请医生在 6 小时内据实补写医嘱；各种急救药品的空安瓿、输液空瓶和输血空袋等应集中放置，经两人核对后方可处理。

3. 急诊观察室的护理工作　急诊科留院观察室内设有一定数量的观察床，主要收治病情危重暂不能确诊、暂不宜搬动、暂时住院困难的病人或只需短时间观察后可以返家者。急诊观察室护理工作主要是对留观病人进行入室登记，密切观察病情，建立观察病历，填写各项记录单，书写观察室病情记录，巡视留观病人，及时执行医嘱，完成基础护理及心理护理工作；同时管理好病人和家属，保持观察室良好的秩序和环境。

医者仁心

叶欣——南丁格尔奖章获得者

叶欣生前系广东省中医院二沙岛医院急诊科护士长。她爱岗敬业、忠于职守。2003 年春节前后，严重急性呼吸综合征（曾称传染性非典型肺炎，以下简称非典）开始在广州等地区流行，叶欣所在医院担负了接诊非典病人的任务。面对具有强烈传染性的非典病人，面对死神的挑战，作为急诊科护士长，她周密筹划、冷静部署，始终坚持亲临现场，战斗在第一线，使整个护理工作有条不紊地进行。每当有疑似或确诊病人送来，叶欣总是冲在最前面，最艰难的工作争着干，最危险的活抢着做。为了降低其他人的感染概率，她几乎包揽检查、抢救、治疗和护理工作，她一次次临危不惧冒着生命危险抢救病人，把危重病人从死亡线上拉了回来。2003 年 3 月 4 日中午，叶欣开始出现发热症状，被确诊为非典，后因抢救无效于同年 3 月 25 日凌晨逝世，年仅 47 岁。叶欣是无数抗击非典战斗英雄的杰出代表，是我国应对重大突发事件中医疗卫生战线涌现的一面旗帜。

二、门　诊　部

门诊部是医院直接为病人提供诊断、治疗、护理和预防保健的场所，是医院面向社会的窗口，是医疗工作的第一线。门诊部的医疗护理技术水平及服务质量直接影响病人的就医体验，影响社会对医院的认知和评价。门诊就诊的发展趋势是非急诊全面预约，预约的就诊时段在半小时内，同时逐步取消现场挂号，目前一些大的省市都已开展此项工作。

（一）门诊部的设置和布局

门诊部的特点是来往人员多、流动性大、就诊时间短、病种杂、交叉感染的可能性大、季节性和随机性强等。门诊部的设置和布局应以方便病人就诊、便于消毒隔离为原则，做到布局合理、环境舒适、流程优化、设备设施齐全、标志醒目，体现"以病人为中心"。

门诊区域的设置包括门诊服务中心、自助服务区、咨询台、导诊台、财务综合收费窗口、候诊区、诊室、药房、抽血区域、治疗室、医技检查科室等，特殊时期应设有疫情防控筛查岗。

门诊大厅应设门诊服务中心（有条件的再增设门诊预约中心）、咨询台、志愿者服务处、药房；门诊候诊区应安静、整洁、舒适，候诊椅充足，配有电子叫号显示屏及健康教育资料或电视、书报杂志等宣传设施；诊室配备桌椅、电脑、打印机、看片灯、诊查床、隔帘、洗手池，诊疗时注意保护病人隐私；自助服务区设施齐全，方便病人预约、挂号、就诊、缴费及打印检查报告、病历和发票等，避免病人在窗口排队等候；门诊的各种标识、路标要清晰醒目，就诊流程简便、快捷，使病人感到亲切，增加对医院的信任感。

随着生活水平的提高，人们对就医体验的要求越来越高，门诊部的设置和布局需要更加细致、更加多元。门诊部的空间设置要合理，装饰要美观舒适，配有绿色植物，注重门诊文化建设，设置简易商店等生活功能区，满足不同病人的需求。门诊护士要保持仪表整洁，主动热情，经验丰富，业务能力强。建立良好的门诊管理系统，提供人性化、多元化的门诊就诊服务，营造温馨的就医氛围，增加病人对医院的安全感和信任感，提升医院的社会评价。

（二）门诊部的护理工作

1. 预检分诊　病人往往不具备医学知识，无法根据病情判断需要就诊的科室，门诊需要提供预检分诊护理服务。门诊护士应热情、主动指导病人，通过询问病史做出初步判断，给予合理分诊，指导病人挂号就诊。

2. 安排候诊与就诊　病人挂号后分别到各科候诊区域等候就诊。为保证病人候诊、就诊顺利进行，护士应做好以下护理工作。

（1）开诊前准备好诊疗过程所需检查器械及用物，确保用物齐全完好，检查候诊和诊疗环境，确保环境安静、整洁、温湿度适宜。

（2）按挂号先后次序叫号就诊，如遇病人病情较重或年老体弱，可适当调整就诊顺序，安排提前就诊。

（3）随时观察候诊病人病情，根据病情为病人测量脉搏、血压等，并记录于门诊病案。

（4）必要时护士应协助医生进行诊断和检查工作。

（5）诊疗单元结束后及时整理物品、设备，消毒环境，关闭门窗和电源，确保安全，防止意外事故发生。

3. 健康教育　护士可以利用病人候诊时间开展本科室常见疾病的健康教育，健康教育可采用口头宣传、图片、板报、小册子、视频、动画及二维码推送等不同形式，健康教育的内容应通俗易懂、丰富实用、针对性强。

4. 治疗工作　大部分的门诊病人只需要接受门诊治疗，因此，门诊设有治疗室，为病人提供相关的治疗护理服务。门诊护士根据医嘱执行操作，严格遵守操作规程，确保治疗护理安全、有效。目前一部分三级医院已取消门诊输液，门诊输液工作需在社区完成。

5. 消毒隔离　门诊人员流动大、病种复杂，容易发生交叉感染，门诊护士应做好消毒隔离工作，防止交叉感染发生。

特殊情况如新型冠状病毒肺炎疫情期间，所有门诊需设有三级筛查岗。一级筛查是进入门诊楼前，测量体温，询问流行病学史，检查按中高风险地区动态调整的健康筛查码；二级筛查是进入诊区前，测量体温，询问流行病学史，检查按中高风险地区动态调整的健康筛查码；三级筛查是进入诊室后医生诊疗前，由接诊医生询问流行病学史。

门诊的地面、墙壁、扶手、家具、平车、轮椅、担架、环境等应定期进行清洁、消毒处理并记录。如遇到传染病或疑似传染病病人，应分诊到隔离门诊就诊，并立即上报主管部门做好疫情报告工作。隔离门诊与普通门诊应分开设立，标志醒目，如"发热门诊""肠道门诊"。

6. 保健门诊　经过培训的护士可直接参与各类保健门诊的咨询或诊疗工作，如健康体检、预防接种、疾病普查等，以满足人们日益增长的健康和卫生保健需求。

三、住　院　部

住院部是住院病人接受诊治、护理的场所，也是医务人员开展医、教、研活动的重要基地，由各个病区组成，如重症监护病房（ICU）、心血管内科病区、神经内科病区、呼吸内科病区、消化内科病区、肾内科病区、内分泌科病区、普外科病区、骨外科病区、妇科病区、产科病区、儿科病区等。

（一）病区的设置和布局

病区设有病室、重症（术后）监护室、护士站、治疗室、换药室、医生办公室、夜班房、库房、配餐室、浴室、卫生间等。有条件的可设置病人学习室、娱乐室、会客室、健身室、会议室等。病区布局合理，方便治疗、护理工作开展，护士站应设在病区的中心位置，与危重病人、治疗室邻近，以便观察病情，及时抢救。

病区以 30 ～ 40 张病床为宜，每间病室最好设 2 ～ 4 张病床，按感染控制要求两床之间距离不得少于 1m，病床之间最好设有隔帘，利于病人拥有私人空间，保护病人隐私。病室内除病床外，每张病床还应配有床旁桌、床旁椅、中心供氧装置、中心吸引装置、床头灯、呼叫系统；有条件的病室可配有电视、无线网络、壁柜等。有条件的医院可设置单人间或套房式的病房，满足不同病人需求，更有利于病人治疗、护理及身体和心理放松，促进疾病康复。

（二）病区的护理工作

病区的护理工作以病人为中心，运用护理程序为病人实施整体护理，提供优质护理服务。

1. 评估病人病情，确定护理诊断，制订护理计划，执行护理措施，及时评价护理效果，随时修订护理计划。

2. 正确执行医嘱，协助医生完成各项诊疗工作，严格遵守操作规程，杜绝差错事故发生。

3. 按病人的护理级别确定巡视病房的时间，观察病情，了解病人病情变化及治疗效果，如发现异常，及时处理并报告医生。

4. 根据病人的病情提供必要的生活护理，满足病人清洁、舒适、安全等方面的需要。

5. 评估病人及家属的心理状况，提供有针对性的护理服务。

6. 做好病区消毒隔离工作，预防医院内感染发生。

7. 做好健康宣教工作，如为入院病人和家属做入院介绍，为住院病人做疾病健康教育，为出院病人做出院指导。

8. 及时、准确、客观、完整地书写各项护理记录，并按要求保管医疗护理文件。

9. 协助病人及其家属办理入院、出院、转科等手续。

10. 做好病区环境管理，避免和消除各种不利的环境危险因素，提供优质的住院环境。

11. 征求病人及其家属意见，做好沟通及整改工作。

12. 开展护理教学和科研工作，不断提高教学水平及临床护理质量水平。

第 3 节　医院环境

 案例 1-2

邱某，男性，72 岁。因"间断性咳嗽、咳痰二十余年，喘憋伴双下肢水肿 2 年，加重 1 天"入院。入院诊断：①慢性支气管炎急性加重；②慢性阻塞性肺气肿；③慢性肺源性心脏病。入院查体：体温 39.6℃，脉搏 98 次 / 分，呼吸 24 次 / 分，血压 132/90mmHg。

问题：1. 护士应为病人创造什么样的住院环境？

　　　2. 护士可以通过哪些措施调节住院环境？

医院环境不仅可以影响病人的心理感受，还可对病人的健康产生直接和间接的影响。良好的医院环境有利于促进及维护健康，提升医疗质量及医院形象。因此，医务人员应该为病人提供安全、舒适的治疗环境，满足其身心需要。医院环境安排与布局要以病人为中心，包括物理环境及社会环境两个方面。

一、医院的物理环境与管理

医院的物理环境是影响病人身心舒适的重要因素，应达到整洁、安静、舒适、安全，包括空间、温度、湿度、噪声、通风、光线、装饰等方面，是病人安全感的来源。因其影响病人的心理状态、治疗效果及疾病的转归，因此，创造和维护适宜的物理环境是医务人员的职责。

1. 病区环境整洁 所有物品应保持整洁，避免藏污纳垢，防止细菌滋生。具体措施包括以下几个方面。

（1）病区的空间环境及各类陈设规格统一，布局合理，摆放整齐，方便取用。做到物有定位，用后归位，养成随时随地注意清理环境、保持整洁的习惯。

（2）保持床单元整洁、干净，如有污染，及时更换或清理，病室内墙定期除尘，地面及所有物品湿式清扫。

（3）治疗护理后的物品及时清除，排泄物、废弃物、污染物按医疗垃圾和生活垃圾规定及时分类处理。

（4）保持病人的个人卫生，皮肤、头发保持清洁，被服、衣裤定期更换，非病人必需的生活用品及非医疗护理必需用物一律不得带入病区。

（5）工作人员要保持仪表端庄大方，服装整洁。

2. 病区环境安静 安静的环境可使病人得到充分的休息和睡眠，促进早日康复。

噪声是指能引起人们生理和心理不适的一切声音。噪声对人体的危害程度与音量大小、频率高低、持续时间长短有关。根据世界卫生组织规定，病区白天较理想的声音强度应在 35 ～ 45dB。噪声强度在 50 ～ 60dB 时，能产生相当的干扰，使人感到疲倦不安，影响休息与睡眠。个体长时间处于 90dB 以上噪声环境，可出现耳鸣、血压升高、血管收缩、肌肉紧张及焦躁、易怒、头痛、头晕、疲倦、记忆力减退、失眠等症状。若噪声强度超过 120dB，如爆炸声、鞭炮声、警报声等，虽然持续时间短，但仍可能造成听力丧失或永久性失聪等听力损害。在日常工作中，护士应尽可能减少噪声的出现，为病人创造一个安静的环境，减轻病人焦虑，让病人得到充分的休息，促进康复。

（1）工作人员在工作中要做到"四轻"，即说话轻、走路轻、操作轻、关门轻。①说话轻：护士应保持适宜的说话音量，声音应轻柔而清晰，说话声音不宜太大，以免产生噪声，也不可耳语，耳语会使病人产生误解、怀疑甚至恐惧；②走路轻：护士工作时应穿软底鞋，走路时脚步要轻，以防走路时发出不悦耳的声响；③操作轻：操作时动作要轻、稳，使用物品和器械时应避免相互碰撞，尽量避免制造噪声；④关门轻：开、关门窗时，注意轻开轻关，避免人为制造噪声。

（2）推车轮轴及门轴应定时滴注润滑油，并定期检查维修，以减少摩擦时产生的噪声。

（3）将病房呼叫系统的铃声及电话铃声音量调小，降低声音的强度；病室的桌、椅脚均应钉橡胶垫，减少搬运时产生的摩擦声。

（4）护士还应做好病人及其家属的宣教工作，大家共同努力保持病室安静，创造一个良好的休养环境。

3. 病区环境舒适 主要指病室的空间、温度、湿度、通风、光线、装饰等方面。

（1）空间 每个人都需要一个适合其成长、发展及活动的空间，如儿童需要游戏、活动和学习的空间，成年人需要工作、学习、休息和放松的空间，不同的个体对空间的需求不同。因此，在条件许可的情况下，综合考虑病人各方面的特点，为病人安排适宜的空间。

（2）温度 适宜的温度利于散热，减少能量的消耗，使病人感觉舒适，有利于休息及治疗和护理工作的进行。室温过高会使神经系统受到抑制，呼吸、消化功能受到干扰，不利于机体散热，使人感到烦躁，不利于休息及体力恢复。室温过低使人畏缩，缺乏动力，肌肉紧张而产生不安情绪，在治疗和护理时容易导致病人受凉。不同的人群适宜温度标准不同，年老体弱、活动量少的人适宜的室温较高，年轻力壮、活动量大的人适宜的室温较低。一般情况下，普通病房的室温保持在 18 ～ 22℃为宜，产房、新生儿室、手术室、老年病室，室温以 22 ～ 24℃为宜。

病室应配备室温计，以便护士随时评估室温并及时调节。夏季炎热，环境温度高，可以使用空调或者风扇调节室温，使用空调调节室温时，每天应该定时开窗通风，促进室内空气流通，使空气清新。冬季寒冷，环境温度低，可以使用空调或者暖气设备调节室温，使用空调或暖气设备调节室温时，注意给空气加湿，也需要定时开窗通风。

（3）湿度　是指空气中含水分的程度。病室湿度一般指相对湿度，即在一定的温度条件下，单位体积空气中所含水蒸气的量与其达到饱和时含量的百分比。湿度会影响皮肤汗液蒸发和热量散失的速度，从而影响人体对环境舒适度的感受，湿度过高或过低都会使人感觉不适。湿度过高时，皮肤蒸发散热减慢，抑制出汗，人会感觉潮湿、闷热，水分主要通过尿液排出，尿液排出增加，加重肾脏负担；空气潮湿，细菌繁殖增加，控制医院内感染的难度会增大。湿度过低时，空气干燥，人体蒸发大量的水分，皮肤黏膜干燥，容易引起口干舌燥、咽痛、烦渴等不适症状，对气管切开或呼吸道疾病的病人尤为不利。一般情况下，病室的相对湿度以 50% ～ 60% 为宜。

病室内应备湿度计，便于护士评估并调节室内湿度，使病室湿度处于最佳范围，满足病人身心需要。室内湿度过高时，可使用空调抽湿或空气调节器降低室内湿度，也可以开窗通风换气，降低室内湿度。室内湿度过低时，可以使用加湿器，也可以向地面上洒水，冬季可在暖气或火炉上安放水壶等蒸发水分，达到提高室内湿度的目的。

（4）通风　通风可使室内外空气流通，增加室内空气中氧气含量，减少室内空气中二氧化碳含量，降低室内空气微生物的密度，改变室内的温度和湿度。病室应定时开窗通风换气，通风效果受通风面积、室内外温差、气流速度、通风时间的影响，一般通风 30 分钟即可达到置换室内空气的目的。护士开窗通风时，应避免自然风直吹病人，注意保护遮挡病人。

（5）光线　病室采光有自然光源和人工光源。日光中的各种光线都具有很强的生物学作用，日光是维持人类健康的要素之一。适量的日光照射能够使皮肤温度升高，局部血管扩张、血流增快，促进血液循环，增强人体新陈代谢，调节中枢神经，从而使人体感到舒适。日光中的紫外线有强大的杀菌作用，可以有效杀除皮肤上的细菌，增加皮肤抵抗力，预防皮肤病；紫外线还有助于人体合成维生素 D，维生素 D 不仅可以延缓衰老，还有助于肠道对钙、磷的吸收，促进骨骼形成；紫外线还可以刺激骨髓造血，从而防止贫血。因此，病房应常开门窗，让病人接受自然光线的照射，或者协助病人到户外活动，接受阳光照射，起到辅助治疗的作用。

为了满足病室夜间照明及进行特殊检查、治疗和护理的需要，病室必须配备人工光源，人工光源的位置、类型应根据不同区域的需求来设计。监护室、抢救室、治疗室、楼梯间和电梯内的灯光要明亮。普通病室除设置吊灯外，还应有床头灯和地灯装置，护士夜间巡视病房时，可打开地灯，既能保证巡视工作的进行，又不影响病人睡眠；病人夜间起夜时，打开床头灯，既能保证照明，又不影响其他病人；病室还应有一定数量的立式鹅颈灯，以适用于不同角度的照明，满足特殊情况的需要。

（6）装饰　优美的环境不仅使人身心舒适，还可以使人精神愉快。病室是住院病人在医院期间的主要活动区域，因此，病室装饰应优美，使病人感觉舒适愉快。不同科室病人的特点不同，身心需要不同。儿科病房选用暖色系，搭配可爱的卡通图案，使患儿感到温暖熟悉，减少恐惧心理；手术室选用绿色或蓝色装饰，有安抚、镇静功能，使病人安静，减轻心理不安；抑郁症病人病房选用黄色，有兴奋、刺激作用，可起到一定的治疗作用。病室放置绿色植物，可美化环境，使人赏心悦目，调节病人的精神生活。

4. 病区环境安全　病人入院后，由于不熟悉医院环境、缺乏疾病相关知识、自理能力下降等原因，缺乏安全感，容易发生安全事故。护理人员应及时、准确地评估影响病人安全的因素，采取措施予以防范。常见的损伤及防护有以下几个方面。

（1）机械性损伤　跌倒和坠床是病区最常见的机械性损伤原因。对于昏迷、神志不清、躁动不安、偏瘫、年老体弱、婴幼儿等易发生坠床的病人，应使用床档，必要时使用约束带。年老体弱、感觉功能障碍、关节障碍、幼儿等易发生跌倒的病人下床活动时可用辅助器具或扶助行走，以维持病人身体的平衡稳定。病室地面应保持清洁、干燥，物品放置妥当，减少障碍物。病人常用物品应放于容易获取处，且床不宜摇高，以防取放物品时失去平衡。病室的走廊、浴室、厕所都应设置扶手，浴室和厕所还应设置呼叫装置，以便病人需要时使用。建议病人穿防滑的鞋子。护理人员对锐利医疗器械应加强管理，以防病人接触而发生危险。

（2）温度性损伤　最常见的温度性损伤有热水袋、热水瓶所致的烫伤；冰袋、冰帽等所致的冻伤；易燃易爆危险物品如氧气、环氧乙烷、乙醇等所致的烧伤；各种电器如烤灯、高频电刀等所致的灼伤等。护理人员应该掌握以上物品的使用方法及保管要求，严格按照操作要求正确使用，操作过程中注意观察病人的反应，如有不适，应及时处理。

（3）压力性损伤　常见的压力性损伤为局部组织长期受压所致。护理人员应详细评估病人的病情，对高危人群，采取适当的预防措施；对已经存在压力性损伤的病人，采取措施预防进一步发展，促进损伤愈合。病人采取高压氧舱治疗时，严格掌握适应证及治疗流程，逐渐加压和减压，密切观察，防止肺气压伤发生。

（4）放射性损伤　最常见的放射性损伤是放射性治疗导致的放射性皮炎、皮肤溃疡坏死甚至死亡。在使用 X 线及其他放射物质进行诊断和治疗时，应该掌握正确的照射剂量和时间，采取相应措施保护现场所有人员，如工作人员应该穿铅衣外套、手套等，接受诊断和治疗的病人，尽量减少不必要的身体暴露，保持放射部位的皮肤清洁干燥，避免用力擦拭、搔抓及肥皂擦洗；无关人员离开现场。

（5）化学性损伤　最常见的化学性损伤是在应用各种化学性药物时，由于药物剂量过大或浓度过高，用药次数过多，用药方法错误，药物配伍禁忌，甚至用错药而引起的损伤。护士应具备相关的药理知识，如药物的剂型、剂量、保管要求、作用及副作用，掌握常用的给药方法；用药时，严格执行查对制度，并且向病人和家属讲解有关安全用药的知识，确保用药安全。

（6）生物性损伤　最常见的生物性损伤是微生物及昆虫所造成的损伤。医院是各种微生物聚集的场所，微生物种类繁多，容易引起医院感染；护理人员应该严格执行医院感染预防与控制的各项制度，如严格执行清洁、消毒、灭菌，严格执行无菌技术和隔离技术操作，预防医院感染的发生。医院常见的昆虫包括苍蝇、蚊子、虱子、蟑螂、老鼠等，昆虫的叮咬、爬、飞行不仅影响病人的休息、睡眠与食欲，而且可能传播传染性疾病；护理人员需采取灭蚊、灭虱、灭蝇、灭蟑、灭鼠等措施预防生物性损伤。

（7）医源性损伤　指医务人员由于言语或行为的失误，对病人心理或生理造成的损伤，如操作不当造成医疗差错或事故，未严格遵守消毒隔离措施造成医院感染等，均可引起病人的身心损伤。

二、医院的社会环境与管理

医院是社会的窗口，是社会环境的一个特殊组成部分。医院社会环境主要包括医院规章制度及人际关系。

1. 医院规章制度　医院规章制度是严格执行国家法律、法规中有关医院的规定，结合医院自身特点制定的规则，涉及病人的规章制度包括住院须知、探视制度、陪护制度等；医院规章制度是为了治疗、护理工作有序进行，有利于医院感染的预防和控制，有利于病人得到良好的照护，促进病人康复；医院规章制度是对病人的指导，也是对病人的约束。因此，护士应协助病人熟悉医院规章制度，帮助病人尽快适应。具体措施有以下几个方面。

（1）耐心解释，取得理解配合　耐心地向病人和家属解释规章制度的内容和意义、执行规章制度的作用和必要性，以取得病人和家属的理解与配合，使病人和家属自觉遵守各项规章制度。

（2）维护病人的自主权　医院规章制度对病人住院期间的活动有约束作用，如晚上统一关灯休息、早上统一起床诊疗、住院病人不能私自离开医院等，病人不能按照自己的意愿来安排日常生活，感觉压抑，影响身心舒适。因此，护士在耐心解释的基础上，在遵守医院规则的前提下，尽可能让病人对其周围的环境拥有一定的自主权，如让病人拥有个人环境、尊重病人居住空间、进入病室时应先敲门、帮助整理病人床单元或衣物时应先取得病人同意等。

（3）尊重探视人员　病人住院期间需要得到亲人、朋友的关心和照顾，医院规章制度的制定应以病人为中心，在保证医疗护理工作顺利进行的前提下，设定适宜的探视时间，满足病人的需求，让病人感受到尊重。同时，护士应尊重探视人员；如果探视时间不合适，应向探视人员耐心解释，取得配合。

（4）提供有关信息与健康教育　健康教育是护士根据病人的生理、心理、精神、社会和文化等方面的特点，以及病人所患疾病而进行的有计划、有组织、系统的护理教育活动，向病人传授其所患疾病有关的医疗、护理方面的知识与技能，使病人积极参与自我护理和自我保健，自觉地采纳有益于健康的行为和生活方式，消除或减轻影响健康的危险因素，达到预防疾病、促进健康、恢复健康的目的。在做各种检查、治疗或护理工作之前或过程中，应给予病人适当的解释与心理支持，使病人了解实施措施的目的，减少病人的恐惧心理；同时还应允许并鼓励病人参与治疗、护理决策，以增进其自我价值感和自我控制能力。

（5）尊重病人的隐私权　隐私权是自然人享有的对其个人的、与公共利益无关的个人信息、私人活动和私有领域进行支配的一种人格权。尊重病人的隐私权是维持良好护患关系的前提，是取得病人信任和主动合作的重要条件。因此，护士应当尊重、关心、爱护病人，保护病人的隐私。护士不能泄露病人的个人基本信息、所患疾病相关信息；护士在为病人做治疗、护理工作时，应采取措施遮挡病人，避免不必要的暴露。

（6）鼓励病人自我照顾　病人因为患病而生活自理能力下降或被限制活动，需要依赖他人照顾，容易产生思想负担。因此，在病情允许的情况下，护士应积极创造条件并鼓励病人进行自我照顾，增强病人战胜疾病的信心，提高病人的自护能力，满足病人自护需要，促进病人康复。

2. 人际关系　是指人们在人际交往过程中，建立在思想、感情、行为的基础上，形成的彼此为寻求满足某种需要而建立起来的人与人之间的吸引、排斥、合作、竞争、领导、服从等互动的关系。护士应帮助病人建立良好的人际关系，创造和维持良好的群体氛围，帮助病人消除不良的心理反应，尽快适应医院的社会环境。

（1）护患关系　在护理工作中护士与病人之间产生和发展的一种工作性、专业性和帮助性的人际关系，在特定的环境和时间内互动形成，护患关系是一种复杂的人际关系，受多方因素的影响。

1）沟通技巧：沟通是护患交往的主要形式和方法，有效的护患沟通，有利于信息的交换和情感的交流，沟通的主要方式包括语言和非语言两种。护患沟通的过程中，护士要善于运用语言，发挥语言的积极作用，使病人感到亲切、尊重，减轻病人的陌生感，消除病人的紧张情绪，帮助病人正确认识所患疾病，树立战胜疾病的信心。

2）业务能力：护患关系是一种工作关系，护理人员的行为举止及业务水平受到病人的关注。护士必须具备精湛的业务能力，为病人执行护理工作时做到轻、快、准、稳，优质的护理服务可以消除病人的忧虑，给病人安全感，赢得病人的信任和尊重。

3）心理素质：护士护理的对象是所有的人，护理对象因为个人特征及健康问题不一样，所需要的护理千差万别，面对不同的护理对象及情境，快速提供适宜的护理服务，除了需要扎实的知识、娴熟的技能外，还需要较强的心理素质。因此，护士应该具备健康的心态、良好的个性、较强的心理适应能力、积极而强烈的内在动力。

4）品德修养：护士应树立正确的人生观、世界观和价值观，不断提高品德修养，完善自我。面对疾病缠身、身心处于痛苦状态的病人，护士应有宽容、谅解与忍让的美德；无论遇到怎样的境况，护士都要学会控制自己的情绪，急病人之所急，想病人之所想，带着关心、爱护、体贴的情感为病人进行各种护理，消除病人不良情绪，使病人得到安慰。

（2）病人与其他人员的关系　在病区中活动的个体都是病区社会环境的一员，组成了病区的人际关系网，其对病人的康复造成一定的影响。其中病友关系对病人的影响最大，他们在交谈中会涉及疾病的相关知识、医院的规章制度等，起到了宣传的作用；并且病友之间建立良好的感情交流，有利于消除新病人的陌生感和不安情绪。护士是病区人际关系的主要调节者，应该营造一个愉快、积极的氛围。护士还需要积极协调病人与其他医务人员之间的人际关系，形成积极、友爱的病区氛围，让病人得到全面护人性化服务。此外，家属、朋友、同事是病人重要的社会支持系统，他们对病人的理解、支持和关心，可减少病人的孤独与寂寞，加强与相关人员的沟通，取得支持与合作，解除病人的后顾之忧。

目标检测

A₁/A₂型题

1. 根据《医院分级管理标准》，依据综合水平不同医院分为（　　）
   - A. 一级三等
   - B. 二级六等
   - C. 二级七等
   - D. 三级九等
   - E. 三级十等

2. 对前来门诊就诊的病人，门诊护士首先应进行（　　）
   - A. 卫生指导
   - B. 心理安慰
   - C. 预检分诊
   - D. 健康教育
   - E. 查阅病案资料

3. 急诊护士应首先安排就诊的病人是（　　）
   - A. 消化性溃疡
   - B. 肺癌
   - C. 急性胃肠炎
   - D. 严重颅脑损伤
   - E. 失眠头痛

4. 向门诊病人宣传肝炎的防治知识，属于门诊护理工作的（　　）
   - A. 管理工作
   - B. 保健工作
   - C. 健康教育
   - D. 治疗工作
   - E. 社区服务

5. 某急诊护士负责预检分诊工作，突然接诊20名食物中毒病人，此时首先应（　　）
   - A. 通知护士长和有关部门
   - B. 安排向邻近医院转院
   - C. 参与抢救
   - D. 通知卫生行政部门
   - E. 报告保卫部门

6. 急诊科如遇法律纠纷、刑事伤害案件或交通事故等事件，应迅速报告（　　）
   - A. 医务科
   - B. 保卫部门
   - C. 人事科
   - D. 院长办公室
   - E. 科教科

7. 医院病床之间的距离不少于（　　）
   - A. 0.8m
   - B. 1m
   - C. 1.2m
   - D. 1.5m
   - E. 2m

8. 为保持病室空气新鲜，每天开窗通风时间为（　　）
   - A. 20分钟
   - B. 30分钟
   - C. 40分钟
   - D. 50分钟
   - E. 60分钟

9. 以下关于噪声危害的说法正确的是（　　）
   - A. 噪声对健康没有显著影响
   - B. 噪声的危害程度只与音量、频率有关
   - C. 噪声达到120dB时才会对人产生干扰
   - D. 120dB以下噪声环境可致永久性失聪
   - E. 长时间处于90dB以上噪声环境可导致耳鸣、血压升

高等

10. 病室相对湿度为40%时，病人易出现（　　）
   - A. 口干舌燥、咽喉痛、口渴
   - B. 多汗、发热、面色潮红
   - C. 头痛、头晕、耳鸣
   - D. 闷热、不适
   - E. 尿液排泄增加

11. 急诊观察室的护理工作不包括（　　）
   - A. 住院登记
   - B. 观察病情
   - C. 做好心理护理
   - D. 及时处理医嘱
   - E. 建立病案

A₃/A₄型题

12. 病人，男性，59岁。门诊候诊时突然感到腹痛难忍，出冷汗，四肢冰冷，呼吸急促。护士应（　　）
   - A. 安排病人提前就诊
   - B. 给予病人平卧位，等待候诊
   - C. 请医生加速诊治前面的病人
   - D. 给予病人吸氧，以缓解症状
   - E. 安抚病人耐心等候，给予镇静剂

13. 病人，男性，34岁。因从高空坠落后致骨盆骨折，大量出血，被送来急诊。在医生未到之前，接诊护士应立即（　　）
   - A. 详细询问车祸发生的原因
   - B. 向医院有关部门报告
   - C. 给病人注射镇静剂
   - D. 劝病人耐心等候医生处理
   - E. 给病人止血、测量血压，建立静脉通道

14. 某产妇，32岁，产后一直紧闭门窗，护士为其解释经常开窗通风的目的不包括（　　）
   - A. 保持空气清新
   - B. 调节温湿度
   - C. 提高氧含量
   - D. 抑制细菌生长
   - E. 使病人心情愉快

15. 病人，男性，48岁。因"破伤风"入院。入院后病人神志清楚，全身肌肉阵发性痉挛、抽搐。所住病室环境不妥的是（　　）
   - A. 保持病室光线充足
   - B. 维持相对湿度为50%～60%
   - C. 护士做到"四轻"
   - D. 保持室温在18～22℃
   - E. 门、椅脚钉橡皮垫

16. 病人，女性，70岁。下床活动时因地面过滑摔倒，病人的损伤属于（　　）
   - A. 医源性损伤
   - B. 温度性损伤
   - C. 化学性损伤
   - D. 压力性损伤
   - E. 机械性损伤

（汪美华）

第2章
医院感染的预防与控制

第1节 医院感染概述

 案例 2-1

　　某医院产科20例剖宫产病人中，10例发生切口感染。经调查，此次事件是由手术器械灭菌不合格导致的，病人切口检测出来的病原菌为分枝杆菌。其主要原因是该医院手术器械清洗不彻底，医生用的剪刀、手术用刀片、缝合针等均未能达到器械灭菌的效果，并且该医院手术器械灭菌后未实施有效的灭菌监测。

问题：1.请结合该案例思考该医院这10例病人发生了什么问题？

　　　2.为避免此类事件发生，医院应采取怎样的有效措施？

一、医院感染的概念

　　医院是各种病人群集的场所，病原微生物种类繁多且比较集中，从而导致医院感染的发生率增加，而医院感染与病人的安全息息相关，医院感染严重不仅影响病人的安全，还会制约医疗护理质量的提升。目前医院感染越来越受到重视。

　　医院感染（nosocomial infection）又称医院获得性感染、医源性感染或医疗相关感染。它是指住院病人在医院获得的感染，包括在住院期间发生的感染和在医院内获得、出院后发生的感染；但不包括入院前已开始或入院时已处于潜伏期的感染；医务人员在医院内获得的感染也属于医院感染。

　　广义上讲，任何人在医院活动期间由于遭受病原体的侵袭而引起的诊断明确的感染均称为医院感染。由于门诊、急诊病人、探视人员、陪护人员等在医院内停留时间较短，常常难以确定其感染是否来源于医院，所以医院感染的对象主要为住院病人。

　　在医疗机构或其科室的病人中，短时间内发生3例及以上同种同源感染病例的现象称为医院感染暴发。医院感染的确定主要依据临床诊断，同时力求做出病原学诊断。

　　1.医院感染的诊断标准

　　（1）无明确潜伏期的感染，入院48小时后发生的感染。

　　（2）有明确潜伏期的感染，自入院起超过平均潜伏期后发生的感染。

　　（3）本次感染直接与上次住院有关。

　　（4）在原有感染基础上出现其他部位新的感染（慢性感染的迁徙病灶除外），或在已知病原体基础上又分离出新的病原体（排除污染和原来的混合感染）的感染。

　　（5）新生儿在分娩过程中和产后获得的感染。

　　（6）由于诊疗措施激活的潜在性感染，如疱疹病毒、结核分枝杆菌等的感染。

　　（7）医务人员在医院工作期间获得的感染。

　　2.医院感染的排除标准

　　（1）皮肤黏膜开放性伤口只有细菌定植而无炎症表现。

（2）由于创伤或非生物性因子刺激而产生的炎症表现。

（3）新生儿经胎盘获得（出生后 48 小时内发病）的感染，如单纯疱疹病毒感染、弓形虫病等。

（4）病人原有的慢性感染在医院内急性发作。

链接

医院感染的历史

在 19 世纪以前，人们认为创伤后发生的化脓性感染是不可避免的，因为当时人们还没有认识到自然界中的微生物，无法采取预防措施。19 世纪以后，人们逐步认识了微生物，英国外科医师利斯特首先阐明了细菌与感染之间的关系，并提出消毒的概念。法国微生物学家巴斯德在显微镜下发现了空气中的微生物，并采用加热消毒方法减少它们的数量，从而控制感染。1928 年，英国弗莱明发现了青霉素，并于 20 世纪 40 年代提取成功，从此进入了抗菌药物时代。青霉素的使用和其抗菌效果，一定程度上减弱了医院对无菌技术的重视，直到 20 世纪 70 年代，医务人员又把注意力转移到无菌技术方面，并与抗菌药物应用相结合，有效解决了临床中的感染与医院感染的一些问题。

二、医院感染的分类

一般根据病原体的来源、感染病原体的种类及感染发生的部位等对医院感染进行分类。

1. 按病原体来源分类　可将医院感染分为内源性感染和外源性感染两种。

（1）内源性感染（endogenous infection）　又称自身感染，是指各种原因引起的病人在医院内遭受自身固有病原体侵袭而发生的医院感染。病原体来自病人自身，为病人体表或体内的常居菌或暂居菌，正常情况下不致病，只有当病人免疫功能受损、健康状况不佳、抵抗力下降时才会成为条件致病菌而引起感染。

（2）外源性感染（exogenous infection）　又称交叉感染，是指各种原因引起的病人在医院内遭受非自身固有病原体侵袭而发生的医院感染。病原体来自病人体外，通过直接和间接的途径导致病人发生感染。

2. 按病原体种类分类　可将医院感染分为细菌感染、病毒感染、真菌感染、支原体感染、衣原体感染、立克次体感染、螺旋体感染、放线菌感染、寄生虫感染等，其中以细菌感染和真菌感染最常见。每一类感染又可根据病原体的具体名称分类，如铜绿假单胞菌感染、肺炎支原体感染、沙眼衣原体感染、阿米巴原虫感染、柯萨奇病毒感染、白假丝酵母菌感染等。

3. 按感染发生的部位分类　人体各组织、各系统均有可能发生医院感染。按发生部位可将医院感染分为呼吸系统感染、消化系统感染、循环系统感染、泌尿系统感染、神经系统感染、手术部位感染、骨和关节部位感染等。具体而言，呼吸系统常见的感染有上呼吸道感染、下呼吸道感染；心血管系统常见的感染有心内膜炎、心包炎；泌尿系统常见的感染有肾盂肾炎、尿路感染；消化系统常见的感染有胃肠炎、肝炎；中枢神经系统常见的感染有颅内感染、椎管内脓肿等；生殖系统常见的感染有盆腔感染、外阴切口感染；皮肤与软组织常见的感染有坏死性筋膜炎、痈、疖；骨和关节常见的感染有关节感染、骨髓炎等。

三、医院感染的原因

除由细菌和真菌等病原微生物引起的医院感染外，还有许多相关因素会导致医院感染的发生，主要有以下几个因素。

1. 机体自身因素

（1）生理因素　包括年龄、性别等。婴幼儿和老年人医院感染发生率较高，因为婴幼儿尤其是早产儿、低体重儿等自身免疫系统发育不完善、防御能力低下；老年人器官功能衰退，抵抗力低下。医院感染是否因性别不同而存在差异，目前尚无定论。但女性的特殊生理时期，如月经期、妊娠期、哺乳期等，会使女性个体敏感性增强，抵抗力下降，属于医院感染发生的高危时期；某些部位的感染也存在性别差异，如泌尿系统感染一般情况下女性多于男性。

（2）病理因素　疾病使病人对病原微生物的抵抗力降低，如恶性肿瘤、血液病、糖尿病、肝脏疾病等造成个体自身抵抗力下降；放疗、化疗、皮质激素的应用等会对个体的免疫机制产生抑制或破坏；皮肤、黏膜的损伤或伤口内有坏死组织、异物、血肿、渗出液大量积聚等均有利于病原微生物的生长繁殖，易诱发感染；昏迷病人易发生误吸而导致吸入性肺炎的发生等。

（3）心理因素　情绪、主观能动性、暗示作用等在一定程度上可影响个体的免疫功能和抵抗力，与医院感染的发生息息相关。如病人情绪乐观、心情愉快、充分调动自己的主观能动性，个体免疫功能可以提高，从而减少医院感染的机会；反之病人情绪悲观、绝望等则会增加医院感染的机会。

2. 机体外在因素　随着医学科学与技术的进步，现代诊疗技术和先进药物的应用，医院感染的危险性也增加了。医院工作人员的诊疗活动、医院环境和医院感染管理体制等因素均可为医院感染的发生创造条件。

（1）医疗与护理活动　侵入性诊疗及护理操作，如中心静脉置管、气管切开、气管插管、腔镜检查、血液净化、机械通气等都会破坏原有皮肤与黏膜的保护作用，损伤机体的防御屏障，为病原微生物进入机体创造了条件，增加了医院感染的机会。

（2）抗生素使用不合理　抗生素的发现在人类控制感染性疾病方面起了极大的作用，但因抗生素的广泛使用而导致的一系列问题也越发严重。治疗过程中如无适应证的预防用药、术前用药时间过早、术后停药时间过晚、用药剂量过大或联合用药过多等，均易破坏体内正常菌群，导致菌群失调、细菌耐药性增加、二重感染等。抗菌药物滥用引起医院感染的病原体多以条件致病微生物和多重耐药细菌为主。

（3）医院环境　医院是病人聚集的场所，病原微生物容易滋生繁殖，导致医院感染的机会增加。医院某些建筑布局不合理、卫生设施不良、污物处理不当等都会增加医院病原微生物的浓度；医院的医疗设备、医疗器械受污染后不能严格按照规定消毒易造成病原体生长繁殖和变异等。医院内居留越久的病原体，其耐药性、变异性、毒力及侵袭性越强，常成为医院感染的共同来源或成为持续存在的流行菌株。

（4）医院管理机制　医院感染管理制度不健全或执行不严；在控制感染方面资金投入不足，资源缺乏；医院领导重视不够，监管不力；医务人员对预防医院感染的重要性认识不足，缺乏医院感染的相关知识等都会影响医院感染的发生。

四、医院感染发生的条件

医院感染的发生必须具备三个要素，即传染源、传播途径和易感人群。三个要素同时存在并相互联系就构成了感染链，导致感染的发生。缺少或切断任一要素，将不会发生医院感染，为了预防和控制医院感染，医护人员可以通过各种措施切断感染链。

1. 传染源（source of infection）　是指病原微生物自然生存、繁殖及排出的场所或宿主（人或动物），主要包括以下几方面。

（1）已感染的病人及病原携带者　病原微生物进入人体所引起的局部组织和全身性炎症反应称为感染。感染后可表现为两种形式。一是有临床症状的病人；二是无症状的病原携带者。

1）已感染的病人：是医院感染中最重要的感染源。一方面，病人可以排出大量病原微生物；另一方面，排出的病原微生物致病力非常强，常具有耐药性，而且容易在易感宿主体内定植。

2）病原携带者：是医院感染中另一重要感染源，包括携带病原体的病人、医务人员、探视者及病人陪护者等。他们携带的病原微生物不断生长、繁殖并排出体外，大部分病原携带者本身并无自觉症状，常呈隐性传播而被忽视，所以临床意义更为重大。

（2）病人自身正常菌群　是指寄居在人体特定部位如胃肠道、呼吸道、泌尿生殖道、皮肤及口腔黏膜等处的正常菌群；也可以是来自于环境中并暂时定植在人体这些部位的正常菌群。这些菌群通常情况下不致病，只有当病人抵抗力下降或细菌易位时才会引起病人自身感染或传播疾病。

（3）医院环境　医院的特殊环境可成为某些病原微生物生存并繁殖的场所，如医院的空气、水源、设备、器械、药品、食品及垃圾等容易受病原微生物的污染而成为感染源。例如，铜绿假单胞菌可在潮湿的环境中或者液体中存活并大量繁殖，存活可长达数月至数年，而金黄色葡萄球菌、肺炎链球菌等可在医院干燥的环境中存活数日。

（4）动物感染源　各种动物都有可能被感染或携带病原微生物而成为动物感染源，如老鼠，鼠类在医院的密度高，是沙门菌的宿主，而且是鼠疫、流行性出血热等传染病的感染源。除此之外苍蝇、蚊虫、蟑螂等也是常见的动物感染源。

2. 传播途径（route of transmission）　是指病原微物从感染源传播到易感宿主的途径。内源性感染主要通过病原体在体内易位而实现，属于自身直接接触感染；外源性感染通常有一种或多种传播途径，主要包括以下几种。

（1）接触传播（contact transmission）　是指病原体通过手、媒介物直接或间接接触导致传播，是医院感染中最常见，也是最重要的传播方式之一。

1）直接接触传播：感染源直接将病原微生物传播给易感宿主，如母婴之间的巨细胞病毒、风疹病毒等，病人之间，病人与其他人员包括探视者、陪护者、医务工作者之间，都可以通过手的直接接触而感染病原体。

2）间接接触传播：是指病原体经过媒介传播易感宿主的方式。①最常见的传播媒介是医务人员的手，因为医务人员的手经常接触病人及其感染性物质、污染物品，容易将接触病原体传播给其他病人、医院其他工作人员或物品表面；②通过各种医疗设备、器械及病室内物品传播，如呼吸机相关性肺炎、输血导致的病毒性肝炎、静脉营养液污染导致的菌血症；③医院水源或食物被病原微生物污染而引起的传播，如脊髓灰质炎、霍乱等，病原体通过饮水源、食物进行传播可导致医院感染暴发流行。

（2）呼吸道传播（airborne transmission）　病原微生物由传染源的口、鼻排出，以空气为媒介，再经其他人或动物的呼吸道吸入引起传播的方式，指带有病原微生物的微粒子以空气为媒介，远距离（＞1m）随气流流动而导致的疾病传播。常见的主要经呼吸道传播的疾病，如开放性肺结核、麻疹、水痘等。

（3）飞沫传播（droplet transmission）　指带有病原微生物的飞沫核（＞5μm）在空气中短距离（1m 内）移动到易感人群的口、鼻黏膜或眼结膜等导致的传播。病人咳嗽、打喷嚏、谈笑时从鼻腔、口腔喷出的小液滴，病人的排泄物、皮肤鳞屑等传染性物质，医务工作者进行某些操作时产生的液体微粒传播，由于其在空气中悬浮时间不长，便降落到地面或者物体表面，因此只能近距离地传播给周围的密切接触者。常见的主要通过飞沫传播的疾病有百日咳、白喉、严重急性呼吸综合征、流行性脑脊髓膜炎、猩红热等。

（4）其他途径　如携带病原体的动物引起的生物媒介传播。病原体在动物中传播，通过与人体接触、叮咬、刺蜇等方式使易感宿主致病。例如，鼠疫耶尔森菌主要通过鼠蚤叮咬致人感染而发生鼠疫；宰杀已感染的动物后，病原体经由破损的皮肤黏膜侵入人体或人体吸入含病原体的气溶胶而导致感染。

3. 易感人群（susceptible population）　是对某种疾病或传染病缺乏免疫力的人。医院是易感人群相对集中的地方，容易发生感染并且易流行。如将易感染者作为一个总体，则称这部分人为易感人群。医院的易感人群主要包括：①婴幼儿及老年人；②机体免疫功能严重受损或接受免疫抑制剂治疗者；③营养不良者；④不合理使用抗生素或激素治疗者；⑤接受各种侵入性诊疗操作者；⑥手术时间长和住院时间长者；⑦精神状态差者。

五、医院感染的预防与控制

医院感染管理是各级卫生行政部门、医疗机构及医务人员针对诊疗活动中存在的医院感染及相关的危险因素进行的预防、诊断和控制的活动。为了保障医疗安全，提高医疗质量，各级各类医院应当将医院感染管理纳入日常管理，建立医院感染管理责任制，制订并落实医院感染管理的规章制度和工作规范，严格执行有关技术操作规范和工作标准，有效预防和控制医院感染的发生。

1. 建立医院感染管理体系 根据卫生部《医院感染管理办法》规定，住院床位总数在 100 张以上的医院应当设置三级管理组织，即医院感染管理委员会、独立的医院感染管理部门、各科室医院感染管理小组。住院床位总数在 100 张以下的医院应当指定分管医院感染管理工作的部门。其他医疗机构应当有医院感染管理专（兼）职人员。

（1）医院感染管理委员会 由医院感染管理部门、医务科、门诊部、护理部、临床科室、消毒供应室、手术室、临床检验部门、药事管理部门、设备管理部门、后勤管理部门及其他有关部门的主要负责人组成，主任委员由医院院长或者主管医疗工作的副院长担任。

在医院感染管理委员会的领导下，建立医院感染护理管理三级体系。一级管理人员为病区护士长；二级管理人员为科护士长；三级管理人员为护理部主任。其职责是加强医院感染的管理，负责评估医院感染发生的危险性，做到预防为主，及时发现、及时汇报、及时处理。护理三级管理体系在预防和控制医院感染中起着举足轻重的作用。

（2）医院感染管理科 感染管理科在医院领导和医院感染管理委员会的领导下行使管理和监督职能，以及对医院感染相关事件的处理进行专业技术指导。医院需配备满足临床需要的专（兼）职人员来具体负责医院感染的预防和控制，负责人应具有高级专业技术职称。

（3）各科室医院感染管理小组 是医院感染管理三级体系中的"一线力量"，是医院感染管理制度和防控措施的具体实践者。感染管理小组成员包括医生和护理人员，通常由科室主任或主管感染的副主任、护士长、病房年资较长的医生组长、护理组长组成。

2. 健全医院感染管理制度，依法管理医院感染 必须依照国家卫生行政部门颁发的法律法规、规范及标准健全医院感染各项管理制度，并严格依照法律法规做好医院感染日常管理和防控工作。

（1）管理制度 包括消毒隔离制度、医疗废物管理制度、感染管理报告制度等。

（2）消毒质控标准 应符合国家卫生行政部门的有关技术规范和卫生行业标准，如医疗器械的消毒、医务人员的手卫生、空气环境质量、物品表面消毒等均应符合有关标准。

（3）监测制度 包括消毒灭菌效果监测、医院感染病例监测及手术室、换药室、分娩室、注射室、监护室等感染高发科室、高危人群、高发部位等目标监测。

3. 落实医院感染管理措施，切断感染链 预防和控制医院感染的重要原则是控制感染，切断传播途径，保护易感人群。医院各级部门要认真落实感染管理措施，切实加强对重点部门、重点环节、重点人群的防范与管理。具体措施主要包括以下方面。

（1）医院环境布局合理，二级以上医院必须建立规范合格的感染性疾病科，符合预防与控制医院感染的有关要求。

（2）加强重点部门如 ICU、手术室、产房、消毒供应室、导管室、换药室、急诊科等的消毒隔离管理。

（3）做好清洁、消毒、灭菌及其效果监测工作。

（4）开展无菌技术、隔离技术、洗手技术的监督监测。

（5）加强抗菌药物的临床使用和耐药菌监测管理。

（6）加强重点环节的监测，如各种内镜、接触病人血液或体液的医疗器械的消毒及污染的敷料、医院污水的处理等。

（7）严格执行探视陪护制度，对易感人群进行保护性隔离。

（8）加强主要感染部位如呼吸道、伤口等的感染管理。

（9）加强一次性医疗用品的监测管理。

（10）严格执行感染管理报告制度，发现医院感染病例或疑似病例，及时进行病原学检查及药物敏感试验，查找感染源、感染途径，控制蔓延，积极治疗病人，隔离其他病人，并及时准确地报告感染管理科，协助调查。发现传染病病人，按《中华人民共和国传染病防治法》中的有关规定报告。

4. 加强医院感染知识的培训与教育　预防和控制医院感染的有效措施之一是对医院各级医务人员进行感染知识的培训与教育。各级医务人员应掌握与本职工作有关的医院感染预防与控制方面的相关知识。同时医务工作者应增强对医院感染的重视，从而能在日常各项工作中自觉落实医院感染管理制度、工作规范和要求，认真履行医务人员在医院感染管理中的职责并加强自我防护，提高预防和控制医院感染的自觉性，确保各级人员自觉参与感染管理。

卫生行政部门应当建立医院感染专业人员岗位规范化培训和考核制度；医疗机构应当制订对本机构工作人员的培训计划，对全体医务员进行医院感染有关的法律法规、规范、标准和专业技术知识的培训。增强对医院管理学科建设的重视，建立专业人才培养制度，充分发挥医院感染专业技术人员在预防和控制医院感染工作中的作用。

第 2 节　清洁、消毒、灭菌

一、清洁、消毒、灭菌的概念

清洁、消毒、灭菌是预防和控制医院感染的关键措施之一，在临床工作中，每位医务人员必须掌握正确的清洁、消毒、灭菌的相关知识和技术，以有效预防和控制医院感染的发生。

1. 清洁（cleaning）　是指通过清除尘埃和一切污垢，去除和减少有害微生物的过程。

2. 消毒（disinfection）　是指用物理、化学或生物方法清除或杀灭环境中和传播媒介物上病原微生物，使其数量减少到无害的措施。消毒是切断传染病传播途径的有效措施之一，借此可以阻止、控制传染病及医院感染的发生和流行。

3. 灭菌（sterilization）　运用物理、化学、生物方法杀灭物体上的一切微生物（包括细菌芽孢），使其达到无菌程度。

二、清　洁　法

清洁法适用于医院的地面、家具、墙壁、医疗护理用品等物体表面的处理，是物品消毒、灭菌前的必要步骤。常用的清洁方法包括水洗、清洁剂或去污剂去污、机械去污和超声清洗等。

三、消毒、灭菌方法

常用的消毒灭菌方法有两大类：物理消毒灭菌法和化学消毒灭菌法。物理消毒灭菌法（physical disinfection and sterilization）是利用物理因素如热力、辐射、过滤等清除或杀灭病原微生物的方法；化学消毒灭菌法（chemical disinfection and sterilization）是采用各种化学消毒剂清除或杀灭病原微生物的方法。

（一）物理消毒灭菌法

1. 热力消毒灭菌法　利用热力破坏微生物的蛋白质、核酸、细胞膜和细胞壁，使微生物的蛋白质凝固变性、酶失活、细胞膜和细胞壁发生改变而导致其死亡，达到消毒灭菌的目的。热力消毒灭菌法效果可靠、使用最广泛，分为干热法和湿热法两类。干热法由空气导热，传热速度较慢；湿热法由空气和水蒸气导热，传热速度较快，穿透力强。相对于干热法，湿热法所需的时间短，温度低。

（1）干热法

1）燃烧法：是一种简单、迅速、彻底的灭菌方法。适应证：①不需保存的物品，如病理标本、尸体、废弃衣物、纸张及医疗垃圾等的处理，可在焚烧炉内焚烧或直接点燃。②微生物实验室接种环、试管口的灭菌，直接在火焰上烧灼。③某些金属器械（锐利刀剪禁用此法，以免锋刃变钝）、搪瓷类物品，急用时可用烧灼法灭菌，灭菌前需清洁并干燥。金属器械可在火焰上烧灼 20 秒；搪瓷类容器可倒入少量 95% 以上的乙醇，慢慢转动容器后使乙醇分布均匀，点火燃烧直至熄灭，注意不可中途添加乙醇，不得将引燃物投入消毒容器中，同时要远离易燃、易爆物品，以确保安全。

2）干烤法：利用专用的干烤箱进行灭菌。其适用于耐热、不耐湿、蒸汽或气体不能穿透物品的灭菌，如油剂、粉剂和玻璃器皿等的灭菌；不适用于纤维织物、塑料制品等。干烤灭菌所需温度和时间应根据物品种类和烤箱类型来确定，加热温度一般为 160 ～ 180℃，控温 1 ～ 2 小时。

干烤灭菌法的注意事项：①灭菌前预处理，物品应先清洁，玻璃器皿需保持干燥。②物品包装体积通常不超过 10cm×10cm×20cm；油剂、粉剂的厚度不超过 0.6cm；凡士林纱布条厚度不超过 1.3cm。③装载要求，高度不超过烤箱内腔高度的 2/3，不与烤箱底部及四壁接触，物品间留有充分的空间。④温度设定合理。充分考虑物品对温度的耐受力，按要求设定温度，有机物灭菌温度不超过 170℃。⑤准确计算灭菌时间，从达到灭菌温度时算起，同时需打开柜体的排风装置，中途不可打开烤箱放入新的物品。⑥灭菌后，待温度降到 40℃ 以下时方可开启柜门。⑦监测灭菌效果。物理监测法，应用多点温度检测仪观察在设定时间内是否达到预置温度；化学监测法，观察包外、包内化学指示物在灭菌周期后颜色是否改变；生物监测法，采用枯草杆菌黑色变种芽孢菌片制成标准生物测试包对灭菌质量进行监测。

（2）湿热法

1）压力蒸汽灭菌法：利用高温、高压、饱和蒸汽所释放的潜热进行灭菌的方法，是热力消毒灭菌法中效果最好的一种方法，临床应用广泛。主要利用高压饱和蒸汽的高热所释放的潜热灭菌，适用于耐高温、耐高压、耐潮湿的诊疗器械、器具和物品的灭菌，不能用于油类和粉剂的灭菌。

根据排放冷空气的方式和程度不同，将压力蒸汽灭菌器分为下排气式压力蒸汽灭菌器和预排气（预真空式）压力蒸汽灭菌器两大类（表 2-1）。根据灭菌时间的长短，压力蒸汽灭菌程序分为常规和快速两种。①下排气式压力蒸汽灭菌器：利用重力置换的原理，使热蒸汽在灭菌器中从上而下将冷空气由下排气孔排出，排出的冷空气全部由饱和蒸汽取代，再利用蒸汽释放的潜热灭菌。其首选用于微生物培养物、液体、实验室废物、药品和无孔物品的灭菌，可分为手提式压力蒸汽灭菌器和卧式压力蒸汽灭菌器。②预排气压力蒸汽灭菌器：利用机械抽真空的原理，使灭菌柜室内形成负压，蒸汽得以迅速穿透物品内部进行灭菌，首选用于管腔物品、多孔物品和纺织品等的灭菌。

表 2-1　压力蒸汽灭菌器灭菌参数

灭菌器类别	物品类别	压力参考范围（kPa）	温度（℃）	最短灭菌时间（分钟）
下排气式	敷料	102.8 ～ 122.9	121	30
	器械			20
预排气	敷料	188.4 ～ 210.7	132	4
	器械	201.7 ～ 229.3	134	

压力蒸汽灭菌法注意事项：①安全操作。操作人员要经过培训，合格后才能上岗；严格遵守使用说明或指导手册；设备运行前每天进行安全检查并预热。②包装合适。包装前将待灭菌器械或物品清洗干净并擦干或晾干；包装材料和包装方法符合要求，器械包重量不宜超过 7kg，敷料包重量不宜超过 5kg；物品捆扎不宜过紧，外用化学指示胶带贴封，灭菌包每包内放置化学指示卡。③装载恰当。使用专用灭菌架或篮筐装载灭菌物品，灭菌包之间留有空隙；同类材质物品置于同一批次灭菌，如材质不同，将纺织类物品竖放于上层，金属器械类放于下层；下排气式压力蒸汽灭菌法的物品体积不超过 30cm×30cm×25cm，装载体积不得超过柜室容量的 80%。预排气压力蒸汽灭菌的物品体积不超过 30cm×30cm×50cm，装填量不得超过柜室容量的 90%，但不小于柜室容量的 10%。④密切观察。灭

菌时随时观察压力和温度并准确计时，加热速度不宜过快，只有当柜室温度达到要求时开始计算灭菌时间。⑤灭菌后卸载。物品温度降至室温、压力表在"0"位时取出物品，取出的物品冷却时间＞30分钟；每批次应检查灭菌是否合格，若灭菌不彻底或有可疑污染，则不可作为无菌包使用；快速压力蒸汽灭菌后的物品应尽快使用，不能储存，无有效期。

监测灭菌效果：①物理监测法，每次灭菌都应连续监测并记录灭菌时的温度、压力和时间等参数，记录所有临界点的时间、温度和压力值，结果应符合灭菌要求。②化学监测法，通过观察灭菌包外、包内化学指示卡与化学指示胶带颜色的变化判定是否达到灭菌要求。③生物监测法，每周监测 1 次，通常使用含对热耐受力较强的非致病性嗜热脂肪杆菌芽孢的菌片制成的标准生物测试包或生物灭菌过程挑战装置（PCD），或使用一次性标准生物测试包对灭菌质量进行生物监测。④ B-D 试验，预排气压力蒸汽灭菌器每天开始灭菌运行前空载进行 B-D 测试，监测合格，方可使用。

2）煮沸消毒法：是应用最早的消毒方法之一，也是家庭常用的消毒方法。煮沸消毒法简单、方便、经济、实用，适用于金属、搪瓷、玻璃和餐饮具或其他耐湿、耐热物品的消毒。在 1 个标准大气压下，水的沸点是 100℃，煮沸 5 ～ 10 分钟可杀灭细菌繁殖体；煮沸 15 分钟可杀灭多数细菌芽孢；某些热抗力极强的细菌芽孢需煮沸更长时间，如肉毒杆菌芽孢需煮沸 3 小时才能杀灭。

方法：物品刷洗干净后全部浸没在水中，距离水面≥ 3cm，加热煮沸后维持≥ 15 分钟。消毒时间从水沸后算起。

注意事项：①消毒前总要求：使用软水；物品需保持清洁；大小相同的容器不能重叠；器械轴节或容器盖应打开；空腔导管腔内预先灌满水；放入总物品不超过容量的 3/4。②根据物品性质决定放入水中的时间，如玻璃器皿、金属及搪瓷类物品通常冷水放入；橡胶制品用纱布包好，水沸后放入；如中途加入物品，则在水再次沸腾时重新计时。③水的沸点受气压影响，一般海拔每增高 300m，消毒时间需延长 2 分钟。④为增强杀菌作用、去污防锈，可将碳酸氢钠加入水中，配成 1% ～ 2% 的浓度，沸点可达到 105℃。⑤消毒后应将物品及时取出置于无菌容器内，及时应用，4 小时内未用需要重煮消毒。

3）其他：除压力蒸汽灭菌法和煮沸消毒法外，湿热消毒还可选择低温蒸汽消毒法和流动蒸汽消毒法。①低温蒸汽消毒法是用较低温度杀灭物品中的病原菌或特定微生物，可用于不耐高热的物品如内镜、塑料制品等的消毒，将蒸汽温度控制在 73 ～ 80℃，持续 10 ～ 15 分钟进行消毒；用于乳类、酒类消毒时，又称巴氏消毒法，将液体加热到 61.1 ～ 62.8℃，保持 30 分钟，或加热到 71.7℃，保持 15 ～ 16 秒。②流动蒸汽消毒法是在常压下用 100℃的水蒸气消毒，相对湿度为 80% ～ 100%，15 ～ 30 分钟即可杀灭细菌繁殖体，适用于医疗器械、器具和物品手工清洗后的初步消毒，餐具和部分卫生用品等耐热、耐湿物品的消毒。

2. 辐射消毒法　主要利用紫外线或臭氧的杀菌作用，使菌体蛋白质光解、变性而致细菌死亡。

（1）日光暴晒法　利用日光的热、干燥和紫外线达到消毒效果，常用于床垫、被服、书籍等物品的消毒。将物品放在直射阳光下暴晒 6 小时，并定时翻动，使物品各面均能受到日光照射。

（2）紫外线消毒法　紫外线属于电磁波，根据波长可分为 A 波、B 波、C 波和真空紫外线，一般消毒使用的 C 波紫外线，波长为 250 ～ 270nm，其中杀菌作用最强的紫外线波长为 253.7nm。紫外线可杀灭多种微生物，包括细菌（含芽孢）、病毒、真菌等。

1）杀菌机制：①作用于微生物的 DNA，使菌体 DNA 失去转换能力而死亡；②破坏菌体蛋白质中的氨基酸，使菌体蛋白光解变性；③降低菌体内氧化酶的活性；④空气中的氧电离产生具有极强杀菌作用的臭氧。

2）消毒方法：由于紫外线辐照能量低，穿透力弱，因此主要适用于空气、物品表面和液体的消毒。①用于空气消毒：首选紫外线空气消毒器，不仅消毒效果可靠，而且可在室内有人时使用；也可用室内悬吊式紫外线灯照射，紫外线灯管吊装高度距离地面 1.8 ～ 2.2m，消毒时间不少于 30 分钟。②用于物品表面消毒：最好使用便携式紫外线表面消毒器近距离移动照射；小件物品可放入紫外线消毒箱内照射；也可采取紫外线灯悬挂照射，有效距离为 25 ～ 60cm，物品摊开或挂起，使其充分暴露以受到直接照射，消毒时间为 20～30 分钟。③用于液体消毒：可采用水内照射法或水外照射法，紫外线光源应装有石英玻璃保护罩，水层厚度应小于 2cm，并根据紫外线辐照的强度确定水流速度。

3）紫外线灯管消毒时注意事项：①保持灯管清洁，一般每周 1 次用无水乙醇擦拭，如发现灰尘、污垢，应随时擦拭。②消毒环境合适，清洁干燥，电源电压为 220V，空气适宜温度为 20～40℃、相对湿度为 40%～60%。③正确计算并记录消毒时间，紫外线的消毒时间须从灯亮 5～7 分钟开始计时。若使用时间超过 1000 小时，需更换灯管。④加强防护，紫外线对人的眼睛和皮肤有刺激作用，照射时人应离开房间，照射完毕应开窗通风。⑤定期监测，至少每年标定 1 次灯管照射强度。普通 30W 直管型新灯辐照强度应 ≥ 90W/cm^2，使用中辐照强度应 ≥ 70W/cm^2；30W 高强度紫外线新灯的辐照强度应 ≥ 180W/cm^2，如不能达标，则需更换灯管。主要应用物理监测法、化学监测法及生物监测法。物理监测法：是开启紫外线灯 5 分钟后，将紫外线辐照计置于所测紫外线灯下正中垂直 1m 处，仪表稳定后所指示结果即为该灯管的辐照强度值。化学监测法：是开启紫外线灯 5 分钟后，将紫外线灯强度辐射指示卡置于紫外线灯下正中垂直 1m 处，照射 1 分钟后，判断辐射强度。生物监测法：一般每月 1 次，主要通过对空气、物品表面进行采样与检测，根据细菌菌落数以判断其消毒效果。

（3）臭氧消毒法　臭氧在常温下为强氧化性气体，是一种广谱杀菌剂，可杀灭细菌繁殖体、病毒、芽孢、真菌，并可破坏肉毒杆菌毒素。其主要用于空气、水及物品表面的消毒。臭氧使用注意事项：①臭氧对人有毒，有人情况下室内空气中臭氧允许浓度为 0.2mg/m^3；②臭氧具有强氧化性，可损坏多种物品，且浓度越高对物品损坏越严重；③温湿度、有机物、水的浑浊度、pH 等多种因素可影响臭氧的杀菌作用；④空气消毒时，应封闭消毒场所，无人状态下进行消毒，消毒后开窗通风 ≥ 30 分钟，人员方可进入室内。

3. 电离辐射灭菌法　利用放射性核素发射高能射线或电子加速器产生的射线进行辐射灭菌，电离辐射作用可分为直接作用和间接作用。其适用于不耐热的物品，如一次性医用塑料制品、食品、药品和生物制品等在常温下的灭菌，故又称"冷灭菌"。

注意事项：①应用机械传送物品以防放射线对人体造成伤害；②为增强 γ 射线的杀菌作用，灭菌应在有氧环境下进行；③湿度越高，杀菌效果越好。

4. 过氧化氢低温等离子体灭菌法　在特定电场内，过氧化氢气体发生电离反应，形成包括正电氢离子和自由电子等的低密度电离气体云，具有很强的杀菌作用。其适用于不耐热、不耐湿的诊疗器械，如电子仪器、光学仪器等的灭菌。

注意事项：①不适用的灭菌对象包括吸收液体的物品或材料；由含纤维素的材料制成的物品或其他任何含木质纸浆的物品；一头闭塞的内腔；液体或粉末；一次性使用物品；植入物；不能承受真空的器械。②装载之前，所有物品均需正确清洗和充分干燥，并使用专用包装材料和容器。③灭菌包不叠放，不接触灭菌腔内壁。④灭菌效果监测，可采用物理监测法、化学监测法、生物监测法。物理监测法：每次灭菌都应连续监测并记录每个灭菌周期的灭菌参数，符合灭菌器的使用说明或操作手册要求；化学监测法，观察包内、包外化学指示物的颜色变化情况，判断其灭菌是否合格；生物监测法，用嗜热脂肪杆菌芽孢或枯草杆菌黑色变种芽孢作为生物指示剂，每天进行灭菌循环监测。

5. 微波消毒法　微波是一种频率高、波长短、穿透力强的电磁波，在电磁波的高频交流电场中，物品中的极性分子发生极化进行高速运动，并频繁改变方向，互相摩擦，使温度迅速上升，达到消毒作用。微波可以杀灭包括芽孢在内的所有微生物，常用于餐具的消毒。

注意事项：①微波对人体有一定的伤害，应避免小剂量长期接触或者大剂量照射。②盛放物品时不用金属容器；物品高度不超过柜室高度的 2/3，宽度不超过转盘周边，不接触装置四壁。③微波的热效应需要有一定的水分，待消毒的物品用湿布包裹。④被消毒的物品应为小件或不太厚。

6. 机械除菌法　指用机械的方法如冲洗、刷、擦、扫、抹、铲除或过滤等去除物品表面、水中、空气中及人畜体表的有害微生物，减少微生物数量和引起感染的机会，常用层流通风和过滤除菌法。

层流通风主要使室外空气通过孔隙小于 0.2μm 的高效过滤器以垂直或水平两种气流呈流线状流入室内，再以等速流过房间后流出。过滤除菌是将待消毒的介质通过规定孔径的过滤材料，去除气体或液体中的微生物，但不能将微生物杀灭。

（二）化学消毒灭菌法

1. 化学消毒剂消毒灭菌原理　化学消毒灭菌法能使微生物的蛋白凝固变性、酶蛋白失去活性或能抑制微生物代谢、生长和繁殖。能杀灭传播媒介上的微生物使其达到消毒或灭菌要求的化学制剂称为化学消毒剂。凡不适用于物理消毒灭菌的物品，都可以选用化学消毒灭菌法，如病人的皮肤、黏膜、排泄物及周围环境、光学仪器、金属锐器及某些塑料制品等可以选用化学消毒灭菌法。

2. 理想化学消毒剂具备的条件　杀菌谱广；性质稳定；有效浓度低；作用速度快；作用时间长；易溶解；可在低温下使用；不易受有机物、酸、碱及其他物理、化学因素的影响；无刺激性和腐蚀性；不引起过敏反应；无色、无味、毒性低且使用后易于去除残留药物；不易燃烧和爆炸；用法简便、价格低、便于运输等。

3. 化学消毒剂的种类

（1）灭菌剂（sterilant）　能杀灭一切微生物（包括细菌芽孢），并达到灭菌要求的化学制剂，如戊二醛、环氧乙烷等。

（2）高效消毒剂（high effect disinfectant）　能杀灭一切细菌繁殖体（包括分枝杆菌）、病毒、真菌及其孢子和绝大多数细菌芽孢的化学制剂，如过氧乙酸、过氧化氢、部分含氯消毒剂等。

（3）中效消毒剂（intermediate effect disinfectant）　能杀灭分枝杆菌、真菌、病毒及细菌繁殖体等微生物的化学制剂，如醇类、碘类、部分含氯消毒剂等。

（4）低效消毒剂（low effect disinfectant）　能杀灭细菌繁殖体和亲脂病毒的化学制剂，如酚类、胍类、季铵盐类消毒剂等。

4. 化学消毒剂的使用原则

（1）合理使用，能不用时则不用，必须用时尽量少用。

（2）根据物品的性能和各种微生物的特性选择合适的消毒剂。

（3）严格掌握消毒剂的有效浓度、消毒时间及使用方法。

（4）熟悉消毒剂的毒副作用，做好工作人员的防护。

（5）待消毒的物品必须先清洗、擦干。

（6）消毒剂中不能放置纱布、棉球等物品，以防降低消毒效力。

（7）消毒后的物品在使用前须用无菌水冲净，以避免消毒剂刺激人体组织。

（8）消毒剂应定期更换，易挥发的要加盖，并定期检测，调整浓度。

5. 化学消毒剂的使用方法

（1）浸泡法　是将被消毒的物品清洗、擦干后浸没在规定浓度的消毒液内一定时间的消毒方法。浸泡前要打开物品的轴节或套盖，管腔内要灌满消毒液。浸泡法适用于大多数物品。

（2）擦拭法　是蘸取规定浓度的化学消毒剂擦拭被污染物品的表面或皮肤、黏膜的消毒方法。一般选用易溶于水、穿透力强、无显著刺激性的消毒剂。

（3）喷雾法　是在规定时间内用喷雾器将一定浓度的化学消毒剂均匀地喷洒于空间或物品表面进行消毒的方法，常用于地面、墙壁、空气、物品表面的消毒。

（4）熏蒸法　是在密闭空间内将一定浓度的消毒剂加热或加入氧化剂，使其产生气体，在规定时间内进行消毒灭菌的方法，如手术室、换药室、病室的空气消毒及精密贵重仪器和不能蒸煮、浸泡物品的消毒。

6. 常用的化学消毒剂　见表 2-2。

表 2-2　常用的化学消毒剂

名称	消毒效力	性质与作用机制	适用范围及使用方法	注意事项
戊二醛	灭菌	无色透明液体，有醛刺激性气味，通过醛基的烷基化直接或间接与微生物的蛋白质及酶的氢基结合，引起一系列反应导致微生物灭活	（1）适用：不耐热的诊疗器械、器具与物品的浸泡消毒与灭菌 （2）使用前加入 pH 调节剂（碳酸氢钠）和防锈剂（亚硝酸钠），使溶液的 pH 调节至 7.5～8.0，浓度为 2.0%～2.5%；物品完全浸没在消毒液中，消毒时间 60 分钟，彻底清洗、干燥后，内镜采用擦拭法或浸泡法，灭菌时间 10 小时	（1）室温下避光、密封保存于阴凉、干燥、通风处；盛放消毒液的容器应经常消毒处理并加盖 （2）加强日常监测，配制好的消毒液最多可连续使用 14 天，使用中的戊二醛含量应 ≥ 1.8% （3）消毒或灭菌后以无菌方式取出，用无菌水冲净，再用无菌纱布擦干 （4）对皮肤、粘膜有刺激性，配制和使用时均应注意个人防护
福尔马林（35%～40% 甲醛溶液）	灭菌	无色透明液体，刺激性强，能使菌体蛋白变性，酶活性消失	（1）适用：不耐高温、对湿、热敏感且易腐蚀医疗器械、器具的灭菌；管腔器械、金属器械、玻璃器皿、合成材料物品的灭菌 （2）常应用低温甲醛蒸气灭菌器进行灭菌。根据使用要求装载量 2% 复方甲醛溶液或福尔马林（35%～40% 甲醛溶液）。灭菌参数：浓度，3～11mg/L，温度，55～80℃，相对湿度，80%～90%，时间，30～60 分钟 （3）4%～10% 甲醛溶液用于浸泡剖切后病理组织标本的固定	（1）灭菌箱需密闭，使用专用灭菌溶液，不可采用自然挥发或熏蒸法 （2）操作者按规定持证上岗 （3）对人体有一定毒性和刺激性，运行时的周围环境中甲醛浓度 < 0.5mg/m³ （4）灭菌物品摊开放置，消毒后应去除残留甲醛气味
环氧乙烷	灭菌	低温为无色液态，有芳香醚味，超过 10.8℃ 变为气态，易燃易爆；不损害消毒物品且穿透力强；与菌体蛋白结合，使菌体蛋白变性；主要通过阻碍代谢受阻而杀灭微生物	（1）适用：不耐热、不耐湿的诊疗器械如电子仪器、光学仪器等的灭菌 （2）按照环氧乙烷灭菌器生产厂家的操作说明或指导手册，根据排气管道、物品种类、包装大小，装载量与方式等确定灭菌参数。灭菌时使用 100% 纯环氧乙烷或环氧乙烷和二氧化碳混合气体；小型环氧乙烷灭菌器灭菌参数：药物浓度 450～1200mg/L，温度 37～63℃，相对湿度 40%～80%，作用时间 1～6 小时	（1）易燃易爆，存放于阴凉通风、远离火源、静电、无转动的马达处；储存温度低于 40℃，相对湿度 60%～80% （2）应有专门的排气管道，每年监测工作环境中的环氧乙烷浓度，工作人员要严格遵守操作程序并做好防护，培训 （3）物品灭菌前需彻底清洗干净，由于环氧乙烷难以杀灭无机盐中的微生物，所以不可用生理盐水清洗；物品不宜太厚，装载量不超过灭菌柜内总体积的 80% （4）不可用于食品、液体、油脂类和粉剂等灭菌；每次灭菌都应进行效果监测及评价
过氧乙酸	灭菌高效消毒剂	无色或浅黄色透明液体，有刺激性气味，带有醋酸味，能产生新生态氧，主要通过氧化和酸性作用使细菌死亡	（1）适用：耐腐蚀物品、环境、室内空气等的消毒；专用机械消毒设备适用于内镜的灭菌 （2）常用浸泡法、擦拭法、喷洒法或冲洗法 （3）一般物品表面：0.1%～0.2% 溶液喷洒或浸泡 30 分钟。空气：0.5% 溶液，按 20～30ml/m³ 的用量喷雾作用 60 分钟；或 15% 溶液（7ml/m³）加热熏蒸，相对湿度 60%～80%，室温下 2 小时。耐腐蚀医疗器械需高水平消毒的物品：0.5% 溶液，冲洗 10 分钟	（1）稳定性差，应密闭储存于通风、阴凉、避光处，防高温、避光处，远离还原剂和金属粉末 （2）定期检测其浓度，如原液低于 12% 禁止使用 （3）现配现用，配制时应避免与碱等有机物相混合 （4）加强个人防护，空气熏蒸消毒时室内不应有人，消毒后及时通风换气

续表

名称	消毒效力	性质与作用机制	适用范围及使用方法	注意事项
二溴海因	高效消毒剂	白色或浅黄色结晶，溶于水后，能水解生成次溴酸，使菌体蛋白变性	(1) 适用：游泳池、饮用水、污水和一般物体表面消毒 (2) 药剂溶于水，可配成一定浓度的溶液。游泳池水消毒时常用浓度为 1.2～1.5mg/L；污水消毒用 1000～1500mg/L，时间为 90～100 分钟；一般物体表面消毒用浸泡、擦拭和喷洒等方法，浓度 400～500mg/L，时间 10～20 分钟	(1) 不适用于手、皮肤黏膜和空气的消毒 (2) 密闭储存于阴凉、干燥的前酸容器中，应远离易燃物及火源，禁止与酸或碱、易氧化的有机物和还原物共同储存 (3) 刺激性强，使用时需加强个人防护 (4) 对有色纺织品有腐蚀作用，消毒时应加入防锈剂亚硝酸钠
含氯消毒剂（常用的有漂白粉、次氯酸钠、84 消毒液等）	高效消毒剂	在水溶液中释放有效氯，有强烈的刺激性气味，通过氧化作用破坏细菌菌酶的活性使细菌体蛋白凝固变性	(1) 二氧化氯：适用于物品、环境、物体表面及空气的消毒。常用浸泡法、擦拭法，时间 30 分钟，消毒液浓度根据被污染微生物的种类而定：细菌繁殖体污染，浓度为 100～250mg/L；乙型肝炎病毒、结核杆菌污染，浓度 500mg/L；细菌芽孢污染，浓度为 1000mg/L；空气消毒时，浓度为 500mg/m³ 作用 30～60 分钟 (2) 酸性氧化电位水：适用于灭菌前手工清洗手术器械、内镜消毒、手、皮肤黏膜的消毒，一般物体表面、手、卫生洁具、环境、纺织物消毒。含有效氯 60mg/L±10mg/L，皮肤、黏膜消毒 3～5 分钟，餐具消毒 10 分钟，瓜果蔬菜消毒 3～5 分钟；物品表面消毒浸泡 3～5 分钟 (3) 其他含氯消毒剂：适用于物品、物体表面及分泌物、排泄物消毒。对细菌繁殖体污染的物品，用含有效氯 500mg/L 的消毒液浸泡或擦拭 10 分钟以上；被乙型肝炎病毒、结核杆菌、细菌芽孢污染的物品用含有效氯 2000～5000mg/L 的消毒液浸泡擦拭或喷洒 30 分钟以上；用干粉按有效氯 10 000mg/L 的用量加入排泄物中，略加搅拌后，作用 2 小时以上；用干粉按有效氯 50mg/L 用量加入医院污水中搅拌均匀，作用 2 小时后排放	(1) 密封保存于阴凉、干燥、通风处，粉剂需防潮；配制的溶液性质不稳定，需现配现用，使用时间 ≤24 小时 (2) 对金属有腐蚀作用，对织物有漂白作用，不宜用于金属制品、有色衣物和油漆家具的消毒 (3) 消毒后的物品应及时用清水冲净 (4) 配制好的酸性氧化电位水至贮存下需水超过 3 天，每次使用前应在出口处使用完毕排放后需再排放少量碱性还原电位水或自来水以减少对排水路的腐蚀 检测好的 pH 和有效氯浓度
碘酊	中效消毒剂	棕红色澄清液，有碘和乙醇气味，碘可直接与菌体蛋白结合，使菌体蛋白质氧化、变性；能使菌体蛋白质变性，杀灭大部分细菌、真菌、芽孢和原虫	(1) 适用：注射、手术部位皮肤及新生儿脐带部位皮肤消毒 (2) 使用浓度：有效碘 18～22g/L，搽拭 2 遍以上，作用 1～3 分钟，稍干后用 70%～80% 乙醇搽拭脱碘	(1) 避光密闭保存于阴凉、干燥通风处，不适用于破损皮肤、眼及黏膜的消毒 (2) 对二价金属制品有腐蚀性，不进行相应金属制品消毒；对碘过敏者，对乙醇过敏者慎用

续表

名称	消毒效力	性质与作用机制	适用范围及使用方法	注意事项
碘伏	中效消毒剂	黄棕色至红棕色固体粉末，有碘气味，碘与聚醚醇和聚乙烯吡咯烷类表面活性剂形成的络合物，能迅速而持久地释放有效碘，使细菌体等蛋白质氧化而失活，从而达到连续杀菌的目的	（1）适用：手、皮肤、黏膜及伤口的消毒 （2）常用擦拭法、冲洗法 （3）碘状浓度：手及皮肤消毒时2～10g/L；黏膜消毒浓度250～500mg/L （4）外科手消毒：擦拭或刷洗，至少作用3分钟。手部皮肤：擦拭2～3遍，至少作用2分钟。注射部位皮肤：擦拭2～3遍，作用时间遵循产品说明。口腔黏膜及创面：1000～2000mg/L冲洗，500mg/L冲洗。阴道黏膜及创面：擦拭，作用3～5分钟。作用时间遵循产品说明	（1）避光密闭保存于阴凉、干燥通风处 （2）稀释后稳定性差，宜现用现配 （3）皮肤消毒后无需乙醇脱碘 （4）对二价金属制品有腐蚀性，不进行相应金属制品消毒，对碘过敏者慎用
乙醇	中效消毒剂	无色澄清透明液体，具乙醇气味，有的刺激性气味，能破坏细菌细胞膜的通透性，使细胞膜质凝固而丧失代谢功能，达到消毒的作用	（1）常用浓度为70%～80%，适用于手、皮肤、物体表面及诊疗器具的消毒。常用擦拭法、浸泡法或冲洗法 （2）手消毒：擦拭揉搓时间大于1分钟。皮肤、物体表面：擦拭2遍，作用3分钟。诊疗器具：将物品完全浸没在消毒液中，加盖，作用30分钟。或进行表面擦拭消毒	（1）密封保存于阴凉、干燥、通风、避光、避火处，定期测定持有效浓度 （2）不适于空气消毒及医疗器械的消毒灭菌；不宜用于脂溶性物体表面的消毒 （3）不宜用于被血、脓、粪便等有机物严重污染表面的消毒 （4）对醇类过敏者慎用
复方氯己定（洗必泰）	低效消毒剂	无色透明，无沉淀，不分层液体，能破坏细胞细胞膜的酶活性，使细胞膜破裂	（1）适用于外科手消毒、卫生手消毒、皮肤黏膜的消毒 （2）常用擦拭法或冲洗法。手术部位及注射部位皮肤和伤口创面：有效含量≥2g/L的氯己定溶液局部涂擦2～3遍，作用时间遵循产品说明。外科手消毒：使用方法遵循产品说明。口腔、阴道或伤口创面，有效含量≥2g/L的氯己定水溶液冲洗，作用时间遵循产品说明	（1）密封保存于阴凉、干燥处 （2）勿与肥皂或其他阴离子表面活性剂同用 （3）不适用于结核分枝杆菌、细菌芽孢污染物品的消毒 （4）黏膜消毒仅限于诊疗过程中使用 （5）物品消毒前应清洁
季铵盐类消毒剂、苯扎溴铵（新洁尔灭）	中效消毒剂、低效消毒剂	芳香气味的无色透明液体，属阳离子表面活性剂，能吸附带阴离子的细菌，破坏细胞膜，改变细胞膜的渗透性，使蛋白质变性，性质改变，使细胞死亡	（1）适用：环境、物体表面、皮肤与黏膜的消毒 （2）常用擦拭法、浸泡法 （3）环境或物品表面：用1000～2000mg/L消毒液做擦拭或浸泡，作用15～30分钟。皮肤：原液或原液皮肤擦拭，作用3～5分钟。黏膜：用1000～2000mg/L的消毒溶液冲洗，作用时间遵循产品说明	（1）避免接触有机物和结合物，不宜与阴离子表面活性剂如肥皂或洗衣粉合用，也不能与碘或过氧化物同用 （2）低温时可能出现浑浊或沉淀，可置于温水中加温 （3）高浓度原液可造成严重的角膜及皮肤、黏膜灼伤，操作时须加强防护 （4）器械浸泡时加入0.5%亚硝酸钠的防锈，不适用于膀胱镜、眼科器械、橡胶和铝制品消毒

四、医院清洁、消毒、灭菌工作

医院清洁、消毒、灭菌工作是指根据一定的规范、原则对医院各类用品、环境及病人排泄物、分泌物等进行处理的过程。清洁、消毒、灭菌工作贯穿医院日常的诊疗护理活动和卫生处理工作。主要包括：医院环境的清洁、消毒；医院日常用品的消毒；皮肤黏膜的消毒；器械物品的清洁、消毒及灭菌；医院污物、污水的处理等。目的是尽最大可能减少医院感染发生。

（一）消毒、灭菌方法的分类

医院消毒、灭菌方法根据消毒因子的浓度、强度及对微生物的杀灭能力、作用时间分为 4 类。

1. 灭菌法　是杀灭一切微生物包括细菌芽孢达到灭菌水平的方法，包括电离辐射灭菌法、热力灭菌法等物理灭菌法，以及使用戊二醛、环氧乙烷、甲醛等灭菌剂在规定条件下，以合适浓度和有效的作用时间进行的化学灭菌法。

2. 高水平消毒法　是杀灭一切细菌繁殖体包括分枝杆菌、病毒、真菌及其孢子和绝大多数细菌芽孢的方法，包括臭氧消毒法、紫外线消毒法，以及使用含氯消毒剂、碘酊、过氧化物、二氧化氯等能达到灭菌效果的化学消毒剂，在规定条件下，以合适的浓度和有效的作用时间进行消毒的方法。

3. 中水平消毒法　是杀灭除细菌芽孢以外的各种病原微生物包括分枝杆菌的方法，包括煮沸消毒法，以及使用碘类、醇类和氯己定的复方、醇类和季铵盐类化合物的复方、酚类等消毒剂，在规定的条件下，以合适的浓度和有效的作用时间进行的化学消毒法。

4. 低水平消毒法　是只能杀灭细菌繁殖体（分枝杆菌除外）和亲脂病毒的消毒方法，包括通风换气、冲洗等机械除菌法，以及使用苯扎溴铵、氯己定等消毒剂的化学消毒法。

（二）消毒、灭菌方法的选择原则

医院清洁、消毒、灭菌工作应严格遵守操作规程。临床中重复使用的诊疗器械、器具和物品，使用后应先清洁，再进行消毒或灭菌；被气性坏疽及突发不明原因的传染病病原体污染的诊疗器械、器具和物品应先消毒，再按常规清洗、消毒、灭菌。

1. 根据物品污染后导致感染的风险高低选择相应的消毒或灭菌方法　医院用品的危险性是指物品污染后对人体造成的危害程度。根据医疗器械污染后使用所致感染的危险性大小及医疗器械在使用前的要求，将医疗器械分为 3 类。

（1）高度危险性物品　是指进入人体无菌组织、器官、脉管系统或有无菌体液从中流过的物品，一旦被微生物污染，具有极高感染风险，如手术器械、注射器、腹腔镜、活检钳、脏器移植物等。高度危险性物品使用前必须灭菌。

（2）中度危险性物品　仅与皮肤、黏膜相接触，而不进入人体无菌组织、器官和血液，也不接触破损皮肤和黏膜的物品，如胃肠道内镜、气管镜、喉镜、体温计、呼吸机管道、压舌板等。中度危险性物品使用前应选择高水平或中水平消毒方法，消毒后不得检出致病性微生物。

（3）低度危险性物品　是指与完整皮肤接触而不与黏膜接触的器材，包括病人、医务人员生活和工作环境中的物品，如听诊器、血压计等，病床围栏、床面及床头柜、被褥，墙面，地面，痰盂和便器等。低度危险性物品使用前可选择低水平消毒法或进行清洁处理；遇到有病原微生物污染时，针对所污染的病原微生物种类选择合适的消毒方法。

2. 根据物品上污染微生物种类、数量选择消毒或灭菌方法

（1）对于受到致病性芽孢、真菌孢子、分枝杆菌和经血液传播病原体污染的物品，选用灭菌法或高水平消毒法。

（2）对于受到真菌、亲水病毒、螺旋体、支原体等病原微生物污染的物品，选用中水平以上的消毒法。

（3）对于受到一般细菌和亲脂病毒等污染的物品，可选用中水平或低水平消毒法。

（4）杀灭被有机物保护的微生物时，或消毒物品上微生物污染特别严重时，应加大消毒剂的剂量和（或）延长消毒时间。

3. 根据消毒物品的性质选择消毒或灭菌方法

（1）耐热、耐湿的诊疗器械、器具和物品，应首选压力蒸汽灭菌法；耐高温的玻璃器材、油剂类和干粉类物品等应首选干热灭菌法。

（2）不耐热、不耐湿的物品，宜采用低温灭菌法，如环氧乙烷、过氧化氢低温等离子体灭菌或低温甲醛蒸汽灭菌等。

（3）金属器械浸泡灭菌时，应选择腐蚀性小的灭菌剂，同时注意防锈。

（4）物品表面消毒时，应考虑表面性质，光滑表面可选择紫外线消毒器近距离照射，或用化学消毒剂擦拭，多孔材料表面宜采取浸泡或喷雾消毒法。

4. 根据是否有明确感染源选择消毒类型

（1）预防性消毒　指在未发现明确感染源的情况下，为预防感染发生对可能受到病原微生物污染的物品和场所进行的消毒，如医院的医疗器械灭菌、诊疗用品的消毒、餐具的消毒及一般病人住院期间和出院后进行的消毒等。

（2）疫源地消毒　指对疫源地内污染的环境和物品的消毒，包括随时消毒和终末消毒。①随时消毒指疫源地内有传染源存在时进行的消毒，目的是及时杀灭或去除传染源所排出的病原微生物。应根据现场情况随时进行。②终末消毒指传染源离开疫源地后进行的彻底消毒。可以是传染病病人住院、转移或死亡后，对其住所及污染物品进行的消毒；也可以是传染病病人出院、转院或死亡后，对病室进行的最后一次消毒。消毒方法应根据消毒对象及其污染情况选择，消毒后达到空气或物体表面自然菌的消亡率≥90%，排泄物、分泌物或被污染的血液等消毒后不应检出病原微生物或目标微生物。

（三）医院日常的清洁、消毒、灭菌

医院环境常被病人、隐性感染者或带菌者排出的病原微生物所污染，成为感染的媒介，其清洁与消毒是控制医院感染的基础。医院环境日常清洁、消毒遵循先清洁再消毒的原则，要求垃圾及时清除、无低洼积水、无蚊蝇滋生地、无灰尘、窗明几净。若发生感染暴发或者环境表面检出多重耐药菌，则需加强清洁与消毒。

1. 环境空气　医院环境分为4类，根据类别采用相应的空气消毒方法。

（1）Ⅰ类环境　包括层流洁净手术部（室）、层流洁净病房等。Ⅰ类环境诊疗场所通常选用以下方法净化空气：安装空气净化消毒装置的集中空调通风系统；空气洁净技术，安装循环风紫外线空气消毒器或静电吸附式空气消毒器；紫外线灯照射消毒。消毒之后环境中空气菌落数要求达到规定标准。

（2）Ⅱ类环境　包括普通手术室、产房、母婴同室、烧伤病区等保护性隔离病区、早产儿室、普通隔离性保护室，须采用对人体无毒无害，且可连续消毒的方法，如通风、Ⅰ类环境净化空气的方法，空气消毒后需达到Ⅱ类环境空气菌落数要求。

（3）Ⅲ类环境　包括儿科病区、妇产科检查室、治疗室、换药室、注射室、急诊室、消毒供应中心的检查包装灭菌区和无菌物品的存放区、血液透析中心（室）、其他普通住院病区等，除采用Ⅱ类环境中的空气消毒方法外，还可应用臭氧紫外线灯、化学消毒剂熏蒸或喷雾、中草药空气消毒剂喷雾等空气消毒方法，消毒时要求人离开房间。

（4）Ⅳ类环境　包括感染性疾病科门诊及病区、普通门诊及病区，可采用Ⅲ类环境中的空气消毒方法。

2. 环境和物体表面　环境和物品表面、地面应保持清洁，如无明显污染，采用湿式清洁；如存在肉眼可见污染，应及时清洁、消毒。

（1）对于治疗车、床栏、床头柜、门把手、灯开关、水龙头等频繁接触的物体表面，应每天清洁、消毒，并且确保有明显污染随时清洁。

（2）被病人血液、呕吐物、排泄物或病原微生物污染时，根据具体情况采用中水平以上的消毒方法。少量（＜10ml）的溅污，可先清洁再消毒；大量（≥10ml）的溅污，先用吸湿材料去除可见污染，再清洁和消毒。

（3）人员流动频繁、拥挤的场所应在每天工作结束后进行清洁、消毒。

（4）感染高风险的部门如Ⅰ类环境、Ⅱ类环境中的科室及感染性疾病科、检验科、耐药菌和多重耐药菌污染的诊疗场所，应保持清洁、干燥，做好随时消毒和终末消毒。地面消毒可根据消毒目的用不同浓度的含氯消毒液擦拭；物体表面消毒方法同地面，或用 1000～2000mg/L 季铵盐类消毒液擦拭，作用时间为 15～30 分钟。

（5）被气性坏疽及突发不明原因的传染病病原体污染的环境表面或物品表面，应随时消毒和终末消毒。

3. 被服类清洁、消毒　包括全院病人被服及医务人员的工作服、工作帽和值班被服的清洗消毒，主要在洗衣房进行。间接接触病人的被芯、枕芯、被褥、床垫、病床围帘等，应定期清洗与消毒；遇污染，应及时更换、清洗与消毒。直接接触病人的床单、被套、枕套等，应一人一更换，住院时间长者每周更换，遇污染，及时更换。更换后的用品应及时清洗与消毒，消毒方法合格有效。每个病区的被服类物品有专人回收，每个病区应有 3 个衣被收集袋，分别放有明显污染的病人衣被、一般病人衣被、医务人员的工作服及值班被服。不同的被服清洗、消毒方法不同。一次性使用衣被用后焚烧；非一次性使用者采用不同的清洗、消毒方法。

（1）病人的一般衣被如床单、病人被服等用 1% 洗涤液、70℃以上热水（化纤衣被 40～50℃）在洗衣机中清洗 25 分钟，再用清水漂洗。

（2）感染病人的被服应专机洗涤，用 1%～2% 洗涤剂在 90℃及以上热水洗 30 分钟或 70℃含有效氯 500mg/L 的消毒洗衣粉溶液洗涤 30～60 分钟，然后用清水漂净。甲类及按甲类管理的乙类传染病病人的衣服应先用压力蒸汽灭菌后，再送洗衣房洗涤或烧毁。

（3）医务工作人员的工作服及值班被服应与病人的被服分机或分批清洗消毒。同时应注意加强工作人员的防护及衣被的收集袋、接送车、洗衣机、洗衣房、被服室等的消毒。

（4）病人的污染衣被应先去除有机物，然后按感染病人的被服处理；婴儿衣被应单独洗涤。

4. 饮用水、茶具、餐具和卫生洁具消毒

（1）饮用水符合国家饮用水标准，菌落总数＜100CFU/ml，每 100ml 水样中不得检出总大肠菌群、耐热大肠菌群、大肠埃希菌。

（2）病人使用的茶具、餐具实行一洗、二涮、三冲洗、四消毒、五保洁的工作程序。

（3）非一次性使用的痰杯、便器等需清洗、消毒后干燥备用。

（4）抹布、拖把等洁具应分区使用，清洗后浸泡消毒 30 分钟，并冲净消毒液。

5. 皮肤和黏膜消毒　皮肤和黏膜是人体的防御屏障，其表面有一定数量的微生物，其中有一些是致病性微生物或条件致病菌。

（1）皮肤消毒　指杀灭或清除人体皮肤上的病原微生物并达到消毒要求。用于皮肤消毒的化学制剂应符合相应要求，通常使用擦拭法，消毒范围、作用时间应遵循产品的使用说明。一般完整皮肤常用消毒剂有醇类、碘类、季铵盐类、酚类、过氧化物类。用于破损皮肤的消毒剂应无菌，常用季铵盐类、胍类消毒剂、过氧化氢、碘伏、三氯羟基二苯醚、酸性氧化电位水等消毒剂。灭菌用消毒液的菌落总数应为 0CFU/ml；皮肤黏膜消毒液的菌落总数应符合相应标准要求；其他使用中消毒液的菌落总数应≤100CFU/ml；不得检出致病性微生物。

（2）黏膜消毒　指杀灭或清除口腔、鼻腔、阴道及外生殖器等部位黏膜病原微生物的过程，并达到消毒要求。常用于黏膜消毒的化学制剂包括碘伏、氯己定、乙醇、季铵盐类、过氧化物类、含氯消毒剂等。通常使用擦拭法或冲洗法，消毒范围及作用时间遵循产品的使用说明。消毒剂不得作为黏膜治疗药物使用；如注明不能用于孕妇，则不可用于孕妇的会阴部及阴道手术部位的消毒。

6. 器械物品的清洁、消毒、灭菌　医疗器械及其他物品是导致医院感染的重要途径之一，必须严格执行医疗器械、器具的消毒技术规范，并遵循消毒、灭菌方法的选择原则。

进入人体组织的医疗器械和物品必须达到灭菌水平；接触皮肤、黏膜的医疗器械、器具和物品必须达到消毒水平；各种用于注射、穿刺、采血等有创操作的医疗器具必须一用一灭菌。灭菌后的器械等物品不得检出任何微生物。

普通病人污染的可重复使用的诊疗器械、器具等物品要与一次性使用物品分开放置；一次性使用的物品不得重复使用；可重复使用的被污染器械等物品由消毒供应中心统一按要求回收并处置。疑似或确诊气性坏疽及突发原因不明的传染病病原体感染者宜选用一次性诊疗器械、器具和物品，使用后进行双层密闭封装并焚烧处理。

第 3 节　手的清洁与消毒

案例 2-2

某医院新生儿科重症病房，于 1 周内相继出现 5 例发热、肝脾大的患儿，其中 1 名年纪较小的患儿死亡。经调查发现医院感染环节防控薄弱，诸多环节存在隐患。据调查发现该科室医务工作者不能按照规范进行手卫生，对医务人员的手、病房物体表面等进行检测，结果发现细菌严重超标，有金黄色葡萄球菌、肺炎克雷伯菌的明显污染。

问题：在临床工作中如何做到有效洗手，减少医院感染的发生？

在各种诊疗与护理过程中，都离不开医务人员的双手，如不加强手卫生就会直接或间接导致医院感染发生。目前，手卫生已成为国际公认的控制医院感染和耐药菌感染最简单、最有效、最方便、最经济的措施，是防止医院感染和减少多重耐药微生物传播的重要措施之一。

为保障病人安全、提高医疗质量，防止交叉感染，医院应加强手卫生的规范化管理，提高手卫生的依从性。《医务人员手卫生规范》（WS/T 313—2019）是医疗机构在医疗活动中管理和规范医务人员手卫生的行动指南。

一、洗　　手

（一）概念

1. 手卫生（hand hygiene）　是医务人员洗手、卫生手消毒和外科手消毒的总称。

2. 洗手（hand washing）　指医务人员用肥皂（或皂液）和流动水去除手部皮肤污垢、碎屑和部分致病菌的过程。

（二）洗手设施

1. 流动水洗手设施　洗手应采用流动水，水龙头应位于洗手池的适当位置。手术室、产房、导管室、层流洁净病房、骨髓移植病房、器官移植病房、重症监护病房、新生儿室、母婴室、血液透析病房、烧伤病房、感染疾病科、口腔科、消毒供应中心等重点部门必须配备非手触式水龙头；有条件的医疗机构在诊疗区域均应配置。

2. 清洁剂　洗手的清洁剂可为肥皂、皂液或含杀菌成分的洗手液。使用固体肥皂需保持干燥，皂液或洗手液浑浊或变色时需及时更换；盛放皂液或洗手液的容器宜一次性使用，重复使用的容器应每周清洁和消毒。

3. 干手物品或干手设施　干手设施最好为一次性使用的纸巾；也可使用纯棉小毛巾，一用一消毒；还可使用干手机等其他设施以避免手再次污染。另备盛放擦手纸或小毛巾的容器。

（三）手部皮肤菌群分类

1. 常居菌　指能从大部分人体皮肤上分离出来的微生物，是皮肤上持久的固有寄居菌，不易被机械摩擦清除，包含凝固酶阴性葡萄球菌、棒状杆菌类、丙酸菌类、不动杆菌属等。其一般情况下不致病，在一定条件下能引起导管相关感染和手术部位感染等。

2. 暂居菌　指寄居于皮肤表层，常规洗手容易被清除的微生物。直接接触病人或者接触被污染的物体表面时可获得，不能按照标准进行洗手时极易引发医院感染。

常居菌与暂居菌在一定条件下可以相互转化。常居菌可通过皮肤脱屑、出汗等途径转化为暂居菌；暂居菌也可以通过进入人体毛囊、汗腺、皮脂腺内变成常居菌。在临床工作中，医务工作者可以加强洗手技术，保持手卫生，最大限度减少常居菌，清除暂居菌。

（四）洗手操作

1. 目的　清除医务人员手上的污垢和大部分暂居菌，以减少或清除手部致病微生物，防止交叉感染。有效洗手可清除手上 99% 以上的各种暂居菌，是防止医院感染传播最重要的措施之一。

2. 操作流程　见表 2-3。

表 2-3　洗手操作流程

项目	步骤	操作要点	考核要点
操作前准备	评估	1. 手的污染程度 2. 了解操作范围、目的 3. 了解手部皮肤及指甲情况	评估正确
操作过程	计划	1. 护士准备　衣帽整洁，修剪指甲，取下饰物，卷袖过肘	护士准备符合要求
		2. 用物准备　洗手池设备、洗手液（肥皂）、一次性纸巾或干手巾或烘干机	备齐用物，放置合理，水龙头最好是感应式或者脚踏式
		3. 环境准备　清洁宽敞、光线充足	
	实施	1. 湿润双手　打开水龙头，调节水流及水温，将双手淋湿，关上水龙头	水流适中，水流不可过大以防溅湿工作服；水温适中，太热或太冷会使皮肤干燥
		2. 洗手　取适量洗手液（肥皂）均匀涂抹整个手掌、手背、手指和指缝。认真揉搓双手至少 15 秒，注意清洁双手所有皮肤，具体揉搓步骤（步骤不分先后）：①掌心相对，手指并拢，相互揉搓（图 2-1A）；②掌心对手背沿指缝相互揉搓，交换进行（图 2-1B）；③掌心相对，双手交叉指缝相互揉搓（图 2-1C）；④弯曲手指，使关节在另一掌心旋转揉搓，交换进行（图 2-1D）；⑤一手握另一手拇指旋转揉搓，交换进行（图 2-1E）；⑥将五个手指尖并拢，在另一掌心旋转揉搓，交换进行（图 2-1F）	洗手法方法正确，注意清洗双手所有皮肤，包括指尖、指背和指缝
		3. 冲洗双手　打开水龙头，在流动水下彻底冲洗双手	冲洗双手时注意指尖向下
		4. 擦干双手　关闭水龙头，用一次性纸巾或干手巾擦干双手，或用烘干机烘干双手	擦干双手方法正确，避免二次污染；如使用干手巾，应保持清洁干燥，一用一消毒
操作后	评价	1. 操作程序正确，揉搓双手时间足够，手的各个部位都已洗到位、冲洗干净 2. 工作服无污染、无溅湿，周围环境未污染	评价正确

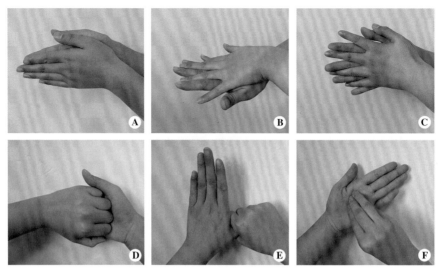

图2-1　洗手操作步骤

3.注意事项

（1）牢记洗手时机，掌握洗手指征。①直接接触每个病人前；②从同一病人身体的污染部位移动到清洁部位时；③接触病人黏膜、破损皮肤或伤口前后；④暴露病人体液风险后，包括接触病人血液、体液、分泌物、排泄物、伤口敷料等污染性物品之后；⑤接触病人周围环境及物品后；⑥穿脱隔离衣前后，脱手套之后；⑦进行无菌操作，接触清洁、无菌物品之前；⑧处理药物或配餐前。

（2）洗手方法正确，手的各个部位都需洗到、冲净。

（3）洗手时避免污染洗手设施与周围环境。

（五）手卫生监测

医疗机构应合理配备手卫生设施、制定手卫生制度，定期开展培训、开展效果监测。具体做法如下：医疗机构应定期进行医务人员手卫生依从性的监测与反馈，依从性监测用手卫生依从率表示。手卫生依从率的计算方法：手卫生依从率 = 手卫生执行时机数 / 应执行手卫生时机数 ×100%。

医疗机构应每季度对手术部（室）、产房、导管室、洁净层流病区、骨髓移植病区、器官移植病区、重症监护病房、新生儿室、母婴同室、血液透析中心（室）、烧伤病区、感染性疾病科病区、口腔科、内镜中心（室）等部门工作的医务人员进行手卫生消毒效果监测。当怀疑医院感染暴发与医务人员手卫生有关时，应及时进行监测，并进行相应病原微生物检测，采样时机为工作中随机采样。常用的监测手依从性的方法如下。

1. 直接观察法　是接受过培训的调查员通过观察直接收集医务人员不同操作、不同时间段、不同指征的手卫生依从性的信息，是评价手卫生依从性的金标准。直接观察可有助于发现手卫生工作的薄弱环节、明确手卫生工作重点。

2. 间接监测法　通过监测物品（如肥皂或手揉搓剂）的消耗量和洗手池的使用率等，间接估计手卫生依从状况的变化趋势，但不能得到个体手卫生依从性的值。

二、卫生手消毒

卫生手消毒（antiseptic hand rubbing）指医务人员用速干手消毒剂揉搓双手以减少手部暂居菌的过程。医务人员接触污染物品或感染性病人后，手可能被大量细菌污染，仅一般洗手不能达到预防交叉感染的要求，必须在洗手后再进行卫生手消毒。

1. 目的　清除致病性微生物，预防感染与交叉感染，避免污染无菌物品和清洁物品。

2. 操作流程　见表2-4。

表 2-4　卫生手消毒操作流程

项目	步骤	操作要点	考核要点
操作前准备	评估	1. 手的污染程度 2. 了解操作范围、目的 3. 了解手部被污染的情况	评估正确
操作过程	计划	1. 护士准备　衣帽整洁，修剪指甲，取下饰物，卷袖过肘	护士准备符合要求
		2. 用物准备　洗手池设备、洗手液（肥皂）、一次性纸巾或干手巾或烘干机及速干手消毒剂	备齐用物，放置合理
		3. 环境准备　清洁宽敞、光线充足	
	实施	1. 洗手	按洗手步骤并保持手干燥
		2. 涂消毒剂　取速干手消毒剂于掌心，均匀涂抹至整个手掌、手背、手指和指缝，必要时增加手腕及腕上 10cm	洗手法方法正确、操作标准到位
		3. 揉搓　按照揉搓洗手的步骤揉搓双手，直至手部干燥	保证消毒剂完全覆盖手部皮肤；揉搓时间至少 15 秒
操作后	评价	操作程序正确，揉搓双手时间足够，手的各个部位均消毒	评价正确

3. 注意事项

（1）先洗手再干燥。卫生手消毒前先洗手并保持手部干燥，遵循洗手的注意事项。

（2）卫生手消毒首选速干手消毒剂，涂消毒剂应覆盖手的各个部位。手的各个部位均需揉搓到，涂速干手消毒剂后揉搓双手的方法正确。过敏人群可选用其他手消毒剂；针对某些对乙醇不敏感的肠道病毒感染时，应选择其他有效的手消毒剂。

（3）分清卫生手消毒时机。①接触病人体液、血液和分泌物后；②接触被传染性致病菌污染的物品和环境后；③为传染病病人进行检查、护理等操作后；④处理传染病病人污物后。

（4）戴手套不能代替手卫生，摘手套后应进行手卫生。

三、外科手消毒

（一）概念

外科手消毒（surgical hand antisepsis）指外科手术前医务人员用洗手液和流动水揉搓冲洗双手、前臂至上臂下 1/3，再用手消毒剂清除或杀灭手部、前臂至上臂下 1/3 暂居菌和减少常居菌的过程。使用的手消毒剂可具有持续抗菌活性。为保证手术效果，减少医院感染，外科手术前医务人员必须在洗手后再进行外科手消毒。

（二）外科手消毒设施

1. 洗手设施　应配备专用洗手池，洗手池设置在手术间附近，水池大小、高度适宜，能防止冲洗水溅出，池面光滑无死角，易于清洁；洗手池应每天清洁与消毒；洗手池及水龙头的数量应根据手术间的数量设置，每 2～4 间手术室宜独立设置 1 个洗手池，水龙头数量不少于手术间数量，水龙头开关应为非手触式（图 2-2）。

2. 手清洁用品　包括清洁剂、手卫生的揉搓用品等。

3. 外科手消毒剂　常用外科手消毒剂有速干手消毒剂、免冲洗手消毒剂，包括水剂、凝胶等消毒剂。消毒

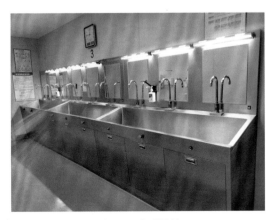

图 2-2　洗手设施

剂宜采用一次性包装，放于非手触式的出液器中。重复使用的消毒剂容器应每周清洁与消毒。

4.干手物品　手消毒后应使用经灭菌的布巾干手，布巾应一人一用，重复使用的布巾，用后清洁、灭菌并按相应要求储存；盛装布巾的容器可为一次性使用，如使用可重复容器，应每次清洗、灭菌，包装开启后应于 24 小时内使用。

5.其他物品　应配备计时装置，外科手卫生流程图。

（三）外科手消毒操作

1.目的　清除指甲、手部、前臂的污物和暂居菌，将常居菌减少到最低程度，抑制微生物快速再生。

2.操作流程　见表 2-5。

表 2-5　外科手消毒操作流程

项目	步骤	操作要点	考核要点
操作前准备	评估	1. 手的污染程度 2. 准备进行的操作 3. 病人的情况	评估正确
	计划	1. 护士准备　衣帽整洁、修剪指甲，取下手表、饰物，卷袖过肘	护士指甲长度不能超过指尖，甲缘平整；手部饰物包括手镯、戒指、美甲
		2. 用物准备　洗手池、清洁用品、手消毒剂、毛刷、干手物品、计时装置、洗手流程图等	备齐用物，放置合理
		3. 环境准备　环境符合操作要求，清洁宽敞、光线充足	
操作过程	实施	1. 洗手　调节水流，湿润双手，取适量的清洁剂揉搓并刷洗双手、前臂和上臂下 1/3	双手揉搓同洗手法；应特别注意使用毛刷清洁指甲下的污垢和手部皮肤的皱褶处，揉搓用品应每人使用后消毒或者一次性使用；清洁指甲用品应每天清洁与消毒
		2. 冲洗　流动水冲洗双手、前臂和上臂下 1/3	始终保持双手位于胸前并高于肘部
		3. 干手　使用干手巾擦干双手、前臂和上臂下 1/3	一人一巾，用后消毒
		4. 消毒 ▲免冲洗手消毒法 （1）取适量的免冲洗手消毒剂放置于左手掌上 （2）将右手指尖浸泡在手消毒剂中（≥5 秒），然后将手消毒剂涂抹在右手、前臂和上臂下 1/3；确保通过环形运动环绕前臂至上臂下 1/3，将手消毒剂完全覆盖皮肤区域，持续揉搓 10～15 秒，直至消毒剂干燥 （3）取适量的免冲洗手消毒剂放置于右手掌上 （4）将左手指尖浸泡在手消毒剂中（≥5 秒），然后将手消毒剂涂抹在左手、前臂和上臂下 1/3，确保通过环形运动环绕前臂至上臂下 1/3，将手消毒剂完全覆盖皮肤区域，持续揉搓 10～15 秒，直至消毒剂干燥 （5）取适量的消毒剂于手掌上，按照六步洗手方法揉搓至手部干燥 ▲冲洗手消毒法 （1）涂消毒剂揉搓：取适量的手消毒剂涂抹至双手的每个部位、前臂和上臂下 1/3，认真揉搓 3～5 分钟 （2）在流动水下从指尖向手肘单一方向地冲净双手、前臂和上臂下 1/3 （3）按序擦干：用灭菌后的干手巾彻底擦干双手、前臂和上臂下 1/3	每个部位均需涂抹消毒剂；水由手部流向肘部 手消毒剂的取用量、揉搓时间及使用方法遵循产品的使用说明 冲洗手消毒时干手巾擦干顺序正确，顺序为手部、前臂、上臂下 1/3
操作后	评价	1. 操作程序正确，揉搓双手时间足够，手的各个部位都已洗到位、冲洗干净 2. 消毒后的手未污染，无溅湿，周围环境未污染	评价正确

3.注意事项

（1）洗手之前摘除手部饰物和手表，修剪指甲时要求长度不超过指尖，保持指甲周围组织清洁。

（2）外科手消毒应遵循的原则：先洗手，后消毒；不同病人手术之间、手套破损或手被污染时，应重新进行外科手消毒。

（3）在整个手消毒过程中始终保持双手位于胸前并高于肘部，使水由手部流向肘部，防止逆流。

（4）操作顺序恰当：涂抹消毒剂并揉搓、流水冲洗、布巾擦干等都应从手部开始，然后再向前臂、上臂下 1/3 进行。

（5）外科冲洗手消毒法冲洗水应符合《生活饮用水卫生标准》（GB 5749）的规定，冲洗水水质达不到要求时，手术人员在戴手套之前，应用速干手消毒剂消毒双手。

（6）终末处理规范：用后的清洁指甲用具、揉搓用品（如海绵、手刷）等，应放到指定的容器中；揉搓用品应每人使用后消毒或者一次性使用；清洁指甲用品应每天清洁与消毒；术后摘除外科手套后，应认真进行卫生洗手。

第 4 节　无 菌 技 术

无菌技术是每一位医务工作者必须熟练掌握的技能，无菌技术操作方法依据科学原则制订，目的是确保病人的安全。每位医务工作者应严格遵守。

一、无菌技术概念

1.无菌技术（aseptic technique）　指在医疗、护理操作过程中，防止一切微生物侵入人体和防止无菌物品、无菌区被污染的技术。

2.无菌区域（aseptic area）　指经灭菌处理且未被污染的区域。

3.非无菌区域（non-aseptic area）　指未经灭菌处理或经灭菌处理后又被污染的区域。

4.无菌物品（aseptic supplies）　指通过灭菌处理后保持无菌状态的物品。

5.非无菌物品（non-aseptic supplies）　指未经灭菌处理，或经灭菌处理后又被污染的物品。

二、无菌技术操作原则

（一）操作前准备

1.环境准备　清洁、宽敞、定期消毒；无菌操作前半小时停止清扫、减少不必要的人员走动，避免尘埃飞扬；操作台清洁、干燥、平坦，物品布局合理。

2.操作者准备　操作者着装整洁，操作前修剪指甲、洗手、戴帽子和口罩，必要时穿无菌衣、戴无菌手套。

（二）无菌物品保管原则

1.无菌物品与非无菌物品分开放置，并且有明显标志。

2.无菌物品应存放于无菌包或无菌容器内，不可长时间暴露于空气中；无菌包外需标明物品名称、灭菌日期及粘贴化学指示胶带；无菌物品通常按失效期先后顺序摆放取用。

3.无菌物品的有效期与储存环境的温度、湿度及包装材料有关。使用纺织品材料包装的无菌物品，有效期为 7 ～ 14 天；使用医用一次性纸袋包装的无菌物品，有效期为 30 天；使用一次性医用皱纹纸、一次性纸塑袋、医用无纺布或硬质密封容器包装的无菌物品，有效期宜为 180 天；由医疗器械生产厂家提供的一次性使用无菌物品应遵循包装上的有效期。

4.可疑污染、污染或过期物品应重新灭菌才可使用。

（三）操作过程中保持无菌原则

1. 明确无菌区域、非无菌区域、无菌物品、非无菌物品，非无菌物品应远离无菌区域。

2. 操作时操作者应与无菌区保持一定距离；手臂应保持在腰部或治疗台面以上，手不可接触无菌物品，不可跨越无菌区。

3. 取、放无菌物品时，应面向无菌区；避免面对无菌区谈笑、咳嗽、打喷嚏。

4. 取用无菌物品时应使用无菌持物钳；手不可触及无菌物品。

5. 无菌物品一经取出，即使未用，也不可放回无菌容器内。

6. 无菌物品疑有污染或已被污染，必须更换并重新灭菌。

7. 一套无菌物品仅供一名病人使用。

三、无菌技术操作方法

（一）无菌持物钳（镊）的使用

1. 目的　取放或传递无菌物品。

2. 操作流程　见表 2-6。

表 2-6　无菌持物钳（镊）使用操作流程

项目	步骤	操作要点	考核要点
操作前准备	评估	1. 根据夹取物品的种类，选择合适的持物钳（镊） 2. 操作环境是否清洁、宽敞 3. 需夹持的无菌物品是否放置合理	评估应合理全面、正确
操作过程	计划	1. 环境准备　清洁、宽敞、明亮、定期消毒	环境符合要求方可操作
		2. 护士准备　衣帽整洁、修剪指甲、洗手、戴口罩	护士准备符合要求
		3. 用物准备　盛放无菌持物钳（镊）的容器、无菌持物钳（镊）。常用的无菌持物钳为卵圆形，钳的持物端是两个卵圆形小环，分为直头和弯头两种，可用于夹取刀片、剪刀、镊子、弯盘等。常见的镊子分为长、短两种，镊子尖端细小，轻巧方便，适宜夹取棉球、纱布、针头等小物品（图 2-3）。临床中还可用到三叉钳，三叉钳下端较粗，呈三叉形，并以一定弧度向内弯曲，常用于夹取较大或者较重物品，如瓶、罐、盆、骨科器械等	备齐用物，选择合适的持物钳（镊），放置合理
	实施	1. 查对　无菌包有无破损及消毒日期，检查并核对物品的名称、有效期、灭菌标识	确保在灭菌有效期内使用；记录第 1 次开包时间并签名，4 小时内有效
		2. 取钳（镊）　打开无菌持物钳（镊）包，手持无菌持物钳上端的两个圆环（持物镊应手持镊子上 1/3 处），闭合钳（镊）端，将钳（镊）移至容器中央，垂直取出（图 2-4）	手不可触及容器盖内面；盖子闭合时不可从盖孔中取放无菌持物钳（镊）；取放时，钳（镊）端不可触及容器口边缘
		3. 使用　保持钳（镊）端向下，在腰部以上视线范围内活动，不可倒转向上	保持无菌持物钳（镊）处于无菌状态
		4. 放钳（镊）　用后闭合钳（镊）端，打开容器盖，快速垂直放回容器，关闭容器盖	防止无菌持物钳（镊）在空气中暴露过久而污染
操作后	评价	1. 无菌观念强 2. 无菌持物钳（镊）使用得当无污染 3. 传递的无菌物品保持无菌状态	评价正确

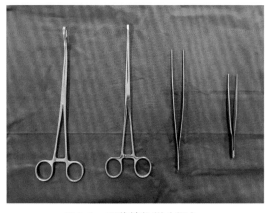
图 2-3　无菌持物钳（镊）

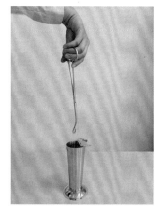
图 2-4　无菌持物钳的取用

3. 注意事项

（1）严格执行无菌操作原则。

（2）无菌持物钳（镊）应就地使用，使用后立即放回容器内，不得在空气中暴露过久。如于较远处取物，应将持物钳（镊）和容器一起移至操作处。

（3）无菌持物钳（镊）不可夹取油纱布，防止油粘于钳（镊）端而影响消毒效果；不可用无菌持物钳（镊）换药或消毒皮肤，以防被污染。

（4）无菌持物钳（镊）一旦污染或可疑污染应重新灭菌。

（5）无菌持物钳（镊）及盛放容器的有效期为 4 小时。

（6）无菌持物钳（镊）需干式保存。

（二）无菌容器的使用

1. 目的　盛放无菌物品并保持其无菌状态。

2. 操作流程　见表 2-7。

表 2-7　无菌容器使用操作流程

项目	步骤	操作要点	考核要点
操作前准备	评估	1. 选择合适的无菌容器 2. 操作环境符合无菌操作的要求	评估全面、正确
	计划	1. 环境准备　清洁、宽敞、明亮、定期消毒	环境符合要求
		2. 护士准备　衣帽整洁、修剪指甲、洗手、戴口罩	护士准备符合要求
		3. 用物准备　无菌容器、无菌盒、无菌罐、无菌盘	备齐用物，放置合理
操作过程	实施 实施	1. 查对　无菌容器包有无破损及消毒日期，检查并核对物品的名称、有效期、灭菌标识	确保在灭菌有效期内使用；记录第 1 次开包时间并签名，4 小时内有效；查对时应同时查对无菌持物钳的有效期
		2. 开盖　打开无菌容器盖（图 2-5A），平移离开容器（图 2-5B），内面向上置于台面上或拿在手中（图 2-5C）	手未触及容器盖内面；盖子打开时需内面朝上，盖子不能在无菌容器上方翻转，以防灰尘落入容器内
		3. 取物　用无菌持物钳从容器中夹取无菌物品（图 2-6）	保持无菌持物钳处于无菌状态
		4. 关盖　取毕，立即关闭容器盖	未污染，避免容器内无菌物品在空气中暴露过久；手持容器时不可触及容器边缘及内面
		5. 手持容器　手持无菌容器时，应托住容器底部	
操作后	评价	1. 操作过程中无菌观念强 2. 无菌容器无污染	评价正确

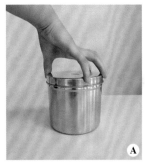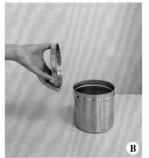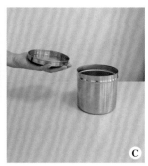

图 2-5　无菌容器的打开

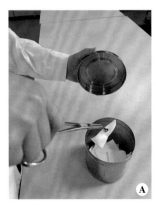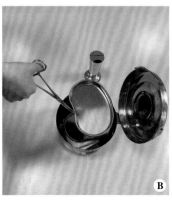

图 2-6　从无菌容器中取用无菌物品
A. 取无菌纱布；B. 取无菌弯盘

3. 注意事项

（1）严格执行无菌操作原则。

（2）夹取无菌容器内物品时，无菌持物钳及无菌物品不可触及容器的边缘。

（3）从无菌容器中取出的无菌物品，即使未用，也不得放回无菌容器内。

（4）手持无菌容器时，应托住底部，手不可触及无菌容器的边缘及内面。

（5）无菌容器一经打开，有效期为 24 小时。

（三）无菌包的使用

1. 目的　包裹无菌物品并保持其无菌状态。

2. 操作流程　见表 2-8。

表 2-8　无菌包使用操作流程

项目	步骤	操作要点	考核要点
操作前准备	评估	1. 无菌包的种类 2. 操作环境符合无菌操作的要求	评估全面、正确
操作过程	计划	1. 环境准备　清洁、宽敞、明亮、定期消毒	环境符合要求
		2. 护士准备　衣帽整洁、修剪指甲、洗手、戴口罩	护士准备符合要求
		3. 用物准备　无菌包，内放治疗巾、敷料、器械等；无菌持物钳、盛有无菌持物钳的持物筒；化学指示胶带及化学指示卡、标签纸、笔	备齐用物，放置合理
	实施	1. 查对　无菌包有无破损及消毒日期，检查并核对物品的名称、有效期、灭菌标识（图 2-7A）	确保在灭菌有效期内使用；记录第 1 次开包时间并签名；查对时应同时查对无菌持物钳，确保在有效期内

续表

项目	步骤	操作要点	考核要点
操作过程	实施	2. 开包　可分为在操作台上开包和将无菌包托在手上开包两种。操作台上开包：先捏住上层包布的外角向远侧端打开（图 2-7B，图 2-7C），依次打开左右两角（图 2-7D，图 2-7E）和近侧一角；托在手上开包：可一次性取出无菌包内物品，将无菌包托在手上，另一手撕开粘贴的胶带，或解开系带卷放在手上，手接触包布四角外面，依次揭开四角并捏住	如非一次性取出无菌包内物品，在清洁、干燥、宽敞的操作台面上操作，手不可触及包布的内面
		3. 取物　检查包内化学指示卡变色符合要求后，用无菌持物钳夹取部分无菌物品，放入无菌区域内；托在手上开的无菌包可使无菌面朝向无菌区域投放	手及非无菌物品不可触及无菌物品或跨越无菌区
		4. 关包　取毕，在操作台上开的无菌包内若有未用完的无菌物品，按原折痕折叠包布，注明开包日期、时间，并签名	签名并注明有效时间为 4 小时
操作后	评价	1. 环境、操作者仪表符合无菌操作要求 2. 无菌容器使用得当，无污染 3. 无菌观念强	评价正确

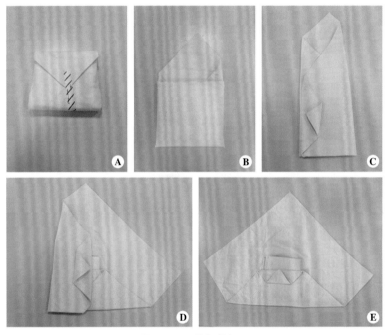

图 2-7　无菌包的打开

3. 注意事项

（1）严格执行无菌操作原则。

（2）无菌包应定期灭菌，有效期 7 ～ 14 天。

（3）无菌包疑似污染或外包装破损、包布受潮，则需重新灭菌。

（四）无菌区域的准备

无菌区域是指经灭菌处理且未被污染的区域。手术时将手术区皮肤消毒后，需铺无菌单，除显露手术切口以外所必需的最小皮肤区域，其余部位予以遮盖，以建立无菌区域，减少手术中的污染。深静脉置管、导尿等操作时，需在消毒部位铺好无菌治疗巾或无菌洞巾，形成无菌区域。注射药物或换药等操作需铺无菌盘，铺无菌盘是将无菌治疗巾铺在洁净、干燥的治疗盘内，形成无菌区域以供无菌操作用。

1. 目的　形成无菌区域，放置无菌物品以供治疗或护理使用。

2.操作流程　以铺无菌盘为例（表2-9）。

表 2-9　铺无菌盘操作流程

项目	步骤	操作要点	考核要点
操作前准备	评估	1.治疗盘是否清洁、干燥；无菌治疗巾是否在有效期内 2.操作环境符合无菌操作的要求	评估全面、正确
	计划	1.环境准备　清洁、宽敞、明亮、定期消毒	环境符合要求
		2.护士准备　衣帽整洁、修剪指甲、洗手、戴口罩	护士准备符合要求
		3.用物准备　盛放无菌治疗巾的无菌包[无菌包内的无菌治疗巾有两种折叠法。①横折法：治疗巾横折后再纵折，再重复一次（图2-8）；②纵折法：治疗巾纵折两次，再横折两次，开口边向外（图2-9）]；无菌持物钳（筒）；治疗盘、标签纸、笔	备齐用物，且放置合理
操作过程	实施	1.查对　无菌包有无破损及消毒日期，检查并核对物品的名称、有效期、灭菌标识	应同时查对无菌持物钳、无菌物品，确保所有物品在灭菌有效期内
		2.取巾　打开无菌包，用无菌持物钳取出治疗巾置于治疗盘内	如无菌包内治疗巾未用完，应按要求开包，合包，并注明开包时间，限24小时内使用
		3.铺盘 ▲单层底铺盘法（图2-10） （1）铺巾：双手捏住无菌巾一边外面两角，轻轻抖开，双折铺于治疗盘上，上层向远端呈扇形折叠，开口向外 （2）放物：放入无菌物品在无菌区域内 （3）盖巾：捏住扇形折叠层治疗巾外角覆盖无菌区域，边缘对齐，开口处向上翻折两次，两边边缘向下翻折一次，构成封闭的无菌区域 ▲双层底铺盘法（图2-11） （1）铺巾：捏住无菌巾一边外面两角，轻轻抖开，从远至近，三折，形成双层底，上层呈扇形折叠，开口向外 （2）放物：放入无菌物品在无菌区域内 （3）盖巾：捏住扇形折叠层治疗巾外角覆盖无菌区域，边缘对齐	手不可触及无菌巾的内面，避免跨越无菌区域，保持物品无菌；盖巾前可调整无菌物品的位置，使之尽可能居中
		4.记录　注明无菌盘名称及铺盘日期、时间并签名	铺好的无菌盘4小时内有效
操作后	评价	1.环境、操作者仪表符合无菌操作要求 2.无菌盘铺法得当，无污染 3.无菌观念强	评价正确

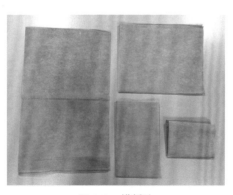

图 2-8　横折法

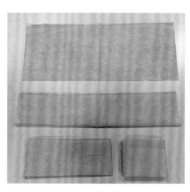

图 2-9　纵折法

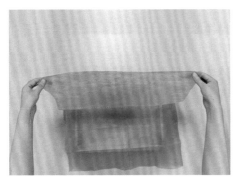
图 2-10 单层底铺盘法

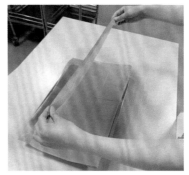
图 2-11 双层底铺盘法

3. 注意事项

（1）严格执行无菌操作原则。

（2）无菌盘应保持干燥，避免潮湿污染。

（3）已铺好的无菌盘应尽早使用，有效期不超过 4 小时。

（4）铺无菌盘时无菌物品和身体应与无菌盘保持适当距离，手不可跨越无菌区域。

（五）取用无菌溶液法

1. 目的　保持无菌溶液无菌的状态，以供治疗、护理使用。

2. 操作流程　见表 2-10。

表 2-10　取用无菌溶液操作流程

项目	步骤	操作要点	考核要点
操作前准备	评估	1. 无菌溶液的名称、有效期 2. 操作环境符合无菌操作的要求	评估全面、正确
	计划	1. 环境准备　清洁、宽敞、明亮、定期消毒	环境符合要求
		2. 护士准备　衣帽整洁、修剪指甲、洗手、戴口罩	护士准备符合要求
		3. 用物准备　①无菌溶液；②盛放无菌溶液的容器，必要时备盛有无菌持物钳的无菌罐；③弯盘、消毒棉签、消毒溶液、开瓶器、记录纸、笔等	备齐用物，放置合理
操作过程	实施	1. 查对　取盛有无菌溶液的密封瓶，擦净瓶外灰尘。检查并核对：①瓶签上的药名、剂量、浓度和有效期；②瓶盖有无松动；③瓶身有无裂缝；④溶液有无沉淀、浑浊或变色	确定溶液正确；对光检查溶液质量，质量可靠；同时查对无菌持物钳的有效期
		2. 开瓶　开启瓶盖，消毒瓶塞，待干后打开瓶塞	按无菌原则打开瓶塞，手勿触及瓶塞内面
		3. 倒液　手持溶液瓶，瓶签朝向掌心，倒出少量溶液，旋转冲洗瓶口（图 2-12），再从原处倒出溶液至无菌容器中	避免沾湿瓶签；倒溶液时高度适宜，勿使瓶口接触容器口周围，勿使溶液溅出
		4. 关盖　盖严瓶口，必要时消毒瓶塞	操作过程防止污染瓶口，必要时消毒后盖好
		5. 记录　开瓶日期、时间并签名	已开启的瓶内的溶液可保存 24 小时，余液只作清洁操作用
		6. 处理　按要求整理用物并处理垃圾	垃圾分类正确
操作后	评价	1. 环境、操作者仪表符合无菌操作要求 2. 无菌容器使用得当，无污染 3. 无菌观念强	评价正确

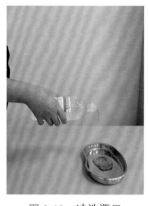

图 2-12　冲洗瓶口

3. 注意事项

（1）严格执行无菌操作原则。

（2）检查溶液质量时要对光检查。

（3）不可将物品伸入无菌溶液瓶内蘸取溶液；倾倒液体时不可直接接触无菌溶液瓶口；已倒出的溶液不可再倒回瓶内以免污染剩余溶液。

（4）已开启的无菌溶液瓶内的溶液 24 小时内有效，余液只作清洁操作用。

（六）戴、脱无菌手套法

1. 目的　预防病原微生物通过手传播疾病和污染环境，预防感染，适用于医务工作者进行严格的无菌操作时，接触病人破损皮肤、黏膜时。

2. 操作流程　见表 2-11。

表 2-11　戴、脱无菌手套护理操作流程

项目	步骤	操作要点	考核要点
操作前准备	评估	1. 评估佩戴手套的时机 2. 操作环境符合无菌操作的要求	评估全面、正确
操作过程	计划	1. 环境准备　清洁、宽敞、明亮、定期消毒	环境符合要求
		2. 护士准备　衣帽整洁、修剪指甲、洗手、戴口罩、摘手表	护士准备符合要求
		3. 用物准备　无菌手套、弯盘。无菌手套一般有两种类型：①天然橡胶、乳胶手套；②人工合成的非乳胶产品，如聚乙烯手套	备齐用物，位置放置合理，选择适合操作者手掌大小的号码
	实施	1. 查对　无菌手套包装有无破损及消毒日期，检查并核对物品的名称、有效期、灭菌标识	确保在灭菌有效期内使用
		2. 打开手套袋　打开外包装。将手套袋平放于清洁、干燥的操作台上打开（图 2-13A，图 2-13B）	操作熟练，手套外未污染
		3. 取、戴手套 ▲分次取、戴法 （1）一手掀开手套袋开口处，另一只手捏住一只手套的反折部分（手套内面）取出手套，对准五指戴上 （2）未戴手套的手掀起另一只袋口，用戴好手套的手指插入另一只手套的反折内面（手套外面），取出手套，同法戴好 （3）将后一只戴好的手套翻转处套在工作服衣袖外面，同法套好另一只手套 ▲一次性取、戴法 （1）两手同时掀开手套袋开口处，用一手拇指和示指同时捏住两只手套的反折部分，取出手套（图 2-13C） （2）将两手套五指对准，先戴一只手（图 2-13D，图 2-13E），再以戴好手套的手指插入另一只手套的反折内面（图 2-13F），同法戴好 （3）将后一只戴好的手套翻转处套在工作服衣袖外面，同法套好另一只手套	操作过程不可污染无菌面：已戴手套的手不可触及未戴手套的手及另一手套的内面；未戴手套的手不可触及手套的外面 戴好手套的手始终保持在腰部以上水平、视线范围内
		4. 检查调整　双手对合交叉检查是否漏气，并调整手套位置	检查方法正确，无漏气
		5. 脱手套　用戴着手套的手捏住另一只手套腕部外面，翻转脱下；再将脱下手套的手伸入另一手套内，捏住内面边缘将手套向下翻转脱下	勿使手套外面（污染面）接触到皮肤；不可强拉手套
		6. 处理　按要求整理用物并处理。洗手，脱口罩	将手套弃置于黄色医疗垃圾袋内
操作后	评价	1. 环境、操作者仪表符合无菌操作要求 2. 戴脱无菌手套方法得当，无污染 3. 无菌观念强	评价正确

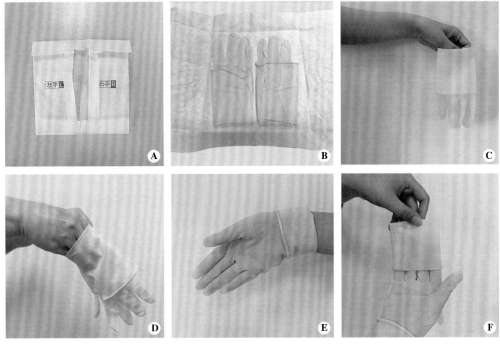

图 2-13　戴无菌手套

3.注意事项

（1）严格遵守无菌操作原则。

（2）选择合适号码的手套；修剪指甲以防刺破手套。

（3）戴手套时手套外面（无菌面）不可触及任何非无菌物品；已戴手套的手不可触及未戴手套的手及另一手套的内面；未戴手套的手不可触及手套的外面。

（4）戴手套后双手应始终保持在腰部或操作台面以上视线范围内的水平；如发现有破损或可疑污染，应立即更换。

（5）脱手套时避免强拉，应翻转脱下，手套外面（污染面）在内，注意勿使手套外面（污染面）接触到皮肤，脱手套后应洗手。

（6）诊疗不同的病人应更换手套，一次性手套应一次性使用；戴手套不能替代洗手，必要时应进行手消毒。

第5节　隔离技术

 案例 2-3

2020 年初新型冠状病毒肺炎疫情在武汉暴发，医院对被感染的病人实施了紧急隔离及治疗。政府及医院专业人士建议武汉市民减少外出，尽量减少感染的机会。

问题：1.新型冠状病毒感染的病人应该如何进行隔离？

2.医务工作者在治疗及护理被感染病人时应如何做好自我防护？

一、隔离概念

隔离（isolation）是采用各种方法、技术，防止病原体从病人及携带者传播给他人的措施。通过隔离可以切断感染链，将传染源、高度易感人群安置在指定地点，暂时避免和周围人群接触，防止病原微生物在病人、工作人员及媒介物中扩散。当前医院隔离工作的指南是 2009 年 12 月 1 日起实施的《医院隔离技术规范》。

1. 概述　隔离是预防医院感染的重要措施之一，在隔离工作中护理人员应自觉遵守隔离制度，严格遵循隔离原则，认真执行隔离技术，同时应加强隔离知识教育，使出入医院的所有人员理解隔离的意义并能主动配合隔离工作。

2. 区域划分

（1）清洁区（cleaning area）　指未被病原微生物污染的区域，如医务人员的值班室、卫生间、男女更衣室、浴室、储物间及配餐间等。

隔离要求：病人及病人接触过的物品不能进入清洁区，工作人员接触病人后需洗手，脱去隔离衣及鞋后方可进入清洁区。

（2）半污染区（semi-contamination area）　也称潜在污染区，指可能被病原微生物污染的区域，如医务人员的办公室、护士站、病人用后的物品和医疗器械等的处理室、病室内走廊等。

隔离要求：穿隔离衣的工作人员通过走廊时，不得接触墙壁、家具等，各类检查标本有固定的存放盘和架，检验完的标本及容器等应严格按要求分别处理。

（3）污染区（contaminated area）　指病人直接或间接接触、被病原微生物污染的区域，如病室、病人使用的卫生间和浴室、处置室、污物间、病区外走廊等。

隔离要求：污染区的物品未经消毒处理，不得带到他处；工作人员进入污染区时，务必穿隔离衣、戴帽子、口罩，必要时换隔离鞋；离开前脱隔离衣、鞋，并消毒双手。

（4）两通道　指进行传染病诊治的病区中的医务人员通道和病人通道。医务人员通道、出入口设在清洁区一端，病人通道、出入口设在污染区一端。

（5）缓冲间（buffer room）　指进行传染病诊治的病区中清洁区与潜在污染区之间、潜在污染区与污染区之间设立的两侧均有门的小房间，为医务人员的准备室。

（6）负压病房（negative pressure room）　通过特殊通风装置使病区的空气按照由清洁区向污染区域流动，使病区内的压力低于室外压力，负压病区排出的空气需经处理，确保对环境无害。其适用于经空气传播疾病病人的隔离。建筑布局要求：应设病室及缓冲间，通过缓冲间与病区走廊相连。病室采用负压通风，上送风、下排风；病室内送风口应远离排风口，排风口应置于病床床头附近，排风口下缘靠近地面但应高于地面 10cm。病室门窗保持关闭。病室内设置独立卫生间，有流动水洗手和卫浴设施。室内配备对讲设备。

隔离要求：送风应经过初、中效过滤，排风应经过高效过滤处理，每小时换气 6 次以上。应保障通风系统正常运转，做好设备日常保养。病室与外界气压差宜为 −30Pa，缓冲间与外界气压差宜为 −15Pa。一间负压病室宜安排一个病人，无条件时可安排同种呼吸道感染疾病病人，并限制病人到本病室外活动。病人出院所带物品应消毒处理。

二、隔 离 原 则

1. 隔离标志明确，卫生设施齐全

（1）隔离病区　设有工作人员与病人各自的进出门、梯道，通风系统区域化；隔离区域标识清楚，入口处配置更衣、换鞋的过渡区，并配有卫生、消毒设备等。

（2）隔离病室　门外或病人床头安置不同颜色的提示卡（卡正面为预防隔离措施，反面为适用的疾病种类）；门口放置用消毒液浸湿的脚垫，门外设立隔离衣悬挂架（柜或壁橱），备隔离衣、帽子、口罩、鞋套及手消毒物品等。

2. 严格执行服务流程，加强管理

（1）病人及病人接触过的物品不得进入清洁区。

（2）病人或穿隔离衣的工作人员通过走廊时，不得接触墙壁、家具等。

（3）各类检验标本应放在指定的存放盘和架上。

（4）污染区的物品未经消毒处理，不得带到他处。

（5）工作人员进入污染区时，应按规定穿隔离衣、戴帽子、口罩，必要时换隔离鞋；穿隔离衣前，必须将所需的物品备齐，各种护理操作应有计划并集中执行，以减少穿脱隔离衣的次数。

（6）离开隔离病区前脱隔离衣、鞋，并消毒双手，脱帽子、口罩；严格执行探视制度，探视及陪护人员进出隔离区应根据隔离种类采取相应的隔离措施，接触病人或污染物品后均必须消毒双手。

3. 隔离病室环境定期消毒，物品处置规范

（1）隔离病室应每天进行空气消毒和物品表面消毒，应用Ⅳ类环境的消毒方法，根据隔离类型确定每天消毒的频次。

（2）病人接触过的物品或落地的物品应视为污染，消毒后才可给他人使用；病人的衣物、稿件、钱币等经消毒后才能交予家人。

（3）病人的生活用品如脸盆、痰杯、餐具、便器个人专用，每周消毒；衣服、床单、被套等消毒后清洗；床垫、被褥等定期消毒；排泄物、分泌物、呕吐物须经消毒处理后方可排放。

（4）需送出病区处理的物品分类置于黄色污物袋内，袋外要有明显标识。

4. 实施隔离教育，加强隔离病人心理护理

（1）定期进行医务人员隔离与防护知识培训，为其提供合适、必要的防护用品，使其正确掌握常见传染病的传播途径、隔离方式和防护技术，熟练掌握隔离操作规程；同时开展病人和探陪人员的隔离知识教育，使其能主动协助、执行隔离管理。

（2）了解病人的心理情况，根据病人病情合理安排探视时间，尽量解除病人因隔离而产生的恐惧、孤独、自卑等不良心理反应。

5. 掌握解除隔离的标准，实施终末消毒处理

（1）传染性分泌物 3 次培养结果均为阴性或已度过隔离期，医生开出医嘱后，方可解除隔离。

（2）对出院、转科或死亡病人及其所住病室、所用物品及医疗器械等进行消毒处理，包括病人的终末处理、病室和物品的终末处理。

病人的终末处理：病人出院或转科前应沐浴，换清洁衣服，个人用物须消毒后才能带离隔离区；如病人死亡，原则上衣物应一律焚烧，尸体须用中效以上消毒剂进行消毒处理，并用浸透消毒液的棉球填塞口、鼻、耳、阴道、肛门等孔道，一次性尸单包裹后装入尸袋内密封再送入太平间。

病室及物品的终末处理：关闭病室门窗、打开床旁桌、摊开棉被、竖起床垫，用消毒液熏蒸或用紫外线照射；打开门窗，用消毒液擦拭家具、地面；体温计用消毒液浸泡，血压计及听诊器放熏蒸箱消毒；被服类消毒处理后再清洗。

三、隔离的种类及措施

根据病原微生物的排除方式及传播途径，对隔离种类进行划分，以便采取相应的隔离措施。目前，隔离主要是在标准预防的基础上，实施两大类隔离：一是基于传染源特点切断疾病传播途径的隔离；二是基于保护易感人群的隔离。

（一）传染性隔离

1. 严密隔离　凡经飞沫、分泌物、排泄物直接或间接传播的烈性传染病，即传染性强、死亡率高的传染病，均需采取严密隔离，如鼠疫、霍乱、炭疽、严重急性呼吸综合征（SARS）、新型冠状病毒肺炎等。主要的隔离措施有以下几点。

（1）病人应住单间隔离病室，关闭通向过道的门窗，病人不得离开病室，禁止探视；门外应有醒目标识；病室内用具应简单、耐用、耐消毒。

（2）接触病人时，必须戴口罩、帽子、手套，穿防护服或隔离衣、隔离鞋。接触病人及污染敷料后应消毒双手。

（3）病人的分泌物、呕吐物、排泄物及用过的物品应严格消毒，污染的敷料应装袋标记后送焚烧处理。

（4）病室空气定期消毒，地面、墙壁及家具可用紫外线灯照射、0.1%～0.2% 过氧乙酸及 0.2% 漂白粉溶液喷雾消毒。

2. 呼吸道隔离　凡经呼吸道传播的传染病均需采取呼吸道隔离，如肺结核、流行性脑脊髓膜炎、麻疹、百日咳等。主要的隔离措施有以下几点。

（1）呼吸道隔离病室应尽可能远离其他病室。

（2）同种疾病的病人可住一间病室，且病床间距 1m 以上；关闭通向走廊的门窗。

（3）接触病人时戴口罩，且口罩应保持干燥，必要时穿隔离衣。

（4）病人应有专用痰杯，呼吸道分泌物需经消毒后方可倒掉或焚烧。病人外出时应戴口罩。

（5）病室空气每天紫外线照射或消毒液喷洒消毒 1 次。

3. 消化道隔离　凡由病人的排泄物直接或间接污染食物或水源而引起传播的疾病均需采取消化道隔离，如甲型病毒性肝炎、细菌性痢疾、伤寒等。主要的隔离措施有以下几点。

（1）不同病种病人最好分室居住，同居一室时须做好床边隔离。

（2）护理人员须按病种分别穿隔离衣，并消毒双手。

（3）病人应有个人专用的食具和便器，且用后需严格消毒。病人之间不得交换物品。

（4）病人的排泄物、呕吐物和剩余食物须消毒后排放。被粪便污染的物品应随时装袋，做标记后送消毒或焚烧处理。

4. 接触隔离　凡经体表或伤口直接或间接接触而感染的疾病需采取接触隔离，如破伤风、狂犬病、气性炭疽、性传播疾病等。主要的隔离措施有以下几点。

（1）病人应住单间病室，不许接触他人。

（2）接触病人时须穿隔离衣，戴口罩、帽子和手套，工作人员的手或皮肤有破损者应避免接触病人，必要时戴手套。

（3）凡病人接触过的一切物品，均应先灭菌再清洁、消毒、灭菌，伤口敷料应装袋并标记后焚烧处理。

5. 血液 - 体液隔离　凡经直接或间接接触传染性血液或体液的传染性疾病均需采取血液 - 体液隔离，如乙型肝炎、艾滋病、梅毒等。主要的隔离措施有以下几点。

（1）同种病原体感染的病人可同住一间病室。

（2）接触病人血液、体液时应戴手套、口罩，穿隔离衣，必要时戴护目镜。严防被注射针头等锐器刺破，如手被血液或体液污染或可能污染，应立即用消毒液洗手。

（3）被病人血液、体液污染的物品，应放入袋内标记后集中消毒或焚烧；病人用过的针头应放入锐器盒内，做好标记，焚烧处理；病室内被污染的地面、墙壁及家具表面，应立即用消毒液擦拭或喷洒。

（4）探视及陪住人员应采取相应的隔离措施。

6. 昆虫隔离　凡以蚊、虱、蚤等昆虫为媒介而传播的疾病需采取昆虫隔离，如流行性乙型脑炎、疟疾、流行性出血热、斑疹伤寒等。主要的隔离措施有以下几点。

（1）备防蚊设施　流行性乙型脑炎、疟疾由蚊虫叮咬传播，室内应有严密的防蚊设备。

（2）灭鼠　流行性出血热的传染源是野鼠，通过被污染的食物及物品传播。

（3）灭虱　斑疹伤寒、回归热等是由虱类传播的，病人须经灭虱处理、沐浴更衣后方可进入病室。

（二）保护性隔离

凡抵抗力弱、极易感染的病人均需采取保护性隔离，因此其也称为反向隔离，如大面积烧伤病人、早产儿、白血病及器官移植病人等。主要的隔离措施有以下几点。

1. 病人住单间病室。

2. 病室每天紫外线照射消毒，家具及地面每天用消毒液擦拭。

3. 凡进入病室应穿灭菌后的隔离衣及戴口罩、帽子、手套和换鞋，患有呼吸道疾病或咽部带菌者应避免接触病人。

4. 未经消毒处理的物品不得带入病室。

四、隔离的标准预防措施

标准预防是基于病人的血液、体液、分泌物（不包括汗液）、非完整皮肤和黏膜均可能含有感染性因子的原则，针对医院所有病人和医务人员采取的一组预防感染措施。其包括手卫生；根据预期可能的暴露选用手套、隔离衣、口罩、护目镜或防护面罩；安全注射；也包括穿戴合适的防护用品，处理病人环境中污染的物品与医疗器械。

五、隔离技术操作方法

为保护医务人员和病人，避免感染和交叉感染，应加强手卫生，根据情况使用帽子、口罩、手套、鞋套、护目镜、防护面罩、防水围裙、隔离衣、防护服等防护用品。

（一）帽子、口罩的使用

1. 帽子的使用

（1）目的　帽子可防止工作人员的头屑飘落、头发散落或被污染。

（2）分类　分为一次性帽子（图 2-14A）和布制帽子。

（3）使用方法　大小合适，能遮住全部头发。

（4）注意事项　①被病人血液、体液污染后应及时更换；②一次性帽子应一次性使用；③布制帽子保持清洁、干燥，每次或每天更换。

2. 口罩的使用

（1）目的　口罩能阻止对人体有害的可见或不可见的物质吸入呼吸道，也能防止飞沫污染无菌物品或清洁物品。

（2）分类　①纱布口罩，能保护呼吸道免受有害粉尘、气溶胶、微生物及灰尘伤害，普通脱脂纱布口罩长 18cm 左右，宽 14cm 左右，应不少于 12 层，纱布要求密度适当，目前临床中纱布口罩少见；②外科口罩，在医务人员有创操作过程中能阻止血液、体液和飞溅物传播，通常为一次性使用的无纺布口罩，有可弯折鼻夹，多为夹层，外层有防水作用，中间夹层有过滤作用，能阻隔空气中颗粒超过 90%，内层可以吸湿；③医用防护口罩，是能阻止经空气传播的直径 ≤ 5μm 感染因子或近距离（小于 1m）接触经飞沫传播的疾病而发生感染的口罩。

（3）使用方法

1）外科口罩（图 2-14B）：将口罩罩住鼻、口及下颌，口罩下方带系于颈后，上方带系于头顶中部，将双手指尖放在鼻夹上，从中间位置开始，用手指向内按压，并逐步向两侧移动，根据鼻形状塑造鼻夹；调整系带的松紧度，检查闭合性。

2）医用防护口罩：①有鼻夹的一面背向外，用一手将口罩罩住鼻、口及下颌，鼻夹部位向上，紧贴面部，用另一手将下方系带拉过头顶，放在颈后双耳下，将上方系带拉过头顶中部；②固定，将双手指尖放在金属鼻夹上，从中间位置开始，用手指向内按鼻夹，并分别向两侧移动和按压，根据鼻梁的形状塑造鼻夹；③检查，将双手完全盖住口罩，快速呼气，检查密闭性，如有漏气，应调整位置；④摘口罩，洗手后，先解开下面的系带，再解开上面的系带，用手指捏住系带将口罩取下丢入医疗垃圾袋内。

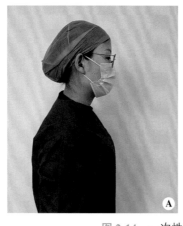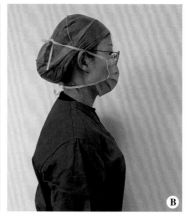

图 2-14　一次性帽子、外科口罩

A. 一次性帽子；B. 外科口罩

（4）注意事项　①根据不同操作要求选用不同种类口罩。一般诊疗活动，可佩戴纱布口罩或外科口罩；手术室工作、护理免疫功能低下病人、进行体腔穿刺等操作时佩戴外科口罩；接触经空气传播或近距离接触经飞沫传播的呼吸道传染病病人时，佩戴医用防护口罩。②始终保持口罩的清洁、干燥；口罩潮湿、受到病人血液或体液污染后，应及时更换。③纱布口罩应每天更换、清洁与消毒，遇污染时及时更换；医用外科口罩只能一次性使用。④正确佩戴口罩，戴上口罩后，口罩不可悬挂于胸前，更不能用污染的手触摸口罩；每次佩戴医用防护口罩进入工作区域前，应进行密合性检查。⑤脱口罩前后应洗手，使用后的一次性口罩应放入医疗垃圾袋内，以便集中处理。

（二）护目镜、防护面罩的使用

1. 目的　护目镜可防止病人的血液、体液等具有感染性物质溅入人体眼部；防护面罩能防止病人的血液、体液等具有感染性物质溅到人体面部。

2. 种类　护目镜（图 2-15）、防护面罩。

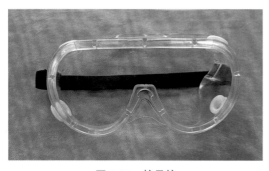

图 2-15　护目镜

3. 使用方法

（1）戴护目镜、防护面罩前应检查有无破损，佩戴装置有无松脱。

（2）佩戴后调节舒适度。

（3）摘护目镜、防护面罩时捏住靠头或耳朵的一边摘掉，放入医疗垃圾袋内，如需重复使用，放入回收容器内，以便清洁、消毒。

4. 注意事项　在进行诊疗、护理操作，可能发生病人血液、体液、分泌物等喷溅时，近距离接触经飞沫传播的传染病病人时，为呼吸道传染病病人进行气管切开、气管插管等近距离操作，可能发生病人血液、体液、分泌物喷溅时，应使用全面型防护面罩。

（三）穿、脱隔离衣

1. 目的　隔离衣是用于保护医务人员避免其受到血液、体液和其他感染性物质污染，或用于保护病人避免感染的防护用品。其分为一次性隔离衣和布制隔离衣。通常根据病人的病情、目前隔离种类和隔离措施，确定是否穿隔离衣，并选择型号。下列情况应穿隔离衣：①接触经接触传播的感染性疾病的病人，如传染病病人、多重耐药菌感染病人等时；②对病人实行保护性隔离时，如大面积烧伤、骨髓移植等病人的诊疗、护理时；③可能受到病人的体液、分泌物、排泄物喷溅时。

2. 操作流程　见表 2-12。

表 2-12　穿脱隔离衣操作流程

项目	步骤	操作要点	考核要点
操作前准备	评估	1. 病人病情、临床表现、治疗及护理情况 2. 病人目前采取的隔离种类、隔离措施 3. 穿脱隔离衣的环境	评估病人正确
	计划	1. 环境准备　清洁、宽敞、明亮、定期消毒	环境符合要求
		2. 护士准备　衣帽整洁、修剪指甲、洗手、戴口罩、摘手表	护士准备符合要求
		3. 用物准备　隔离衣一件、挂衣架、手消毒设施	备齐用物且放置合理
操作过程	实施	1. 穿隔离衣 （1）取衣：查对隔离衣，取衣后手持衣领，衣领两端向外折齐，露出肩袖内口（图 2-16A）	手未触及隔离衣的污染面
		（2）穿袖：一手持衣领，另一手伸入一侧袖内，持衣领的手将衣领向上拉，露出另一手（图 2-16B）；换手持衣领，依上法穿好另一袖（图 2-16C）	
		（3）系领：两手持衣领，由领子中央顺着边缘由前向后系好衣领（图 2-16D）	衣袖未触及面部、衣领、帽子
		（4）系袖口：扣好袖口或系上袖带（图 2-16E）	
		（5）系腰带：将隔离衣一边（约在腰下 5cm 处）逐渐向前拉，见到衣边捏住（图 2-16F），同法捏住另一侧衣边，两手在背后将衣边边缘对齐（图 2-16G），向一侧折叠，一手按住折叠处，另一手将腰带拉至背后折叠处（图 2-16H），腰带在背后交叉，回到前面打一活结系好（图 2-16I）	手未触及清洁面，隔离衣边缘对齐，折叠处不松散
		2. 脱隔离衣 （1）解腰带：解开腰带，在前面打一活结	
		（2）解袖口：解开袖口（图 2-17A），将衣袖上拉（图 2-17B），在肘部将部分衣袖塞入工作衣袖内，充分暴露双手（图 2-17C）	
		（3）消毒双手	
		（4）解衣领	保持衣领清洁；手未触及隔离衣的外面
		（5）脱衣袖：一手伸入另一侧袖内，拉下衣袖过手；用衣袖遮住的手在外面握住另一衣袖的外面并拉下袖子（图 2-17D）；双臂逐渐退出，脱下隔离衣	衣袖未污染手及手臂
		（6）处理：若隔离衣还可使用，一手持衣领，另一手将隔离衣两边对齐折好，悬挂在隔离衣衣架上（图 2-17E）；如不再穿，将隔离衣污染面向里，衣领及衣边卷至中央，一次性隔离衣投入医疗垃圾袋中，可重复使用的布制隔离衣放入污衣回收袋内，清洗、消毒后备用	隔离衣挂在半污染区，清洁面向外；挂在污染区，污染面在外
操作后	评价	1. 操作环境、操作者仪表符合隔离要求 2. 穿脱隔离衣方法正确，无污染；隔离观念强	评价正确

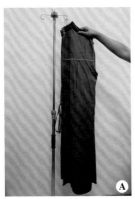
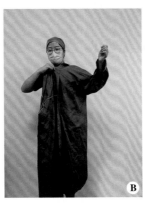
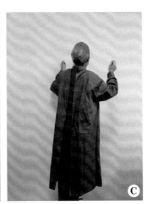

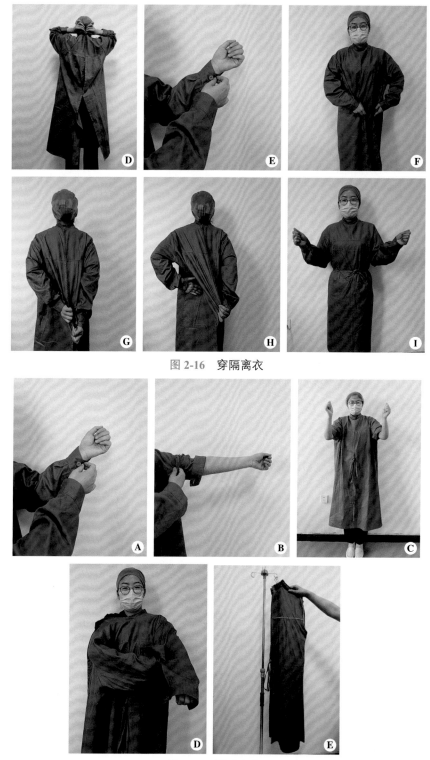

图 2-16　穿隔离衣

图 2-17　脱隔离衣

3.注意事项

（1）隔离衣只能在规定区域内穿脱，穿前检查有无潮湿、破损，长短合适，须能全部遮盖工作服。

（2）隔离衣每天更换，如有潮湿或污染，立即更换。接触不同病种病人时应更换隔离衣。

（3）穿脱隔离衣过程中避免污染衣领、面部、帽子和清洁面，始终保持衣领清洁。

（4）穿好隔离衣后，双臂保持在腰部以上，视线范围内；不得进入清洁区，避免接触清洁物品。

（5）消毒手时不能沾湿隔离衣，隔离衣也不可触及其他物品。

（6）脱下的隔离衣还需使用时，如挂在半污染区，清洁面向外，如挂在污染区，则污染面向外。

（四）穿、脱防护服

1. 目的　防护服是临床医务人员在接触甲类或按甲类传染病管理的传染病病人时所穿的一次性防护用品。防护服应具有良好的防水、抗静电和过滤效率，无皮肤刺激性，穿脱方便，结合部严密，袖口、脚踝口应为弹性收口。防护服分连体式和分体式两种。下列情况应穿防护服：临床医务工作者在接触甲类或按甲类传染病管理的传染病病人时；接触经空气传播或经飞沫传播的传染病病人，可能受到病人血液、体液、排泄物、分泌物喷溅时。

2. 操作流程　见表 2-13。

表 2-13　穿脱防护服操作流程

项目	步骤	操作要点	考核要点
操作前准备	评估	1. 病人病情、临床表现、治疗及护理情况 2. 病人目前采取的隔离种类、隔离措施	正确评估病人，了解防护服的使用指征
操作过程	计划	1. 环境准备　清洁、宽敞、明亮、定期消毒	环境符合要求
		2. 护士准备　穿工作服、衣服整洁、洗手、戴口罩、戴一次性帽子、摘手表	护士准备符合要求
		3. 用物准备　防护服一件、手消毒设施	备齐用物且放置合理
	实施	1. 检查　防护服外观完好、干燥	查对防护服是否干燥完好、型号是否合适；明确防护服的内面和外面
		2. 洗手	
		3. 穿防护服　穿下衣、穿上衣、戴帽子、拉拉链 ▲穿连体防护服 （1）穿下衣：双手将袖子及上衣握在手中，将拉链拉至底端，防护服不能接触到地面，将双下肢依次穿入对应裤腿（图 2-18A） （2）穿上衣：将双上肢依次穿入对应袖子（图 2-18B） （3）戴帽子：戴上帽子，防护服帽子全部遮盖住一次性帽子（图 2-18C） （4）拉上拉链，密封拉链口（图 2-18D） ▲穿分体防护服 （1）穿下衣：双手握住下衣，暴露裤腿，将双下肢依次穿入，将上面衣物塞进防护服下衣并整理 （2）穿上衣：将双上肢依次穿入对应袖子 （3）戴帽子：戴上帽子，防护服帽子全部遮盖住一次性帽子 （4）拉上拉链，密封拉链口	连体和分体防护服都应该遵循先穿下衣，再穿上衣，然后戴帽子，最后拉上拉锁的顺序
操作过程	实施	4. 脱防护服 ▲脱连体防护服 （1）卫生手消毒 （2）解开密封胶条，拉开拉链（图 2-19A） （3）脱帽子：向上提拉帽子使帽子脱离头部（图 2-19B） （4）脱上衣：双手从后方，由上到下将污染面向里，边脱边卷（图 2-19C） （5）脱下衣：由上向下边脱边卷，污染面向里，连同靴套、手套全部脱下，脱下后置于医疗垃圾袋内（图 2-19D） ▲脱分体防护服 （1）解开密封胶条，先将拉链拉到底 （2）脱帽子：向上提拉帽子，使帽子脱离头部 （3）脱衣服：双手从后方，由上向下边脱边卷，污染面向里，直至全部脱下后置于医疗废物袋	戴已污染手套的手未触及防护服的内面，脱下手套的手不接触防护服的外面，操作熟练，操作过程中勿使衣袖触及面部
		4. 卫生手消毒	脱防护服后要进行卫生手消毒，且消毒方法正确，消毒彻底
操作后	评价	1. 操作环境、操作者仪表符合隔离要求 2. 穿脱防护服方法正确，无污染；隔离观念强	能够合理进行评价

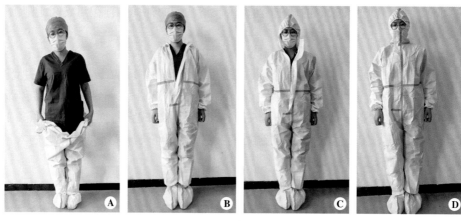

图 2-18　穿防护服

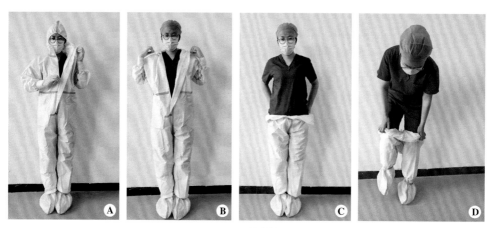

图 2-19　脱防护服

3. 注意事项

（1）明确穿防护服的指征　接触甲类或按甲类传染病管理的传染病病人时；接触经空气传播或经飞沫传播的传染病病人，可能受到病人血液、体液、分泌物、排泄物喷溅时。

（2）防护服只能在规定区域内穿脱，穿前检查有无潮湿、破损，长短是否合适。

（3）接触多个同类传染病病人时，防护服可连续使用；接触疑似病人时，防护服应每次更换。防护服如有潮湿、破损或污染，应立即更换。

（4）穿脱防护用品应遵循相应的程序

1）穿防护用品应遵循的程序。①清洁区进入潜在污染区：洗手→穿工作服→戴医用防护口罩→戴帽子→戴手套→换工作鞋→穿鞋套→进入潜在污染区。②潜在污染区进入污染区：穿隔离衣或防护服→戴护目镜或防护面罩→戴手套→穿鞋套、靴套→进入污染区；③为病人进行吸痰、气管切开、气管插管等可能被病人的分泌物及体内物质喷溅的诊疗护理工作前，应戴防护面罩或全面型呼吸防护器。

2）脱防护用品应遵循的程序

A. 医务人员离开污染区进入潜在污染区：进入一脱间→卫生手消毒→摘护目镜或防护面罩→脱隔离衣或防护服→脱外层靴套、鞋套→脱外层手套→卫生手消毒→进入二脱间，脱内层鞋套→脱内层手套→卫生手消毒→摘一次性帽子→摘口罩→卫生手消毒→换医用外科口罩。使用后物品分别放置于专用污物容器内。

B. 从潜在污染区进入清洁区：卫生手消毒→脱工作服→摘医用外科口罩→摘帽子→洗手和（或）手消毒后，进入清洁区。

C. 离开清洁区：沐浴、更衣后离开清洁区。

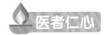

南丁格尔奖章获得者——王新华

　　王新华——解放军总医院第五医学中心副主任护师、第 45 届南丁格尔奖章获得者。作为军队医院的一名护士，王新华执行过无数次急难险重任务，汶川抗震救灾、救治受强台风"海燕"重创的菲律宾受伤群众、奔赴西非塞拉利昂抗击埃博拉病毒等。2020 年，新型冠状病毒肺炎疫情暴发，正值春节假期期间，王新华却没有休息一天，整天泡在培训基地，为医务人员一遍又一遍讲解注意事项，一次次示范和指导大家操作要领。从事传染病护理工作二十余年，王新华以忠诚、使命、责任、担当，以及精湛的专业技术，践行着南丁格尔的誓言。

（五）鞋套、防水围裙的使用

　　鞋套应具有良好的防水性能，并一次性使用。从潜在污染区进入污染区时和从缓冲间进入负压病室时应穿鞋套。应在规定区域内穿鞋套，离开该区域时应及时脱掉，并将其放入黄色医疗垃圾袋内；一旦发现鞋套破损，应及时更换。

　　防水围裙主要用于可能受到病人的血液、体液、分泌物及其他污染物质喷溅、进行复用医疗器械的清洗时。防水围裙分为两种：①重复使用的围裙，每班使用后应及时清洗与消毒；遇有破损或渗透时，应及时更换。②一次性使用的围裙，应一次性使用，受到明显污染时，应及时更换。

（六）避污纸的使用

　　避污纸是备用的清洁纸片，用避污纸遮盖拿取物品或进行简单的操作，可以保持双手或物品不被污染，可省略消毒洗手的步骤。取避污纸时，从页面抓取，不可掀开撕取（图 2-20）；避污纸用后随即丢入污物桶内，集中焚烧处理。在使用过程中，注意保持避污纸清洁以防交叉感染。

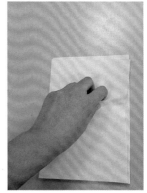

图 2-20　避污纸的使用

第 6 节　消毒供应中心

一、设置与布局

　　消毒供应中心（central sterile supply department，CSSD）是医院内承担各科室所有重复使用诊疗器械、器具、物品的清洗消毒、灭菌及灭菌物品供应的部门，是预防和控制医院感染的重要科室。消毒供应中心工作质量的好坏直接影响诊疗和护理质量，关系到病人和医务人员的安危。保证无菌物品的质量是消毒供应中心的工作核心，是预防和控制医院感染的重要环节。

　　1. 消毒供应中心的设置　医院消毒供应中心的新建、扩建和改建应遵循医院感染预防与控制的原则，遵守国家法律法规对医院建筑和职业防护的相关要求，进行充分论证。

　　消毒供应中心应设在住院部附近，方便临床各科室的工作，宜接近手术室、产房和临床科室，或与手术室有物品直接传递专用通道，不宜建在地下室或半地下室；周围环境应清洁、无污染源，有净化及污水排放设施，消毒供应中心区域相对独立；通风良好、采光充足，地面、墙面光滑，避免落尘及便于冲洗。建筑面积应符合医院建设方面的有关规定并与医院的规模、性质、任务相适应。

　　2. 消毒供应中心的分区布局　消毒供应中心应分为工作区域和辅助区域，各区域标志明显、界限清楚、通行路线明确。工作区域应包括去污区、检查包装及灭菌区和灭菌物品存放区，辅助区域包括工作人员更衣室、办公室、卫浴间等。

　　（1）工作区域　包括去污区、检查包装及灭菌区和灭菌物品存放区（图 2-21）。其划分应遵循以

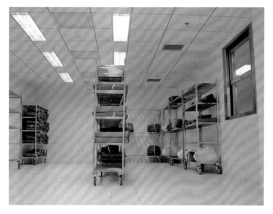

图 2-21 灭菌物品存放区

下原则：物品由污到洁，不交叉、不逆流；空气流向由洁到污；去污区保持相对负压；检查包装及灭菌区保持相对正压。各区之间应设实际屏障；去污区和检查包装及灭菌区均应设物品传递窗；并分别设有人员出入缓冲间（带）。工作区域的洗手设施应采用非手触式水龙头开关，灭菌物品存放区不设洗手池。工作区域的天花板、墙壁应无裂隙，不落尘，便于清洗和消毒；地面与墙角线均应为弧形设计，地面应防滑、易清洗、耐腐蚀。

（2）辅助区域 包括工作人员更衣室、值班室、办公室、休息室、卫浴间等。

二、消毒供应中心的工作内容

消毒供应中心的工作人员防护着装应符合工作区域的要求，诊疗器械、器具和物品处理通常情况下遵循先清洗后消毒的处理程序，应遵循标准预防的原则进行清洗、消毒、灭菌。

1. 回收与分类 消毒供应中心应对临床需重复使用的诊疗器械集中进行回收；对于被血液、气性坏疽及突发原因不明的传染病病原体污染的诊疗器械、器具和物品，使用者应双层封闭、包装并标明感染性疾病名称，由消毒供应中心单独采用封闭式回收，避免反复装卸；不应在诊疗场所对所污染的诊疗器械、器具和物品进行清点，回收工具每次使用后应清洗、消毒，干燥备用。

2. 清洗消毒 清洗用水有自来水、热水、软水、经纯化的水，清洗是去除医疗器械、器具和物品上污物的全过程，清洗是灭菌前准备的一个重要环节。①清洗方法包括机械清洗和手工清洗。机械清洗适用于大部分常规器械的清洗；手工清洗适用于复杂器械清洗和有机物污染较严重器械的初步处理。精密器械的清洗应遵循生产厂家提供的使用说明或指导手册。有管腔和表面不光滑的物品，应用清洁剂浸泡后手工刷洗或超声清洗；能拆卸的复杂物品应拆开后清洗。②清洗步骤包括冲洗、洗涤、漂洗、终末漂洗。清洗用水、物品及操作等遵循国家有关规定。③对于被气性坏疽及突发原因不明的传染病病原体污染的诊疗物品应先消毒灭菌，再进行清洗。④清洗后的器械、器具和物品应进行消毒处理。首选机械湿热消毒，也可应用 75% 乙醇、酸性氧化电位水或其他国家许可的消毒剂进行消毒。

3. 干燥 清洗后首选干燥设备根据物品性质进行干燥处理，或使用消毒低纤维擦布、压力气枪或 ≥ 95% 乙醇进行干燥处理；管腔类器械使用压力气枪进行干燥处理；不应使用自然干燥法进行干燥。使用目测或带光源的放大镜对干燥后的每件器械、器具和物品进行检查，要求器械表面、关节、齿牙处光洁无锈，无血渍、污渍、水垢，功能完好无损毁；带电源器械还应进行绝缘性能的安全检查。器械保养时根据不同特性分类处理，如橡胶类物品干燥温度应为 65 ～ 75℃，防粘连、防老化；玻璃类物品避免碰撞、骤冷骤热；金属类器械使用润滑剂防锈，不损坏锐利刀剪的锋刃；布类物品防霉等。

4. 检查包装 包括装配、包装、封包、注明标识等步骤，器械与敷料应分室包装。

（1）包装前依据器械装配技术规程或图示，核对器械的种类、规格和数量，拆卸的器械应组装。

（2）手术器械应摆放在篮筐或有孔的盘中配套包装；盆、盘、碗等单独包装；轴节类器械不应完全锁扣；有盖的器皿应开盖；摆放的物品应隔开，开口朝向一致；管腔类物品应盘绕放置并保持管腔通畅。

（3）包装分为闭合式和密封式两种。普通棉布包装材料应无破损、无污渍，一用一清洗；开放式的储槽不应用于灭菌物品的包装；硬质容器的使用遵循操作说明；灭菌手术器械采用闭合式包装。

（4）灭菌包外贴化学指示胶带；每一个包内放置化学指示卡；如果透过包装材料可以直接观察包内灭菌化学指示物的颜色变化，则不放置包外灭菌化学指示物；使用专用胶带或医用热封机封包，应保持闭合完好性，胶带长度与灭菌包体积、重量相适宜、松紧适度。

（5）火菌物品包装的标识应注明物品名称、数量、灭菌日期、失效日期、包装者等。检查包装完毕的物品等待进一步灭菌。

5. 灭菌 根据物品的性质选择适宜有效的灭菌方法，按照不同的灭菌器要求装载灭菌包，放置方法恰当，尽量将同类物品同锅灭菌，装载时标识应注明灭菌时间、灭菌器编号、灭菌批次、科室名称、灭菌包种类等，灭菌后按要求卸载，并且待物品冷却，检查包外化学指示物变色情况及包装的完整性和干燥情况。

6. 储存 灭菌后物品应分类、分架存放于无菌物品存放区。一次性使用无菌物品应去除外包装后，放入无菌物品存放区。物品存放架或柜应距地面 ≥ 20cm，离墙 ≥ 5cm，距天花板 ≥ 50cm。物品放置应固定位置、设置标识，定期检查、盘点、记录。

7. 发放 已灭菌的物品在有效期内发放。发放时有专人专窗，或者按照规定线路由专人、专车或容器加防尘罩去临床科室发放。接触无菌物品前应先洗手或手消毒；无菌物品的发放遵循先进先出的原则，确认无菌物品的有效性；发放记录应具有可追溯性。发放无菌物具应每天清洁处理，干燥存放；有污染时应消毒处理，干燥后备用。

三、效果监测与评价

消毒供应中心应安排人员专门负责质量监测，根据要求定期对清洁剂、消毒剂、洗涤用水、润滑剂、包装材料等进行质量检查；定期进行监测材料的质量检查；对清洗消毒器、超声清洗器、灭菌器等进行日常清洁和检查；根据灭菌器的类型对灭菌效果分别进行检查。

进入人体无菌组织、器官，或接触破损皮肤、黏膜的医疗用品必须无菌，不得检出任何微生物；接触黏膜的医疗用品细菌菌落总数应 ≤ 20CFU/ 件（CFU/g 或 CFU/100cm^2），不得检出致病性微生物；接触皮肤的医疗用品细菌菌落总数应 ≤ 200CFU/ 件（CFU/g 或 CFU/100cm^2），不得检出致病性微生物。

四、医疗废物的处理

医院废物是指医疗卫生机构在诊断、治疗、护理、卫生处理过程中产生的废弃物和病人产生的排泄物及垃圾，这些废弃物均有被病原微生物污染的可能。因此，医院的处理必须符合国家有关法律法规的规定。

1. 医院废物的分类 根据世界卫生组织的分类，医院废物主要分为一般生活废物、病理性废物、放射性废物、化学性废物、各种感染性废物、创伤性废物、药物性废物、爆炸性废物 8 类。为防止医院感染的发生，医院废物应严格管理，根据废物的种类实施不同的收集方法，并按照类别分置于防渗漏、防锐器穿透的专用包装物或者密闭的容器内，防止污染扩散。医疗废物专用包装物、容器，应当有明显的警示标志和警示说明。

2. 医院废物的收集

（1）设置黑、黄、红 3 种颜色的污物袋，要求垃圾袋坚韧耐用，不漏水；黑色袋装生活垃圾，生活垃圾指病人生活过程中产生的排泄物及垃圾，包括剩余饭菜、果皮、纸屑、手纸、各种包装材料及粪便、尿液等排泄物。这些污物均有被病原微生物污染的可能，应分类收集和处理。黄色袋装医用垃圾（感染性废物），红色袋装放射垃圾。并建立严格的废物入袋制度。传染区的废物须经消毒、标志后才能送出集中处理。可燃性垃圾应密闭运送，及时焚烧；非可燃性污物应按要求分别处理以防止污染扩散。医院污物的处理需遵循相应的法规要求并建立严格的管理制度，如污物入袋制度、运送交接制度、暂存登记制度、卫生安全防护制度、污物污染应急预案等。

（2）锐器（针头、手术刀、玻璃安瓿等）用后应放入防渗漏、耐刺的容器内，损伤性废物置于医疗废物专用黄色锐器盒内，无害化处理。

（3）医院污水的处理：医院污水指排入医院化粪池的污水和粪便，包括医疗污水、生活污水和地面雨水。医院污水经预处理和消毒后，最终才能排入城市下水道，污泥供作农田肥料。如医院污水不按要求处理，可能会造成环境污染和社会公害，医院应建立集中污水处理系统并按污水种类进行排放，排放质量应符合规定；综合性医院的感染病区和普通病区的污水应实行分流，分别进行消毒处理。

3. 医院废物的处理　医院应根据当地环保部门的规定设置焚烧炉。有条件的地区可由卫生行政部门和环保部门建立专门处理场所，对医院废物进行集中处理。

◎ 目标检测

A₁/A₂ 型题

1. 以下选项中属于医院感染的是（　　）
   A. 新生儿出生后 48 小时内诊断为弓形体病
   B. 肺炎病人原有的慢性阑尾炎在住院期间急性发作
   C. 结核性胸膜炎病人入院 2 天后查出并发结核性脓胸
   D. 直肠癌病人手术后 6 天见手术切口缝合针眼处有少许分泌物
   E. 上消化道大出血病人输血治疗 4 个月后诊断为"丙型肝炎"

2. 消毒供应中心在煮沸消毒金属器械过程中，为了增强杀菌作用和去污防锈，可加入（　　）
   A. 氯化钠
   B. 硫酸镁
   C. 亚硝酸钠
   D. 碳酸氢钠
   E. 稀释的硫酸

3. 以下选项中忌用燃烧灭菌法的物品是（　　）
   A. 换药碗
   B. 坐浴盆
   C. 手术刀
   D. 特殊感染病人使用的敷料
   E. 传染病人无需保存的文件

4. 紫外线消毒是临床常用的消毒方法之一，下列哪项是错误的（　　）
   A. 紫外线穿透性差，故被消毒的物品不可有任何遮蔽
   B. 为检查紫外线杀菌效果，需定期进行空气细菌培养
   C. 紫外线灯管要保持清洁透亮
   D. 照射前，病室应先做好清洁工作
   E. 灯管有使用期限，使用不能超过 3000 小时

5. 医院感染的预防和控制措施不包括（　　）
   A. 控制感染源
   B. 医院布局设施有利于隔离消毒
   C. 建立健全各项消毒制度
   D. 建立三级监控体系
   E. 尽量减少传染病人入院

6. 张女士，45 岁，因"胃部不适疼痛"来院就诊，诊断为"十二指肠溃疡"。病人进行住院治疗，住院期间其排泄物消毒时选择含氯消毒剂，适宜的方法是（　　）
   A. 浸泡法
   B. 擦拭法
   C. 喷雾法
   D. 熏蒸法
   E. 干粉搅拌法

7. 李先生，39 岁，诊断为"甲型肝炎"。对他所用的票证和纸币进行消毒，下列合适票证和纸币消毒的方法是（　　）
   A. 压力蒸汽灭菌
   B. 微波消毒
   C. 过滤除菌
   D. 过氧乙酸擦拭
   E. 液氯喷洒

8. 杜先生，58 岁，诊断为"肝硬化"，曾有乙型肝炎病史 20 年。护士王某在给杜先生换药过程中发现手套破损，她正确的做法应该是（　　）
   A. 加戴一副手套
   B. 用消毒液消毒破损处
   C. 用胶布粘贴破损处
   D. 用无菌纱布覆盖破损处
   E. 立即更换一副手套

9. 刘先生，30 岁，诊断为"伤寒"。对于刘先生使用过的床单，正确的处理步骤是（　　）
   A. 先灭菌，再清洁、消毒、灭菌
   B. 清洁后用高压蒸汽灭菌
   C. 清洗后，用化学消毒剂浸泡消毒
   D. 直接采取燃烧法
   E. 先用消毒液浸泡，再清洗

10. 下列关于无菌技术操作，错误的是（　　）
    A. 操作者衣帽整齐，修剪指甲，洗手，戴口罩
    B. 无菌物品与非无菌物品分开放置
    C. 定期检查无菌物品保存情况，疑似污染，抓紧使用
    D. 操作环境宽敞，治疗室定期消毒
    E. 一份无菌物品仅供一位病人使用

11. 关于无菌持物钳的保存和使用，错误的是（　　）
    A. 每个容器只放一把无菌持物钳
    B. 放无菌持物钳时闭合钳端
    C. 不可夹取油纱布
    D. 使用时钳端向下，不可倒转向上
    E. 将无菌持物钳取出，拿到远处夹取物品

12. 护士小王，需要为病人进行伤口换药，戴无菌手套进行操作时，正确的是（　　）
    A. 手套内面为无菌区，应保持其无菌
    B. 未戴手套的手可触及手套的外面
    C. 戴手套前可不必洗手，但要修剪指甲
    D. 戴好手套后两手应置于胸部以上水平
    E. 已戴手套的手不可触及另一手套的内面

13. 有关无菌盘的使用方法，错误的是（　　）
    A. 无菌盘铺好后应注明铺盘时间，在 4 小时内使用
    B. 无菌治疗巾中的无菌物品应放置有序

C. 铺无菌盘前，应检查治疗盘，确保清洁干燥

D. 一次性无菌治疗巾使用后放入医疗垃圾袋

E. 未用过的无菌治疗巾，一旦受潮变湿晾干后再用

14. 以下关于内源性感染的描述，正确的选项是（　　）

　　A. 又称自身感染，感染源是病人自身

　　B. 病原体主要来自病人的周围环境

　　C. 病人虽然是感染源，但却不是易感宿主

　　D. 总是见于接受各种免疫抑制剂治疗的病人

　　E. 引起感染的主要传播途径是直接或间接接触

15. 关于碘酊和碘伏，正确的描述是（　　）

　　A. 碘酊属于低效消毒剂，碘伏属于中效消毒剂

　　B. 碘酊对金属有腐蚀性，而碘伏没有

　　C. 碘酊和碘伏都可以用于皮肤和黏膜等的消毒

　　D. 对碘过敏的病人慎用碘酊和碘伏

　　E. 碘酊对黏膜刺激性强，碘伏对黏膜无刺激

A₃/A₄ 型题

（16、17 共用题干）

病人，女性，40 岁。10 天前足趾被玻璃划伤，病人伤口严重感染，近 2 天发热、厌食、说话受限、咀嚼困难，呈苦笑面容，急诊入院。

16. 伤口专科护士在换药操作前应进行手卫生，正确的操作是（　　）

　　A. 洗手，揉搓双手不少于 15 秒

　　B. 洗手，揉搓时间不少于 45 秒

　　C. 先洗手，再进行卫生手消毒

　　D. 洗手后可在护士服清洁部位擦手

　　E. 冲净双手时注意始终保持双手位于胸前并高于肘部

17. 该病人使用过的伤口敷料正确的处置方法是（　　）

　　A. 先消毒，后清洗

　　B. 送焚烧炉焚毁

　　C. 先灭菌，再清洗，再灭菌

　　D. 环氧乙烷灭菌

　　E. 先在日光下暴晒，然后清洗

（18、19 共用题干）

王女士，46 岁，因"反复呕吐、腹泻 3 天"拟诊断为"细菌性痢疾"入院，病人入院时面色苍白，四肢乏力。

18. 消毒该病人的便器常用的方法是（　　）

　　A. 高压蒸汽灭菌　　　　B. 消毒液擦拭

　　C. 紫外线灯消毒　　　　D. 消毒液浸泡

　　E. 消毒液喷洒

19. 护士接触病人后脱下隔离衣的正确步骤是（　　）

　　A. 消毒手、解袖扣、解领扣、脱衣袖、解腰带、脱去隔离衣

　　B. 解袖扣、消毒手、解领扣、脱衣袖、解腰带、脱去隔离衣

　　C. 解袖扣、消毒手、解领扣、解腰带、脱衣袖、脱去隔离衣

　　D. 消毒手、解袖扣、解腰带、解领扣、脱衣袖、脱去隔离衣

　　E. 解腰带、解袖扣、消毒手、解领扣、脱衣袖、脱去隔离衣

（20、21 共用题干）

周女士，41 岁，需急诊行"胆囊切除术"，护士采用预真空式快速压力蒸汽灭菌法对手术器械（不带孔物品）进行灭菌。

20. 预真空式压力蒸汽灭菌效果的正确监测方法是（　　）

　　A. 物理性监测　　　　B. 化学性监测

　　C. 生物性监测　　　　D. 空载进行 B-D 试验

　　E. 空载进行灭菌过程挑战装置

21. 对于手术中使用的器械（不带孔物品），灭菌方法正确的是（　　）

　　A. 由于时间紧急，物品可不必清洗直接灭菌

　　B. 灭菌包的体积不可超过 30cm×30cm×25cm

　　C. 灭菌器的装载重量不小于柜室容量的 10%，但不超过 90%

　　D. 灭菌后的手术器械必须尽快使用，其有效期为 6 小时

　　E. 从灭菌器达到要求温度 5 分钟后开始计算灭菌时间

（22～24 共用题干）

李先生，27 岁，因"气急、咳嗽、咳痰 1 年半，痰中带血 1 周"入院，病人主诉时有胸闷，晚间盗汗，胸部 X 线片显示锁骨下片状、絮状阴影，边缘模糊。拟诊为"肺结核"。

22. 对于李先生，住院期间应采取的隔离种类是（　　）

　　A. 接触传播的隔离　　　B. 空气传播的隔离

　　C. 飞沫传播的隔离　　　D. 保护性隔离

　　E. 生物媒介传播的隔离

23. 以下隔离措施中描述错误的是（　　）

　　A. 病人应住单间隔离病室

　　B. 隔离室内空气保持正压通风

　　C. 接触病人前、后均应洗手

　　D. 病人病情允许时应戴外科口罩

　　E. 痰液须经严格消毒后再倾倒

24. 护士为该病人吸痰，穿脱防护服的正确操作是（　　）

　　A. 防护服只能在规定区域内穿脱

　　B. 穿分体式防护服的顺序：穿上衣→戴帽子→拉拉链→穿下衣

　　C. 脱连体防护服：先脱帽子再拉开拉链，最后由上向下脱衣服

　　D. 脱分体防护服：先拉开拉链再脱帽子，脱下衣后再脱上衣

　　E. 脱防护服时污染面向外，卷成包裹状，置于医疗垃圾袋内

（张　裴）

第3章
医疗护理文件记录

第1节 医疗护理文件的管理

一、医疗护理文件记录的意义

医疗护理文件是护士记载病人住院期间治疗和护理的文件，是现代医学法定文件之一，是医院和病人重要的护理档案。医疗护理文件记录的意义有以下几个方面。

1. 提供信息资料 医疗护理文件是关于病人病情变化、治疗护理及疾病转归全过程的客观、全面、及时、动态的记录。内容（如体温、脉搏、呼吸、血压、出入液量、危重病人观察记录等）是医生了解病人病情进展、明确诊断、制订和调整治疗方案的重要参考依据。

2. 提供教学与科研资料 标准、完整的医疗护理记录体现出医学理论在实践中的具体应用，是最好的教学资料，同时也是重要的科研资料。

3. 提供流行病学调查资料 为流行病学研究、传染病管理、疾病调查等提供统计学资料，是卫生管理机构制订和调整政策的重要依据。

4. 提供质量评价依据 完整的医疗护理记录资料能较全面反映医院的医疗水平、护理质量、护理学术及护理技术水平等。因此，它既可衡量医疗护理的管理水平，又可衡量医护人员的服务质量和业务水平。

5. 提供法律依据 医疗护理记录是具有法律效力的文件，其内容反映了病人在住院期间接受治疗与护理的具体情况，在法律上可作为医疗纠纷、人身伤害、保险索赔、犯罪刑事案件及遗嘱查验的证明；凡涉及以上诉讼案件调查处理时都要将病案记录作为依据加以判断。因此，护理人员应认真对待各项记录的书写，做到真实、及时、准确、完整，才能为法律提供有效依据并保护医务人员和病人的合法权益。

二、医疗护理文件记录的要求

1. 及时 医疗护理文件记录不得提前，更不能漏记，保证记录的时效性。因抢救危重病人未能及时记录时，当班护士应在抢救结束后6小时内据实补记。

2. 客观 实事求是记录各种护理信息是医疗护理文件记录的基本要求。医疗护理记录应该是护士所观察和测量到的描述性客观信息，而不是主观看法和解释。记录病人的主观资料时，应客观地记录病人原始主诉内容，并用引号来显示，同时应补充相应的客观资料。例如，病人主诉"头胀痛"，测其血压为160/90mmHg，心率为100次/分。

3. 准确 记录时间和内容真实、无误，时间要具体到分钟；应为实际治疗和护理的时间，而不是事先排定的时间。记录者必须是执行者。有书写错误时应在错误处划双横线以示去除，并在上面签全名，不得以涂、刮、粘等方式去除原有字迹。

4. 完整 医疗护理文件记录应包括病人的所有信息，眉栏、页码必须首先填写，每项记录应按要求逐项填写，避免遗漏。记录应连续，不留空白，以防添加。记录后签全名，以示负责。如果病人出现病情恶化、拒绝接受治疗护理、有自杀倾向、发生意外、请假外出、并发症先兆等特殊情况，应详细记录，并及时与医生沟通，做好交接班。

5. 简要　记录内容简明扼要、重点突出、表述准确、语句通顺。使用医学术语、通用的中文及外文缩写。

6. 清晰　按要求分别使用红、蓝（黑）色墨水笔书写。字迹清晰、书写工整，不写非正式简体字和自造字，保持表格整洁。

三、医疗护理文件记录的管理方法

（一）管理要求

1. 按规定放置，统一保管、保存，记录或使用后必须及时放回原处。

2. 保持清洁、整齐、完整，防止污染、破损、拆散及丢失，严禁任何人涂改、伪造、隐匿、销毁、抢夺、窃取。

3. 病人、家属、非工作人员不得随意翻阅，不得擅自带出病区，因教学、科研需要查阅医疗护理文件时，必须经医疗机构相关部门同意，查阅后立即归还，不得泄露病人隐私。

4. 病人或其委托人有权复印病历资料，但必须履行申请手续，批准后按医疗护理文件复印规程办理；因医疗活动需将住院病历或复印件带离病区时，应由病区指定专人负责携带和保管。

5. 发生医疗事故纠纷时，应于医患双方同时在场的情况下封存或启封病历，封存的病历由医疗机构负责医疗服务质量监控的部门或专（兼）职人员保管。

（二）病历排列顺序

1. 住院期间病历排列顺序　①体温单（按日期先后倒排）；②医嘱单（按日期先后倒排）；③入院记录；④病史及体格检查；⑤病程记录（包括查房记录、病情记录、手术记录或分娩记录单等）；⑥会诊记录；⑦各种检验检查报告单（包括电生理报告单、影像学报告单、镜检报告单等）；⑧知情同意书；⑨护理记录单；⑩长期医嘱执行单；⑪住院病历首页；⑫入院证；⑬门诊或急诊病历。

2. 出院（转院、死亡）病案排列顺序　①住院病案首页；②死亡报告单（死亡者）；③出院或死亡记录；④入院记录；⑤病史及体格检查；⑥病程记录；⑦会诊记录；⑧各种检验和检查报告单；⑨知情同意书；⑩护理记录单；⑪医嘱单（按时间先后顺排）；⑫长期医嘱执行单；⑬体温单（按时间先后顺排）。

3. 门诊病历　一般由病人自行保管。

第 2 节　医疗护理文件的书写

一、体　温　单

体温单用于记录病人的生命体征及其他情况，如病人入院、手术、分娩、转科、出院、死亡时间；体温、脉搏、呼吸、血压、大便次数、出入液量、药物过敏、身高、体重等，排列在住院病历的首页，便于医务人员查阅（体温单见附录 A）。

（一）眉栏

1. 用蓝（黑）色墨水笔填写姓名、性别、年龄、科别、病室、床号、住院号、入院日期、住院日数等项目。

2. 填写"日期"栏时，每页第 1 日应填写年、月、日，其余 6 日只填日，如在 6 日中遇到新的年度或月份时，则应填写年、月、日或月、日。

3. "住院日数"栏从入院第 1 日开始填写，连续至出院，用阿拉伯数字"1、2、3…"表示。

4. 用红色墨水笔填写"手术或分娩后日数"栏，以手术或分娩的次日为第 1 日，用阿拉伯数字依次填写至 14 日为止。若在 14 日内进行第 2 次手术，则将第 1 次手术后日数作为分母，第 2 次手术后日数作为分子，连续填写至 14 天为止，如 0/3 表示在第 1 次手术后的第 3 天进行了第 2 次手术。

（二）40～42℃的填写

用红色墨水笔在 40～42℃相应的时间栏内顶格纵行填写入院、转入、手术、分娩、外出、出院、死亡等，并按 24 小时制写出相应时间，精确到分钟，如"入院于十三时五十分"或"入院——十三时五十分"，竖线占 2 个小格，手术可不写具体时间，转入时间由转入科室填写。

（三）体温、脉搏曲线的绘制和呼吸的记录

1. 体温曲线的绘制

（1）体温记录符号　口温为蓝"●"，腋温为蓝"×"，肛温为蓝"○"。

（2）按实际测量温度，用蓝笔绘制于体温单的 35～42℃，每小格为 0.2℃或 0.1℃，相邻的温度用蓝线相连。

（3）物理或药物降温半小时后，测量的体温以红"○"表示，画在降温前体温的同纵格内，并用红虚线与降温前的温度相连，下次测得的体温仍与降温前的体温用蓝线相连。

（4）如体温低于 35℃，为体温不升，应在 35℃线以下相应时间纵格内用蓝色墨水笔写"蓝色"，不再与相邻温度连接。

（5）体温若与上次测量结果差异较大，或与病情不符，应重复测量，核实无误者在原体温符号上方用蓝笔写上一英文小写字母"V"（verified，核实）。

（6）体温高于 37.2℃的病人，应每天测量 4 次体温，至连续 3 天正常后改为每天测量 1 次。

（7）病人外出、请假或拒测，在体温单的 40～42℃用红色墨水笔在相应时间栏的纵格内填写"外出""请假"或"拒测"，并且前后两次体温断开不连。

（8）需每隔 2 小时测体温时，其属于体温单上规定时间的填写在体温单上，其余时间测得的体温记录在护理记录单上，或使用"Q2h"专用体温单绘制。

2. 脉搏曲线的绘制

（1）脉搏记录符号用红"●"表示，心率符号用红"○"表示，相邻脉搏或心率用红线相连，每一小格为 4 次 / 分，相同两次脉率和心率间可不连线。

（2）脉搏与体温重叠时，先画体温符号，再用红笔在外画"○"，以表示脉搏；如为肛温，则先以蓝"○"表示体温，其内以红"●"表示脉搏。

（3）脉搏短绌时，相邻的脉率、相邻的心率用红线相连，在脉搏与心率两曲线间用红线填满。

（4）病人外出、请假或拒测时，同体温记录。

3. 呼吸曲线的绘制

（1）将实际测量的呼吸次数，以阿拉伯数字表示，免写计量单位，用蓝（黑）色墨水笔填写在相应呼吸栏内，相邻两次错开记录，每页首记呼吸从上开始写。

（2）呼吸机病人的呼吸用"®"表示，在体温单相应时间栏内顶格用黑色笔画"®"。

（四）底栏

底栏内容包括血压、尿量、大便次数、出入液量、体重、身高、药物过敏等项目。用蓝（黑）色笔填写，数据以阿拉伯数字记录，不写计量单位。

1. 大便次数　每天记录 1 次，记前一天的大便次数，如未解大便记"0"，大便失禁或大便次数无法计数时用"※"表示，人工肛门用"☆"表示，灌肠以"E"表示。如"1/E"表示灌肠后大便 1 次，"0/E"表示灌肠后未排便，"12/E"表示自行排便 1 次，灌肠后又排便 2 次。

2. 尿量　以毫升（ml）为单位，记录前一天 24 小时的总尿量，每天记录 1 次。导尿以"C"表示，尿失禁以"※"表示，如"1500/C"表示导尿病人 24 小时排尿 1500ml。

3. 出入液量　记录病人前一天 24 小时的出、入总量，以毫升（ml）为单位。在体温单中入量和出量可合在一栏内记录，将前一天的 24 小时的出入总量填写在相应的日期栏内，分子为出量、分母为入量。

4. 血压　以毫米汞柱（mmHg）为单位记录在相应栏内，记录方式为收缩压／舒张压，新入院病人每周至少测量一次并记录；一天内连续测量血压时，则上午血压写在前半格内，下午的血压写在后半格内；术前血压写在前面，术后血压写在后面。如每天测量次数大于两次，应记录在护理记录单上。

5. 体重　以千克（kg）为单位。新入院病人应测量体重，如因各种原因不能测量，需注明"轮椅"或"卧床"。特殊病人需观察体重，根据医嘱测量，一般住院病人每周测量 1 次。

6. 身高　以厘米（cm）为单位，新入院病人当天应测量身高并记录。

7. 药物过敏　病人自诉药物过敏史者，应用红色墨水笔写明药物名称；药物过敏试验阳性者，则先用蓝（黑）色墨水笔写明药物名称，再用红色墨水笔注明皮试结果（+）。

8. 其他　根据病情需要填写，如特殊用药、腹围、管路情况等。

9. 页码　按页数用蓝（黑）色墨水笔连续填写。

（五）体温单填写注意事项

1. 仔细核对姓名、床号、日期、时间。

2. 绘制体温、脉搏、呼吸曲线，要求点圆等大，连线直，做到准确、整洁、美观。

二、医　嘱　单

医嘱是医生根据病人病情需要，拟定的治疗、检查计划和护理措施的书面嘱咐，由医护人员共同执行，医生开具医嘱，护士负责执行。各医院医嘱书写方法不尽一致。有的将医嘱写在医嘱本上，有的直接写在医嘱单上，有的将医嘱输入计算机，实行计算机管理。

（一）医嘱的内容

医嘱的内容包括日期、时间、床号、病人姓名、护理常规、隔离种类、护理级别、饮食、卧位、药物（注明剂量、浓度、用法、时间等）、各种检查、治疗、术前准备及医生和护士签名。

（二）医嘱的种类

1. 长期医嘱　有效时间在 24 小时以上，医生注明停止时间后方可失效。如果病人转科、手术、出院或死亡，其医嘱则自动停止，如一级护理、普食、呋塞米 20mg qd（长期医嘱单见附录 B）。

2. 临时医嘱　有效时间在 24 小时以内，须立即执行(st)或在短时间内执行的医嘱，一般只执行 1 次，如地西泮 5mg iv st；有的需在限定时间内执行，如会诊、手术、X 线检查及各项特殊检查等；有的医嘱一天内需执行数次，如奎尼丁 0.2g q2h×5。另外，出院、转科、死亡等也列入临时医嘱（临时医嘱单见附录 C）。

3. 备用医嘱　根据病情需要分为长期备用医嘱和临时备用医嘱。

（1）长期备用医嘱（prn）　有效时间在 24 小时以上，必要时使用，由医生注明停止时间后方失效，如哌替啶 50mg im q6h prn。

（2）临时备用医嘱（sos）　仅在 12 小时内有效，病情需要时才执行，只执行 1 次，过期未执行则失效，如地西泮 5mg po sos。

（三）医嘱的处理原则

1. 需经两人认真查对后方可执行。

2. 先急后缓，先判断需要执行医嘱的轻重缓急，并及时、合理地安排执行顺序。

3. 先临时后长期，立即执行即刻的临时医嘱，然后再执行长期医嘱。

4. 医嘱执行者必须在医嘱单上签全名。

（四）医嘱的处理方法（纸质医嘱）

1. 长期医嘱 医生将医嘱写在长期医嘱单上，注明日期、时间并签全名。护士将长期医嘱分别转抄至各种执行单上（如服药单、治疗单、饮食单等），注明具体执行时间，如测量血压 q8h，则在相应的治疗单上标明 06：00-14：00-22：00。核对后在执行栏内签全名。

2. 临时医嘱 医生将医嘱写在临时医嘱单上，注明日期、时间并签全名。护士将临时医嘱转抄至各种临时治疗单上，注明医嘱处理时间并签全名，执行护士（责任护士）执行后，在执行栏内注明日期和时间，并签全名。有限定执行时间的临时医嘱，护士将其转抄到病区交班本上。会诊、手术、检验、B 超等各种申请单及时转送到有关科室并告知病人相关注意事项。

3. 备用医嘱

（1）长期备用医嘱 医生将医嘱写在长期医嘱单上，按长期医嘱处理，护士将其转抄至执行单上注明时间并签全名，标明"prn"字样，每次执行后，在临时医嘱单上记录执行时间并签全名，供接班护士参考。

（2）临时备用医嘱 医生将医嘱写在临时医嘱单上，待病人病情需要时执行，护士执行后在临时医嘱单上签执行时间和全名。12 小时内未用则自动失效，护士在原医嘱上用红水钢笔写"未用"二字。

（3）停止医嘱 医生在长期医嘱单上相应医嘱后写上停止时间及签名后，护士在相应的执行单上注销，注明停止的日期与时间，签全名；然后在该医嘱的停止栏内注明停止的日期与时间，并签全名。

（4）重整医嘱 凡长期医嘱超 3 页或医嘱调整项目较多时，应重整医嘱，在原医嘱最后一行下面划一红横线（红线上下均不得有空行），在红线下面用红笔写上"重整医嘱"四字，再将红线以上有效的长期医嘱，按原日期时间排列顺序抄录。抄录完毕需两人核对无误后，再填写重整者姓名、日期。

病人手术、分娩或转科后，也需要重整医嘱，即在原医嘱最后一行下面划一红横线，并在红线下面用红笔写上"术后医嘱""分娩后医嘱""转入医嘱"，然后重写医嘱，核对后签全名，红线以上的医嘱自动停止。

4. 出院、转院医嘱 医生在临时医嘱单上开具医嘱，护士按照停止医嘱的方法处理相应执行单，并通知营养科停止供膳。

（五）医嘱处理注意事项

1. 医嘱必须经医生签名后方可有效。护士一般情况下不执行口头医嘱，在抢救或手术过程中医生提出口头医嘱时，护士必须向医生复述一遍，双方确认无误后方可执行，抢救或手术结束后，医生应立即签署和记录所有执行过的医嘱。

2. 严格执行查对制度，对有疑问的医嘱，必须询问或核实清楚后方可执行。

3. 医嘱应每班查对、每天核对，每周总查对，并签上查对时间和查对者姓名。

4. 凡需下一班执行的临时医嘱要及时交班，并在护士交班记录上注明。

5. 医嘱内容若有错误或不需执行时，不得贴盖、涂改，应由医生在该项医嘱栏内用红笔写"取消"，并在医嘱后用蓝（黑）色墨水笔签全名。

6. 医嘱执行者必须在医嘱单上签全名。

三、出入液量记录单

正常人液体摄入量与排出量保持动态平衡。病人患有心脏病、肾病、肝硬化腹水、大面积烧伤、休克时及大手术后，可能发生体液调节失衡，就会发生脱水或水肿。记录 24 小时摄入和排出的液体量对于动态掌握病人的病情变化、确定治疗方案是非常重要的。因此，护理人员要掌握正确记录出入液量的方法（出入液量记录单见附录 D）。

（一）内容与要求

1. 摄入量　包括饮水量、输液量、输血量、食物中的含水量等。要求病人使用能够测量容量的容器，便于准确记录。凡固体食物，蔬菜和水果，除记录其单位数量外，还需要换算其含水量（表 3-1，表 3-2）。

表 3-1　医院常用食物含水量

食物	单位	原料重量（g）	含水量（ml）	食物	单位	原料重量（g）	含水量（ml）
米饭	1 中碗	100	240	藕粉	1 大碗	50	210
大米粥	1 大碗	50	400	鸭蛋	1 个	100	72
大米粥	1 小碗	25	200	馄饨	1 大碗	100	350
面条	1 中碗	100	250	牛奶	1 大杯	250	217
馒头	1 个	50	25	豆浆	1 大杯	250	230
花卷	1 个	50	25	蒸鸡蛋	1 大碗	60	260
烧饼	1 个	50	20	牛肉	1 小块	100	69
油饼	1 个	100	25	猪肉	1 小块	100	29
豆沙包	1 个	50	34	羊肉	1 小块	100	59
菜包	1 个	150	80	青菜	1 小把	100	92
水饺	1 个	10	20	大白菜	1 棵	100	96
蛋糕	1 块	50	25	冬瓜	1 小块	100	97
饼干	1 块	7	2	豆腐	1 小块	100	90
煮鸡蛋	1 个	40	30	带鱼	1 根	100	50

表 3-2　各种蔬菜和水果含水量

蔬菜和水果	原料重量（g）	含水量（ml）	蔬菜和水果	原料重量（g）	含水量（ml）
西瓜	100	79	葡萄	100	65
甜瓜	100	66	桃	100	82
西红柿	100	90	杏	100	80
萝卜	100	73	柿子	100	60
李子	100	68	香蕉	100	60
樱桃	100	67	橘子	100	54
黄瓜	100	83	菠萝	100	86
苹果	100	68	柚子	100	85
梨	100	71	广柑	100	88

2. 排出量　包括尿量、粪便量、呕吐量、咯血量、痰量、出血量、各种引流液量及创面渗出液量。除大便记录次数外，液体以 "ml" 为单位记录。对于昏迷、尿失禁、肾衰竭等需要密切观察尿量或尿比重的病人，最好留置导尿，以保证计量准确。对于婴幼儿，先测定干尿布重量，然后称湿尿布重量，两者差值即为尿量。对于难以收集的排出量，可根据规定测量液体浸润棉织物的状况进行估算。

（二）记录方法

1. 眉栏页码　用蓝（黑）色墨水笔填写表格眉栏项目及页码。

2. 出入液量记录　晨 7：00 到晚 19：00 用蓝（黑）色墨水笔记录，晚 19：00 到次晨 7：00 用红色墨水笔记录。记录均以"ml"为单位。记录同一时间的摄入量和排出量，在同一横格上开始记录；对于不同时间的摄入量和排出量，应另起一行记录。

3. 出入液量总结　12 小时或 24 小时一般就病人的出入量做一次小结或总结。12 小时做小结，用蓝（黑）色墨水笔在 19：00 记录的下面一格上下各画一横线，将 12 小时小结的液体出入量记录在划好的格子上。24 小时做总结，用红笔在次晨 7：00 记录的下面一格上下各画一横线，将 24 小时总结的液体出入量记录在划好的格子上。需要时应分类总结，并将结果分别填写在体温单相应的栏目上。

四、一般护理记录单

一般护理记录单指护士对一般病人从入院到出院期间病情变化、护理观察、各种护理措施等客观动态的记录（一般护理记录单见附录 E）。

（一）内容

眉栏：科别、姓名、床号、住院号等；项目：日期、时间、生命体征、出入液量、病情观察、护理措施及效果评价、护士签名等。

（二）记录方法

1. 用蓝（黑）色墨水笔填写眉栏、页码及各项记录。

2. 护理记录内容要客观、真实、准确、规范。

3. 一般病人入院、转入、转出、分娩当天应有记录；择期手术前 1 天及其手术当天应有记录；病情变化、接受特殊检查、侵入性技术操作等应随时记录。

4. 医嘱改特级护理或病危时，应及时转记到"特别护理记录单"上，同时应在"一般护理记录单"的护理措施和病情记录栏内记录转单的原因。

五、特别护理记录单

凡危重、抢救、大手术后、特殊治疗和需严密观察病情的病人，护理人员应填好特别护理记录单，以便及时掌握病人情况，观察治疗或抢救后的效果（特别护理记录单见附录 F）。

（一）内容

根据专科特点进行书写，记录内容包括生命体征、意识、瞳孔、体位、基础护理、皮肤状况、出入液量、病情观察、治疗、护理措施及其效果评价等。

（二）记录方法

1. 眉栏页码　用蓝（黑）色墨水笔书写眉栏及页码。

2. 记录颜色　日间 7：00 ～ 19：00 用蓝（黑）色墨水笔记录，夜间 19：00 至次晨 7：00 用红色墨水笔记录。

3. 生命体征　及时准确记录生命体征，每次记录后签全名。计量单位已写在标题栏内，记录栏内只填写数字。常规时间测量的生命体征除绘制在体温单上，还应记录在特别护理记录单上。

4. 出入液量　记录排出量时，除填写液量外，还应记录液体的颜色、性状等，并将 24 小时总量写在体温单相应栏内。

5. 意识　及时准确记录病人意识状况，如意识清楚、嗜睡、昏睡、昏迷等。

6. 瞳孔　记录病人瞳孔大小及对光反射情况。

7. 体位　记录病人体位状态，如仰卧位、半坐卧位、右侧卧位等。

8. 皮肤情况　记录病人皮肤有无异常、是否完整，若出现压力性损伤，应记录发生的部位、面积、分度及其治疗方法，如使用气垫床、翻身、创面处理等。

9. 基础护理　记录基础护理内容，如晨晚间护理、口腔护理、会阴护理、床上擦浴等，说明病人实施基础护理时有无异常。

10. 病情观察　详细记录病人病情变化、治疗、护理措施及效果评价，如有危急值回报，应及时记录处置和观察结果并签全名，不宜直接转抄医生的记录。

11. 小结和总结　每班结束时就病人总入量、总出量、病情、治疗、护理等做一次小结或总结，便于下一班快速、全面地掌握病人病情。

12. 其他　病人出院或死亡后，特别护理记录单随病历留档长期保存。

六、病区护理交班报告

病区护理交班报告是由值班护士针对值班期间病区情况及病人病情动态变化等所书写的书面交班报告。通过阅读病区交班报告，接班护士可了解病区全天工作情况与重点、病人身心状况、继续观察的问题和应实施的护理措施等，能做到心中有数，便于开展护理工作。病区交班报告见附录 G。

（一）书写要求

1. 应在巡视和了解病情的基础上于交班前 1 小时书写，写完后注明页数并签全名。

2. 书写内容应全面、真实、简明扼要、重点突出；报告内容前后衔接，如白班交班病人手术伤口渗血较多，夜间应交班渗血是否终止或仍渗血、渗血量及颜色等。

3. 字迹清晰，不得随意涂改、粘贴。日间用蓝（黑）色墨水笔书写，夜间用红色墨水笔书写。

4. 填写内容，先写床号、姓名、诊断；再写生命体征，并注明测量时间；最后简要记录病情、治疗、护理和效果等。

5. 对于新入院、转入、手术、分娩的病人，在诊断的下方分别用红笔注明"新""转入""手术""分娩"，危重病人用红色墨水笔标记"※"或红笔注明"危"。

6. 护士长应对每班的病区交班报告进行检查，符合质量后签全名。

（二）书写顺序

1. 蓝（黑）色墨水笔填写眉栏　包括病区、日期、时间、病人总数及入院、出院、转出、转入、手术、分娩、病危、死亡病人人数等。

2. 书写交班报告的顺序　先写离开病区的病人（出院、转出、死亡者）；再写进入病区的病人（入院、转入者）；最后写本班重点护理的病人（手术、分娩、危重及有异常情况的病人）。

（三）交班内容

1. 出院、转出、死亡病人　出院病人写明出院时间；转出病人注明转往何院、何科及转出时间；死亡病人简要记录抢救过程及死亡时间。

2. 新入院或转入病人　写明转入时间、入院方式（平车、步行、轮椅）、病人主诉、主要症状、体征、既往史、过敏史，存在的护理问题，给予的治疗、护理措施和效果等。

3. 危重病人、有异常情况及行特殊检查或治疗的病人　写明病人生命体征、意识、瞳孔、病情动态，特殊抢救治疗、护理措施及效果，基础护理情况等。

4. 手术病人　写明麻醉种类、手术名称及过程、麻醉清醒时间，回病室后的生命体征、伤口、引流、排尿、排气、切口敷料、输液输血及镇痛药使用情况等。

5. 产妇　报告胎次、产式、产程、分娩时间、会阴与腹部切口及恶露情况等，自行排尿时间，新生儿性别及评分。

6. 老年、小儿及生活不能自理的病人　报告生活护理情况，如口腔护理、压力性损伤护理及饮食护理等。

此外，还应报告上述病人的心理状况和需要接班者重点观察及完成的事项。夜间记录还应注明病人睡眠状况。

第3节　医院电子化医疗护理信息系统

一、医嘱处理系统

随着医疗水平和信息技术的快速发展，"计算机管理系统"已成为医院现代化管理的基础。医院信息系统（hospital information system，HIS）定义为利用电子计算机和通信设备，为医院所属各部门提供病人诊疗信息和行政管理信息的收集、存储、处理、提取和数据交换的能力，并满足用户功能需求的信息系统。医嘱处理系统是 HIS 的重要组成部分，它的应用改变了护士转抄、查对医嘱的方式，节约了时间和人力资源，减轻了护士工作量，并为进一步提高临床护理工作质量和效率奠定了基础。目前，大中型医院已全面应用计算机处理护理工作中的医嘱。

（一）处理方法

1. 医嘱的录入　医生通过医生工作站直接录入医嘱，并下达到护士工作站。

2. 医嘱的处理

（1）提取医嘱　处理医嘱护士录入用户名、密码，进入护士工作站系统后提取医嘱。

（2）核对医嘱　处理医嘱前先双人核对医嘱，核对内容包括医嘱类别、内容及执行时间等，确认无误后方可执行，对有疑问的医嘱及时向医生确认，避免盲目执行医嘱。

（3）执行医嘱　护士执行医嘱后即生成医嘱，中心药房根据系统医嘱摆药、发药，处理医嘱的护士可直接打印药物治疗单，包括口服、注射、输液等长期医嘱治疗单并执行。

3. 医嘱处理的监控

（1）医嘱处理的各个环节均实行操作码管理，操作码与操作人员一一对应，操作人员只有凭操作码才能进入医嘱处理系统，操作人员的姓名可在总台显示。

（2）职能部门可通过医嘱处理系统浏览、查对住院或出院病人的全部医嘱，监控各科室医嘱处理的环节质量和终末质量。

（二）医嘱处理系统的优点

1. 减轻护士工作压力　医嘱处理系统将护士从过去反复转抄医嘱的繁杂事务中解脱出来，把时间还给了护士，把护士真正还给病人，充分体现了"以人为本"的优质护理服务理念。

2. 责任到人、减少差错　处理医嘱的各个环节均实行操作码管理，责任到人。护士在执行医嘱过程中，由计算机自动打印代替了传统的手工转抄医嘱，降低了差错事故的发生。医嘱处理系统加强了对医嘱的查对，护士可参考计算机上的药物剂量、用法、剂型及时发现医嘱中的错误，防止差错事故发生。

二、护士移动工作站

护士移动工作站（图 3-1）是现有医院信息系统（HIS）在床旁工作的一个手持终端执行系统，它以 HIS 为支撑平台，以手持设备（personal digital assistant，PDA）为硬件平台，以无线局域网为网络平台，充分利用 HIS 的数据资源，实现 HIS 向病房的扩展和延伸，同时也实现了"无纸化""无线网络化办公"。PDA 携带方便，通过护士移动工作站可实现床旁病人信息查询、生命体征录入、书写护理记录、护理工作量统计、条码扫描等功能，推动医院护理信息化建设，已被越来越多的医院广泛使用，是数字化医院的发展趋势。

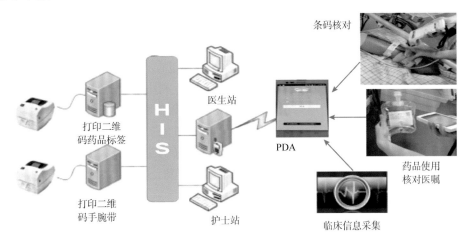

图 3-1 PDA 护士移动工作站

（一）系统功能

1. 确认病人身份、查询病人信息 使用 PDA 扫描腕带进行身份核对（图 3-2），通过无线护士站可以查看病人基本信息。

2. 录入生命体征、出入液量 PDA 自动提示病人生命体征采集时间，采集数据后可在床旁即时录入，保存后信息直接呈现于护士站和医生站。各种出入液量可随时录入，可自行添加所需项目，输入相应的数据，各种出入液量录入后将自动累加，24 小时后累加结果自动记录在体温单上。

3. 医嘱查对、执行与统计 医生在 HIS 系统下达医嘱后，医嘱会自动转移到 PDA 上，PDA 会提示有新医嘱，护士可随时在 PDA 上提取、转抄医嘱，经校对后护士可即时进行读取、查询、查对与执行。

4. 护理记录 护士可随身携带 PDA，将病人测量到的结果、所执行的操作、治疗与护理（图 3-3）等情况以精确时间记录在 PDA 上，信息将直接回传到 HIS 系统，呈现于医生站和护士站。

5. 信息传递 PDA 含有电话、短信的功能，当有紧急情况时，可与医生护士及时联系，适合医务人员工作流动性比较大的特点。

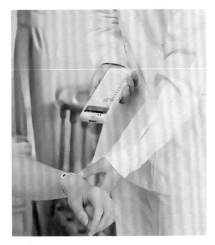

图 3-2 PDA 扫描病人二维码

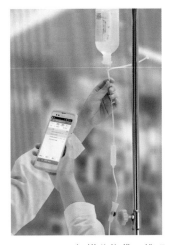

图 3-3 PDA 扫描药物袋二维码

6. 工作量统计 PDA 可统计出护士个人、病区、全院某时间段内危重病人、一级护理人数及具体护理操作数量，可使护理工作量化，为护士绩效考评提供了数据基础。

（二）护士移动工作站优点

1. 优化工作流程，提高工作效率　护士移动工作站与 HIS 资源共享，信息一经录入，多端读取，简化了护理记录程序，减少了护士重复性工作，降低了劳动强度，优化了工作流程，提高了工作效率和质量。

2. 加强护理质量控制，减少护理差错事故　护士移动工作站使护理质量控制深入到了护理过程的每个环节，加大了对工作过程的监控和管理，能及时发现护理过程各环节的问题，并采取措施立即处理，将事后管理变成了事前管理，提高了护理质量。病人入院后，利用 PDA 扫描腕带进行身份确认，同时病人给药的条形码和腕带身份标识条形码信息通过 HIS 系统相关联，真正做到"将准确的药物、准确的剂量，在准确的时间，用准确的方法或途径给准确的护理对象"，杜绝了护理差错事故的发生。

3. 规范护理行为，增强了护理人员的法制观念　每条医嘱的实际执行人形成了一对一的对应关系，不但规范了护士的行为，同时为护理工作提供了可靠的数据资料，避免了在医嘱执行过程中责任不清、执行时间随意的无序工作状态。

4. 增强病人信任度，提高病人满意度　护士可利用移动工作站在床旁查看和反馈病人的检查、检验结果和诊疗计划，真正实现了信息共享，增加病人对护士的信任度。移动工作站也将护士原来坐在计算机前进行书写的时间延伸到了病房，增加了护士与病人的接触时间，加强了护患沟通，有利于建立良好的护患关系，提高病人满意度。

目标检测

A₁/A₂ 型题

1. 在体温单 40 ～ 42℃相应时间栏内纵行填写（　　　）
   - A. 休克时间
   - B. 入院时间
   - C. 特殊用药时间
   - D. 患病时间
   - E. 昏迷时间

2. 关于医嘱的解释，下列哪项不正确（　　　）
   - A. 临时医嘱一般只执行一次
   - B. 长期备用医嘱有效时间在 24 小时以上
   - C. 临时备用医嘱有效时间在 24 小时以内
   - D. 长期备用医嘱需由医生注明停止时间
   - E. 一般情况下不执行口头医嘱

3. 病人住院治疗已一周，准备出院，护士为其整理出院病案时，应放在病案最后的是（　　　）
   - A. 医嘱单
   - B. 住院病历首页
   - C. 入院记录
   - D. 体温单
   - E. 各种化验单

4. 病人主诉胸部疼痛，医生开具医嘱，硝酸甘油 0.6mg 舌下含服 st。该医嘱属于（　　　）
   - A. 长期医嘱
   - B. 需立即执行的临时医嘱
   - C. 长期备用医嘱
   - D. 临时备用医嘱
   - E. 口头医嘱

A₃/A₄ 型题

（5、6 题共用题干）

病人，女性，46 岁，入院后睡眠差，精神弱。

5. 医嘱安定 5mg po sos 属于（　　　）
   - A. 长期医嘱
   - B. 临时医嘱
   - C. 临时备用医嘱
   - D. 长期备用医嘱
   - E. 立即执行医嘱

6. 病人入院时，应把此病人放于（　　　）
   - A. 随时交班
   - B. 首项交班内容
   - C. 最后交班内容
   - D. 位于转入病人后交班
   - E. 位于出院病人之后交班

（张　敏）

第4章
入院和出院护理

第1节　住院服务中心的设置

住院服务中心是一个新概念，也是个复杂工程，目前还没有一个统一的管理模式。住院服务中心将在医院原有信息系统的基础上，加快信息网络建设，以实现床位资源管理系统和住院病人管理系统等医院信息系统的联网和信息整合。

住院服务中心的首要职能是将分散在各科室的床位分配权集中，再进行统一管理，现在大部分医院床位都由科室管理，有的住院权在科主任、医生手里，有的在护士长手里。住院服务中心建成后，在把全院床位统一管理的基础上进行全院调配，以解决热门科室和其他科室床位统一管理问题，缩短医院床位紧张科室病人等候住院的时间。

一、设置目的

1.实现了病人资源的统一管理，促进医院学科的发展。

2.床位集中办理，简化病人住院流程，减少等待时间，提供便捷服务。

3.维护全院床位和设施的充分有效利用，改变部分科室床位空置的状态。

4.住院服务中心的护理人员根据医生医嘱协助完善住院前检查，如心电图、X线检查、血液检查、生命体征和身高体重的测量等基本资料，使病人入院后省去这些检查等待的时间，缩短住院日，提高医院床位周转率，也减少了病房护理人员部分工作。

二、工作职责

1.确认病人身份，完成住院首页基本资料的建档。

2.出入院财务押金手续的办理。

3.医保核算问题的上传、调查与反馈。

4.病人相关入院须知的知情同意签字和宣教。

5.通知病人住院。

6.全院床位的统一管理。

7.办理完住院手续为病人佩戴腕带。

8.护送病人到达指定病房。

第2节　病人转运护理技术

 案例 4-1

病人，男性，55岁。骑车时因雪后路滑摔倒，路人拨打急救电话后医护人员赶至现场。病人主诉腰部剧烈疼痛，医生初步诊断为腰椎骨折。

问题：1.搬运该病人应选择何种方法？

　　　　2.搬运时应注意什么？

不能自行行走、移动的病人，在入院、出院、接受检查治疗或室外活动时，可根据病情使用轮椅、平车或担架等工具运送。在运送过程中，护士应将人体力学原理正确运用于操作中，以减轻自身的疲劳感，使病人舒适。

一、人体力学在护理工作中的应用

人体力学是运用力学原理研究维持和掌握身体平衡，以及人体从一种姿势变为另一种姿势时身体如何有效协调的一门科学。

正确的姿势有利于维持人体正常的生理功能，并且只需消耗较小的能量，就能发挥较大的工作效能。不正确的姿势易使人体肌肉产生紧张和疲劳，影响人体健康。

护士在临床工作中，正确运用力学原理帮助病人采取正确的姿势和体位，可以避免肌肉过度紧张，增进舒适感，促进健康。同时，护士在执行各项护理操作时，正确应用人体力学原理，维持良好姿势，可避免自身肌肉紧张及疲劳，提高工作效率。

（一）常用的力学原理

1. 杠杆作用　杠杆是利用直杆或弯杆在外力作用下能绕杆上一固定点转动的一种简单机械。杠杆的受力点称力点，固定点称支点，克服阻力的点称阻力点。支点到力作用线的垂直距离称动力臂（力臂），支点到阻力作用线的垂直距离称阻力臂（重臂）。当动力臂大于阻力臂时，可以省力；动力臂小于阻力臂时就费力。

人体的活动与杠杆作用相关。在运动时，骨骼好比杠杆，关节是运动的支点，骨骼肌舒缩所产生的力为运动的动力。它们在神经系统的调节和各系统的配合下，对身体起着保护、支持和运动的作用。根据杠杆上的力点、支点和阻力点的相互位置不同，杠杆分为3类。

（1）平衡杠杆　是支点在动力点和阻力点之间的杠杆。这类杠杆的动力臂与阻力臂等长，也可不等长。例如，人的头部在寰枕关节上进行低头和仰头的动作。寰椎为支点，支点前后两组肌群收缩时产生的力为作用力，头部重量为阻力。当前部肌群产生的力与阻力的力矩之和与后部肌群产生的力的力矩相等时，头部趋于平衡。

（2）省力杠杆　是阻力点在动力点和支点之间的杠杆。这类杠杆的动力臂总是比阻力臂长，所以省力。例如，人踮脚站立时，脚尖是支点，脚跟后的肌肉收缩产生的力为作用力，体重落在两者之间的距骨上。因为力臂较长，所以用较小的力就可以支持体重。

（3）速度杠杆　是力点在阻力点和支点之间的杠杆。这类杠杆的动力臂比阻力臂短，因而费力，使用的目的在于工作方便。这类杠杆是人体最常见的杠杆运动。例如，用手臂举起重物时的肘关节运动，肘关节是支点，手臂前肌群（肱二头肌）的力作用于支点和重力作用点之间。由于动力臂较短，就得用较大的力。这种杠杆虽费力，但却赢得了运动的速度和范围。手臂后肌群（肱三头肌）的力和手中的重物的力矩使手臂伸直，而肱二头肌的力使手臂向上弯曲，当两者相等时，手臂则处于平衡状态。

2. 摩擦力　相互接触的两物体在接触面上发生的阻碍相对滑动的力为摩擦力。摩擦力的方向与物体运动的方向相反。摩擦力的大小，取决于压力的大小（即垂直于接触面的压力）和摩擦系数的大小。而摩擦系数的大小与接触面的材料、光洁程度、干湿程度和相对运动的速度等有关，通常与接触面的大小无关。摩擦力有3种。

（1）静摩擦力　互相接触的两物体，在外力作用下，有滑动倾向时，所产生的阻碍物体开始运动的力称静摩擦力，如手杖下端加橡胶垫可增加摩擦系数，使静摩擦力增大，防止手杖滑动。

（2）滑动摩擦力　一个物体在另一物体上滑动时，所产生的阻碍滑动的摩擦力称滑动摩擦力。在护理工作中，有时需尽可能增大摩擦力，以防滑倒，如护士的工作鞋，为了防止滑倒，可在鞋底上多加鞋纹或使用摩擦系数大的材料制作鞋底；有时则需要减少摩擦力，使物体比较容易地沿着一个平面移动，如病床、轮椅、推车等的轮子定时加油，可以减少接触面的摩擦系数，方便推动使用。

（3）滚动摩擦力　物体滚动时受到的摩擦力称滚动摩擦力，滚动摩擦系数最小，如推动有轮子的床比没有轮子的床所需要的力要小得多。

3. 平衡与稳定　物体或人体的平衡与稳定是由其重量、支撑面的大小、重心的高低及重力线和支撑面边缘之间的距离决定的。

（1）物体的重量与稳定度成正比　物体重量越大，稳定度越大。在护理操作中，如把病人移到较轻的椅子上坐时，必须要有其他的力支撑椅子，确保安全，如将椅子靠墙或扶住椅子的靠背。

（2）支撑面的大小与稳定度成正比　支撑面是人或物体与地面接触的支撑面积。支撑面小，则需要使用较大的肌肉拉力，才能保持平衡稳定，如用一只脚站立时，肌肉就必须用较大的拉力，才能维持人体的平衡稳定。扩大支撑面可以增加人或物体的稳定度，如老年人站立或行走时，用手杖扩大支撑面，增加稳定度。

（3）物体的重心高度与稳定度成反比　当物体的组成成分均匀时，重心位于它的几何中心。当物体的形状发生变化时重心的位置也会随之变化。人体重心的位置随着躯干和四肢的姿势改变而改变。在直立垂臂时，重心位于骨盆第 2 骶椎前约 7cm 处，如把手臂举过头顶，重心随之升高；当身体下蹲时，重心下降，甚至吸气膈肌下降时，重心也会下降。人或物体的重心越低，稳定度越大。

（4）重力线必须通过支撑面才能保持人或物体的稳定　重力线是重力的作用线，是通过重心垂直于地面的线。人体只有在重力线通过支撑面时，才能保持动态平衡。当人体从座椅上站起来时，应该先将身体向前倾，两脚一前一后放置，使重力线落在扩大的支撑面内，这样才可以平稳地站起来，如果重力线落在支撑面外，将会产生一个破坏的力矩，使人容易倾倒。

（二）人体力学的应用原则

1. 利用杠杆作用　护士操作时应靠近操作物，两臂持物时，两肘紧靠身体两侧，上臂下垂，前臂和所持物体靠近身体，因阻力臂缩短而省力。在必须提取重物时，最好将重物分成相等的两部分，分别由两手提拿。若重物由一只手臂提拿，另一只手臂则向外伸展，以保持平衡。

2. 扩大支撑面　护士操作中，应根据实际需要两脚前后或左右分开，以扩大支撑面。例如，病人侧卧时，应两臂屈肘，一手放于枕旁，一手放于胸前，两腿前后分开，上腿弯曲在前，下腿稍伸直，以扩大支撑面，稳定卧位。

3. 降低重心　护士在进行低平面的护理操作或取位置较低的物体时，双下肢应随身体动作的方向前后或左右分开，以扩大支撑面，同时屈膝屈髋，形成下蹲姿势，降低重心，重力线在支撑面内，利用重心的移动操作，保持身体的稳定性。

4. 减少身体重力线的偏移程度　护士在提物时应尽量将物体靠近身体；抱起或抬起病人移动时，应将病人靠近自己的身体，使重力线落在支撑面内。

5. 尽量使用大肌肉或多肌群操作　护理操作中，在能使用整只手时，尽量避免只用手指；在能使用躯干部和下肢肌肉的力量时，尽量避免只使用上肢的力量。如端治疗盘时，应将五指分开托住治疗盘并与手臂一起用力，由于多肌群用力，故可减少疲劳。

6. 使用最小肌力做功　用最小的肌力做功可以使人减少不必要的能量消耗，从而减少疲劳。移动重物时应注意平衡、有节律，并计划好所要移动的位置和方向，尽量以直线方向移动，并尽可能用推或拉代替提举动作。

将人体力学的原理有效地运用于护理工作中，可以减少工作中不必要的腰背等损伤，起到省力的作用，提高工作效率。同时，运用人体力学原理可以保持病人良好的姿势和体位，增进病人的舒适感，促进早日康复。

二、助行器运送护理技术

助行器是辅助下肢功能障碍者行走的器具，包括普通助行架、轮式助行架、拐杖等，适用于下肢功能障碍者和行动不便的老年人。

1. 目的　主要辅助身体有残障者或因疾病、高龄而行动不便者进行活动，用以保障病人的安全。

2. 操作流程　见表 4-1。

表 4-1　助行器运送护理技术操作流程

项目	步骤	操作要点		考核要点
操作前准备	评估	1. 病人年龄、病情、意识状态、营养状况及既往史		评估病人正确
		2. 病人身高、四肢活动及负重状况		
		3. 病人与家属对助行器接受程度，需用助行器种类和时间		
操作过程	计划	1. 病人准备　病人与家属了解使用助行器的目的与方法，手臂、肩部或背部无伤痛，活动不受限制，可以配合		病人准备准确全面
		2. 护士准备　护士应着装整洁，掌握沟通技巧		护士准备符合要求
		3. 用物准备　根据病人需要准备拐杖、手杖、助行器。调整拐杖，将全部的螺钉拧紧、拐杖橡胶底垫靠牢拐杖底端		备齐用物，放置合理
		4. 环境准备　整洁安静、光线充足、地面防滑，无障碍物		
	实施	拐杖（图 4-1）：提供给短期或长期残障者离床时使用的一种支持性辅助用具	两点式行走：先同时出右拐和左脚，再同时出左拐和右脚	病人能够掌握，且方法正确
			三点式行走：先同时出两拐杖与患肢，再出健肢	
			四点式行走：先出右拐，再出左脚，而后出左拐，最后出右脚	
			跳跃法：先将两侧拐杖向前，再将身体跳跃至两拐杖中间处	
		手杖（图 4-2）：一种手握式辅助用具，常用于不能完全负重的残障者或老年人，用健侧手臂用力握住	两点式行走：先出手杖和患肢，再出健肢	
			三点式行走：先出手杖，再出患肢，最后出健肢	
			持手杖上楼梯：先出健肢，再出手杖和患肢	
			持手杖下楼梯：先出手杖和患肢，再出健肢	
		步行式助行器（图 4-3）和轮式助行器：适用于上肢健康，下肢功能较差的病人	步行式助行器　双手提起两侧扶手，同时向前将其放于地面，然后双腿迈步跟上	
			轮式助行器　双手握持扶手，行走步态自然，用力下压可自动刹车	
操作后	评价	1. 病人及其家属了解助行器的作用，能配合并接受使用		评价正确
		2. 助行器种类合适，使用方法得当，病人皮肤、神经等无损伤		
		3. 病人使用拐杖、手杖、助行器等方法正确，安全、无意外		

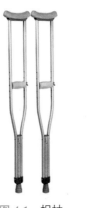

图 4-1　拐杖

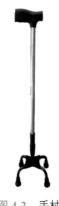

图 4-2　手杖

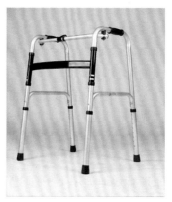

图 4-3　助行器

3. 注意事项

（1）根据病人自身状况，选择助行器，以免造成肢体、皮肤、神经损伤甚至跌伤。

（2）使用前，检查并确定助行器结构完好。

（3）确定病人手臂、肩部或背部无伤痛，活动不受限，可以维持手臂支撑力。

（4）病人鞋子要合脚、防滑，衣服宽松、合身。

（5）保持地面干燥、宽阔、平坦、防滑。练习时根据需要备椅子，供疲劳时休息。

（6）调整腋杖和手杖后，将全部螺钉拧紧，橡皮垫应紧贴腋杖与手杖底端，并应经常检查确定橡皮垫的凹槽能否产生足够的吸力和摩擦力。

（7）拐杖　高度以病人身高减去 40cm 为宜。拐杖顶端接触面有软垫，底端加防滑橡胶垫，腋窝与拐杖顶垫间距 2 ～ 3cm，拐杖底端同侧离足跟 15 ～ 20cm。使用不合适的拐杖可导致腋下受压，造成神经损伤、腋下和手掌挫伤、跌倒，不适合的拐杖与姿势还会引起背部肌肉劳损、酸痛。

（8）手杖　合适长度需符合以下要求：①肘部在负重时能稍微弯曲；②手柄适于抓握，弯曲部与髋部同高，手握手柄时感觉舒适。手杖应该由患肢的对侧手臂握住及发力。手杖底端的橡胶底垫应有吸力、弹性好、宽面、有凹槽。手杖底端着力点在同侧足外 15cm 处。

（9）健康宣教　①让病人及其家属了解助行器的作用，能配合并接受使用；②与病人及其家属进行良好的沟通，解释说明使用的必要性，指导配合方法；③教会病人及其家属手杖、拐杖、助行器的正确使用方法，确保病人的安全。

三、轮椅运送护理技术

1. 目的

（1）运送不能行走但能坐起的病人。

（2）帮助病人下床活动，促进血液循环和体力恢复。

2. 操作流程　见表 4-2。

表 4-2　轮椅运送护理技术操作流程

项目	步骤		操作要点	考核要点
操作前准备	评估		1. 病人病情、体重、躯体活动能力、病损部位	评估内容正确
			2. 病人意识状态、心理反应、理解和合作程度	
			3. 轮椅性能是否完好	
			4. 地面是否干燥、平坦，室外的温度情况	
	计划		1. 病人准备　告知病人轮椅运送目的、方法及注意事项，使其能主动配合	病人准备准确全面
			2. 护士准备　着装整洁，修剪指甲，洗手，戴口罩	护士准备符合要求
			3. 用物准备　轮椅，根据室外情况备外衣或毛毯、别针，需要时备软枕	备齐用物，放置合理
			4. 环境准备　保证环境宽敞，地面防滑	
操作过程	实施		1. 检查与核对　检查轮椅性能，将轮椅推至病人床旁，核对病人的姓名、床号	检查轮椅车轮、椅座、椅背、脚踏板、制动闸等部件性能的方法正确
		上轮椅	2. 安置轮椅 （1）使轮椅座位面向床头 （2）拉起车闸固定车轮，防止轮椅滑动，翻起脚踏板 （3）天冷需用毛毯时，将毛毯三折平铺在轮椅上，两边展开，使毛毯上端高过病人颈部 15cm 左右	缩短距离，便于病人坐入轮椅，防止轮椅滑动
			3. 扶助病人起床　扶病人坐于床缘，嘱病人用手掌撑住床面维持坐姿；协助病人穿袜、鞋；根据温度穿外衣	询问、观察病人有无眩晕和不适

续表

<table>
<tr><th>项目</th><th>步骤</th><th></th><th>操作要点</th><th>考核要点</th></tr>
<tr><td rowspan="11">操作过程</td><td rowspan="11">实施</td><td rowspan="5">上轮椅</td><td>4. 协助病人坐椅
（1）护士站在轮椅背后，两手臂压住轮椅，固定轮椅，嘱病人扶着轮椅的扶手，将身体置于椅座中部，抬头向后靠坐稳
（2）对于不能自行下床的病人，先扶病人坐起移至床缘，护士面对病人，双脚分开站稳，双手环抱病人腰部，协助病人下床（图 4-4）；嘱病人用近轮椅侧的手扶住轮椅外侧把手，转身坐入轮椅中，或由护士环抱病人，协助其坐入轮椅中，并嘱病人身体尽量向后靠，双手扶住两侧扶手
（3）翻下脚踏板，嘱病人双脚置于踏板上，如有下肢水肿、溃疡或关节疼痛，应在脚踏板上垫软枕，双脚踏于软枕上</td><td>确保病人安全</td></tr>
<tr><td>5. 注意保暖　盖住颈部、上肢、躯干、下肢，必要时盖住两脚，露出双手（图 4-5）</td><td>天气寒冷时，防止受凉</td></tr>
<tr><td>6. 整理床单元　将床单元整理成暂空床</td><td>保持病室整洁</td></tr>
<tr><td>7. 护送病人　观察病人，确定无不适后，松开车闸，推病人至目的地</td><td>运送过程中观察病人病情。过门槛时，翘起前轮，避免过大震动；下坡时，嘱病人抓紧扶手，保证安全</td></tr>
<tr><td></td><td></td></tr>
<tr><td rowspan="4">下轮椅</td><td>1. 固定轮椅　将轮椅推至床尾，轮椅椅背与床尾平齐，病人面向床头，固定车闸，翻起脚踏板</td><td></td></tr>
<tr><td>2. 协助回床　打开毛毯，护士面对病人，双脚前后分开，屈膝屈髋，双手置于病人腰部，病人双手置于护士肩上，协助病人站立、转身，坐于床缘，脱去鞋子和外衣，躺卧舒适，盖好盖被</td><td>防止病人摔倒</td></tr>
<tr><td>3. 整理归位　整理床单元，观察病情，推轮椅回原位放置</td><td></td></tr>
<tr><td>4. 记录、洗手</td><td>记录执行时间和病人反应</td></tr>
<tr><td rowspan="3">操作后</td><td rowspan="3">评价</td><td colspan="2">1. 病人运送过程安全，无疲劳及不适</td><td rowspan="3">评价正确</td></tr>
<tr><td colspan="2">2. 护士运用人体力学原理，操作规范、正确，动作协调、轻稳，运送病人顺利</td></tr>
<tr><td colspan="2">3. 护患沟通有效，病人能主动配合</td></tr>
</table>

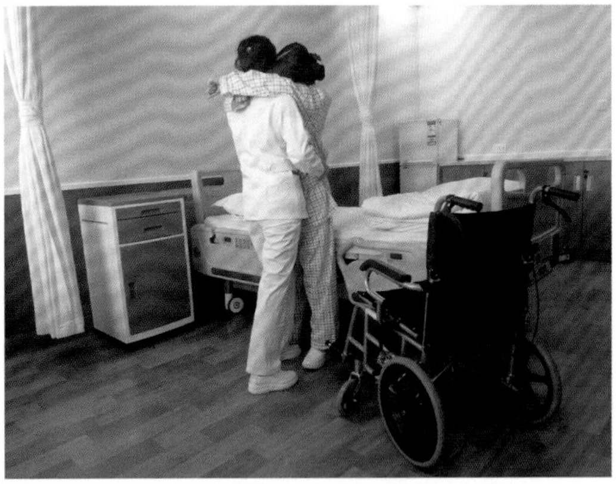

图 4-4　协助病人坐轮椅

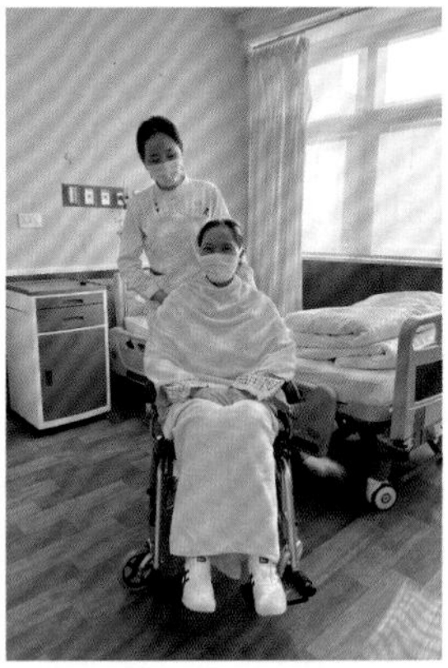

图 4-5　轮椅上包裹保暖法

3. 注意事项

（1）使用前应仔细检查轮椅的性能，确保病人安全。

（2）病人上下轮椅时，要固定好车闸。

（3）推轮椅时速度要慢，嘱病人手握扶手、身体靠后坐，勿向前倾或自行下轮椅。下坡时减慢速度，过门槛时翘起前轮，使病人的头、背后倾，避免产生不适和发生意外。

（4）推行过程中注意观察病情，询问有无不适。

（5）寒冷季节注意保暖。

（6）健康宣教　①解释转运的过程、配合方法及注意事项；②告知病人在转运过程中，如感到不适，及时告诉护士，防止发生意外。

四、平车运送护理技术

1. 目的　转运不能起床的病人。

2. 操作流程　见表 4-3。

表 4-3　平车运送护理技术操作流程

项目	步骤	操作要点	考核要点
操作前准备	评估	1. 病人病情、体重、躯体活动能力、病损部位	评估内容正确
		2. 病人意识状态、心理反应、理解合作程度	
		3. 平车性能是否良好	
		4. 地面是否干燥、平坦，室外温度情况	
	计划	1. 病人准备　告知病人平车运送目的、方法及注意事项，使其主动配合	病人准备准确全面
		2. 护士准备　着装整洁，洗手，戴口罩	护士准备符合要求
		3. 用物准备　平车（车上放置橡胶中单和大单包好的垫子及枕头）、棉被或毛毯，如为骨折病人，平车上应垫木板并将骨折部位固定妥当。如为腰椎、颈椎骨折的病人或病情较重的病人，需备中单或大单（搬运时用）	备齐用物，放置合理
		4. 环境准备　环境宽敞，道路通畅，无障碍物	
操作过程	实施	1. 检查与核对　检查平车性能，将平车推至病人床旁，核对病人的姓名、床号	检查平车车轮、车面、制动闸等各部件的性能，保证安全
		2. 安置导管　妥善安置好病人身上的输液管及各种导管，适用于病情许可且病人能在床上配合者	避免导管脱落、受压或液体逆流，保持导管通畅
		3. 搬运方法	
		挪动法　（1）移开床旁桌椅，松开盖被，协助病人移至床边	病情许可，且病人能在床上配合，靠近平车
		（2）将平车紧靠床边，大轮靠床头，小轮靠床尾，制动车闸	小轮转弯灵活，推动在前，大轮转动的次数少，以减少颠簸产生的不适
		（3）协助病人将上半身、臀部、下肢依次向平车挪动。由平车回床时，顺序相反，先挪动下肢，再挪动臀部、上半身	护士在旁抵住平车，防止平车移动，保证病人安全
		一人搬运法　（1）移床旁椅至对侧床尾，将平车放至床尾，使平车头端与床尾呈钝角，搬运者站在钝角内的床边，便于搬运，缩短搬运距离，并制动平车车闸	适用于上半身能活动，体重较轻的病人
		（2）松开盖被，协助病人穿好衣服	节力
		（3）护士两脚前后分开，稍屈膝，一手臂自病人腋下伸至对侧肩部外侧，另一手臂伸至病人大腿下。病人双臂交叉于护士颈后，抱起病人，移步转身轻轻放在平车上，卧于平车中央（图 4-6）	两脚前后分开，扩大支撑面；略屈膝屈髋，降低重心，增加稳定性
		两人搬运法　（1）～（2）同一人搬运法内容	适用于不能活动，体重较重的病人
		（3）护士甲、乙两人站在病人同侧床边，高者托病人的上半身，使病人头处于高位，减轻不适。将病人双手交叉置于胸腹前。护士甲一手臂托住病人头、颈、肩部，另一手臂托住腰部；护士乙一手臂托住病人臀部，另一手臂托住腘窝处，两人同时抬起病人，使病人的身体向护士倾斜，移步转身至平车前，同时屈膝，将病人轻放于平车中央，盖好盖被（图 4-7）	两名搬运者身高高者托病人的上半身，使病人头处于高位，抬起病人时，应使病人靠近搬运者身体，节省力量

续表

项目	步骤	操作要点	考核要点
	三人搬运法	（1）～（2）同一人搬运法内容 （3）护士甲、乙、丙三人站在病人同侧床边。搬运时护士甲一手臂托住病人的头、颈、肩部，另一手臂托住病人背部；护士乙一手臂托住病人腰部，另一手臂托住病人臀部；护士丙一手臂托住病人膝部，另一手臂托住病人小腿部，三人同时抬起病人至近侧床缘，再同时抬起病人平移至平车，轻放于平车中央，盖好盖被（图4-8）	适用于不能活动、超重的病人 搬运者由床头按身高顺序排列，使病人头处于高位，同时抬起病人，应保持平稳移动，减少意外伤害
操作过程	实施　四人搬运法	（1）～（2）同挪动法内容 （3）病人腰、臀下铺大单或中单 （4）护士甲站于床头，托住病人的头、颈、肩部，或手握大单头端；护士乙站于床尾，托起病人的双腿，或手握大单尾端；护士丙和丁分别站于病床和平车的两侧，抓牢中单（或大单），四人同时抬起病人向平车处移动，轻放于平车中央，盖好盖被（图4-9）	适用于颈椎、腰椎骨折，病情较重的病人，搬运骨折病人时平车上需垫木板，并固定好骨折部位 大单或中单能承受病人的体重 多人搬运时动作应协调一致，护士甲应随时观察病人的病情变化
		4.安置病人　根据病情需要，安置病人于舒适卧位，用盖被包裹病人，露出头部	确保病人温暖舒适，包裹整齐美观
		5.整理床单元　将床单元改铺成暂空床	病室整洁美观
		6.运送病人　松开平车制动闸，推病人到目的地	运送过程中确保病人安全、舒适
		7.记录、洗手	先洗手，后记录，记录真实，签名清楚
操作后	评价	1.搬运过程中病人感觉平稳、舒适、安全 2.护士动作正确、规范、节力，配合协调 3.搬运过程中无意外损伤，持续性治疗未被中断 4.护患沟通有效，病人能主动配合	评价正确

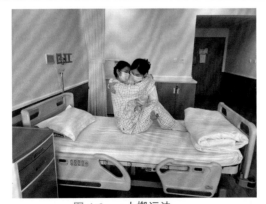

图4-6　一人搬运法

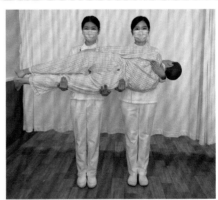

图4-7　两人搬运法

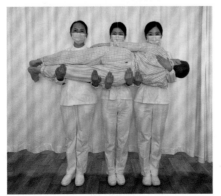

图4-8　三人搬运法

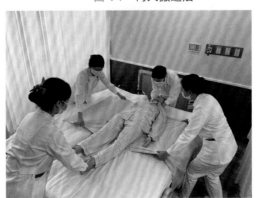

图4-9　四人搬运法

3.注意事项

（1）搬运前要仔细检查平车，以确保病人安全。

（2）搬运时注意节力，身体靠近病人，两腿分开，扩大支撑面。搬运动作轻稳，多人搬运时协调一致，保证病人安全和舒适。

（3）运送过程中应注意以下几点　①病人头部卧于大轮端，可减轻由于转动过多或颠簸引起的不适；②护士应站在病人头侧，以便观察病情；③平车上下坡时，病人头部保持在高位一端，以免引起不适；④有输液管和引流管时，要妥善固定并保持通畅；⑤运送骨折病人，平车上要垫木板，并将骨折部位固定好；运送颅脑损伤、颌面部外伤及昏迷病人，应将头偏向一侧；运送颈椎损伤病人，头部应保持中立位；⑥运送过程中保持车速平稳；⑦进出门时先将门打开，不可用车撞门，以免震动病人、损坏建筑物等；⑧冬季注意保暖，以免受凉。

（4）四人搬运法适用于颈椎、腰椎骨折或病情较严重者。

（5）健康宣教　①向病人及其家属解释转运的过程、配合方法及注意事项；②告知病人在搬运过程中如感到不适，及时告诉护士，防止发生意外。

五、担架运送护理技术

1.目的　运送不能起床的病人入院、检查、治疗或转运等，特别是在急救的过程中，担架是运送病人最基本、最常用的工具。特点是可以上下楼梯，且对体位影响较小，方便上下各种交通工具，不受地形、道路等条件限制。

2.操作流程　见表4-4。

表 4-4　担架运送护理技术操作流程

项目	步骤	操作要点	考核要点
操作过程	评估	1.病人病情、体重、躯体活动能力、病损部位	评估内容正确
		2.病人意识状态、心理反应、理解合作程度	
		3.担架性能是否良好	
		4.地面是否干燥、平坦，室外温度情况	
	计划	1.病人准备　告知病人担架运送目的、方法及注意事项，使其能主动配合	病人准备准确全面
		2.护士准备　着装整洁，根据病人情况决定搬运人数	护士准备符合要求
		3.用物准备　担架一副（通常使用帆布担架，如现场急救缺少担架，可使用木板等代用品）。有条件的情况下可在担架上铺软垫，其他用物同"平车运送法"	备齐用物，放置合理
		4.环境准备　移开障碍物，保证环境宽敞	
	实施	同"平车运送法"，可采用两人或三人搬运法。由于担架位置较低，为方便搬运，应先由两人将担架抬起与床平齐。搬运时保持平稳，不要晃动	保证病人安全
操作后	评价	1.搬运过程中病人安全、舒适、无损伤等	评价正确
		2.搬运过程中持续性治疗未被中断	
		3.护患沟通有效，病人能主动配合	

3.注意事项

（1）病人卧于担架中央，四肢不可靠近担架边缘，以免碰撞造成损伤，颈下垫软枕或衣物。

（2）脊椎损伤的病人应使用硬板担架。

（3）疑似颈椎损伤的病人注意保持头颈位于中立位，可用颈套，防止头颈左右转动。

（4）运送途中注意观察病人的病情变化，保持呼吸通畅，防止舌后坠阻塞呼吸道，或分泌物、呕吐物吸入气管引起窒息。

（5）担架所有结构须牢固、可靠，防止转动过程中发生断裂，造成病人损伤。

（6）健康宣教　①向病人及其家属解释搬运的过程、配合方法及注意事项；②告知病人在搬运过程中，如感到不适，及时告诉护士，防止发生意外。

第3节　入院护理

 案例 4-2

病人，男性，55岁。2天前入院，今日为在全身麻醉下行腹腔镜胆囊切除术。

问题：1. 病区护士怎样为病人准备床单元？

　　　2. 对该病人实施哪一级别的护理措施？

入院护理是指病人经门诊或急诊医生初步诊查后因病情需要，由诊查医生签发住院证后，护士根据病人的病情，提供相应的护理措施。入院护理的目的：①协助病人了解和熟悉环境，使病人尽快适应医院生活，消除紧张、焦虑等不良情绪；②满足病人各种合理要求，以调动病人配合住院期间治疗、护理的积极性；③做好健康教育，满足病人对疾病知识的需求。

一、入院流程

（一）住院服务中心的护理管理

1. 办理入院手续　病人或家属持门诊或急诊医生签发的住院证到住院服务中心办理。

（1）完成入院财务押金手续的办理。

（2）完成住院首页基本资料的建档。

（3）相关入院须知的知情同意签字和宣教。

（4）住院服务中心通知病区护士根据病情提前做好接收新病人的准备。

（5）为病人佩戴腕带。

2. 实施卫生处置　根据医院条件、病人病情及身体状况，在住院服务中心处置室对其进行卫生处理，如淋浴、更衣、理发、灭虱等。对危、急、重症病人，即将分娩者、体质虚弱者酌情处置。对于传染病或疑似传染病病人，应送隔离室进行卫生处置。病人换下的衣服和不用的物品，交家属带回或按手续暂时存放在住院处。

3. 护送病人入病区　住院服务中心根据病情，携病人病历，选用护送方式护送病人入病区。护送过程中保证病人安全，保持输液或吸氧等必要的治疗，注意保暖。入病区后，与值班护士详细交接病情、治疗情况、相关护理措施、个人卫生情况及物品等。

（二）病人入病区后的初步护理

1. 一般病人入病区后的护理

（1）床单元准备　病区护士接到住院服务中心通知后，根据病人病情及治疗需要准备床单元，将备用床改为暂空床；备齐病人所需用品；根据病情床上加铺橡胶单和中单。对于传染病或疑似传染病病人，将其安置在隔离病室。

（2）迎接新病人　病人进入病区后，护士要热情、主动迎接新病人，将病人引到指定床位，妥善安置；向病人及其家属介绍责任护士，说明自己将为病人提供的护理内容及职责，并为病人介绍同室病友，促进彼此交流，从而满足其归属和安全的心理需要。

（3）通知主管或值班医生查看病人，必要时协助医生进行查体或治疗。

（4）完成入院护理评估　测量体温、脉搏、呼吸、血压及体重，必要时测量身高，并及时、如实记录在体温单上；评估健康状况，了解病人的身心需要及健康问题，为制订护理计划提供依据；评估病人的皮肤、自理能力、是否疼痛。

（5）填写住院病历和有关护理表格　①用蓝色或黑色水笔逐页填写住院病历眉栏、页码及各种表格；②用红色水笔在体温单 40～42℃的相应时间栏内，纵向填写入院时间；③按顺序排列住院病历，顺序为体温单、医嘱单、入院记录、病史及体格检查、病程记录（手术、分娩记录单等）、各种检验检查报告单、护理病案、住院病案首页、门诊病案；④填写入院登记本、诊断小卡（插在住院病人一览表上）、床头（尾）卡（插在床头或床尾牌内）。

（6）介绍与指导　向病人及其家属介绍病区环境、作息时间、医院相关规章制度、床单元及相关物品的使用方法，告知病人留取常规标本的方法、时间及注意事项。

（7）正确执行各项医嘱　根据医嘱对病人实施整体护理。

2.急诊病人入病区后的护理

（1）准备床单元　病区护士接到通知后，立即准备好床单元。如为急危重症病人，将其安置在危重病室或抢救室以便抢救，按需要在床上加铺橡胶单和中单，如为急诊手术病人，应备麻醉床。

（2）准备急救药品及急救设备　如吸氧装置、负压吸引器、输液用具、急救车等，通知主管或值班医生做好抢救准备。

（3）配合抢救　密切观察病人病情变化，积极配合医生进行急救，并做好护理记录。在医生未到之前，护士根据病情做出初步判断，给予紧急处理，如建立静脉通道、给氧、吸痰等。

（4）与护送人员交接　对于不能正确叙述病情和需求的病人，如语言障碍、听力障碍、意识不清者或婴幼儿，需暂留护送人员，以便询问病人病情及相关情况。

二、入院评估（自理能力、疼痛、皮肤）

临床护理工作按照护理程序进行，护理评估是护理程序的首要环节，是找出护理问题、制订护理目标和执行计划的依据，其准确性直接影响护理工作质量。入院评估是护理评估的一种形式，是对新入院病人进行综合、全面评估的过程。入院评估内容包括病人基本信息、入院方式、基本情况（意识状态、生命体征、体位、皮肤黏膜、饮食情况、排泄情况、既往史、家族史、过敏史）、自理能力、营养状况、跌倒风险、压力性损伤风险、疼痛评估、心理状态评估等。以下重点介绍自理能力、疼痛及压力性损伤风险评估方法。

（一）自理能力风险评估

1.评估目的　了解病人自理能力，有针对性地为病人提供照护措施。

2.评估依据　对进食、洗澡、修饰、穿衣、控制大便、控制小便、如厕、床椅转移、平地行走、上下楼梯 10 个项目进行评定，各项得分相加即为总分，根据总分，将自理能力分为重度依赖、中度依赖、轻度依赖和无需依赖 4 个等级

3.自理能力分级　依照需要照护程度划分（表 4-5）。

表 4-5　自理能力分级

自理能力分级	分值（分）	需要照护程度
重度依赖	总分≤40	全部需要他人照护
中度依赖	41≤总分≤60	大部分需他人照护
轻度依赖	61≤总分≤99	少部分需他人照护
无需依赖	100	无需他人照护

4.日常生活活动（ADL）评定量表　见表 4-6。

表 4-6　ADL 评定量表

项目	评分标准
1. 大便	0= 失禁或昏迷 5= 偶尔失禁（每周＜1 次） 10= 能控制
2. 小便	0= 失禁或昏迷或需要导尿 5= 偶尔失禁（每 24 小时＜1 次，每周＞1 次） 10= 能控制
3. 修饰	0= 需帮助 5= 独立洗脸、梳头、刷牙、剃须
4. 如厕	0= 依赖别人 5= 需部分帮助 10= 自理
5. 吃饭	0= 依赖别人 5= 需部分帮助（夹饭、盛饭、切面包） 10= 全面自理
6. 转移 （床←→椅）	0= 完全依赖别人，不能坐 5= 需大量帮助（2 人），能坐 10= 需少量帮助（1 人）或指导 15= 自理
7. 活动（主要指步行，即在病房及其周围，不包括走远路）	0= 不能动 5= 在轮椅上独立行动 10= 需 1 人帮助步行（体力或语言指导） 15= 独立步行（可用辅助器）
8. 穿衣	0= 依赖 5= 需一半帮助 10= 自理（系开纽扣及关开拉锁和穿鞋）
9. 上楼梯（上下一段楼梯，用手杖也算独立）	0= 不能 5= 需帮助（体力或语言指导） 10= 自理
10. 洗澡	0= 依赖 5= 自理
总分	
评估者	

（二）疼痛风险评估

1. 评估目的

（1）为让护理人员提供良好的疼痛照护，使病人感到舒适。

（2）评估病人疼痛程度及性质，作为疼痛处置的参考依据。

（3）应用镇痛药物或处置后的疼痛评估依据。

2. 疼痛评估工具及内容　详见"第 5 章生命体征的观察与护理技术"。

（三）压力性损伤风险评估

压力性损伤（压疮）是发生于皮肤或皮下软组织的局限性损伤，通常发生于骨隆突处或皮肤与医疗设备接触处。压力性损伤可表现为局部组织受损但表皮完整或开放性溃疡，并可伴有疼痛。剧烈和（或）长期的压力或压力联合剪切力可导致压力性损伤的出现。皮下软组织对压力和剪切力的耐受性受环境、营养、灌注、合并症和软组织条件的影响。

1. 评估目的

（1）了解压力性损伤风险，减轻局部压力，促进血液循环。

（2）根据不同卧位观察骨隆突处和受压部位皮肤情况，指导临床预防压力性损伤。

（3）对已有压力性损伤的病人，正确评估其分期，以便采取对应措施。

2. 评估引起压力性损伤的危险因素　通常使用 Braden 压疮危险因素预测量表（表 4-7）。

表 4-7　Braden 压疮危险因素预测量表

评分内容	1分	2分	3分	4分
感知	完全受限	严重受限	轻度受限	没有改变
潮湿	持久潮湿	经常潮湿	偶尔潮湿	很少潮湿
活动能力	卧床不起	局限椅上	偶尔步行	经常步行
移动能力	完全受限	严重受限	轻度受限	没有改变
营养	重度摄入不足	摄入不足	适当	良好
摩擦力和剪切力	有	潜在危险	无	无

注：16 分或以下显示成年住院病人有压疮发生的危险；18 分或以下显示老年住院病人有压疮发生的危险；15～18 分，轻度危险；13～14 分，中度危险；10～12 分，高度危险；9 分以下，极度危险。

护理人员应观察病人受压皮肤状况，如潮湿、压红、压红消退时间、水泡、破溃、感染，对已有压力性损伤的病人，正确评估压力性损伤的分期，伤口大小。

3. 压力性损伤的分期　2014 年以前一直按以下分类：①Ⅰ期，淤血红润期。此期为初期，表现为红、肿、热、麻木或触痛，此期皮肤表面无破损情况，为可逆性改变。②Ⅱ期，炎性浸润期。受压部位因淤血而呈现紫红色，有皮下硬结和（或）水疱形成，水疱破溃后，可见潮湿、红润的创面，病人有疼痛感。③Ⅲ期，浅度溃疡期，表现为表皮水疱扩大，破溃后真皮层组织感染，出现黄色渗出液，感染后表面有脓液覆盖，浅层组织坏死，形成溃疡，病人疼痛感觉加重。④Ⅳ期，坏死溃疡期，表现为脓液较多，坏死组织发黑，脓性分泌物增多有臭味。2016 美国国家压力性损伤咨询委员会（NPIAP）公布了一项术语的更改声明，将压疮更名为压力性损伤；将其分期系统中的罗马数字Ⅰ、Ⅱ、Ⅲ更新为阿拉伯数字 1、2、3。具体分期见表 4-8。

表 4-8　压力性损伤分期

分期	文字描述
1 期	皮肤完整伴局部无法消退的红斑
2 期	部分皮层丧失直达真皮，表现为开放性表浅损伤，伴有红色或粉红色的伤口床，但无腐肉
3 期	全层组织缺损，皮下脂肪可能呈现，但骨骼、肌腱或肌肉未见外露。腐肉可能存在，但不会遮挡组织缺损的深度。潜行和窦道也可能存在
4 期	全层组织缺损伴有骨、肌腱或肌肉外露。腐肉或焦痂可能存在于伤口床的某些部分，通常有潜行和窦道出现
不明确分期的压力性损伤	全层组织缺损，由于伤口床被腐肉或焦痂覆盖，无法确定伤口具体程度。去除腐肉或焦痂后，可表现为 3 期或 4 期压力性损伤
深部组织压力性损伤	完整或破损的皮肤局部出现持久性非苍白性发红、褐红色或紫色变化或表皮分离后现暗红色伤口床或充血性水疱。疼痛和温度变化往往先于颜色的改变

三、床单元准备的护理技术

（一）床单元及设置

床单位是指住院期间医疗机构提供给病人使用的家具和设备，它是病人住院期间休息、睡眠、治疗与护理等活动的最基本的生活单位。每个床单位应配备固定的设施，包括床、床垫、床褥、棉胎或毛毯、枕芯、大单、被套、枕套、橡胶中单和中单、床旁桌、床旁椅。床头墙壁上有照明灯、呼叫装置、

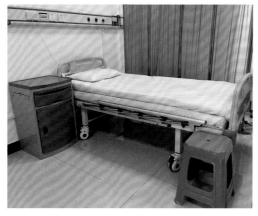

图 4-10 备用床

供氧和负压吸引管道等设施。

（二）备用床的准备

床单元是病人睡眠和休息的地方。由于疾病的限制和治疗的需要，病人许多活动只能在床上进行，所以床单元一定要符合实用、耐用、舒适、安全的原则。病人进入病区前护理人员应准备好备用床（图 4-10）。铺床时应运用人体力学原理，遵守节力原则。

1. 目的　保持病室整洁，准备接收新病人。

2. 操作流程　见表 4-9。

表 4-9　铺备用床技术操作流程

项目	步骤	操作要点	考核要点
评估		1. 检查床单元设施是否齐全，功能是否完好	评估正确
		2. 确认床上用品是否齐全整洁、符合季节需要，规格与床单元是否符合	
		3. 观察病室环境是否符合铺床操作	
		4. 床头供氧、负压吸引管道是否通畅，呼叫器是否完好	
计划		1. 护士准备　着装整洁，修剪指甲，洗手，戴口罩	护士准备符合要求
		2. 用物准备　床单元、床垫、床褥、大单、被套、棉胎或毛毯、枕套、枕芯、床刷和刷套	备齐用物，放置合理
		3. 环境准备　病室内无病人进餐、无病人进行治疗及护理操作	
操作过程	实施	1. 备物　检查备齐用物，按取用顺序放于治疗车上（自下而上放置枕芯、枕套、棉胎或毛毯、被套、大单），推车至床旁，检查床、床垫的功能是否完好，有脚轮的床，应先固定床脚，调整床至适合高度	动作轻稳
		2. 移开桌椅　移开床旁桌，距床约 20cm，移床旁椅至床尾一侧，距床约 15cm	便于操作
		3. 翻扫床垫　将床褥从床头至床尾湿扫干净，"S"形折叠放于床旁椅上，用纵翻法或横翻法翻转床垫，铺床褥于床垫上	避免床垫局部长期受压而发生凹陷
		4. 铺单折角　取已折叠好的大单放于床的正中处，大单纵、横中线与床纵、横中线对齐，分别向床头、床尾、近侧、对侧展开，先铺近侧床头，面向床角，两脚前后分开，成弓步，右手将床头床垫托起，左手伸过床头中线，将大单包塞于床垫下（图 4-11A）。在距床头约 30cm 处，右手向上提起大单边缘，使其同床边垂直，呈一等边三角形（图 4-11B），以床缘为界，将三角形分为上下两半（图 4-11C），将下半三角平整地塞于床垫下（图 4-11D），再将上半三角翻下塞于床垫下（图 4-11E、F）。护士至床尾更换左右手法，拉紧大单铺好床尾，再将床缘中段大单拉紧塞入床垫下。转至对侧，同法铺好对侧大单	护理人员身体靠近床边，双脚分开，保持上身直立，两膝稍弯曲，动作平稳、连续，减少来回走动
		5. 套被套 （1）"S"式套被：取已折叠好的被套，被套头端齐床头放置，被套纵中线与床纵中线对齐，分别向床尾、近侧、对侧展开（被套正面向外；开口端朝床尾），将被套开口端上层约 1/3 部分打开，将折好的棉胎或毛毯置于被套开口处，底边与被套开口边平齐，将棉胎或毛毯上缘中部拉至被套头端，棉胎或毛毯上端与被套封口紧贴，将棉胎或毛毯向两边展开，与被套边平齐，对好两上角，盖被上缘平床头，护士至床尾，逐层拉平被套和棉胎或毛毯，系带	防止被套头端空虚
		（2）卷筒式套被：被套正面向内折叠，平铺于床上，将棉胎或毛毯平铺于被套上，中线与大单中线对齐，上缘与被套封口边齐，将棉胎或毛毯两角与被套一并向上折成直角，再由床头卷至床尾，将棉胎或毛毯与被套一起自开口处翻转，自床头向床尾展开，拉平系带	
		6. 折成被筒　被头平床头，将盖被的两侧向内折叠与床缘平齐，将盖被尾端向内折叠与床尾平齐	动作轻稳，注意省力原则
		7. 套枕套　在床尾或护理车上将枕套套于枕芯，四角充实，系带，整理枕头，平放于床头	
		8. 桌椅归位　移回床旁桌椅，保持床单元整洁美观，洗手	避免声响

续表

项目	步骤	操作要点	考核要点
操作后	评价	1. 护理人员操作时遵循节力原则 2. 操作过程熟练，未影响病人治疗和护理等活动 3. 床铺平紧、美观、舒适、实用，病室及床单元整洁、美观	评价正确

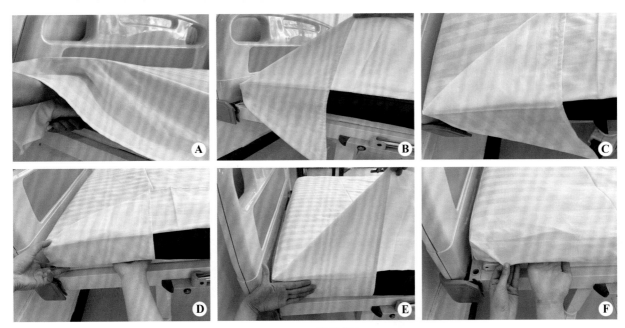

图 4-11　铺单折角

3. 注意事项

（1）床铺应符合实用、耐用、舒适、安全、美观的原则。大单、被套、枕套均应做到平、整、紧、实、美。

（2）动作轻稳，避免抖动、拍打等动作，以免微生物传播。

（3）操作中应用省时、节力原则。①操作前用物折叠方法和摆放顺序正确，放置稳妥，防止落地；②铺床时身体应靠近床边，上身直立，两脚前后或左右分开稍屈膝，扩大支撑面，降低重心，增加身体的稳定性；③应用臂部肌肉力量，手臂动作平稳协调，有节律地连续进行；④翻转床垫时应借助自身的重量以节省体力，减少扭伤；⑤先铺床头，后铺床尾，再铺中部，铺好近侧，再铺远侧，避免多余无效动作，减少走动次数。

（4）病人进餐或接受治疗时暂停铺床。

（5）健康教育：①向病人说明铺暂空床的目的；②告知病人上、下床的方法。

（三）暂空床（被套式）的铺法（图 4-12）

1. 目的　保持病室整洁，供新入院或暂离床活动的病人使用。

2. 操作流程　见表 4-10。

表 4-10　铺暂空床技术操作流程（被套式）

项目	步骤	操作要点	考核要点
操作过程	评估	1. 新入院病人神志、诊断、病情，是否有伤口或引流管等。住院病人病情是否允许暂离床活动或外出检查 2. 确认床上用品是否齐全整洁、符合季节需要，规格与床单元是否符合 3. 观察病室环境是否符合铺床操作 4. 床头供氧、负压吸引管道是否通畅，呼叫器是否完好	评估病人正确

续表

项目	步骤	操作要点	考核要点
操作过程	计划	1.护士准备　着装整洁，修剪指甲，洗手，戴口罩	护士准备符合要求
		2.用物准备　同"铺备用床技术操作流程"，必要时备橡胶单和中单	备齐用物，放置合理
		3.环境准备　病室内无病人进餐、无病人进行治疗及护理操作	
	实施	1.折叠盖被　将备用床的盖被上端向内折，然后扇形三折于床尾，使之与床平齐	方便病人使用，保持病室整齐、美观
		2.铺橡胶单及中单　为保护床褥免受污染，根据病情需要，铺橡胶单及中单，中线和床中线对齐，上缘距床头45～50cm，两单边缘下垂部分一并塞入床垫下。转至对侧，同法铺好	保护床褥免受污染
		3.其他　整理用物，洗手	整理、处理用物方法正确
操作后	评价	1.护理人员操作时遵循节力原则	评价正确
		2.操作过程熟练，未影响病人治疗和护理等活动	
		3.床铺平紧、美观、舒适、实用，病室及床单元整洁、美观	
		4.用物准备符合病情需要	
		5.病人上下床方便，躺卧时感觉舒适	

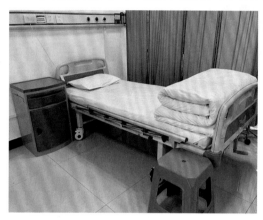

图 4-12　暂空床

3.注意事项　同铺备用床的注意事项。

（四）麻醉床（被套式）的铺法（图 4-13）

1.目的

（1）便于接收和护理麻醉后的病人。

（2）避免呕吐物、分泌物或伤口渗液污染床单元，便于更换。

（3）使病人安全、舒适，预防并发症。

2.操作流程　见表 4-11。

表 4-11　铺麻醉床技术操作流程（被套式）

项目	步骤	操作要点	考核要点
操作过程	评估	1.病人的诊断、病情、手术方式和麻醉方式	评估病人正确
		2.手术后所需的治疗、抢救、护理物品等	
		3.床单元设施性能是否完好	
		4.床头供氧、负压吸引管道是否通畅，呼叫器是否完好	

项目	步骤	操作要点	考核要点
操作过程	计划	1.护士准备　着装整洁，修剪指甲，洗手，戴口罩	护士准备符合要求
		2.用物准备	备齐用物，放置合理
		（1）床上用物：床垫、床褥、大单、被套、棉胎或毛毯、枕套、枕芯、床刷和刷套，另加橡胶单和中单（或一次性中单）各2条	
		（2）麻醉护理盘：无菌巾内置张口器、舌钳、压舌板、牙垫、治疗碗、镊子、鼻导管、吸痰管、纱布数块；无菌巾外置血压计、听诊器、弯盘、棉签、胶布、手电筒、护理记录单和笔	
		（3）另备输液架，必要时备好吸痰装置和给氧装置等	
		3.环境准备　病室内无病人进餐、无病人进行治疗及护理操作	
	实施	同铺备用床步骤1～4	动作轻稳
		5.铺橡胶单和中单　根据病人的麻醉方式和手术部位铺橡胶单和中单	橡胶单和中单放置位置正确
		（1）将橡胶单及中单分别对好床中线，铺在床头、床中部或床尾，边缘平整地塞入床垫下	
		（2）铺床头的橡胶单及中单，上缘应平齐床头放置，下端压在中部的橡胶单和中单上，边缘平整地塞入床垫下	
		（3）转至对侧，分层铺好对侧大单、橡胶单和中单	
		6.套好被套　同铺备用床步骤5	方法正确
		7.折被筒　将盖被两侧边缘向内折叠与床沿齐，尾端向内或向上折叠与床尾齐，将盖被三折上下对齐叠于一侧床边，开口向门	盖被三折上下对齐，外侧齐床沿
		8.套枕套　于床尾处套好枕套，系带，开口背门，横立于床头	防止头部受伤
		9.移回桌椅　将床旁桌移回原处，床旁椅移至盖被折叠侧	位置正确
		10.放置麻醉护理盘　麻醉护理盘放床旁桌上，其余用物放于合适位置	位置正确
		11.其他　整理用物、洗手	整理、处理用物方法正确
操作后	评价	1.操作熟练，无多余动作	评价正确
		2.用物准备能满足手术后病人的治疗护理	
		3.操作过程中利用省力原理	
		4.护理术后病人的物品齐全，病人能及时得到抢救和护理	

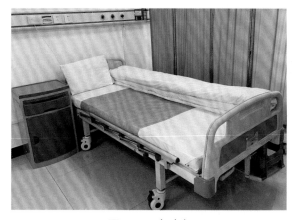

图 4-13　麻醉床

3.注意事项

（1）同铺备用床注意事项（1）～（3）。

（2）铺麻醉床时应更换清洁的被单，保证手术后病人舒适，避免发生感染。

（3）避免橡胶单外露接触病人皮肤，引起病人不适。

（4）麻醉未清醒病人应去枕平卧，头偏向一侧。

（5）根据手术放置中单。颈、胸部手术或全身麻醉后铺于床头；腹部手术或非全身麻醉手术铺在床中部；下肢手术铺在床尾。若需要铺在床的中部，则橡胶单和中单的上缘应距床头45～50cm。避免呕吐物、分泌物或伤口渗液污染床单元。

（6）健康教育，向陪伴家属说明病人去枕平卧的方法、时间及注意事项。

（五）卧床病人床单元的整理

1. 目的

（1）使床单元平整、舒适，预防压力性损伤、坠积性肺炎等并发症。

（2）保持病室整洁美观，增加病人的舒适感。

2. 操作流程　见表4-12。

表 4-12　卧床病人床单元整理技术操作流程

项目	步骤	操作要点	考核要点
	评估	1. 病人的病情，有无活动限制	评估病人正确
		2. 病人病损部位及合作程度	
		3. 评估病室环境，如是否会影响周围病人的治疗或进餐	
	计划	1. 病人准备　告知病人操作目的及过程，使其能主动配合	病人准备准确全面，护士准备符合要求
		2. 护士准备　着装整洁，取下手表，洗手，戴口罩	
		3. 用物准备　床刷或扫床巾、污物袋，需要时备清洁床单和衣服	备齐用物，放置合理
		4. 环境准备　调节好室温，必要时应用屏风遮挡病人。病室内无病人进餐或治疗	
操作过程	实施	1. 核对解释　护士备齐用物携至床旁，核对并解释操作目的及方法，按需要给予便器	取得病人配合
		2. 移开桌椅　移桌距床约20cm，移至床尾正中（如有，将清洁的床单及衣服按照使用顺序放在椅子上）	
		3. 清扫床单 （1）协助病人翻身。如病情许可，放平床头或床尾支架；松开床尾盖被，协助病人翻身侧卧至对侧 （2）近侧扫床铺单。松开近侧各层床单，分别扫净中单、橡胶单，依次搭在病人身上，再自床头至床尾扫净大单上的渣屑；将各单逐层拉平铺好 （3）协助病人侧卧于扫净一侧，护士转至对侧，同法清扫铺好各单	防止病人坠床，妥善安置各种导管
		4. 安置卧位　协助病人取舒适体位	
		5. 整理盖被　将被套与棉胎或毛毯同时拉平，叠成被筒，盖好；取出枕头，揉松后放回病人头下；根据病情支起床上支架	注意观察病情
		6. 整理用物　移回床旁桌、床旁椅；床刷或扫床巾集中消毒清洗；洗手	整理、处理用物方法正确
操作后	评价	1. 病人感觉舒适，无并发症发生	评价正确
		2. 护士操作轻稳、节力	
		3. 护患沟通有效，满足病人身心需要	
		4. 病室及床单元环境整洁、美观	

3. 注意事项

（1）同室病人进行治疗或进餐时暂停铺床。

（2）注意节力原则：扩大支撑面，动作连贯，避免多余动作，减少走动次数。

（3）妥善安置各种导管，防止扭曲、受压、脱落。

（4）动作轻巧熟练，尽量减少灰尘对环境的污染及对病人造成不适。

（5）健康教育　向病人及其家属讲解整理床单元的目的和注意事项。

（六）卧床病人更换床单法

1. 目的　同卧床病人床单元整理。

2. 操作流程　见表4-13。

表 4-13　卧床病人更换床单技术操作流程

项目	步骤	操作要点	考核要点
	评估	1. 病人的病情, 有无活动限制	评估病人正确
		2. 病人病损部位及合作程度	
		3. 评估病室环境, 如是否会影响周围病人的治疗或进餐	
	计划	1. 病人准备　告知病人操作目的及过程, 使其能主动配合	病人准备准备全面
		2. 护士准备　着装整洁, 取下手表, 洗手, 戴口罩	护士准备符合要求
		3. 用物准备　清洁的大单、中单、被套、枕套, 床刷或扫床巾、污物袋, 需要时备清洁衣服	备齐用物, 放置合理
		4. 环境准备　调节好室温, 必要时应用屏风遮挡病人。病室内无病人进餐或治疗	
操作过程	实施	1. 核对解释　护士携用物至床旁, 核对并解释操作目的及方法。按需给予便器	取得病人配合
		2. 移开桌椅　移桌距床约 20cm, 移椅至床尾正中, 将清洁的被单及衣服按照使用顺序放在椅子上	
		3. 更换床单	防止病人坠床; 妥善安置各种导管
		（1）协助翻身。如病情许可, 放平床头或床尾支架; 松开床尾盖被, 协助病人翻身侧卧至对侧, 背向护士	
		（2）撤近侧污单。松开近侧各层床单, 卷中单塞入病人身下, 扫净橡胶中单, 搭于病人身上, 再将污大单污染面向内翻卷塞入病人身下, 扫净床褥上的渣屑	避免过多暴露病人
		（3）铺近侧大单。取清洁大单, 对齐中线, 将近侧半幅大单展开, 对侧半幅向内卷起塞于病人身下, 按铺床法铺好近侧大单; 放下橡胶中单, 铺清洁中单, 将近侧半幅中单展开, 卷对侧半幅中单塞于病人身下, 将近侧中单、橡胶单一起塞于床垫下	
		（4）协助病人翻身侧卧于铺好的清洁大单上	
		（5）撤对侧污单。护士转至对侧, 将污中单卷起撤出, 扫净橡胶中单, 搭于病人身上, 将污大单卷起, 同污中单一起置于污衣袋中; 扫净床褥上的渣屑	操作轻稳, 避免尘埃飞扬
		（6）铺对侧单。依次将清洁大单、橡胶中单、中单逐层拉平铺好	
		4. 安置卧位　协助病人取仰卧位	
		5. 更换被套	尾端盖被向内折叠时, 嘱病人屈膝, 防止折叠过紧足部受压
		（1）换被套。松开被筒, 在床上铺上清洁被套, 将棉胎或毛毯在污被套内竖叠后按 "S" 形折叠拉出, 然后套入清洁被套内, 卷出污被套放入污衣袋内	
		（2）折被筒。将盖被叠成被筒, 尾端向内折叠与床尾齐, 并塞于床尾的床垫下	
		6. 更换枕套　一手托起病人头部, 另一手迅速取出枕头, 取下污枕套, 换上清洁枕套, 再放回病人头下	
		7. 整理用物　移回床旁桌椅。清理用物, 整理床单元	整理、处理用物方法正确
操作后	评价	1. 病人感觉舒适, 无并发症发生	评价正确
		2. 护士操作轻稳、节力	
		3. 护患沟通有效, 满足病人身心需要	
		4. 病室及床单元环境整洁、美观	

3. 注意事项

（1）动作敏捷轻稳, 尽量少翻动和暴露病人, 以免病人疲劳及着凉。

（2）注意观察病情及病人皮肤有无异常改变, 有引流管的病人, 要防止导管扭曲、受压或脱落。

（3）操作中应用人体力学原理, 以节省体力和时间, 提高工作效率。

（4）污中单、大单的污染面向内卷塞于病人身下, 清洁大单、中单清洁面向内卷塞。

（5）病人的衣服、床单、被套每周更换 1~2 次, 如污染, 要及时更换。为防止交叉感染, 采用一床一巾湿扫法, 用后消毒。禁止在病房、走廊堆放更换下来的物品。

（6）对于不能翻身侧卧的病人, 采取平卧换单法, 从床头至床尾更换。平卧换单法先取出枕头并拆开，铺完大单后先换枕套再换被套。

（7）健康教育：向病人及其家属讲解更换床单的目的和注意事项。

四、分级护理

分级护理是指根据病人病情的轻、重、缓、急及自理能力评估结果，确定并实施不同级别的临床护理形式。临床上一般将护理级别分为4个等级，即特级护理、一级护理、二级护理和三级护理。各级护理级别的适用对象及相应的护理内容见表4-14。

表4-14　各级护理级别的适用对象及护理内容

护理级别	适用对象	护理内容
特级护理	（1）病情危重，随时可能发生病情变化，需要进行抢救的病人 （2）重症监护病人 （3）各种复杂或者大手术后的病人 （4）使用呼吸机辅助呼吸，并需要严密监护病情的病人 （5）实施连续性肾脏替代治疗（CRRT），并需要严密监护生命体征的病人 （6）其他有生命危险，需要严密监护生命体征的病人	（1）严密观察病人病情变化，监测生命体征 （2）根据医嘱，正确实施治疗、给药措施 （3）根据医嘱，准确测量液体出入量 （4）根据病人病情，正确实施基础护理和专科护理，如口腔护理、压力性损伤护理、气道护理及管路护理等，实施安全措施 （5）保持病人的舒适和功能体位 （6）实施床旁交接班
一级护理	（1）病情趋向稳定的重症病人 （2）手术后或者治疗期间需要严格卧床的病人 （3）生活完全不能自理且病情不稳定的病人 （4）生活部分自理，病情随时可能发生变化的病人	（1）每1小时巡视病人，观察病人病情变化 （2）根据病人病情，测量生命体征 （3）根据医嘱，正确实施治疗、给药措施 （4）根据病人病情，正确实施基础护理和专科护理，如口腔护理、压力性损伤护理、气道护理及管路护理等，实施安全措施 （5）提供护理相关的健康指导
二级护理	（1）病情稳定，仍需卧床的病人 （2）生活部分自理的病人	（1）每2小时巡视病人，观察病人病情变化 （2）根据病人病情，测量生命体征 （3）根据医嘱，正确实施治疗、给药措施 （4）提供护理相关的健康指导
三级护理	（1）生活完全自理且病情稳定的病人 （2）生活完全自理且处于康复期的病人	（1）每3小时巡视病人，观察病人病情变化 （2）根据病人病情，测量生命体征 （3）根据医嘱，正确实施治疗、给药措施 （4）提供护理相关的健康指导

临床工作中，为了更好地了解病人的护理级别，及时观察病人的病情变化，做好相应的护理工作以满足病人身心需要，通常需在护士站住院病人一览表上的诊断卡和病人床头（尾）卡上，采用不同颜色的标志来表示病人的护理级别。特级护理和一级护理采用红色标志，二级护理采用黄色标志，三级护理采用绿色标志。

第4节　出院护理

案例4-3

病人，女性，65岁。患冠心病12年，半月前入院，行冠状动脉旁路移植术，经过治疗，病情稳定，医生开具出院医嘱。

问题：1.病人出院当日，护士应为病人做哪些工作？
　　　2.该病人的出院指导包括哪些内容？
　　　3.病人出院后，如何处理病人用过的床单元？

经住院期间的治疗和护理，病情好转、稳定、痊愈需出院或转院（科）的病人，或病人不愿意接受医生的建议而自动离院时，护士遵医嘱对病人进行一系列的护理工作。

出院护理的目的：①对病人进行出院指导，协助其尽快恢复社会功能，并能遵医嘱按时接受治疗或定期复查；②指导病人办理出院手续；③对病室及用物进行终末处理，准备接收新病人。

一、出院前护理

1. 通知病人及家属　医生根据病人康复情况，决定出院日期，开具出院医嘱，护士根据出院医嘱，提前通知病人及其家属，协助其做好出院准备。

2. 评估病人身心需要　出院前，护士应对病人的身心状况进行评估，以便针对病人的康复情况给予适当的健康教育，护士应认真观察病人的生理需求和情绪变化，特别是病情无明显好转、转院、自动离院的病人，有针对性地安慰和鼓励病人，增强其康复信心，以减少离开医院后产生的恐惧焦虑，自动出院的病人应在出院医嘱上注明"自动出院"，并要求病人或家属签名认可。

3. 出院指导　护士应根据病人的康复情况，进行恰当适时的教育，告知病人出院后的注意事项，如休息、饮食、卫生、治疗、功能锻炼和定期复查等。必要时可为病人或家属提供书面材料，帮病人建立维护和增进自我健康的意识，提高自我护理能力。

4. 征求意见　在病人离开医院时征求病人及其家属对医疗、护理等各项工作的意见建议，以便不断提高护理质量，改进工作方法，提高医疗护理质量。

二、出院时护理

1. 执行出院医嘱

（1）停止一切医嘱，用红色水笔在各种执行单（服药单、注射单、治疗单、饮食单等）有关表格单上写"出院"字样，注明日期并签名。

（2）填写出院通知单，通知病人或家属到住院服务中心结账、办理出院手续。

（3）用红色水笔在体温单 40 ～ 42℃的相应栏内纵向填写出院时间。

（4）撤去诊断卡和床头（尾）卡。

（5）填写出院登记本。

（6）病人出院后需继续服药时，护士凭医嘱方从药房领取药物，交给病人或家属带回，并指导用药方法和注意事项。

（7）若为电子病历，则在体温单事件栏目内选择出院这一选项，予以保存，系统将自动生成出院时间。

2. 填写护理记录单　病人出院时，完善相关护理记录，针对病人情况做好出院指导，如饮食、休息、用药、功能锻炼、定期复查及心理调节等方面的注意事项。

3. 护送病人出院　病人或家属办完出院手续后，可协助病人整理用物，归还病人所寄存的物品，收回住院期间借用的物品并消毒处理。根据病人病情选用轮椅、平车或步行方式护送病人出院。

三、出院后处理

1. 整理出院病案　病人办好出院手续后，护士应按有关要求整理病历，交病案室保存。出院病案排列顺序为住院病历首页、入院证、出院或死亡记录、入院记录、病史及体格检查、病程记录、会诊记录、各种检验和检查报告单、知情同意书、特别护理记录单、医嘱单、体温单。

2. 用物终末处理　护士应等病人离开病室后，方可进行用物及病室终末处理，以免给病人造成心理上的不舒适。①撤去床上的污被服放入污衣袋，根据病种进行清洗和消毒；②床垫、床褥、棉被、枕芯用紫外线照射消毒，也可在日光下暴晒 6 小时；③床单元、床旁桌椅与地面用消毒溶液擦拭。非一次性痰杯、便盆等用消毒液浸泡。

3. 病室终末处理　①病室开窗通风，进行空气消毒；②传染病病人的床单元及病室均按传染病终末消毒法进行处理；③铺好备用床，准备迎接新病人。

目标检测

A_1/A_2 型题

1. 住院处为病人办理入院手续的依据是（　　）
   - A. 单位介绍信
   - B. 医保卡
   - C. 住院证
   - D. 门诊病历
   - E. 社保证明

2. 搬运病人时，下列不符合节力原则的是（　　）
   - A. 身体靠近床边
   - B. 两腿间距与肩同宽
   - C. 使用肘部力量
   - D. 两膝稍屈并分开
   - E. 上身保持一定弯度

3. 急重症病人住院时，住院处护士首先应（　　）
   - A. 通知病区值班护士
   - B. 护送入病区
   - C. 进行卫生处置
   - D. 了解患病过程
   - E. 介绍住院规章制度

4. 轮椅运送病人时，护士操作正确的是（　　）
   - A. 翻起脚踏板，背向床头
   - B. 嘱病人尽量向前坐
   - C. 如无车闸，护士可站在轮椅前固定轮椅
   - D. 轮椅后背与床尾平齐
   - E. 使用后检查轮椅性能，下次备用

5. 病人，男性，65岁。因"一氧化碳中毒"在急诊室给予吸氧后用平车运送到病区住院治疗，运送过程中操作不妥的是（　　）
   - A. 安置安全卧位
   - B. 嘱家属推车要慢
   - C. 上下坡时头在高处
   - D. 保持吸氧
   - E. 注意保暖

6. 病人，女性，47岁。因"急性阑尾炎"住院手术，病区护士实施入院护理中，不妥的是（　　）
   - A. 将备用床改为麻醉床
   - B. 热情介绍病区环境
   - C. 正确测量体温、脉搏、呼吸、血压并记录
   - D. 通知医生，协助查体
   - E. 密切观察病情变化

7. 病人，男性，50岁。胃大部分切除术后9天，病情稳定，应给予的护理级别是（　　）
   - A. 特别护理
   - B. 一级护理
   - C. 二级护理
   - D. 三级护理
   - E. 四级护理

8. 病人刘某进行B超检查，检查后护士用平车护送其回病房，协助病人从平车挪动到病床的顺序是（　　）
   - A. 上半身、臀部、下肢
   - B. 上半身、下肢、臀部
   - C. 下肢、臀部、上半身
   - D. 下肢、上半身、臀部
   - E. 臀部、上半身、下肢

A_3/A_4 型题

（9～11题共用题干）

病人，男性，52岁。主诉反酸、嗳气、上腹部疼痛，饥饿时明显，近日加重。经门诊医生检查，初步诊断为十二指肠溃疡，确定住院治疗。

9. 病人入病区的初步护理工作不包括（　　）
   - A. 护士自我介绍
   - B. 将备用床改为暂空床
   - C. 填写住院病历和有关护理表格
   - D. 24小时内完成护理入院记录
   - E. 备好急救物品，配合医生进行抢救

10. 填写有关护理表格，下列不正确的是（　　）
    - A. 用蓝、黑水笔逐项填写各种表格眉栏
    - B. 记录体温、脉搏、呼吸、血压、身高及体重
    - C. 填写入院记录单
    - D. 在体温单相应栏内纵行填写病人入院时间
    - E. 填写入院登记本

11. 住院病历的排列顺序是（　　）
    - A. 体温单排在住院病历首页
    - B. 住院病案首页排在住院病历首页
    - C. 护理病案排在住院病历首页
    - D. 入院记录排在住院病历首页
    - E. 医嘱单排在住院病历首页

（12～15题共用题干）

病人，男性，35岁，体重65kg，建筑工人。从脚手架跌下致腰椎骨折急诊入院手术治疗，术后从手术室用平车送回病房。

12. 运送过程中，下列方法描述正确的是（　　）
    - A. 上下坡时病人头部应在低处一端
    - B. 病人躺卧在平车中间
    - C. 病人头部卧于小轮端，可减少颠簸感
    - D. 搬运骨折病人时应在平车上加软垫
    - E. 下坡时加快速度

13. 护士应采用何种方法搬运该病人（　　）
    - A. 单人搬运法
    - B. 两人搬运法
    - C. 三人搬运法
    - D. 四人搬运法
    - E. 挪动法

14. 护士搬运病人的正确方法是（　　）
    - A. 甲托头、颈、肩部，乙托两腿，丙、丁分别站在病床和平车两侧，紧握中单四角，合力搬运至平车上
    - B. 甲托颈、肩部，乙托背、臀部，搬运至平车上
    - C. 甲托头部、肩胛部，乙托背、臀部，丙托膝关节、腿部，搬运至平车上
    - D. 护士双臂将病人抱起，移至平车
    - E. 护士帮助病人将上身、下肢、臀部移向平车

（付甜甜）

第**5**章
生命体征的观察与护理技术

2001 年世界卫生组织（World Health Organization，WHO）正式将疼痛列为继体温、脉搏、呼吸、血压之后的第五大生命体征。生命体征是机体内在活动的一种客观反映，是衡量机体身心状态的重要指标。正常情况下，生命体征在一定范围内相对稳定，变化较小；病理情况下，生命体征可发生不同程度的变化。护理人员通过对生命体征的观察，可以了解疾病的发生、发展与转归，为预防、诊断、治疗、护理提供依据。因此，生命体征的观察和护理是临床护士必须掌握的实践技能。

第 1 节　体温测量技术与护理评估

 案例 5-1

病人，男，55 岁。1 周来体温持续 39 ~ 40℃。护理查体：面色潮红，呼吸急促，口唇轻度发绀，意识清楚。

问题：1. 该病人的热型是什么？

2. 根据病人情况应采取的护理措施是什么？

一、正常体温及其生理变化

机体具有一定的温度，这就是体温（T）。体温分为体表温度和体核温度。体表温度指人体表面——皮肤、皮下组织和肌肉的温度，因受环境温度和衣着等影响，温度波动幅度较大，一般低于体核温度；体核温度是指机体内部——胸腔、腹腔和中枢神经系统的温度，因受到神经系统、内分泌系统的精细调节，相对比较稳定，且高于体表温度。一般所说的体温是指身体深部的平均温度。正常情况下，人的体温保持在相对恒定的状态，通过体温调节机制控制使产热和散热保持动态平衡。

（一）体温的产生

食物中的糖类、脂肪、蛋白质三大营养物质经胃肠道消化吸收后，在体内器官氧化释放能量，其总量的 50% 以上以热能的形式维持体温，并不断散发到体外，其余不足 50% 的能量储存于三磷酸腺苷（ATP），经过能量转化与利用，最终也变成热能。

（二）产热与散热过程

1. **产热过程**　机体产热过程是细胞新陈代谢的过程，人体以化学方式产热。机体的总产热量包括基础代谢、食物特殊动力作用和肌肉活动所产生的热量。增加产热的主要因素有进食、骨骼肌运动、交感神经兴奋、甲状腺素分泌增多等；减少产热的因素有禁食、肌肉运动减少等。

2. **散热过程**　人体通过物理方式散热。主要散热部位是皮肤、肺和排泄器官。环境温度低于体温时，热量通过皮肤的辐射、传导和对流散失到周围环境；环境温度高于体温时，蒸发是人体唯一的散热方式。

（1）辐射　指机体以热射线的形式经皮肤表面向周围散发热量，是人体散热的最主要方式。人体在安静状态下，约 60% 的热量通过辐射方式散发，辐射散热受两方面因素的影响。①皮肤与外界环境的温度差；②机体有效辐射面积。温度差越大，机体有效辐射面积越大，辐射散热量就越大。临床工作中，为中暑病人降温时适当降低环境温度，就是利用此原理。

（2）传导　指机体热量直接传给与它接触的温度较低物体的一种散热方式。影响传导散热的因素为所接触物体的导热性能。水的导热性能好，故临床上应用冰袋、冰帽及采取冷湿敷的方式为高热病人物理降温，就是利用传导散热的原理。

（3）对流　指通过气体或液体的流动来交换热量的一种散热方式，是传导散热的一种特殊形式。影响对流散热的因素为风速，风速越大，散热量越多；风速越小，散热量越少。临床工作中，开窗通风就是利用对流原理，不但能散热，还能净化空气。

（4）蒸发　指水分由液态转变为气态，同时带走大量热量的一种散热方式（每蒸发 1g 水可散失 2.43kJ 热量）。当环境温度等于或高于人体皮肤温度时，蒸发是机体主要的散热形式。影响蒸发散热的主要因素为环境温度和湿度，环境温度越高，发汗速度越快，但当温度高、湿度大时，则汗液不易蒸发。临床工作中，高热病人使用乙醇或温水擦浴，就是通过乙醇和水分的蒸发，起到降温作用。

（三）体温的调节

体温的调节包括自主性体温调节和行为性体温调节，通常意义上的体温调节是指自主性体温调节。

1. 自主性体温调节　是在下丘脑体温调节中枢控制下，通过增减皮肤的血流量、发汗、战栗等生理调节反应，调节机体的产热和散热，将体温维持在相对稳定水平。

2. 行为性体温调节　是机体在不同环境中采取的姿势和行为的改变而达到调节体温的目的，是一种有意识的行为活动，如增减衣服、跺脚等。行为性体温调节是以自主性体温调节为基础，是对自主性体温调节的补充。

（四）正常体温

正常的体温不是某一具体的数值，而是指一定的体温范围（表 5-1）。由于体核温度不易测量，临床上常以口腔、腋下、直肠等处测量的温度代表体温，这三种测量方法中，直肠温度最接近于人体深部温度，但在临床护理工作中，口腔、腋下测量体温更多见。

表 5-1　成人正常体温平均值及波动范围

部位	平均值	正常范围
口腔	37.0℃（98.6 ℉）	36.3 ～ 37.2℃（97.3 ～ 99.0 ℉）
腋下	36.5℃（97.7 ℉）	36.0 ～ 37.0℃（96.8 ～ 98.6 ℉）
直肠	37.5℃（99.5 ℉）	36.5 ～ 37.7℃（97.7 ～ 99.9 ℉）

体温可用摄氏温度（℃）和华氏温度（℉）来表示。摄氏温度和华氏温度的换算公式：

$$华氏温度（℉）= 摄氏温度（℃）\times 9/5 + 32$$
$$摄氏温度（℃）=[华氏温度（℉）-32]\times 5/9$$

（五）体温的生理性变化

体温可受多种因素影响而发生变化，但变化的幅度一般不超过 0.5 ～ 1℃。影响体温的生理因素如下。

1. 昼夜变化　人的体温在 24 小时内呈周期性波动，清晨 2：00 ～ 6：00 体温最低，午后 13：00 ～ 18：00 最高。这种周期性变化与机体昼夜活动的生物节律有关，长期从事夜间工作的人员可出现夜间体温上升、日间体温下降的现象。

2. 年龄　由于基础代谢水平不同，随着年龄的增长，体温有所降低，儿童略高于成年人，成年人略高于老年人。新生儿尤其是早产儿，由于体温调节中枢发育不完善，调节功能差，其体温容易受外界环境因素的影响而变动，因此对新生儿应加强防寒保暖的护理；老年人因基础代谢率低，体温也偏低，因此也应注意保暖。

3. 性别　成年女性平均体温比男性高 0.3℃，可能与女性皮下脂肪较厚、散热减少有关。成年女性基础体温随月经周期呈规律性变动，排卵前日最低，排卵日升高 0.3℃。排卵后体温升高，可能是孕激素作用的结果。

4. 活动　骨骼肌紧张并强烈收缩，产热量增加，体温升高；情绪激动、精神紧张也会引起体温升高。

5. 饮食　进食后由于食物的特殊动力作用，体温会暂时升高；饥饿、禁食时，体温下降。

6. 环境　环境温度高低对体温有影响，夏季时体温比冬季时高。

7. 药物　麻醉药物可抑制体温调节中枢，并能扩张皮肤血管，增加散热，所以对于麻醉手术的病人，术中和术后应注意保暖。

二、异常体温的观察与护理

（一）体温过高

1. 定义　体温过高（hyperthermia）又称发热，指致热原作用于体温调节中枢或体温调节中枢功能障碍等原因引起产热增加而散热减少，从而体温升高超过正常范围。

2. 病因　发热是临床常见症状，根据致热源的性质和来源不同，分为两类，即感染性发热和非感染性发热。

（1）感染性发热　较多见，主要由各种病原体感染引起，如细菌、病毒、支原体、立克次体、真菌、寄生虫等，不论感染是急性或慢性、局部性或全身性，均可引起发热。

（2）非感染性发热　由病原体以外的各种物质引起，主要包括无菌坏死物质吸收所引起的吸收热；抗原抗体反应，如风湿热、血清病等；内分泌与代谢障碍，如甲状腺功能亢进；体温调节中枢功能紊乱，如脑出血、颅脑外伤等；自主神经功能紊乱，如女性月经前或妊娠初期低热等。

3. 护理评估

（1）病人一般情况　性别、年龄、生活状况、自理能力、健康情况、心理社会状态。

（2）病人发热情况　发热缓急、伴随症状。

（3）发热的过程　可分为以下 3 个阶段。

1）体温上升期：特点为产热大于散热。主要表现皮肤苍白、畏寒、干燥、无汗、乏力不适，严重者伴有寒战。体温上升有骤升和渐升两种方式。骤升是指体温突然升高，在数小时内即上升至最高点，常伴寒战，小儿多伴惊厥，常见于肺炎链球菌性肺炎、疟疾、败血症等；渐升是指体温逐渐升高，在数日内上升至高峰，一般不伴有寒战，常见于伤寒、结核病等。

2）高热持续期：特点为产热和散热在较高水平趋于平衡，体温维持在较高状态。主要表现为颜面潮红、皮肤灼热、口唇干燥、呼吸深快、脉搏加快、头痛、头晕、食欲缺乏、全身不适、尿量减少，可持续数小时、数天甚至数周，因疾病及治疗效果而异，如疟疾可持续数小时，流行性感冒可持续数天，伤寒则可持续数周。

3）退热期：特点为散热大于产热。体温下降，体温恢复至正常调节水平。主要表现为病人大量出汗、皮肤温度下降。退热方式有骤退和渐退两种。骤退是指体温突然下降，在数小时内降至正常水平，常见于大叶性肺炎、疟疾等。由于病人大量出汗，丢失较多体液，年老体弱及患心血管病的病人易出现血压下降、脉搏细速、四肢厥冷等虚脱或休克现象；渐退是指体温在数天内降至正常水平，常见于伤寒、风湿热等。

（4）评估发热程度　以口腔温度为例，根据发热期的长短可分为急性发热和长期发热。发热病程少于 2 周者为急性发热，起病急，其常见于各种急性感染；发热持续 2 周以上者为长期发热，其见于伤寒、结核、结缔组织疾病、淋巴瘤等。发热程度可划分为以下几种。低热：37.3～38℃；中等热：38.1～39℃；高热：39.1～41℃；超高热：41℃以上。

（5）评估热型　将不同时间内所测得的体温数值绘制在体温单上，各点相互连接，所构成的体温曲线型态称为热型。临床常见的热型有4种。

1）稽留热（continued fever）：体温维持在39～40℃，持续数天或数周，24小时内波动范围不超过1℃，多见于伤寒、肺炎链球菌性肺炎等。

2）弛张热（remittent fever）：体温在39℃以上，但波动幅度大，24小时内体温差达1℃以上，体温最低时仍高于正常水平，多见于败血症、风湿热、严重化脓性疾病等。

3）间歇热（intermittent fever）：体温骤然升至39℃以上，持续数小时或更长，然后下降至正常，经数小时、数天的间歇，体温又再次升高，反复发作，即高热期和无热期（间歇期）交替出现，多见于疟疾等。

4）不规则热（irregular fever）：体温在24小时内变化不规则，持续时间不定，多见于流行性感冒、癌性发热等。

4. 护理措施　体温过高对机体产生两方面的作用。一方面，发热促进白细胞的吞噬作用，加强机体的防卫功能；另一方面，体温过高、持续时间过久会对机体产生不良影响，甚至直接损伤组织细胞。故应加强对高热病人的护理，具体措施如下。

（1）密切观察体温变化　定时测量，一般每天测量4次，高热时每4小时测量1次，待体温恢复正常3天后，改为每天测量1～2次。

（2）观察发热的临床过程、热型、伴随症状及治疗效果；观察病人面色、呼吸、脉搏及出汗等情况，必要时监测血压；小儿要密切观察高热引起的惊厥。

（3）降低体温　遵医嘱选用物理降温或药物降温。物理降温包括局部冷疗法和全身冷疗法，如冰袋冷敷、温水擦浴等。体温超过39℃，可选用局部降温，在病人头部、腋窝、腘窝、腹股沟等处放置冰袋；体温超过39.5℃，可用乙醇擦浴、温水擦浴；必要时遵医嘱给予药物降温，但需注意防止退热时大量出汗引起虚脱。采取物理或化学降温措施半小时后，应测量体温1次，将所测得的体温绘制在体温单上，并做好交班。

（4）补充营养和水分　高热时迷走神经兴奋性降低，胃肠蠕动减弱，消化液分泌减少，影响消化和吸收；同时机体分解代谢增强，能量消耗增多，易导致机体消瘦、衰弱和营养不良，应给予病人高热量、高蛋白、高维生素、易消化的流质或半流质饮食，少量多餐，以补充高热的消耗，提高机体抵抗力；同时高热时呼吸加快，皮肤蒸发水分增多，体内水分大量丧失，应鼓励病人多饮水，每天摄入2500～3000ml，促进代谢产物的排出，帮助散热。对不能进食的病人，遵医嘱给予静脉输液或鼻饲，补充水分、电解质和营养物质。

（5）促进舒适、预防并发症

1）保证休息：高热时，新陈代谢增快，进食量少，消耗多，病人又大多体质虚弱，因此应卧床休息，减少能量消耗，以利于机体恢复，为病人提供安静舒适、温湿度适宜的休息环境。

2）注意保暖：体温上升期，病人如伴有寒战，应及时调整室温，注意保暖。

3）口腔护理：高热病人由于唾液分泌减少，口腔黏膜干燥，机体抵抗力下降，极易引起口腔炎症和黏膜溃疡，因此护士应在晨起、餐后、睡前协助病人做好口腔护理，保持口腔清洁，预防口腔感染。

4）皮肤护理：病人在退热期大量出汗，应及时擦干汗液，更换衣服及床单被套，保持皮肤清洁、干燥，防止受凉。对长期高热卧床的病人，应协助其翻身，预防压力性损伤、肺炎等并发症发生。

（6）安全护理　高热病人可能会出现谵妄、惊厥、躁动不安，应注意防止坠床等危险，必要时使用床档、约束带。

（7）心理护理　发热过程中，由于生理上的不舒适，病人可产生紧张、恐惧、焦虑等心理反应，护士应经常询问、关心病人感受，耐心解释体温的变化，给予病人心理上的安慰和支持，缓解紧张情绪。

（8）健康教育　教会病人及其家属正确测量体温和物理降温的方法；告知病人加强营养、饮食调节及清洁卫生的重要性。

（二）体温过低

1. 定义　体温过低（hypothermia）是指机体深部温度持续低于正常，体温在 35℃以下者。其常见于早产儿及全身衰竭的危重病人。前者因体温调节中枢尚未发育完善，对外界温度变化不能自行调节；后者由于末梢循环不良，特别是当环境温度过低、保暖措施不当时，机体散热大于产热，而导致体温下降。

2. 病因　体温过低是一种危险的信号，常提示疾病严重和不良预后。导致体温过低的原因有以下几方面。

（1）散热过多　机体长期暴露在低温环境中，使机体散热过多、过快；在寒冷环境中大量饮酒，使血管过度扩张，热量散失。

（2）产热减少　严重营养不良、极度衰竭，使机体代谢率降低，产热减少。

（3）体温调节中枢受损　颅脑外伤、脊髓受损、药物中毒（如麻醉剂、镇静剂）等均可使体温调节中枢受损，导致体温下降。

3. 护理评估

（1）评估体温过低的临床分级　①轻度：32.1 ～ 35℃；②中度：30 ～ 32℃；③重度：< 30℃；④致死温度：23 ～ 25℃。

（2）评估体温过低的症状和体征　体温过低的病人可出现皮肤苍白、四肢冰冷、轻度颤抖、呼吸减慢、心律不齐、脉搏细弱、血压下降、感觉和反应迟钝甚至出现昏迷。

4. 护理措施

（1）提高室温　提供合适的环境温度，维持室温在 22 ～ 24℃。

（2）保暖措施　给予棉被、热水袋、热饮料等，以提高机体温度；加温时防止烫伤，注意加温速度不宜过快，以免引起血管扩张。

（3）病情观察　持续监测体温及其他生命体征的变化，每小时测量体温 1 次，直至体温恢复至正常且稳定，同时注意脉搏、呼吸、血压的变化。

（4）病因治疗　去除引起体温过低的原因，使体温恢复正常。

（5）配合抢救　积极配合医生做好抢救准备。

（6）健康教育　向病人和家属讲解引起体温过低的原因及预防方法，防止再次出现。

三、体温测量技术

（一）体温计的种类

1. 水银体温计　又称玻璃体温计，分为口表、腋表、肛表 3 种（图 5-1）。三种体温计的区别如下。

（1）玻璃管形状　口表和肛表的玻璃管呈三棱柱状；腋表的玻璃管呈扁平状。

（2）水银球形状　口表和腋表的水银球部细且长，测量体温时有助于扩大接触面积；肛表的水银球部较粗短，避免插入肛门时折断或损伤黏膜。

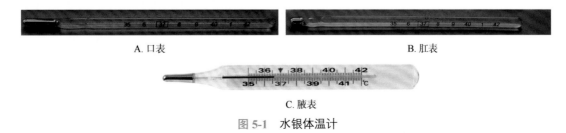

A. 口表　　　　　　　　　　　　　　　B. 肛表

C. 腋表

图 5-1　水银体温计

2. 电子体温计　采用电子感温探头测量体温，测得温度直接由数字显示（图 5-2），直观读数，使

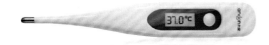

图 5-2　电子（数字）体温计

用方便。为适应不同需要，其有笔式、奶嘴式等。使用时，开启电源，将探头置于测量部位，当体温计发出蜂鸣声后，即可取出读取所显示的体温。

3. 可弃式化学体温计　含有对热敏感的化学指示点薄片，测温时点状薄片颜色随机体的温度变化而发生变化，颜色从白色变成蓝色，最后蓝点的位置即为所测温度。这种体温计为一次性用物，适用于测量口腔温度。

4. 红外体温检测仪　红外测温的原理是利用红外透镜组成光学系统，将被测目标辐射的红外线汇集在红外线探测器上，监测人体某一部位的表面热辐射，再对探测器输出的电信号进行放大、处理、校准，最终显示温度值。红外体温检测仪具有快速检测、减少传染概率的特点。目前临床常用的有耳式红外线测温仪和额红外线测温仪。因耳道深部温度接近人体深部温度且受影响因素少，故耳道红外测温仪（图 5-3）较体表测温仪准确率高。

（二）水银体温计的消毒与检查方法

1. 消毒方法　为防止交叉感染，使用后的体温计需消毒。常用消毒液有 75% 乙醇溶液、1% 过氧乙酸溶液、0.5% 碘伏溶液、含氯消毒液等。具体方法：集体测温后将体温计的水银柱甩至 35℃ 以下，全部浸泡于装有消毒液的容器中，按消毒时间取出，清水冲洗，擦干后放入清洁干燥容器中备用。消毒液按要求定时更换，盛放消毒液和体温计的容器定期消毒。注意口表、腋表、肛表应分别清洗、消毒与存放。

2. 检查方法　水银体温计需定期检查，以保证准确性。具体方法：将全部体温计的水银柱甩至 35℃ 以下，于同一时间放入已测好的 40℃ 以下的水中，3 分钟后取出检视，凡误差在 0.2℃ 以上、玻璃管有裂缝、水银柱自行下降等，取出不再使用。合格体温计用纱布擦干，放入清洁干燥容器内备用。

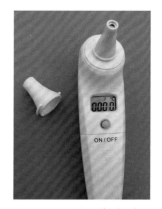

图 5-3　耳道红外测温仪

（三）体温测量法

1. 目的
（1）判断体温有无异常。
（2）监测体温变化，分析热型。
（3）为疾病的预防、诊断、治疗和护理提供依据。
2. 操作流程　见表 5-2。

表 5-2　体温测量技术操作流程

项目	步骤	操作要点	考核要点
操作前准备	评估	1. 病人年龄、病情、意识、治疗等情况 2. 30 分钟内有无进食、运动、冷热饮、冷热敷、洗澡、灌肠等 3. 病人的心理状态及合作程度	评估正确
操作过程	计划	1. 病人准备　告知病人测温目的、方法、注意事项及配合要点。体位舒适、情绪稳定	病人准备准确全面
		2. 护士准备　着装整洁，修剪指甲，洗手	护士准备符合要求
		3. 用物准备 （1）治疗车上备治疗盘或容器两个（一个盛放已消毒的体温计，另一个盛放消毒液，放使用过的体温计）、含消毒液的湿纱布、手表、记录本、笔、手消毒液。若测肛温，另备润滑油、棉签、卫生纸。若用电子体温计可省去上述用物，仅备电子体温计 （2）治疗车下备：生活垃圾桶、医疗垃圾桶 （3）检查体温计是否完好、水银柱是否在 35℃ 以下	备齐用物，放置合理
		4. 环境准备　整洁安静、光线充足、舒适安全、测肛温时注意保护病人隐私	

续表

项目	步骤	操作要点	考核要点
		1. 准备用物并核对	双人核对
		2. 携用物至病床旁，核对并解释	至少使用 2 种方法核对
		3. 测温，根据病人情况、病情选择测试部位	选择部位正确
		（1）口温测量	位置正确
		1）部位：将口表水银端斜放于舌下热窝（图 5-4A）	
		2）方法：嘱病人紧闭口唇，含住体温计，勿用牙咬，必要时用手托住体温计（图 5-4B）	
		3）时间：3 分钟	
		（2）腋温测量（图 5-5）	位置正确
		1）部位：将腋表水银端斜放于病人腋窝处紧贴皮肤	
		2）方法：嘱病人曲臂过胸夹紧体温计	
		3）时间：10 分钟	
		（3）肛温测量（图 5-6）	位置正确
操作过程	实施	1）体位：侧卧、俯卧或屈膝仰卧位，小儿可仰卧，露出臀部	
		2）方法：润滑肛表水银端，缓慢插入肛门内 3～4cm，婴幼儿只需将水银端插入肛门即可，用手扶持固定肛表	
		3）时间：3 分钟	
		4. 取出体温计，用消毒液纱布擦拭体温计，用卫生纸擦拭肛门	方法正确
		5. 记录：检视体温计读数后，记录体温数值。评估体温是否正常，若与病情不符，需重新测量	记录准确
		6. 整理床单元，协助病人取舒适体位	卧位舒适
		7. 整理并处理用物，体温计放入盛有消毒液的容器内	整理用物方法正确。消毒正确，测量部位不同时，体温计应分开消毒
		8. 洗手、在体温单上绘制体温	先洗手，后绘制，洗手方法正确、绘制体温准确
操作后	评价	1. 病人理解测量体温的意义，能正确配合，测量体温时安全、无损伤	
		2. 护士测量方法正确，测量结果准确、用物处理正确	评价正确
		3. 护患沟通有效，病人理解测量体温的目的，主动配合	

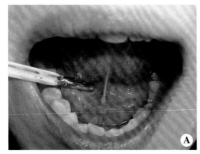
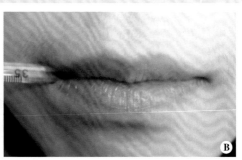

图 5-4　口温测量

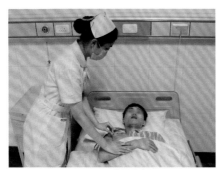
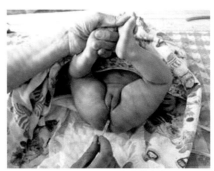

图 5-5　腋温测量　　　　　图 5-6　肛温测量

3.注意事项

（1）测量前

1）检查体温计是否完好，水银柱是否在35℃以下。

2）如病人进食、饮水、面部冷热敷则30分钟后方可测量口温；沐浴、腋窝局部冷热敷、剧烈运动病人安静休息30分钟后方可测量腋温；灌肠、坐浴30分钟后方可测量肛温。

（2）测量时　根据病人病情选择合适的测温方法。

1）婴幼儿、精神异常、昏迷、口腔疾病、口鼻手术、呼吸困难病人不宜采用口温测量法。

2）腋窝有创伤、手术、炎症、腋下出汗多、肩关节受伤或过度消瘦者不宜采用腋温测量法。

3）直肠肛门部位疾病、手术、腹泻、心肌梗死病人不宜采用肛温测量法。

4）若病人不慎咬碎体温计，应立即清除口腔内玻璃碎屑，以免损伤口腔、食管、胃肠道黏膜；口服蛋清液或牛奶以延缓汞的吸收；在病情允许的情况下可服用粗纤维食物，加速汞的排出。

5）给婴幼儿及意识不清、昏迷和精神异常者测体温时，护士应在旁守候，以免发生意外。

（3）测量后发现体温与病情不符时，应在床旁重新测量。

（4）健康教育　向病人及其家属解释体温监测的重要性，介绍体温的正常值及测量过程中的注意事项。

第2节　脉搏测量技术与护理评估

 案例 5-2

病人，男，58岁。诊断"风湿性心脏病"入院，突然出现胸闷、胸痛、心律极不规则，心率快慢不一，心音强弱不等，心率102次/分，脉搏78次/分。

问题：1.此脉搏属于什么类型？

2.如何测量该病人脉搏？

一、正常脉搏及其生理变化

（一）脉搏的产生

心脏由窦房结发起兴奋冲动，传至心脏各部位，引起心脏收缩。当心脏收缩时，左心室将血液射入主动脉，主动脉内的压力骤然升高，动脉管壁随之扩张；当心脏舒张时，动脉管壁弹性回缩。在每个心动周期中，随着心脏的收缩与舒张，动脉内压力和容积发生周期性变化而导致动脉管壁发生周期性搏动，称为动脉脉搏，简称脉搏（pulse，P）。测量脉搏是观察病情的传统、客观、简便易行的重要方法。

（二）正常脉搏及其生理性变化

1.脉率　指每分钟脉搏搏动的次数。正常成年人在安静状态下脉率为60～100次/分。正常情况下，脉率与心率一致。脉率受多种生理因素影响而出现一定范围的波动。

（1）年龄　一般新生儿、婴幼儿的脉率较快，随年龄增长而逐渐减慢，到老年时轻度增快。各年龄段脉率的正常范围与平均脉率见表5-3。

（2）性别　同龄的女性脉率比男性稍快，通常每分钟相差5次。

（3）体型　体表面积越大，脉率越慢，故身材细高者比矮胖者稍慢。

（4）活动、情绪　运动后脉率增快、休息睡眠时稍慢；兴奋、愤怒、恐惧、焦虑时脉率增快。

表 5-3　各年龄段脉率的正常范围与平均脉率

年龄段	正常范围（次 / 分）	平均脉率（次 / 分）
出生至 1 个月	70 ～ 170	120
1 ～ 12 个月	80 ～ 160	120
1 ～ 3 岁	80 ～ 120	100
3 ～ 6 岁	75 ～ 115	100
6 ～ 12 岁	70 ～ 110	90
12 ～ 14 岁	男：65 ～ 105；女：70 ～ 110	男：85；女：90
14 ～ 16 岁	男：60 ～ 100；女：65 ～ 105	男：80；女：85
16 ～ 18 岁	男：55 ～ 95；女：60 ～ 100	男：75；女：80
18 ～ 65 岁	60 ～ 100	72
65 岁以上	70 ～ 100	75

（5）药物、食物　进食、使用兴奋剂、饮浓茶或咖啡可使脉率增快；使用镇静剂、洋地黄类药物可使脉率减慢。

2. 脉律　指脉搏的节律性，反映了左心室的收缩情况。正常脉律均匀规则，间隔时间相等。但正常儿童、青年和部分成年人可出现吸气时增快，呼气时减慢，称为窦性心律不齐，一般无临床意义。

3. 脉搏的强弱　指触诊时血流冲击血管壁力量强度的大小。正常情况下每搏强弱相同。脉搏的强弱取决于心排血量（每搏量）、脉压和外周血管阻力，也与动脉壁的弹性有关。

4. 动脉壁的情况　指触诊时可感觉到的动脉壁性质。正常动脉管壁柔软、光滑，并有一定弹性。

二、异常脉搏的观察与护理

（一）异常脉搏的定义及病因

1. 脉率异常

（1）速脉

1）定义：安静状态下，成人脉率超过 100 次 / 分，称为速脉或心动过速。

2）病因：其是机体的一种代偿机制，可增加心排血量，以满足新陈代谢的需要，常见于发热、甲状腺功能亢进、心力衰竭、血容量不足等病人。

（2）缓脉

1）定义：安静状态下，成人脉率低于 60 次 / 分，称为缓脉或心动过缓。

2）病因：其由迷走神经兴奋引起，常见于颅内压增高、二度以上房室传导阻滞、甲状腺功能减退、阻塞性黄疸等病人。正常人可有生理性窦性心动过缓，常见于运动员。

2. 节律异常

（1）间歇脉

1）定义：在一系列正常均匀的脉搏中，出现一次提前而较弱的脉搏，其后有一较正常延长的间歇（即代偿间歇），称间歇脉，亦称过早搏动或期前收缩。每隔一个正常脉搏后出现一次期前收缩，称为二联律；每隔两个正常搏动后出现一次期前收缩，称为三联律。

2）病因：发生机制是窦房结以外的异位起搏点过早地发出冲动，而引起心脏搏动提早出现。间歇脉常见于各种器质性心脏病，也可见于洋地黄中毒的病人。少数正常人在过度疲劳、精神兴奋、体位改变时也会偶尔出现间歇脉。

（2）脉搏短绌

1）定义：指在单位时间内脉率少于心率，称为脉搏短绌，也称为绌脉。脉搏细速，极不规则；听诊时心率快慢不一，心律完全不规则，心音强弱不等。

2）病因：发生机制是由于心肌收缩力强弱不等，有些心排出量少的搏动可产生心音，但不能引起周围血管的搏动，造成脉率少于心率。其常见于心房颤动的病人。

3. 强弱异常

（1）洪脉

1）定义：脉搏强大有力，称为洪脉。

2）病因：心排血量增加，周围动脉阻力较小，动脉充盈度和脉压较大时脉搏强大而有力。其常见于高热、甲状腺功能亢进、主动脉瓣关闭不全等病人。

（2）细脉

1）定义：也可称丝脉。脉搏细弱无力，扪之如细丝，称细脉。

2）病因：当心排血量减少，周围动脉阻力较大，动脉充盈度降低，脉压较小时，脉搏细弱无力。其常见于心功能不全、大出血、主动脉瓣狭窄、休克、全身衰竭的病人，是一种危险脉象。

（3）交替脉

1）定义：指节律正常而强弱交替出现的脉搏。

2）病因：由于心肌受损，心室收缩强弱交替出现而导致，为左心室衰竭的重要体征。交替脉常见于高血压性心脏病、冠状动脉粥样硬化性心脏病、心肌炎等病人。

（4）水冲脉

1）定义：指脉搏骤起骤落，如潮水涨落，急促而有力。诊脉时，将病人手臂抬高过头，检查者用手紧握其手腕掌面，可明显感到犹如水冲的急促而有力的脉搏冲击。

2）病因：其主要由收缩压偏高、舒张压偏低使脉压增大所致。水冲脉常见于主动脉瓣关闭不全、先天性动脉导管未闭、甲状腺功能亢进等病人。

（5）奇脉

1）定义：指在平静吸气时脉搏明显减弱甚至消失。

2）病因：是吸气时左心室搏出量减少所致，常见于心包积液和缩窄性心包炎。

4. 动脉管壁的异常

1）定义：动脉硬化时，管壁变硬，失去弹性，且呈迂曲状或条索状，触诊如同按在琴弦上。

2）病因：为动脉管壁的弹性纤维减少，胶原纤维增多，使动脉壁变硬。其常见于动脉硬化的病人。

（二）异常脉搏的护理评估

1. 评估病人一般情况　年龄、性别、健康情况、心理社会状态。

2. 评估病人脉搏　频率、节律、强弱、动脉管壁情况。

（三）异常脉搏的护理措施

1. 观察病情　观察病人脉搏的脉率、节律、强弱及动脉管壁的弹性，以及其他相关症状；观察药物的治疗效果和不良反应等。

2. 注意休息　嘱病人增加卧床休息时间，活动适当，减少心肌耗氧量。

3. 急救准备　准备急救物品和急救仪器，如准备抗心律失常药物、除颤仪。

4. 心理护理　做好心理护理，消除病人紧张、焦虑情绪。

5. 健康教育　指导病人控制情绪的方法，告知保持情绪稳定的重要性；戒烟限酒；合理膳食，饮食宜清淡；嘱病人勿用力排便；教会病人自我监测脉搏及观察药物的不良反应的方法；告知病人服用抗心律失常药物期间，不可自行调整药物剂量等。

三、脉搏测量技术

（一）脉搏测量的部位

凡靠近骨骼的表浅大动脉，均可用于诊脉。最常用的诊脉部位是桡动脉，其次为颞动脉、颈动脉、肱动脉、腘动脉、足背动脉、胫后动脉和股动脉等（图 5-7）。

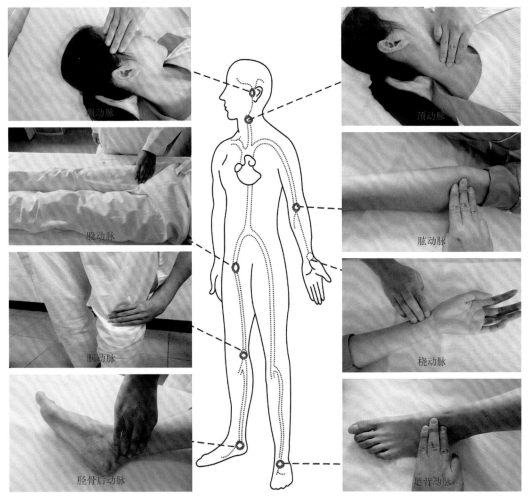

图 5-7　常用诊脉部位

（二）脉搏测量的方法

1. 目的

（1）判断脉搏有无异常。

（2）监测脉搏变化，间接了解心脏情况。

（3）为疾病的诊断、治疗和护理提供依据。

2. 操作流程　见表 5-4。

表 5-4　脉搏测量技术操作流程

项目	步骤	操作要点	考核要点
操作前准备	评估	1. 病人年龄、病情、治疗情况，有无偏瘫及功能障碍 2. 30 分钟内病人有无剧烈运动、紧张、恐惧、哭闹 3. 病人的心理状态及合作程度	评估正确
操作过程	计划	1. 病人准备　告知病人测量脉搏的目的、方法、注意事项及配合要点。体位舒适、情绪稳定。 　　测量前 30 分钟若有剧烈运动、紧张、恐惧、哭闹等，应休息 20～30 分钟	病人准备准确全面
		2. 护士准备　着装整洁，修剪指甲，洗手	护士准备符合要求
		3. 用物准备　治疗车上层：治疗盘（内备秒表）、记录本、笔、手消毒液，必要时备听诊器	备齐用物、放置合理
		4. 环境准备　整洁安静、光线充足、舒适安全	

续表

项目	步骤	操作要点	考核要点
操作过程	实施	1. 准备用物并核对	双人核对
		2. 携用物至床旁，核对并解释	至少使用 2 种方法核对
		3. 协助病人取仰卧位或坐位，手腕伸展、放松，手臂放于舒适位置	病人舒适、便于操作
		4. 测量脉搏	测量方法正确
		（1）护士将示指、中指、环指并拢，指端轻按于桡动脉处，按压力量以能清楚触到搏动为宜	
		（2）计数：正常脉搏计数 30 秒，并将所测数值乘 2，即为脉率。异常脉搏、危重病人应测 1 分钟，脉搏细弱难以触诊时，可用听诊器听心率 1 分钟代替触诊	
		5. 脉搏短绌的测量，由 2 名护士同时测量，一人听心率，一人测脉率，由听心率者发出"开始""停止"的口令，计时 1 分钟	2 名护士同时开始，同时结束
		6. 记录，将脉率先记录在记录本上。脉搏短绌以分数式记录，即心率 / 脉率	记录准确
		7. 整理床单元，安置病人于舒适体位	病人体位舒适
		8. 洗手、在体温单上绘制脉搏	先洗手，后绘制，洗手方法正确、绘制脉搏准确
操作后	评价	1. 病人理解测量脉搏的意义，能正确配合；测量脉搏时安全，无损伤，无不适	
		2. 护士测量方法正确，测量结果准确	评价正确
		3. 护患沟通有效，病人理解测量脉搏的目的，主动配合	

3. 注意事项

（1）诊脉前，病人有剧烈活动或情绪激动，应休息 20 ～ 30 分钟后再测。

（2）不可用拇指诊脉，因拇指小动脉搏动明显，易与病人动脉搏动相混淆。

（3）为偏瘫病人测量脉搏时，应选择健侧肢体测量。

（4）测量脉率的同时，还应注意脉搏的节律、强弱及动脉管壁的弹性等情况，发现异常，及时报告医生。

（5）脉搏细弱难以触诊时，应测心率 1 分钟。

（6）健康宣教　向病人和家属解释脉搏监测的重要性及正确测量方法；介绍脉搏正常值和异常值，介绍脉搏异常的护理，提高病人的自护能力。

第 3 节　呼吸测量技术与护理评估

机体在新陈代谢过程中，需要不断地从外界环境中摄取氧气，并把自身产生的二氧化碳排出体外，这种机体与外界环境之间进行气体交换的过程，称为呼吸（respiration，R）。呼吸是维持机体生命活动所必需的基本生理过程之一，呼吸一旦停止，生命也将终结。

案例 5-3

病人，男性，29 岁，以脑膜炎收入院。入院后查体：口唇发绀，呼吸呈周期性，由浅慢变为深快，再由深快变为浅慢，经过一段呼吸暂停后，重复上述过程。

问题：1. 该病人最可能出现哪种呼吸异常？

2. 如何正确测量呼吸？

一、正常呼吸及其生理变化

（一）呼吸的过程

呼吸过程包括 3 个相互关联的环节，即外呼吸、气体运输、内呼吸。外呼吸即肺呼吸，是指外界环境与血液之间在肺部进行的气体交换过程，包括肺通气和肺换气两个过程；气体运输即通过血液循环将氧由肺运送到组织细胞，同时将二氧化碳由组织细胞运送到肺；内呼吸即组织呼吸，是指血液与组织之间的气体交换。

（二）正常呼吸及生理性变化

1. 正常呼吸　正常成年人在安静状态下呼吸为 16～20 次 / 分，节律规则，频率与深度均匀平稳，呼吸无声，不费力，呼吸与脉搏的比例为 1：4。男性、儿童以腹式呼吸为主，女性以胸式呼吸为主。

2. 生理性变化

（1）年龄　年龄越小，呼吸频率越快，如新生儿呼吸可达 44 次 / 分。

（2）性别　同年龄的女性呼吸频率比男性略快。

（3）活动　剧烈活动可使呼吸运动加快加深，因为运动时新陈代谢率增高，呼吸加深加快，肺通气量增大以适应机体的代谢需求；休息、睡眠时呼吸运动减慢。

（4）情绪　强烈的情绪波动，如恐惧、愤怒、悲伤等可刺激呼吸中枢，引起呼吸加快或屏气。

（5）温度　体温上升，呼吸频率加快；体温下降，呼吸变深变慢。

（6）血压大幅度变动时，可以反射性地影响呼吸。血压升高，呼吸减慢减弱；血压降低，呼吸加快加强。

（7）其他　海拔增高可使呼吸加快加深，剧烈疼痛也会引起呼吸改变。

二、异常呼吸的观察与护理

（一）异常呼吸的定义及病因

1. 呼吸过速

（1）定义　呼吸过速指成年人安静状态下呼吸频率超过 24 次 / 分，也称气促。

（2）病因　呼吸过速常见发热、疼痛、甲状腺功能亢进及心力衰竭等病人。体温每升高 1℃，呼吸约增加 4 次 / 分。

2. 呼吸过缓

（1）定义　呼吸过缓指成年人安静状态下呼吸频率低于 12 次 / 分。

（2）病因　呼吸过缓常见于颅内压增高、麻醉剂或镇静剂过量等。

3. 潮式呼吸

（1）定义　潮式呼吸又称陈-施呼吸，表现为呼吸由浅慢逐渐变为深快，再由深快逐渐变为浅慢，随之出现一段时间的呼吸暂停，持续 5～30 秒后，又开始重复以上变化过程的周期性呼吸，每一周期可长达 30 秒至 2 分钟。其形态如潮水般涨落，故称为潮式呼吸。

（2）病因　呼吸中枢的兴奋性降低。只有当缺氧严重，二氧化碳积聚到一定程度时，才能刺激呼吸中枢，使呼吸逐渐恢复并增强，随着积聚的二氧化碳呼出及缺氧状态改善，呼吸中枢又失去了有效的刺激，呼吸活动逐渐减慢，最终停止。潮式呼吸的出现提示病情严重，预后不良。潮式呼吸多见于中枢神经系统疾病，如颅内压增高、脑炎、脑膜炎、脑出血、巴比妥类药物中毒和糖尿病酮症酸中毒等病人。有些老年人在深睡时出现轻度潮式呼吸，为脑动脉硬化、中枢神经系统供血不足的表现。

4. 间断呼吸

（1）定义　间断呼吸又称比奥呼吸，表现为经过一段规律呼吸后，突然出现时间长短不一的呼暂停，间隔一个短时期后又开始呼吸，如此反复交替，即呼吸和呼吸暂停现象交替出现。

（2）病因　产生机制与潮式呼吸大致相同，但呼吸中枢抑制更为严重，病情比潮式呼吸更为严重，预后更差，常发生在临终前。

5. 叹气样呼吸

（1）定义　叹气样呼吸表现为一段正常呼吸节律中出现一次深大的呼吸，常伴有叹气声。

（2）病因　叹气样呼吸多见于精神紧张、神经衰弱的病人，若反复发作，则是临终前的表现。

6. 深度呼吸

（1）定义　深度呼吸又称库斯莫尔呼吸，表现为呼吸深大而规则。

（2）病因　深度呼吸发生机制为由于 H^+ 升高刺激化学感受器，通过深而大的呼吸促使肺排出体内过多的二氧化碳调节酸碱平衡。深度呼吸多见于糖尿病酮症酸中毒、尿毒症酸中毒等。

7. 浅快呼吸

（1）定义　浅快呼吸表现为呼吸浅表而不规则，有时呈叹息样。

（2）病因　浅快呼吸多见于呼吸肌麻痹、胸膜胸壁疾病或外伤，如肺炎、胸膜炎、肋骨骨折等，也可见于濒死的病人。

8. 蝉鸣样呼吸

（1）定义　蝉鸣样呼吸表现为吸气时发出一种高音调的似蝉鸣样的声响。

（2）病因　蝉鸣样呼吸是由于声带附近阻塞，空气进入发生困难所致。其常见于喉头水肿、痉挛及喉头异物等。

9. 鼾声呼吸

（1）定义　鼾声呼吸表现为呼气时发出粗糙鼾声。

（2）病因　气管和支气管有较多分泌物蓄积。鼾声呼吸多见于昏迷病人。

10. 吸气性呼吸困难

（1）定义　其特点是吸气费力，吸气时间明显延长，严重者因呼吸肌极度用力，胸腔负压增大，吸气时胸骨上窝、锁骨上窝和肋间隙出现明显凹陷，称为三凹征。其常伴干咳及高调吸气性哮鸣音。

（2）病因　主要由于上呼吸道部分梗阻，气流进入肺部不畅而导致肺内负压极度增高。吸气性呼吸困难常见于喉头水肿、喉头异物、气管内异物等。

11. 呼气性呼吸困难

（1）定义　其特点是呼气费力，呼气时间明显延长。

（2）病因　肺组织弹性减弱或下呼吸道部分梗阻，气流呼出不畅。呼气性呼吸困难常见于支气管哮喘、阻塞性肺气肿。

12. 混合性呼吸困难

（1）定义　其特点是吸气、呼气均费力，呼吸频率增加，呼吸表浅，常伴呼吸音减弱或消失。

（2）病因　广泛性肺部病变使呼吸面积减少，影响换气功能所致。混合性呼吸困难常见于肺部感染、弥漫性肺纤维化、大面积肺栓塞、大量胸腔积液、气胸等。

（二）异常呼吸的护理评估

1. 评估病人一般情况，如年龄、病情、意识状态、心理社会状态。
2. 评估病人呼吸频率、节律、深浅度、声音、形态。

（三）异常呼吸的护理措施

1. 病情观察　密切观察病人呼吸的频率、节律、深浅度、声音有无异常；有无咳嗽、发绀、胸痛、呼吸困难等表现，及时发现异常情况。根据医嘱给药，注意观察药效及不良反应。

2. 环境舒适　保持环境整洁、安静；室内空气流通，空气清新；调节好室内温湿度。

3. 充分休息　病情严重者卧床休息，以减少耗氧量，根据病情取半坐卧位或端坐位。

4. 保持呼吸道通畅　及时清理呼吸道内分泌物，保持呼吸道通畅，酌情给予吸氧，必要时可用呼吸机辅助呼吸。

5. 心理护理　根据病人的反应，有针对性地做好病人的心理护理，消除恐惧与不安，使病人情绪稳定，有安全感，主动配合治疗及护理。

6. 急救准备　危重病人需备好急救设备和药品。

7. 健康教育　指导病人养成良好的生活习惯；教会病人呼吸训练的方法，如缩唇呼吸、腹式呼吸等。

三、呼吸测量技术

1. 目的

（1）判断呼吸有无异常。

（2）监测呼吸变化，了解病人呼吸功能情况。

（3）协助诊断，并为预防、治疗、康复和护理提供依据。

2. 操作流程　见表 5-5。

表 5-5　呼吸测量技术操作流程

项目	步骤	操作要点	考核要点
操作前准备	评估	1. 病人年龄、病情、治疗情况 2. 30 分钟内病人有无剧烈运动、情绪激动 3. 病人的心理状态及合作程度	评估正确
操作过程	计划	1. 病人准备　告知病人测量呼吸的目的、方法、注意事项。体位舒适、情绪稳定，保持自然呼吸状态。测量前 30 分钟若有剧烈运动、情绪激动等，应休息 20 ～ 30 分钟后再测量	病人准备准确全面
		2. 护士准备　着装整洁，修剪指甲，洗手	护士准备符合要求
		3. 用物准备　治疗车上层：治疗盘（内备秒表）、记录本、笔、手消毒液	备齐用物，放置合理
		4. 环境准备　整洁安静、光线充足、舒适安全	
	实施	1. 准备用物并核对	双人核对
		2. 携用物至床旁，核对并解释	至少使用 2 种方法核对
		3. 协助病人取舒适卧位，并嘱其放松	在病人放松的状态下测量
		4. 测量呼吸	测量方法正确
		（1）护士在测量脉搏后，仍保持诊脉姿势，观察病人胸部或腹部的起伏。由于呼吸受意识控制，计数呼吸时避免病人察觉	
		（2）观察病人的胸部或腹部起伏，一起一伏为 1 次，计数 30 秒，测得数值乘 2，即为呼吸频率。危重病人、小儿或异常呼吸者应测 1 分钟	
		5. 呼吸微弱不易觉察时，可用少许棉花置于病人鼻孔前，观察棉花被吹动的次数，计数 1 分钟	
		6. 记录，将呼吸次数先记录在记录本上，单位为"次 / 分"	记录准确
		7. 整理床单元，安置病人至舒适体位	病人体位舒适
		8. 洗手，在体温单上记录呼吸	先洗手，后记录，记录准确
操作后	评价	1. 病人测量脉搏时安全，无损伤，无不适 2. 护士测量方法正确，测量结果准确 3. 护患沟通有效，患者理解测量呼吸的目的，主动配合	评价正确

3. 注意事项

（1）应在安静状态下测量呼吸，若测量前病人有剧烈活动、情绪波动等情况，待安静休息30分钟后再测。

（2）由于呼吸受意识控制，因此测呼吸时不需解释，测量过程中不要使病人察觉，使其呼吸状态自然，以保证测量的准确性。

（3）在测量呼吸频率时，应同时注意观察呼吸的节律、深度、声音有无异常。

（4）健康教育，向病人和家属解释呼吸监测的重要性，学会正确测量呼吸的方法，指导病人识别异常呼吸，教会病人对异常呼吸进行自我护理。

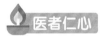 医者仁心

抗疫先锋护理楷模——成守珍

2021年5月12日中山大学附属第一医院护理部主任成守珍获得第48届南丁格尔奖。2020年初，她曾三度请缨赴武汉抗疫。她说："我带的姑娘、小伙们在最危险的前方奋战，我怎能不一起并肩战斗？"她带领150名队员在武汉奋战两个多月，共收治危重患者246人，实现了"打胜仗、零感染、零意外"的目标。国外疫情告急，刚从武汉归来的成守珍来不及休整便再次主动请战："呼吸与危重症护理是我的专业，当有人需要我时，那是我的职责所在，我责无旁贷。"她作为中国援塞医疗专家组中唯一的护士出征塞尔维亚，在那里又连续奋战了40天。"先锋精神"是成守珍的底色。从坚守抗击SARS的临床护理前线，到全力组织汶川地震重症伤员救治，她在护理路上始终践行着南丁格尔精神，凭借过硬的护理能力，守护着人民的生命健康。

第4节　血压测量技术与护理评估

血压（blood pressure，BP）指体循环动脉血压，是血管内流动的血液对单位面积血管壁的侧压力；是重要的生命体征之一。在一个心动周期中，动脉血压随着心室的收缩和舒张发生规律性变化，当心室收缩时，动脉血压上升达到的最高值，称为收缩压；当心室舒张时，动脉血压下降达到的最低值即舒张压。收缩压与舒张压之差称为脉压。在一个心动周期中，动脉血压的平均值称为平均动脉压，约等于舒张压加1/3脉压。

 案例 5-4

病人，女性，69岁。糖尿病、高血压病史8年。血压维持在 140～159/90～99mmHg。

问题：1. 该病人属于几级高血压？

2. 如何正确测量血压？

一、正常血压及其生理变化

（一）血压的形成

循环系统内有足够的血液充盈是形成血压的前提条件，其次心脏射血和外周阻力是形成血压的两个基本因素，此外大动脉的弹性对血压的形成也有重要的作用。在外周阻力存在的情况下，心室收缩所释放的能量约1/3以动能的形式克服阻力，推动血液在血管内流动，其余2/3暂时以势能的形式储存在主动脉和大动脉内，形成对血管壁的侧压力，导致血管扩张，形成较高的收缩压。心室舒张期，主动脉和大动脉管壁弹性回缩，将储存的势能转变为动能，推动血液，使血液在血管中继续流动，同时维持一定高度的舒张压。

（二）影响血压的因素

1. 每搏输出量　在心率和外周阻力不变时，每搏输出量增大，射入主动脉内的血量增多，则收缩压明显升高；由于动脉血压升高，血流速度加快，如果外周阻力和心率不变，则大动脉内增多的血液仍可在心室舒张期流向外周，到舒张末期，滞留在动脉内的血量增加得并不多，因此舒张压升高不明显，脉压增大。反之，每搏输出量减少，则收缩压降低，脉压减少。因此收缩压的高低主要反映心脏每搏输出量的多少。

2. 心率　若其他因素不变，心率加快，则心脏舒张期缩短，在心室舒张期内流向外周的血量减少，则心室舒张末期主动脉内存留的血量增多，故舒张压明显升高。由于动脉血压升高可使血流速度加快，因此收缩期内仍有较多的血液从主动脉流向外周，但收缩压升高不如舒张压明显，因而脉压减小。因此，心率主要影响舒张压。

3. 外周阻力　在心排血量不变时，如果外周阻力增加，血液向外周流动的速度减慢，舒张期主动脉内存留的血量增多，舒张压升高。在收缩期，由于动脉血压升高使血流速度加快，在心脏收缩期内仍有较多的血液流向外周，故收缩压升高不如舒张压明显，因而脉压减小。因此，一般情况下，舒张压的高低主要反映外周阻力的大小。

4. 主动脉和大动脉管壁的弹性　对血压起缓冲作用。动脉管壁硬化时，管壁的弹性纤维减少而胶原纤维增多，导致血管顺应性降低，大动脉的弹性贮器作用减弱，对血压波动的缓冲作用也就随之减弱，因而收缩压增高而舒张压降低，脉压明显增大。

5. 循环血量和血管容量　正常情况下，循环血量和血管容积相适应，才能使血管系统足够充盈，产生一定的体循环充盈压。如果出现循环血量减少而血管容量不变或者循环血量不变而系统容量增加，则会血压下降。

上述对血压的影响因素，都是在假设其他因素不变的情况下，分析其中某一因素对血压的影响。实际上，血压可能会同时受到多种因素的影响，其变化是各种因素相互作用的综合结果。

（三）正常血压及其生理性变化

1. 正常血压　临床上测量血压，一般以肱动脉为标准，正常成年人在安静状态下的血压范围如下：收缩压 90 ～ 139mmHg，舒张压 60 ～ 89mmHg，脉压 30 ～ 40mmHg。

2. 血压的生理性变化　正常人的血压在较小范围内波动，保持相对的恒定，但可因各种因素的影响而有所变化，并且多以收缩压改变为主。

（1）年龄　血压随年龄增长而增高，其中收缩压的升高比舒张压的更为显著（表 5-6）。

表 5-6　各年龄组的平均血压值

年龄	血压（收缩压 / 舒张压，mmHg）
1 个月	84/54
3 岁	95/65
6 岁	105/65
10 ～ 13 岁	110/65
14 ～ 17 岁	120/70
成年人	120/80
老年人	140 ～ 160/80 ～ 90

（2）性别　女性在更年期前，血压略低于男性；更年期后，女性血压升高，与男性差别较小。

（3）昼夜和睡眠　血压呈明显的昼夜波动。夜间血压最低，清晨起床活动后血压迅速升高。大多数人的血压凌晨 2：00～3：00 最低，上午 6：00～10：00 和下午 16：00～20：00 各有一个高峰，晚间 20：00 后血压就逐渐下降，表现为"双峰双谷"，这一现象称动脉血压的日节律。老年人这种血压的日夜高低现象更为显著，有明显的低谷与高峰。睡眠不佳、过度劳累时血压也可略有升高。

（4）环境　遇冷血管收缩，血压可略有升高；遇热血管扩张，血压可略有下降。故冬天血压值略高于夏天，洗热水澡易使血压下降。

（5）体型　通常高大、肥胖者血压偏高。

（6）体位　一般情况下，立位血压高于坐位血压；坐位血压高于卧位血压，这与重力引起的代偿机制有关。对于长期卧床或使用某些降压药物的病人，若突然由卧位改为立位，可出现直立性高血压，表现为头晕、站立不稳甚至晕厥等。

（7）部位　因左右肱动脉解剖位置的关系，右上肢血压高于左上肢，因为右侧肱动脉来自主动脉弓的第一大分支无名动脉，而左侧肱动脉来自主动脉的第三大分支左锁骨下动脉，由于能量消耗，使得右侧血压比左侧高 10～20mmHg。下肢血压高于上肢 20～40mmHg，因为股动脉的管径粗，血流量大。

（8）其他　剧烈运动、情绪波动、吸烟、饮酒、摄盐过多、疼痛、药物等对血压也有影响。

二、异常血压的观察与护理

（一）异常血压的定义及病因

1. 高血压

（1）定义　未使用降压药物的情况下，非同日 3 次测量诊室血压，收缩压（SBP）≥140mmHg（1mmHg=0.133kPa）和（或）舒张压（DBP）≥90mmHg。SBP≥140mmHg 和 DBP＜90mmHg 为单纯性收缩期高血压。患者既往有高血压史，目前正在使用降压药物，血压虽低于 140/90mmHg，仍应诊断高血压。根据《中国高血压基层诊疗指南（2019）》血压分级见表 5-7。

（2）病因　根据引起高血压的原因不同，其分为原发性高血压和继发性高血压两类。原发性高血压的病因不明，约占高血压的 95%。另外 5% 的高血压是由其他疾病导致的，称为继发性高血压。

表 5-7　《中国高血压基层诊疗指南（2019）》血压分级

分级	收缩压（mmHg）		舒张压（mmHg）
正常血压	＜120	和	＜80
正常高值	120～139	和（或）	80～89
高血压	≥140	和（或）	≥90
1 级高血压（轻度）	140～159	和（或）	90～99
2 级高血压（中度）	160～179	和（或）	100～109
3 级高血压（重度）	≥180	和（或）	≥110
单纯收缩期高血压	≥140	和	＜90

注：当收缩压和舒张压分属于不同级别时，以较高的分级为准；1mmHg=0.133kPa。

2. 低血压

（1）定义　低血压指血压低于 90/60mmHg。

（2）病因　病理性低血压根据其起病形态分为急性和慢性两类。急性低血压见于失血性休克、急性心肌梗死等；慢性低血压根据病因不同分为直立性低血压、体质性低血压和继发性低血压等。

3. 脉压增大

（1）定义　脉压＞40mmHg。

（2）病因　常见于主动脉硬化、主动脉瓣关闭不全、甲状腺功能亢进等。

4. 脉压减小

（1）定义　脉压＜ 30mmHg。

（2）病因　常见于心包积液、缩窄性心包炎、主动脉狭窄等。

（二）异常血压的护理评估

1. 评估病人年龄、性别、病情、意识状态、治疗等情况。

2. 评估收缩压、舒张压、脉压。

（三）异常血压的护理措施

1. 密切监测血压　发现血压异常时，护士应该保持镇定，将测得的血压值与病人的基础血压值对照后，告知医生，遵照医嘱指导病人按时服药，并注意观察药物治疗效果和不良反应，有无并发症发生。

2. 充分休息　血压过高需暂时减少活动，充分休息；血压过低，应迅速取仰卧位，及时报告医生，针对病因给予紧急处理，密切观察血压变化，直至血压恢复正常。

3. 环境舒适　温湿度适宜、通风良好，环境整洁、安静、舒适。

4. 合理饮食　高血压病人应调整饮食中盐、脂肪、胆固醇的摄入，进食易消化、低盐、低脂、低胆固醇、高维生素、高纤维素饮食，避免辛辣刺激性食物。限制钠盐的摄入，逐步降至 WHO 推荐的每人每天 6g 食盐的要求。

5. 坚持运动　在病情允许的情况下，积极参加力所能及的体力活动，如步行、快走、慢跑、太极等，以改善血液循环，增强心血管功能。

6. 控制情绪　精神紧张、情绪激动、焦虑等都是诱发高血压的精神因素。

7. 心理护理　给予病人耐心解释，消除紧张情绪，使其主动配合治疗和护理。

8. 健康教育　教会病人自我监测血压的方法，保持情绪稳定，戒烟戒酒，饮食清淡，养成定时排便的习惯，保持排便通畅。

三、血压测量技术

血压的测量可分为直接测量血压法和间接测量血压法。直接测量法是指经皮穿刺将导管由周围动脉送至主动脉，导管末端接监护测压系统，自动显示血压数值，直接监测主动脉的压力。此方法精确可靠，但操作复杂，技术要求高，且有创伤，仅适用于危重和大手术病人。间接测量血压法即临床上广泛应用的应用血压计间接测量血压。它是根据血液通过狭窄的血管形成涡流时发出响声而设计的，是目前临床上广泛应用的方法，操作简便易行。

> **链接**
>
> ### 有创动脉压
>
> 　　有创动脉压监测是经体表插入各种导管或监测探头到心脏或血管腔内，直接测定血压的方法。有创动脉压穿刺部位首选桡动脉，此外股动脉、肱动脉、颞浅动脉、足背动脉、腋动脉、尺动脉均可，但前提是不会使其血供远端出现缺血性损害。有创动脉血压监测系统包括 2 个组件，即电子系统和充液导管系统。穿刺成功将动脉导管与充液导管系统相连，然后通过换能器将充液系统与电子监测系统相连接，调零后即可直接连续测量动脉血压。有创动脉血压监测能连续、准确地提供动脉收缩压、舒张压及平均动脉压的数据，同时能绘制动脉压力曲线，可随时发现动脉压力变化，还可抽动脉血做血气分析，不受人工加压、减压，袖带宽度及松紧度的影响，是危重病人监测的首选方法。

（一）血压计的种类与构造

1.血压计种类　常用血压计有水银血压计（图5-8）、无液血压计和电子血压计3种。水银血压计又称汞柱式血压计，分为台式和立式两种。

2.血压计构造　血压计主要由3部分组成。

（1）输气球和压力活门　输气球可向袖带气囊充气；压力活门可调节压力大小。

（2）袖带　内层为长方形扁平橡胶气囊，外层为布套。成人上肢袖带长22～26cm，宽12cm。下肢袖带长135cm，宽比上肢袖带宽2cm。儿童应使用小规格气囊袖带。袖带上有两根橡胶管，一根与输气球相连，另一根与压力表相连。袖带过宽，大段血流受阻，测得血压值偏低；袖带过窄，须加大力量才能阻断动脉血流，测得血压值偏高。

（3）测压计

1）水银血压计：分台式和立式两种。其由玻璃管、标尺、水银槽三部分组成，在血压计盒盖内面固定有一根玻璃管，管面上标有双刻度（标尺）0～300mmHg，每小格为2mmHg，玻璃管上端盖以金属帽和大气相通，玻璃管下端和水银槽（储有水银60g）相通。水银血压计的优点是测得数值准确可靠，但体积较大，且玻璃管部分易碎裂。

2）无液血压计：又称弹簧式血压计、压力表式血压计。外形呈表状，正面盘上标有刻度，盘中有一指针，表上的指针指示血压数值。其优点是体积小，携带方便，但测得的数值欠准确。

3）电子血压计：常见的有臂式（图5-9）和腕式电子血压计。袖带中的传感器收集血压声音，将信号经数字化处理，在显示屏上直接显示收缩压、舒张压、脉搏数值。此种血压计操作方便，清晰直观，不用听诊器。

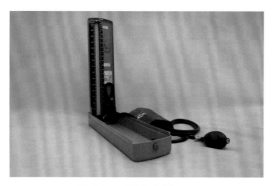

图5-8　水银血压计

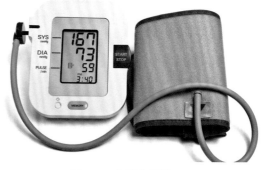

图5-9　电子血压计

（二）测量方法

1.目的

（1）判断血压有无异常。

（2）动态监测血压变化，间接了解循环系统的功能状况。

（3）为疾病的预防、诊断、治疗和护理提供依据。

2.操作流程　见表5-8。

表5-8　血压测量技术操作流程

项目	步骤	操作要点	考核要点
操作前准备	评估	1.病人年龄、病情、意识、治疗及既往血压情况 2.30分钟内病人有无运动、进食、洗澡、吸烟、情绪激动等 3.病人的心理状态及合作程度	评估正确

续表

项目	步骤	操作要点	考核要点
操作过程	计划	1. 病人准备　告知病人测血压的目的、方法、注意事项及配合要点。体位舒适、情绪稳定。测量前 30 分钟有运动、进食、洗澡、吸烟、情绪激动等，应休息 20～30 分钟	病人准备准确全面
		2. 护士准备　着装整洁，修剪指甲，洗手	护士准备符合要求
		3. 用物准备	备齐用物，放置合理
		（1）治疗车上层：备血压计、听诊器、记录本、笔、手消毒液	
		（2）治疗车下层：备生活垃圾桶、医疗垃圾桶	
		4. 环境准备　整洁安静、光线充足、舒适安全	
	实施	1. 准备用物并核对	双人核对
		2. 携用物至床旁，核对并解释	至少使用 2 种方法核对
		3. 测量血压	可选择上肢肱动脉和下肢腘动脉
		（1）上肢血压测量法（肱动脉）	使被测肱动脉与心脏位于同一水平
		1）协助病人取坐位或仰卧位	坐位时手臂平第 4 肋，仰卧位时肱动脉平腋中线
		2）暴露被测量肢体（瘫痪患者测量健侧肢体），将被测肢体的肘臂伸直，掌心向上	体位正确
		3）放好血压计，打开水银槽开关，驱尽袖带内空气，将袖带平整缠于上臂中部，袖带下缘距肘窝 2～3cm（图 5-10），松紧以能插入一指为宜	操作正确，袖带位置正确，松紧适宜
		4）将听诊器放于肱动脉搏动最明显处（图 5-11）。一手稍加固定，另一手握输气球，关闭气门。充气至动脉搏动音消失后再升高 20～30mmHg	听诊器位置正确，注气过程匀速
		5）缓慢放气，以汞柱每秒下降 4mmHg 的速度为宜，双眼平视汞柱所指刻度并注意动脉搏动音的变化	放气过程匀速
		6）通过听诊器听到第一声搏动音时，汞柱所指刻度为收缩压数；搏动音突然变弱或消失时，汞柱所指刻度为舒张压读数	所测数值准确
		（2）下肢血压测量法（腘动脉）	
		1）协助病人取仰卧位、俯卧位或侧卧位	体位正确
		2）脱去一侧裤腿，露出大腿	注意保护隐私
		3）放好血压计，打开水银槽开关，驱尽袖带内空气，将袖带平整缠于大腿中部，袖带下缘距腘窝 3～5cm	操作正确，袖带位置正确，松紧适宜
		4）将听诊器放于腘动脉搏动最明显处。一手稍加固定，另一手握输气球，关闭气门。充气至动脉搏动音消失后再升高 20～30mmHg	听诊器位置正确，注气过程匀速
		5）缓慢放气，以汞柱每秒下降 4mmHg 的速度为宜，双眼平视汞柱所指刻度并注意动脉搏动音的变化	放气过程匀速
		6）通过听诊器听到第一声搏动音时，汞柱所指刻度为收缩压数；搏动音突然变弱或消失时，汞柱所指刻度为舒张压读数	所测数值准确
		4. 测量结束后，排尽袖带内空气，关闭气门，整理袖带，将袖带输气球放入盒内；将血压计向右倾斜 45°，关闭水银槽开关，关上盒盖	方法正确
		5. 协助病人穿好衣服，取舒适体位，整理床单元	病人舒适
		6. 将所测得的血压记录在记录本上，以分数式表示，即收缩压 / 舒张压 mmHg	记录准确
		7. 整理并处理用物	整理、处理用物方法正确
		8. 洗手，记录，将测得的血压记录在体温单上	先洗手，后记录，腘动脉测得的血压，记录时应注明下肢血压
操作后	评价	1. 病人理解测量血压的意义，能正确配合	评价正确
		2. 护士测量方法正确，测量结果准确	
		3. 护患沟通有效，患者理解测量血压的目的，主动配合	

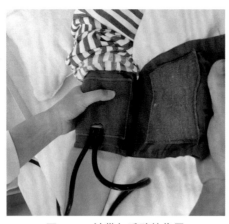
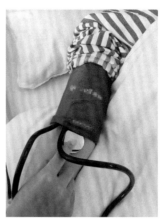

图 5-10　袖带与手臂的位置　　　图 5-11　听诊器胸件放置位置

3. 注意事项

（1）测量前检查血压计，玻璃管是否有裂隙，水银是否充足，有无断裂，橡胶管和输气球有无漏气，听诊器是否完好等。

（2）测量血压时应做到"四定"，即定时间、定部位、定体位、定血压计，以确保所测血压的准确性及可比性。

（3）偏瘫、肢体有损伤病人测血压应选择健侧肢体；输液病人应选择无静脉输液一侧肢体，以免影响液体输入。

（4）当血压听不清或有异常需重新测量时，应先将袖带内气体驱尽，待水银柱降至"0"点，相隔1～2分钟再进行第二次测量。

（5）排除影响血压测量的因素

1）袖带过宽或过窄：根据所测部位选择合适的袖带，袖带过宽时测得的血压值偏低，袖带过窄时测得的血压值偏高。

2）袖带过紧或过松：所缠袖带应松紧适宜，过紧使血管在袖带未充气前已受压，测得的血压偏低；过松则使袖带呈气球状，导致有效面积变窄，测得的血压值偏高。

3）被测手臂位置高于或低于心脏水平：被测手臂位置高于心脏水平，测得血压值偏低；被测手臂位置低于心脏水平，测得的血压值偏高。

4）视线高于或低于汞柱弯月面：测量时视线低于汞柱弯月面，测得血压值偏高；视线高于汞柱弯月面，测得血压值偏低。

（6）健康教育

1）向病人和家属解释血压监测的重要性，学会正确测量血压的方法。

2）介绍血压的正常值及测量过程中的注意事项。

第5节　疼痛的观察与护理评估

 案例 5-5

病人，男性，40岁。诊断为"急性胆囊炎"，病人自述"右上腹部剧烈疼痛，难以忍受"。

问题：1. 如何对病人进行疼痛评估？

　　　2. 如何护理该疼痛病人？

一、疼痛的概述

疼痛是继体温、脉搏、呼吸、血压四大生命体征之后的第五大生命体征，是最常见的临床症状之一。

疼痛的发生提示个体的健康受到威胁，同时它与疾病的发生、发展和转归有着密切的关系。因此护士应该掌握疼痛的有关知识，帮助病人减轻、缓解疼痛。

（一）概念

疼痛是一种与组织损伤或潜在损伤相关的不愉快的主观感受和情感体验。疼痛既是一种生理感觉，又包括对这一感觉的情感反应。前者即痛觉，是个人的主观知觉体验，受性格、情绪、经验及文化背景等因素的影响；后者称为痛反应，是机体对疼痛刺激所产生的生理及心理变化，如呼吸急促、血压升高和不愉快的情绪等。疼痛是机体对有害性刺激的一种保护性防御反应。

链接

第五生命体征——疼痛

1995 年，时任美国疼痛学会主席 James Campbell 提出将疼痛列为第五大生命体征；2001 年亚太地区疼痛论坛提出消除疼痛是病人的基本权利。2002 年第 10 届国际疼痛学会（IASP）大会与会专家达成共识——慢性疼痛是一种疾病。2004 年国际疼痛学会将每年的 10 月 11 日定为"世界镇痛日"，中华医学会也将每年 10 月的第 3 周定为"中国镇痛周"。而今，世界卫生组织将疼痛确定为继血压、呼吸、脉搏、体温之后的"第五大生命体征"。

（二）疼痛的原因及影响因素

1.疼痛的原因

（1）温度刺激　过高或过低的温度作用于体表，均会引起组织损伤，如灼伤或冻伤。受伤的组织释放组胺等化学物质，刺激神经末梢引起疼痛。

（2）化学刺激　化学物质（如强酸、强碱等）可直接刺激神经末梢引起疼痛，还可使损伤组织释放致痛物质，再次作用于游离神经末梢，从而使疼痛加剧，疼痛时间延长。

（3）物理损伤　如刀切割、针刺、碰撞、肌肉受到挤压、身体组织受牵拉等均可使局部组织受损，刺激游离神经末梢，引起疼痛。大部分物理损伤引起的缺血、缺氧、瘀血、炎症等均可促使组织释放致痛物质，从而使疼痛加剧，疼痛时间延长。

（4）病理因素　某些疾病造成机体的组织缺血缺氧、空腔器官的过度扩张、平滑肌的痉挛或过度收缩、局部炎症浸润等均可造成疼痛，如胃痉挛所致的疼痛。

（5）心理因素　是导致疼痛的常见原因，愤怒、恐惧、悲痛等能引起局部血管收缩或扩张而导致疼痛，如神经性疼痛。睡眠不足、用脑过度、疲劳等可导致功能性疼痛。

2.影响疼痛的因素　疼痛是生理、感觉、情绪和其他反应相互作用的结果，与个体体验有关，影响疼痛的因素有很多，常见的因素如下。

（1）年龄　个体对疼痛的敏感程度随年龄增长而不同。婴幼儿对疼痛的敏感程度低于成年人，随着年龄的增长，对疼痛的敏感性也随之增加，但是老年人对疼痛的敏感性下降。

（2）性别　通常男性和女性对疼痛的反应无明显差异。但在某些地方，受性别文化的影响，男性和女性对疼痛的表达程度不同。

（3）社会文化背景　个体所生活的社会环境和文化背景可影响其对疼痛的认知评价，进而影响其对疼痛的反应。

（4）个人经历　个体以往对疼痛的经验可影响其对现存疼痛的反应。个体对任何单一刺激产生的疼痛都会受到以前类似疼痛体验的影响。如经历过手术疼痛的病人对再次手术的疼痛可能格外敏感。个体对疼痛的理解和对待疼痛的态度会影响其对疼痛的感受。

（5）注意力　个体对疼痛的注意程度会影响其对疼痛的感受程度。当注意力集中于其他事物时，痛觉可以减轻甚至消失。音乐、看电视、愉快地交谈等均可分散病人注意力而减轻病人疼痛，因此临床常用转移注意力的方法进行疼痛护理。

（6）情绪　疼痛常与焦虑、不安、恐惧等情绪相联系，积极的情绪如兴奋、愉快可减轻疼痛；消极的情绪如焦虑、恐惧可加重疼痛，如焦虑是神经衰弱病人产生头痛的重要原因。

（7）个体差异　疼痛的程度和表达方式经常因个体的性格不同而有所差异。自控力及自尊心强的病人更能忍受疼痛，善于情感表达的病人主诉疼痛的机会更多。

（8）疲劳　疲劳可提高个体对疼痛的感知，降低对疼痛的耐受力。疲乏时，疼痛会加重；得到充足休息后，疼痛会减轻。

（9）支持系统　家属或亲人陪伴可减少病人的孤独和恐惧感，从而减轻疼痛。

（10）治疗及护理因素　治疗和护理操作可引起或加剧病人的疼痛。护士对疼痛的知识掌握不够或评估方法不当，可影响对疼痛的判断与处理；护士缺少必要的药理知识，过分担心药物的副作用或成瘾性，使病人得不到必要的镇痛处理。

（三）疼痛的分类

1. 按疼痛的病程分类

（1）急性疼痛　起止时间明确，持续时间短，多为数分钟、数小时或数天，常规镇痛方法可以控制。

（2）慢性疼痛　疼痛持续 3 个月以上者。持续 2 年以上的疼痛一般被认为属于永久性疼痛。慢性疼痛多顽固存在，反复发作，给病人带来身心的痛苦。

2. 按受累部位分类

（1）头痛　发生于头部的疼痛。

（2）胸痛　发生于胸廓与胸腔部位的疼痛。

（3）腹痛　发生于腹部的疼痛，由腹部器官病变或腹腔外疾病及全身性疾病引起。

（4）其他　如腰背痛、关节肌肉疼痛等。

此外，根据受累部位和支配神经的种类分类：①头部和颌面部疼痛，多为躯体感觉神经支配；②躯体痛，躯体感觉神经支配部位发生的疼痛；③内脏痛，由交感和副交感神经支配的内脏及其组织发生的疼痛。

3. 按疼痛程度分类

（1）微痛　疼痛非常轻微，常和其他感觉复合出现。

（2）轻度疼痛　疼痛范围局限，程度轻微。

（3）中度疼痛　疼痛较严重，可伴有血压升高、心率增快等反应。

（4）剧烈疼痛　疼痛程度剧烈，难以忍受，常伴有多种躯体反应。

4. 按疼痛性质分类　可分为刺痛、灼痛、钝痛、锐痛、触痛、压痛、绞痛、牵拉痛等。

另外还有癌性疼痛，其在癌症早期往往无特异性，不同部位的癌性疼痛，其性质和程度均不同，可为钝痛、胀痛。中晚期的癌性疼痛剧烈，不能忍受，需要药物镇痛。

（四）疼痛对机体的影响

疼痛对机体的影响是机体对疼痛刺激所产生的生理、心理及社会行为变化。当机体受到疼痛刺激时，机体会出现不同生理活动的反应变化，同时还会产生不愉快的主观感觉和情感体验，对个体心理过程也产生消极的影响，机体在行为方面也会发生反应。

1. 生理反应　对于急性疼痛，可观察到的生理改变包括血压升高、心率增快、呼吸频率增快等。剧烈疼痛除生命体征外还可观察到的生理改变，包括痛苦面容、大汗、面色苍白、胃肠功能紊乱（如食欲下降、恶心、呕吐）、睡眠障碍等。

2. 心理反应　疼痛对个体的认知和情绪等心理过程有消极的影响，尤其慢性疼痛病人，常伴有认知能力下降，注意力和记忆力受疼痛的影响较大；疼痛作为一种不愉快的情感体验，会让病人产生恐惧、焦虑、抑郁、愤怒等情绪反应。

3. 行为反应　疼痛可观察的行为反应包括语言和躯体反应。与生理反应一样，行为反应需要时间适应。

（1）语言反应　对于能够语言表述疼痛的病人，医务人员要相信病人对疼痛的语言表述，并且依靠语言表述对疼痛做出恰当的判断。学龄前儿童及认知损伤、不能进行语言交流的病人，无法提供关于疼痛的部位、性质、程度、时间等疼痛信息的描述。

（2）躯体反应　主要表现为机体在遭受伤害时所做出的躲避、逃跑、反抗、防御性保护或攻击等整体行为，常带有强烈的情绪色彩。局部反应指仅局限于受刺激部位对伤害性刺激做出的一种简单反应，当疼痛加重时机体为缓解疼痛感会采取被迫体位。另外局部还可引起大量化学物质释放，病人可能会出现皱眉、面部扭曲等。

二、疼痛的观察与护理

（一）护理评估

疼痛评估是疼痛治疗及护理的基础，及时、准确、全面的护理评估，便于在疼痛诊疗过程中随时根据病人的疼痛状态调整治疗和护理方案，提高镇痛效果。疼痛与其他四项生命体征不同，它不具备客观的评估依据，引发疼痛的原因和影响因素存在较大的个体差异。疼痛评估的原则是常规、量化、全面和动态，门诊病人应在癌痛治疗前及时评估，住院病人应在入院后 8 小时内初步评估，24 小时内完成全面评估，并体现在病历中。护士要掌握疼痛评估内容、评估方法及评估的记录。

1. 一般状况的评估

（1）一般资料　年龄、职业、教育背景和家庭情况等。

（2）身体活动情况　如有无防卫性、保护性动作。

（3）生理改变　如有无痛苦面容，血压、呼吸、脉搏的改变，出汗等。

（4）思维感知过程和社交行为改变情况：如发泄行为、幻觉行为。

（5）病人既往疼痛经历。

2. 疼痛评估内容

（1）部位　疼痛的位置是否明确而固定，是否局限；有无放射，如有多处疼痛应了解疼痛是否同时发生，是否对称，它们之间有无联系等。

（2）时间　疼痛是间歇性，还是持续性，持续时间，有无周期性或规律性。

（3）性质　可分为刺痛、灼痛、钝痛、锐痛、触痛、压痛、绞痛、牵拉痛等。

（4）程度　疼痛程度的判断主要通过病人对疼痛体验的描述，带有一定的主观性。可使用公认的疼痛评估工具判定病人疼痛的程度，了解病人疼痛是否可以忍受。世界卫生组织将疼痛分为 4 级。

0 级：无痛。

1 级（轻度疼痛）：有疼痛感但不严重，可忍受，睡眠不受影响。

2 级（中度疼痛）：疼痛明显，不能忍受，睡眠受干扰，要求用镇痛药。

3 级（重度疼痛）：疼痛剧烈，不能忍受，睡眠严重受干扰，需要用镇痛药。

（5）疼痛伴随症状　如局部有无红、肿、热、痛的炎症表现；头痛是否有脑膜刺激征表现；腹痛是否伴有腹肌紧张、胃肠功能紊乱、发热等，有无生命体征变化。

（6）疼痛的缓解因素　疼痛时采取何种方式缓解疼痛，是否使用镇痛药物，服用药物后多久可以缓解，持续多长时间；非药物治疗如物理治疗、心理咨询的诊疗情况，了解病人对治疗方案的依从性。

（7）疼痛的表达方式　通过观察病人的面部表情、身体动作，可观察疼痛的程度及疼痛的部位等。儿童常用哭泣、面部表情和身体动作表达疼痛；成年人多用语言描述。疼痛病人常见的身体动作有以下几种。

1）静止不动：病人维持在某一种最舒适的体位或姿势。四肢或外伤疼痛的病人一般不喜欢移动他们的身体。例如，急性腹痛的病人，常膝部屈曲减轻疼痛。

2）无目的乱动：有些病人在严重疼痛时常会无目的乱动，以分散对疼痛的注意力。

3）保护动作：病人对疼痛的一种逃避性反射动作。

4）规律性或按摩动作：病人使用这种动作常是为了减轻疼痛的程度和感受，如头痛时用手指按压头部，内科性腹痛时按揉腹部。

（8）疼痛对病人的影响　疼痛是否影响休息、睡眠、食欲等；是否影响正常工作和社交活动；是否有愤怒、焦虑、抑郁等情绪改变。

（9）与疼痛有关的因素　评估引起、加重或减轻疼痛的因素，如活动、体位、姿势等。

3. 疼痛评估方法

（1）询问病史　护理人员应认真听取病人主诉，不以自己对疼痛的体验和理解主观判断病人疼痛程度，当护理人员所观察到的疼痛表现与病人描述有差异时，应分析原因，并与病人讨论达成共识。

（2）观察及体格检查　注意观察病人疼痛时的生理、行为及情绪反应，有无保护性动作，有无思维感知过程和社交行为改变；检查疼痛的部位是否局限于某一特定区域，是否有牵涉痛；病人剧烈疼痛时所伴随的反应，是否有面色苍白、出汗、皱眉、咬唇等痛苦表情，是否有呻吟或哭闹，烦躁或在床上辗转不安、无法入睡等，这些都是评估疼痛的有效指标。

（3）既往病史　了解病人既往疼痛的经历及缓解方法，了解病人使用镇痛药物情况。

（4）采用疼痛评估工具　该方法较为客观。根据病人的年龄和认知水平选择合适的评估工具。

1）数字评分法（numerical rating scale，NRS）：将一条直线均分10份，一端"0"代表无痛，另一端"10"代表极度疼痛，由左至右疼痛程度逐渐加强，病人根据个人感受选出一个数字表示自己的疼痛程度（图5-12）。此方法简单，信度和效度较高，是临床常用的测量疼痛程度的方法。该方法的优势在于能有效将疼痛程度进行量化。

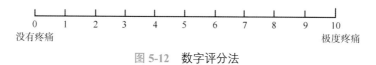

图 5-12　数字评分法

2）文字描述评分法（verbal descriptor scale，VDS）：将一直线等分成5段，由左至右分别描述为没有疼痛、轻度、中度、重度、非常严重及无法忍受的疼痛，病人可根据自身感受选择其中之一表示自己的疼痛程度（图5-13）。该方法表达清楚具体，但可能受到病人文化程度和方言的影响。

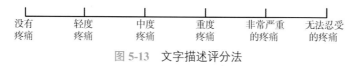

图 5-13　文字描述评分法

3）视觉模拟评分法（visual analogue scale，VAS）：用一条直线，不作任何划分，仅在直线的两端分别注明不痛和剧痛，病人根据自己对疼痛的实际感觉在直线上标记疼痛的程度（图5-14）。这种方法使用灵活方便，病人有很大的选择自由度，不需要选择特定的数字或文字。

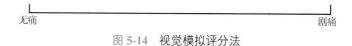

图 5-14　视觉模拟评分法

4）面部表情测量图：适用于3岁以上的儿童。图示6个代表不同疼痛程度的面孔，儿童可从中选择一个面孔来代表自己的疼痛感受（图5-15）。

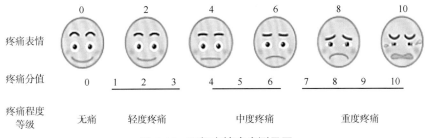

图 5-15　面部表情疼痛测量图

5）疼痛的行为评估法：对不能用言语沟通和认知障碍的病人，目前有行为疼痛量表（behavioral pain scale，BPS）。由于上述人群难以自我表述疼痛体验，因此行为测量提供了疼痛过程更为完整的信息。使用疼痛行为评估时应该注意，疼痛是一种主观体验，对疼痛最有效的评估方法是病人的自我表述，只要病人可以自我报告主观体验，就不可以用行为方法代替自我评估。

4. 疼痛评估记录　疼痛记录便于医护人员连续掌握病人的疼痛变化，并为镇痛药物调整提供依据，因此疼痛评估的记录非常重要。记录疼痛的方法大致可分为两类，即由护士完成的住院病人的护理记录和由门诊病人完成的自我护理记录。疼痛记录在入院护理评估单、生命体征观测单、护理记录单及特护记录单上体现病人的疼痛情况。记录内容应突出疼痛的时间、部位、程度、性质、镇痛方法、疼痛缓解程度及疼痛对生活质量的影响等方面。癌痛、风湿性疼痛等需要持续性记录疼痛情况；外科术后疼痛、产后疼痛等需要短期记录。

（二）护理措施

疼痛管理的目标是控制疼痛，以最小的不良反应缓解最大程度的疼痛。经过疼痛筛查，确定病人有无疼痛，及时制订护理计划，采取护理措施减轻疼痛，常见的疼痛护理措施有以下几方面。

1. 减少或消除引起疼痛的原因　消除疼痛原因，避免引起疼痛的诱因。如因外伤引起的疼痛，应先给予止血、包扎等处理，再行镇痛措施；胸腹部手术后，病人常因咳嗽或呼吸引起伤口疼痛，在术前应进行健康教育，指导病人深呼吸和有效咳嗽的方法，术后协助病人按压伤口后，再鼓励病人咳嗽和深呼吸。

2. 给予镇痛措施

（1）药物镇痛　目前药物镇痛仍然是解除疼痛的最基本、最常用方法。护理人员应掌握有关药理知识，了解病人身体状况和有关疼痛治疗情况，按医嘱正确使用镇痛药物。对疼痛性质明显、原因明确的病人，应采取预防用药，而不是等到疼痛难以忍受时再给药，因为预防性用药能起到事半功倍的效果；对于疼痛原因未明的病人，在确诊前禁止使用任何镇痛药物，以免掩盖病情延误治疗；当疼痛停止和缓解时，因立即停药，以防止药物副作用和耐药性的产生，尤其是易于成瘾的镇痛药物，更应慎用。下面主要介绍镇痛药的分类、世界卫生组织建议的三阶梯止痛疗法和镇痛药物的给药途径、给药时间及病人自控镇痛泵的应用等。

1）镇痛药物的分类：①阿片类镇痛药，如吗啡、可待因、哌替啶、芬太尼、阿芬太尼、喷他佐辛、美沙酮、羟考酮等。不良反应主要包括便秘、恶心、呕吐、嗜睡、瘙痒、头晕、尿潴留、谵妄、认知障碍、呼吸抑制等。②非阿片类镇痛药，如布洛芬、双氯芬酸、对乙酰氨基酚、吲哚美辛、塞来昔布等。不良反应主要包括消化性溃疡、消化道出血、血小板功能障碍、肾功能损伤、肝功能损伤等。③其他辅助类药物，可增强阿片类药物的镇痛效果，包括抗惊厥类药物、抗抑郁类药物、皮质类固醇激素、局部麻醉药物等。

2）三阶梯止痛疗法：对癌症疼痛的处理，目前临床普遍推行世界卫生组织的三阶梯止痛疗法（表5-9）。目的是根据疼痛程度，合理使用不同级别的镇痛药物，达到缓解疼痛的目的。癌痛药物止痛治疗的五项基本原则。①口服给药：方便、常用。②按阶梯用药：应根据病人疼痛程度，有针对性地选用不同性质、不同作用强度的镇痛药物。在癌痛治疗中，常采用联合给药的方法，即加用一些辅助药以减少主药的用量及副作用。③按时用药：应按照规定时间间隔，规律性给予镇痛药物，有助于维持稳定、有效的血药浓度。④个体化给药：使用阿片类药物时，由于个体差异，阿片类药物无理想标准用药剂量，应当根据病人的病情，使用足够剂量药物，使疼痛得到缓解。⑤注意具体细节：对使用镇痛药物的病人要加强监护，密切观察其疼痛缓解程度和不良反应发生情况，注意药物联合应用的相互作用和配伍禁忌，以便在镇痛药物疗效和不良反应之间取得平衡。

表 5-9　世界卫生组织的三阶梯止痛疗法

阶段	疼痛程度	药物种类	常用药物名称
第一阶段	轻度疼痛	非阿片类药物、解热镇痛药	阿司匹林、布洛芬
第二阶段	中度疼痛	弱阿片类药物	可待因、氨酚待因、曲马多等
第三阶段	重度疼痛	强阿片类药物	吗啡、哌替啶、美沙酮等

3）镇痛药物的给药途径：首选口服给药，在病人存在吞咽困难或口服药物不良反应不能耐受的情况下可选择其他给药途径，如经皮肤给药、直肠给药、皮下给药、静脉给药等。①口服给药：具有给药方便、疗效肯定、价格便宜、安全性好、易于控制、不易成瘾等优点。②经皮给药：芬太尼透皮贴剂是目前唯一透皮吸收的强阿片类药物，透皮贴剂常用于疼痛相对稳定的慢性癌痛病人维持用药，药物经皮肤持续释放，一次用药维持作用时间达 72 小时。初次用药后 4～6 小时起效，12～24 小时达稳定血药浓度。该药不适用于急性疼痛病人和暴发性疼痛病人。在使用该药的病人中，有个别病人会出现局部瘙痒、麻木感或皮疹，这些情况在去除贴剂后很快消失。应该注意的是，如果不良反应严重，应及时去除贴剂。③静脉给药：出现暴发性疼痛或疼痛危象时，可静脉给药，以快速缓解疼痛。静脉给药是最迅速、有效和精确的给药方式，血浆浓度迅速达到峰值，用药后即刻产生镇痛作用，但过高的血药浓度可能会引起不良反应。目前国内外多采用中心静脉插管或预埋硅胶注药泵，以便于连续小剂量给药减少不良反应的发生。

4）镇痛药物的给药时间：对于慢性癌痛病人，护士应指导病人按规定时间间隔规律服用镇痛药，按时给药可维持有效血药浓度。

5）病人自控镇痛（PCA）：应用 PCA 装置控制镇痛剂的用量，缩短给药间隔，减少不良反应，PCA 泵的工作过程是按照负反馈的控制技术原理设计的，医生视病人病情设定药物剂量，利用负反馈，病人根据自己的疼痛情况自己按压镇痛泵。

链接

PCA 镇痛泵使用及护理

1. 护士与麻醉师严格交接　手术方式、麻醉方式，镇痛泵开关、管道通畅，妥善固定，PCA 镇痛泵药物配比、锁定时间、剂量、开放情况。

2. 每班观察要点　①镇痛泵是否正常输注；②输注部位情况；③导管接头是否固定。

3. 评估病人疼痛　①麻醉恢复情况；②疼痛强度（中度级以上可追加）。

4. 做好 PCA 镇痛泵和输液管路相关的护理工作　护士定期查看镇痛泵是否处于功能状态。会识别空气报警、管道阻塞、药液用完等简单的问题。

5. 健康教育　①严禁碰撞、挂起、坠地；②起床时镇痛泵低于穿刺位；③强调"只允许病人本人按压镇痛泵给药按钮"，不允许病人的家属、亲戚、朋友、护工等其他人按压给药按钮；④按压给药按钮的时机，在疼痛时或进行一些使疼痛明显加剧的活动之前。

6）介入疗法：是指神经阻滞、神经松解术、经皮椎体成形术、神经损毁性手术、神经刺激疗法、射频消融术等干预性治疗措施，经硬膜外、椎管内、神经丛等途径给药。硬膜外注射是将吗啡或芬太尼等药物注入椎管内，提高脑积液中镇痛剂的浓度，且作用时间持久，这种方法对剧痛者明显，也是目前临床应用较广泛的镇痛方法。

（2）物理镇痛　可以应用冷、热疗法，如冰袋、冷湿敷或热水袋、热湿敷、温水浴等。此外，理疗、按摩及推拿也是临床上常用的物理镇痛方法。

（3）针灸镇痛　根据疼痛的部位，采用不同的穴位行针法或灸法，使人体经脉疏通、气血调和，以达到镇痛的目的。针灸对于神经系统引起的疼痛疗效显著，疗效甚至超过药物治疗。

（4）经皮神经电刺激疗法　经皮肤将特定的低频脉冲电流输入人体，利用其产生的无损伤性镇痛作用治疗疼痛为主疾病的电刺激疗法称为经皮神经电刺激疗法，主要用于治疗各种头痛、颈椎病、肩周炎、神经痛、腰腿痛等。

3. 提供社会心理支持　对疼痛病人，提供社会心理支持十分重要，尤其是对癌痛病人。护士应该做到以下几方面工作。

（1）告知病人及其家属，对疼痛的情绪反应将作为疼痛评估和治疗的一部分。

（2）给病人及其家属提供情感支持，让他们认识到疼痛是一个需要讲出来的问题。

（3）告知病人及其家属总会有可行的办法来充分地控制疼痛和其他令人烦恼的症状。

（4）必要时帮助病人获得治疗并提供相关信息，教会病人应对技能以缓解疼痛，增强个人控制能力。护理人员应设法减轻病人的心理压力，以安慰和鼓励的态度支持病人，病人情绪稳定、心境良好、精神轻松，可以增强对疼痛的耐受性。

4. 认知行为疗法

（1）分散注意力　组织病人参加有兴趣的活动，能有效转移其对疼痛的注意力。

（2）音乐疗法　运用音乐分散对疼痛的注意力是有效的方法之一，可根据病人的不同个性和喜好，选择不同类型的音乐。

（3）嘱病人双眼凝视一个定点，引导病人想象物体的大小、形状、颜色等，同时在病人疼痛部位或身体某一部位上作环形按摩。

（4）指导病人进行有节律的腹式呼吸，用鼻深吸气，然后慢慢人口中将气体呼出；反复进行。

（5）有规律地放松　对于由慢性疼痛所引起的疲劳及肌肉紧张效果明显。冥想、印度的瑜伽功以及心理治疗中的催眠与暗示疗法都有助于放松机体，减小肌肉张力，从而减轻疼痛。

（6）治疗性的想象　利用一个人对某特定事物的想象而达到特定的正向效果，可引起松弛，减轻疼痛。

5. 促进舒适　通过护理活动促进舒适是减轻或解除疼痛的重要护理措施。帮助病人采取正确的姿势，提供舒适整洁的病室环境，此外，一些简单的技巧，如帮助病人适当活动、改变姿势、变换体位；在止痛药物的显效时间内安排病人的护理活动；在各项治疗前，给予清楚、准确的解释，都能减轻病人的焦虑，使其感到身心舒适，从而有利于减轻疼痛。

6. 健康教育　根据病人的疼痛情况，选择相应的教育内容，一般应包括疼痛的机制、原因、评估方法、减轻或解除疼痛的自理技巧等。

（1）让病人了解无需忍痛的观念，鼓励病人表达疼痛感受。指导病人正确描述疼痛的部位、性质、持续时间；当表达受限时，告知病人可用表情，眼神，动作来示意。

（2）教会病人正确使用疼痛评估工具，确保病人疼痛时能够准确及时地向医护人员汇报。

（3）指导病人正确服药，包括药物的作用、服药时间、注意事项、药物不良反应、预防措施及自我护理要点，必要时提供文字说明。当病人对使用阿片类药物感到顾虑和担忧时，给予正确解释，以消除顾虑，提高治疗依从性，保证疼痛治疗顺利进行。

（4）指导病人正确评价接受治疗与护理措施后的效果。如出现以下情况表明疼痛减轻：①疼痛的征象减轻或消失，如面色苍白、出冷汗等；②对疼痛的适应能力有所增强；③舒适感增强，食欲增加；④休息和睡眠的质量较好；⑤能轻松地参与日常活动，与他人正常交往。

（5）告知病人出院期间出现以下情况应及时与医护人员联系，包括服药过程中出现任何问题、新出现的疼痛、疼痛发生变化、现有药物不能缓解疼痛、严重的恶心呕吐、3天未排便、白天易睡很难唤醒、意识模糊等。

7. 随访

（1）疼痛病人出院时，医护人员应与病人和家属共同制订随访计划，提供疼痛咨询电话，安排定期到门诊随访，或由医护人员通过电话、视频、上门等方式提供主动随访。

（2）随访间隔时间应根据病人疼痛和用药情况合理安排。

（3）随访内容主要包括病人当前疼痛及缓解情况、服用镇痛药情况、药物不良反应。如果疼痛控制不良需进行全面评估，以确定是否存在镇痛不足、服药时间和方法不正确、药物不良反应不能耐受等问题，根据具体情况给予相应指导或安排就诊。

（4）规范记录随访内容，记录应连续，每一次随访结束根据具体情况预定下一次随访时间，如终止随访应写明原因。

（5）鼓励病人记录疼痛日记，记录居家期间的疼痛变化、服药情况以及药物不良反应的程度，以便接受随访时向医护人员提供准确的信息。

链接

癌性疼痛的控制标准

20世纪80年代，世界卫生组织在提出针对癌症病人的三阶梯止痛方案的同时，提出了对癌性疼痛的控制标准，即要求达到夜间睡眠时、白天休息时、日间活动和工作时无疼痛。这是一个比较明确和完美的目标，但临床实践中有时较难做到。近年来逐渐形成并被业内接受和应用的观点是"3个3的标准"，即依据0～10分数字评分法，评估疼痛强度＜3分；24小时内突发性疼痛次数＜3次；24小时内需要药物解救的次数＜3次。对于癌性疼痛镇痛的目标，有学者认为"3个3的标准"具有可操作性，在临床中也较容易实现，有利于指导医务人员实施疼痛管理，因此在癌痛管理中比较推荐此标准。

🎯 目标检测

A₁/A₂型题

1. 在安静状态下及低温环境中，人体主要的散热方式是（ ）
   - A. 对流
   - B. 蒸发
   - C. 辐射
   - D. 传导
   - E. 发汗

2. 影响人体蒸发散热的最主要的因素是（ ）
   - A. 环境温度高
   - B. 空气对流差
   - C. 环境湿度过大
   - D. 体温调节中枢功能紊乱
   - E. 汗腺发育障碍

3. 对高热病人进行体温观察，正确的是（ ）
   - A. 每隔1小时测温
   - B. 每天测温2次
   - C. 每隔4小时测温
   - D. 每隔2小时测温
   - E. 每天测温4次

4. 短绌脉常见于（ ）
   - A. 心房颤动病人
   - B. 动脉导管未闭病人
   - C. 房室传导阻滞病人
   - D. 心包积液病人
   - E. 肺动脉高压病人

5. 测量血压的方法，错误的是（ ）
   - A. 测量前安静休息20～30分钟
   - B. 测量时将动脉、心脏处于同一水平
   - C. 袖带松紧以一指为宜
   - D. 打气至240mmHg
   - E. 放气速度以4mmHg/s为宜

6. 在测量血压过程中，护士发现血压的搏动音听不清时，应重新测量，错误的方法是（ ）
   - A. 将袖带内气体驱尽
   - B. 一般连测2～3次
   - C. 使汞柱降至"0"点
   - D. 取多次测量的平均值
   - E. 稍等片刻再测第2次

7. 病人，男性，55岁。1周来体温持续39.0～40.0℃。护理查体：面色潮红，呼吸急促，口唇轻度发绀，意识清楚。该病人发热的热型是（ ）

A. 弛张热　　　　　　　B. 回归热

C. 稽留热　　　　　　　D. 间歇热

E. 不规则热

8. 病人，男性，50 岁。因高热急诊入院，体温 39.9℃。正确的物理降温措施是（　　）

A. 嘱病人多饮冰水　　B. 前额、头顶部置冰袋

C. 全身冷水擦浴　　　D. 心前区酒精擦浴

E. 冰敷 60 分钟后测体温

9. 病人，男性，58 岁。诊断"风湿性心脏病"入院，突然出现胸痛、胸痛，心律极不规则，心率快慢不一，心音强弱不等，心率 102 次 / 分，脉率 78 次 / 分，此脉搏属于（　　）

A. 洪脉　　　　　　　　B. 奇脉

C. 间歇脉　　　　　　　D. 交替脉

E. 脉搏短绌

10. 病人，女性，68 岁。因"风湿性心脏病、心房颤动"收入院。查体：心率 140 次 / 分，脉率 90 次 / 分，脉搏细弱，节律异常。出现上述症状说明病人（　　）

A. 心脏收缩功能过弱

B. 周围动脉阻力过小

C. 心脏收缩功能过强

D. 周围动脉阻力过大

E. 心脏收缩强弱不规则

11. 病人，男性，60 岁。因"风湿性心脏病"入院，住院期间病人出现心房颤动。护士为其测量脉搏时，错误的方法是（　　）

A. 应由两名护士同时测量心率和脉搏

B. 测量前使病人安静

C. 病人手臂放于舒适位置

D. 将手指指端按压在桡动脉搏动处

E. 计数 30 秒，将所测得的数值乘以 2

12. 病人，男性，62 岁。因心房颤动住院治疗，心率 114 次 / 分，心率、脉率不一致。此时护士测量脉搏与心率的方法是（　　）

A. 同一人先测心率，后测脉

B. 同一人先测脉率，后测心率

C. 两人分别测脉率和心率，同时起止

D. 两人分别测脉率和心率后求平均

E. 一人测心率，然后另一人测脉率

13. 病人，男性，29 岁。以脑膜炎收入院。入院后查体：口唇发绀，呼吸呈周期性，由浅慢变为深快，再由深快变为浅慢，经过一段呼吸暂停后，重复上述过程。该病人的呼吸属于（　　）

A. 潮式呼吸　　　　　B. 间断呼吸

C. 鼾声呼吸　　　　　D. 蝉鸣样呼吸

E. 呼吸困难

14. 患儿，男性，2 岁，因"喉头异物"入院，查体：面色青紫，呼吸费力，伴明显的三凹征，其呼吸类型属于（　　）

A. 吸气性呼吸困难　　B. 呼气性呼吸困难

C. 混合性呼吸困难　　D. 深度呼吸

E. 潮式呼吸

15. 病人，男性，65 岁。脑栓塞，右侧偏瘫。护士为其测量血压时选择左上肢的原因是（　　）

A. 护士操作便利

B. 右侧肢体循环不良

C. 右侧肢体不能配合测量

D. 右侧肢体肌张力增高

E. 病人能配合活动

16. 病人，男性，68 岁。因脑出血入院治疗，现意识模糊，左侧肢体瘫痪。护士为其测量体温、血压的正确方法是（　　）

A. 测量口腔温度，左上肢血压

B. 测量腋下温度，右上肢血压

C. 测量腋下温度，左上肢血压

D. 测量直肠温度，左上肢血压

E. 测量口腔温度，右上肢血压

17. 病人，男性，65 岁。因"原发性高血压"入院。病人右侧肢体偏瘫。测量血压操作正确的是（　　）

A. 固定专人测量

B. 测量左上肢血压

C. 袖带下缘平肘窝

D. 听诊器胸件置于袖带内

E. 充气至水银的高度达 150mmHg

A₃ 型题

（18、19 题共用题干）

病人，男性，58 岁。近日淋雨后突然发高热，持续 2 天。24 小时体温波动在 39.0 ～ 39.8℃之间，伴有咳嗽、咳痰，呼吸增快。初步诊断为肺炎球菌肺炎。

18. 该病人的热型是（　　）

A. 间歇热　　　　　　B. 不规则热

C. 稽留热　　　　　　D. 回归热

E. 弛张热

19. 11：50 行物理降温后，护士再次为病人测量体温的时间是（　　）

A. 12：10　　　　　　B. 12：30

C. 12：00　　　　　　D. 12：40

E. 12：20

（20、21 题共用题干）

病人，男性，35 岁。因中暑高热急诊入院。查体：T 39.9℃，P 120 次 / 分，R 26 次 / 分，需立即进行物理降温。

20. 最适宜的方法是（　　）

A. 冰湿敷　　　　　　B. 冷湿敷

C. 酒精拭浴　　　　　D. 头部置冰袋

E. 冰帽

21. 该物理降温法禁忌的部位是（　　）

A. 手背　　　　　　　B. 手心

C. 足底　　　　　　　D. 足背

E. 足跟

（22、23 题共用题干）

患儿，男性，8 岁。因白血病并发肺部感染入院。上午 10 时体温 39.8℃，给予降温。

22. 给予该患儿的降温方式是（　　）
    A. 冰袋　　　　　　　B. 冰帽
    C. 冰槽　　　　　　　D. 乙醇拭浴
    E. 温水拭浴

23. 该患儿适宜进食的食物是（　　）
    A. 馒头　　　　　　　B. 油条
    C. 饺子　　　　　　　D. 包子
    E. 稀粥

（24、25 题共用题干）

患儿，女性，1 岁 8 个月。因"腹泻、发热"入院。患儿烦躁不安，面色潮红，呼吸急促，入院时体温 39℃.

24. 入院后护士为患儿再次测量体温，应采取恰当方式为（　　）
    A. 测量肛温 10 分钟　　B. 测量肛温 5 分钟
    C. 测量口温 10 分钟　　D. 测量口温 5 分钟

E. 测量腋温 10 分钟

25. 经过测量发现患儿体温已上升至 40.8℃. 此时护士对于该患儿体温监测的频率为（　　）
    A. 每 6 小时 1 次　　　B. 每天 4 次
    C. 每 4 小时 1 次　　　D. 每天 2 次
    E. 每 1 小时 1 次

（26、27 题共用题干）

病人，男性，60 岁。因"风湿性心脏病，主动脉瓣关闭不全"入院。

26. 该病人的脉搏最可能是（　　）
    A. 脉搏短绌　　　　　B. 洪脉
    C. 奇脉　　　　　　　D. 水冲脉
    E. 丝脉

27. 这种脉搏的特点是（　　）
    A. 脉率超过 100 次 / 分
    B. 脉搏极不规则，强弱不一
    C. 脉搏骤起骤降，急促有力
    D. 脉搏洪大有力
    E. 均匀脉搏中出现一次提前较弱的搏动

（付　芳）

第**6**章
病情观察与抢救技术

第 1 节　病情观察

 案例 6-1

　　护士小李第一天来到急诊室实习，护士长安排许护士带小李到急诊留观室工作，许护士告诉小李留观室有许多危重病人，需要认真观察病人的病情变化，做好支持性护理工作。

问题：1. 什么样的病人是危重病人？

　　　 2. 危重病人病情观察的内容和方法有哪些？

　　　 3. 如何做好危重病人的支持性护理工作？

　　危重病人是指病情严重，随时可能发生生命危险的病人。抢救和护理危重病人是护理工作中的一项重要任务，抢救工作成功与否，与护士对病人进行严密细致的观察和熟练的抢救技术密切相关。因此，护理人员必须具有广博的医学知识和训练有素的观察能力，并熟练掌握常用的抢救技术，保证抢救工作及时、准确、有效进行。

　　危重病人的病情观察包括病人的生命体征、瞳孔、意识、排泄物等方面是否有变化。病情观察是一项系统工程，从症状、体征，以及生理、精神、心理等方面，将病人作为一个整体而进行全面观察。因此，作为护士应具有丰富的医学知识、敏锐的观察能力、严谨的工作作风及高度责任心。在日常工作中，要做到"五勤"，即勤巡视、勤观察、勤询问、勤思考、勤记录。只有这样，才能及时捕捉到病人病情变化信息，为医生正确诊断及处理提供依据，为危重病人的抢救赢得时间。

一、病情观察方法

（一）直接观察法

　　直接观察法是利用感觉器官或借助医疗仪器对病人进行观察。主要方法包括视诊、触诊、叩诊、听诊、嗅诊等。

　　1. 视诊　利用视觉来观察病人全身或局部表现的方法。从病人入院直至出院，通过连续的观察，了解病人的意识状态、面部表情、姿势体位、肢体活动情况，了解皮肤、分泌物、排泄物及与疾病相关的症状和体征。为提高观察准确性，有时需要仪器辅助。护士要具有专业的知识及技能，并对病人生理、心理、社会等方面进行全面观察。

　　2. 触诊　指通过手的感觉来感知病人身体某部位有无异常。触诊范围广，可遍及全身各部位，但以腹部更为重要。手的感觉以指腹和掌指关节部掌面的皮肤最为敏感，因此触诊时多用此处。例如，用触觉来了解体表的温度、湿度、弹性、光滑度、柔软度，以及脏器的外形、大小、软硬度、移动度及波动感等。

　　3. 叩诊　指通过手指叩击或手掌拍击身体表面某部，使之震动而产生音响，根据震动和声响的特点来判断被检查部位、脏器的功能状态，如脏器大小、形状、位置、密度，以及肝浊音界、心界、腹水等。

4. 听诊　是利用听觉或借助听诊器及其他仪器听取病人各个部位发出的声音，分析判断声音所代表的不同意义。例如，可以通过咳嗽的不同声音、音调、剧烈的程度及声音的改变来分析病人疾病的状态。借助听诊器可以听心率、心音、呼吸音、肠蠕动音。此外，也可通过倾听来了解病人潜在的健康问题。

5. 嗅诊　利用嗅觉来辨别病人的各种气味与其健康状况的关系。病人的气味可以来自皮肤、黏膜、呼吸道、胃肠道及分泌物、呕吐物、排泄物等。如呼吸有异常气味，如臭味、大蒜味等；消化系统表现的口腔或呕吐物有无酸臭或腐臭味等；泌尿生殖系统表现的尿液有无甜味、恶臭味，生殖器分泌物是否有异味等。嗅诊时要注意嗅觉的适应性。

（二）间接观察法

护理人员通过与医生或其他医务人员、病人及家属的交流，以及通过阅读病历、检验报告、交接班报告、会诊报告及其他相关资料，获取病人有关病情的信息，以达到对病人疾病进行全面、细致观察的目的；还可通过观察各种监护仪器，如心电监护仪、血糖仪等，了解病人病情。

二、病情观察内容

（一）生命体征的变化

生命体征是机体内在活动的客观反映，是衡量机体身心状况的可靠指标。正常人的生命体征相对稳定，当机体患病时，生命体征会发生不同程度的变化。

（二）意识状态

意识状态是大脑高级神经中枢功能活动的综合表现，即对环境的知觉状态。正常人意识清晰、思维敏捷、语言流畅、定向准确。意识障碍是指个体对外界环境刺激缺乏正常反应的一种精神状态。任何原因引起大脑高级神经中枢功能损害时都可出现意识障碍。表现为对自身及外界环境的感觉、知觉、记忆、思维、定向力、情感等精神活动发生不同程度的异常改变。

意识障碍的程度可分为嗜睡、意识模糊、昏睡、昏迷。

1. 嗜睡　是最轻度的意识障碍。病人处于持续睡眠状态，但能被言语或刺激唤醒，醒后能正确、简单而缓慢地回答问题，但反应迟钝，刺激停止，又很快入睡。

2. 意识模糊　意识障碍程度较嗜睡深，病人表现为语言和思维不连贯，对时间、地点、人物的定向力完全或部分发生障碍。谵妄是意识模糊的更深状态，以知觉障碍和注意力丧失为主要表现，可有错觉、幻觉、躁动不安、精神错乱、语无伦次、活动增多、辗转不宁，对刺激反应增强等情况，是中枢神经系统急性障碍的表现。

3. 昏睡　病人处于熟睡状态，不易唤醒。通过压迫眶上神经、摇动身体等强烈刺激可唤醒病人，但病人醒后答话含糊或答非所问，停止刺激后病人又很快进入熟睡状态。

4. 昏迷　是病危的信号，是最严重的意识障碍，其程度可分为浅昏迷和深昏迷（表6-1）。

表6-1　深、浅昏迷的对比

分类	意识障碍程度	对刺激的反应	反射	生命体征
浅昏迷	意识大部分丧失，无自主活动	对光、声刺激无反应，对疼痛刺激可有痛苦表情及躲避反应	瞳孔对光反射、角膜反射、眼球运动、吞咽反射、咳嗽反射等可存在	呼吸、心搏、血压无明显变化，可有大小便潴留或失禁
深昏迷	意识完全丧失	对各种刺激均无反应	全身肌肉松弛，肢体呈弛缓状态，深浅反射均消失，偶有深反射亢进与病理反射	呼吸不规则，血压下降，大小便失禁或潴留

（三）瞳孔的观察

颅内疾病、药物中毒、昏迷等病人常有瞳孔的变化。因此,瞳孔的变化也是病情变化的一个重要体征。瞳孔的观察主要是两侧瞳孔的形状、对称性、边缘、大小及对光反射。

1. 瞳孔大小　与对称性正常人两侧瞳孔等大等圆,自然光线下瞳孔直径为 2～5mm。在病理状态下,瞳孔的大小可出现如下变化。

（1）缩小　瞳孔缩小是指瞳孔直径小于 2mm,直径在 1mm 以内称为针尖样瞳孔。单侧瞳孔缩小,常提示同侧小脑幕裂孔疝早期。双侧瞳孔缩小,常见于有机磷农药及氯丙嗪、吗啡等药物中毒。

（2）扩大　瞳孔直径大于 5mm 称为瞳孔散大。一侧瞳孔散大且固定,提示同侧颅内血肿或脑肿瘤等颅内病变导致小脑幕裂孔疝。双侧瞳孔散大,见于颅内压升高、颅脑损伤、颠茄类药物中毒及濒死状态。

2. 瞳孔形状　正常瞳孔呈圆形;瞳孔呈椭圆形见于青光眼;瞳孔形状不规则见于虹膜粘连。

3. 瞳孔对光反射　是一种神经反射。正常人瞳孔对光反射灵敏,在光亮处瞳孔缩小,昏暗处瞳孔扩大。如果瞳孔大小不随光线刺激的变化而变化,称为瞳孔对光反射减弱或消失,一般见于危重或深昏迷病人。

（四）一般性观察

1. 表情与面容　病人患病后可表现出痛苦、忧虑、疲惫或烦躁等面容与表情,某些疾病发展到一定程度时,可出现特殊面容与表情。常见的典型面容有以下几种。

（1）急性病容　表现为表情痛苦、面色潮红、呼吸急促、鼻翼扇动、口唇疱疹等,一般见于急性感染性疾病病人,如大叶性肺炎病人。

（2）慢性病容　表现为面色苍白或灰暗、面容憔悴、目光暗淡、消瘦无力等,常见于慢性消耗性疾病病人,如恶性肿瘤、肝硬化、严重结核病等病人。

（3）二尖瓣面容　表现为面颊紫红、口唇发绀,常见于风湿性心脏病病人。

（4）贫血面容　表现为面色苍白、唇舌及结膜色淡、表情疲惫乏力,见于各种类型的贫血病人。

（5）病危面容　表现为面肌消瘦、面色铁灰、双目无神、眼眶凹陷,见于休克、大出血等病人。

（6）其他　甲状腺功能亢进面容、满月面容、脱水面容,以及面具面容等。

2. 皮肤与黏膜　观察病人皮肤与黏膜的颜色、温度、湿度、弹性、有无出血、水肿、皮疹、皮下结节、囊肿等情况。例如,贫血病人,其口唇、结膜、指甲苍白;肺源性心脏病、心力衰竭等缺氧病人,其口唇、面颊、鼻尖等部位发绀;休克病人皮肤湿冷;严重脱水、甲状腺功能减退者,皮肤弹性差;心源性水肿者,可表现为下肢和全身水肿;肾性水肿者,多于晨起时出现眼睑、颜面水肿。

3. 姿势与体位　姿势指举止的状态,如胃肠痉挛性疼痛时,病人捧腹而行。体位指病人身体在卧位时所处的状态,可分为主动卧位、被动卧位、被迫卧位三种。危重病人由于疾病的影响不能自行调整或变换肢体的位置,常呈被动卧位。

4. 呕吐物　仔细观察病人呕吐物的颜色、量、气味、性状、时间、方式,以及病人的伴随症状。

（1）呕吐时间　幽门梗阻性呕吐常发生在夜间或凌晨。

（2）呕吐方式　中枢性呕吐呈喷射状,无恶心先兆;消化系统疾病所致的反射性呕吐,其特点与进食时间有关,且呕吐物中有致病菌。

（3）呕吐物性状　一般情况下呕吐有消化液及食物;幽门梗阻呕吐物为宿食;高位小肠梗阻呕吐物中常有胆汁;霍乱与副霍乱病人的呕吐物为米泔水样。

（4）呕吐量　成人胃容量为 300ml,如病人呕吐物的量超过胃容量,应考虑有无幽门梗阻。

（5）呕吐物颜色　急性大出血,呕吐物呈鲜红色;陈旧性出血或出血量少且缓慢,呕吐物呈咖啡色,因血液与胃酸及胃内容物发生反应。

（6）呕吐物气味　酸味见于普通呕吐;苦味会有大量胆汁;腐臭味见于幽门梗阻;粪臭味见于低

位性肠梗阻；大蒜味见于有机磷农药中毒。

（7）伴随症状　急性胃肠炎者呕吐常伴有腹痛、腹泻；颅内压升高者呕吐则伴有头痛。

5. 排泄物与分泌物　主要包括大小便、汗液、痰液等。应观察其颜色、性状、量、次数等。

6. 饮食与营养　危重病人分解代谢增强，机体消耗大，应观察其食欲是否降低，进食和进水量能否满足机体需要。

（五）心理状态的观察

心理状态的观察主要是从病人对健康的理解、对疾病的认识、处理和解决问题的能力、对疾病和住院的反应、价值观、信念等方面来进行，观察其语言和非语言行为、思维能力、认知能力、情绪状态、感知情况等；了解病人在这些方面是否处于正常状态、是否出现记忆力减退、思维混乱、反应迟钝、语言和行为有无异常等，以及焦虑、恐惧、绝望、抑郁等情绪反应。病人的心理状态大致可分为否认期、愤怒期、协议期、抑郁期、接受期。

（六）药物治疗的观察

危重病人用药多，护士应严格观察病人的用药后反应，若出现不良反应及时与医生沟通。如使用洋地黄类药物应注意数心率、测脉搏；应用利尿剂应观察尿量；应用降压药物应注意测血压；使用胰岛素应注意有无心悸、出冷汗、神志不清等低血糖反应。

（七）特殊检查的观察

在临床上，常会对未明确诊断的病人进行一些常规和特殊的专科检查，如冠状动脉造影、肝脏穿刺、骨髓穿刺等，这些检查均会对病人产生不同程度的创伤，护士应重点了解检查前后的注意事项，防止并发症的发生。

三、危重病人的护理

1. 严密观察病情变化，做好抢救准备　护士需密切观察病人的生命体征、意识、瞳孔及其他情况，随时了解病人心、肺、脑、肝、肾等重要脏器的功能及治疗反应与效果，并做好记录。如病人出现呼吸与心搏骤停，要立即通知医生，并立即采取人工呼吸或胸外心脏按压等措施，抓住抢救时机。

2. 保持呼吸道通畅　鼓励清醒病人定时翻身、做深呼吸或轻拍背部，有助于分泌物咳出；昏迷病人常因咳嗽反射、吞咽反射减弱或消失，呼吸道分泌物及唾液等积聚喉头，而引起呼吸困难甚至窒息，故应使病人头偏向一侧，及时将呼吸道分泌物吸出，保持呼吸道通畅；并通过呼吸咳嗽训练、肺部物理治疗、吸痰等措施，预防分泌物淤积、坠积性肺炎及肺不张等情况发生。以上治疗效果不佳时，应尽早建立人工气道，如气管插管、气管切开等来改善通气功能，保持呼吸道通畅。

3. 确保病人安全　对意识丧失、谵妄或躁动的病人要保证其安全，必要时可使用保护具；对牙关紧闭、抽搐的病人，可用牙垫或开口器放于其上下磨牙之间，以免病人因咀嚼肌痉挛而咬伤舌头。室内光线宜暗，工作人员动作要轻，避免病人因外界刺激而引起抽搐。注意预防医院内感染，准确执行医嘱，避免医源性损伤，确保病人的医疗安全。

4. 加强临床护理

（1）眼睛护理　眼睑不能自行闭合的病人，由于眨眼少，角膜干燥，易发生溃疡，并发结膜炎。可涂红霉素眼膏或覆盖凡士林纱布，以保护角膜。

（2）口腔护理　保持口腔卫生，增进食欲。对不能经口腔进食者，更应做好口腔护理，防止发生口腔炎症、口腔溃疡、腮腺炎、中耳炎等。

（3）皮肤护理　危重病人由于长期卧床、大小便失禁、大量出汗、营养不良及应激等因素，有发生皮肤完整性受损的危险。故护士应加强对病人的皮肤护理，做到"六勤一注意"，即勤观察、勤翻身、勤按摩、勤擦洗、勤更换、勤整理、注意交接班。

5. 维持肢体功能　经常为病人翻身，做四肢的主动或被动运动。病人病情平稳时，应尽早协助其进行被动肢体运动，每天 2 ～ 3 次。轮流对病人的肢体进行伸屈、内收、外展、内旋、外旋等活动，同时为病人做按摩，以促进血液循环，增加肌肉张力，帮助恢复功能，预防肌腱及韧带退化、肌肉萎缩、关节僵直、静脉血栓形成和足下垂的发生。必要时可使用矫形装置。

6. 补充营养及水分　危重病人机体分解代谢增强，消耗大，对营养物质的需要量增加，而病人多有食欲不佳、消化功能减退的情况，为保证病人有足够营养和水分，维持体液平衡，应设法增进其饮食。护士可协助自理缺陷的病人进食，对不能经口进食者，可采用鼻饲或完全胃肠外营养；对大量引流或额外体液丧失等水分丢失较多的病人，应注意维持水、电解质及酸碱平衡。

7. 维持排泄功能　病人若发生尿潴留，可采取诱导排尿的方法，帮助其排尿，以减轻病人的痛苦，必要时导尿。便秘者可用缓泻剂或灌肠法协助其排出，必要时护士戴手套帮助其取出粪便。

8. 保持管路通畅　危重病人身上常置有多种引流管，如导尿管、胃肠减压管、伤口引流管等，应注意妥善固定、安全放置、防止扭曲、受压、堵塞、脱落，保持通畅。同时，注意严格执行无菌操作技术，防止逆行感染。

9. 心理护理　危重病人多数都有生命危险，急性起病或突发的意外事件使病人易产生消极的心理状态，如焦虑、恐惧、悲伤等；而慢性病加重的病人常表现消极、绝望、多疑。这些心理状态会促使交感神经兴奋，产生一系列对病情不利的生理反应，如血压、心率、消化液和内分泌的不利改变，故应在抢救病人生命的同时加强心理护理，以发挥药物和其他治疗措施的最佳效能。

第 2 节　抢救工作的组织与设备管理

案例 6-2

护生小陈在急诊室实习，某天，小陈临近下班时，救护车紧急送来一位病人。该病人为男性，76 岁，因在家看足球比赛，兴奋过度而诱发急性肺水肿，家属叫救护车来院急诊治疗。

问题：急诊室抢救车内常用的急救药品有哪些？

抢救危重病人是医疗护理工作中一项重要而艰巨的任务，护士必须及时、准确地对病人进行病情观察；熟练地运用各种抢救技术。抢救时要有严密的组织、合理的分工，具备必要而完善的设备，只有这样才能分秒必争，为病人的生命赢得更多的时间。

一、抢救工作的组织管理

1. 立即成立抢救小组　科室抢救小组由科室主任、护士长负责，各级医务人员参与。抢救小组成员分工明确、密切配合；抢救中动作敏捷、措施得当，态度严肃。全院抢救小组由院长任组长，组织全院各科室参加抢救工作。一般用于大型灾难等突发事件。

2. 确定抢救方案　责任护士参与医生的查房、会诊、病历的讨论，并根据病情提出可行的措施，参与抢救方案的实施。熟悉危重症病人的病情、重点监测项目及抢救过程，做到心中有数、配合恰当。

3. 制订抢救护理计划　评估病人病情，提出现存的或潜在的护理问题，制订护理目标，确定护理措施，并随时评价护理效果。

4. 建立急救绿色通道　急诊绿色通道是指重、危伤病员被送到急诊科后，优先抢救、优先检查、优先住院。一般由首诊医护人员根据病情决定是否启动急救绿色通道，及时通知相关环节并报告有关领导，组织抢救。

5. 做好抢救记录　护士在抢救病人过程中，严格执行医嘱，及时做好抢救记录，字迹清晰，书写规范。

6. 保证抢救室内物品完好　护士应熟悉抢救室仪器设备及器械的性能和使用方法，并能排除一般故障，保证急救物品的完好率达 100%。严格执行"五定"制度，即定品种数量、定点安置、定专人管理、定期消毒灭菌、定期检查维修；抢救器械位置摆放合理。抢救室内物品不得外借。

7. 做好交接班工作　值班护士应交班，并认真记录，保证抢救和护理措施的连续性。抢救用物使用后，要及时清理，归还原处并补充。如果抢救的是传染病病人，应按传染病要求进行消毒处理，严格控制交叉感染。

二、抢救室设备的管理

1. 抢救室　急诊和病区都会设有抢救室。急诊抢救室的走廊应宽敞，方便转运病人；室内装有监控及报警系统。病区抢救室应靠近医护办公室、处置室，为单人房间，要求安静、整洁、光线充足。抢救室墙壁上应配有抢救的流程图，如心搏骤停、脑出血、休克、药物中毒等常见疾病的抢救程序，以及抢救室工作制度、消毒隔离制度等。在抢救室内应放置各种急救用物与设备。

2. 抢救床　设 1～3 张，最好为多功能床，必要时备木板一块，供胸外心脏按压时使用。

3. 抢救车

（1）内置的药品（表 6-2）

表 6-2　常用急救药品

类别	药物
呼吸兴奋药	尼可刹米注射液（可拉明）、盐酸洛贝林注射液
升压药	去甲肾上腺素注射液、盐酸肾上腺素注射液、盐酸异丙肾上腺素注射液、重酒石酸间羟胺注射液（阿拉明）、多巴胺注射液等
抗高血压药（抗血管扩张药）	硝普钠、硫酸镁注射液等
抗心力衰竭药	去乙酰毛花苷注射液（西地兰）等
抗心律失常药	盐酸利多卡因注射液、普罗帕酮注射液（心律平）、胺碘酮注射液等
抗心绞痛药	硝酸甘油注射液等
平喘药	氨茶碱注射液等
止血药	氨甲环酸注射液、维生素 K_1 注射液、硫酸鱼精蛋白注射液、垂体后叶素等
镇静药	地西泮注射液（安定）、苯巴比妥钠注射液（鲁米那）
镇痛药	吗啡、哌替啶等
抗过敏药	盐酸异丙嗪注射液（非那根）、地塞米松磷酸钠注射液、苯海拉明等
激素类药	氢化可的松等
利尿剂	呋塞米注射液（速尿）等
脱水利尿剂	20% 甘露醇溶液
解毒药	氯解磷定注射液、阿托品等
止吐药	甲氧氯普胺注射液（胃复安）
解痉剂	盐酸消旋山莨菪碱注射液（654-2）
碱性药	5% 碳酸氢钠注射液
其他	0.9% 氯化钠注射液、乳酸钠林格注射液、5% 葡萄糖注射液等

（2）无菌物品及无菌包

1）无菌物品：各种注射器及针头、输液器及输液针头、输血器、开口器、压舌板、舌钳、全套气管插管、牙垫、各种型号的医用橡胶手套、各种型号吸痰管、吸氧管及胃管、无菌治疗巾、无菌敷料、胸腔引流瓶、皮肤消毒用物等。

2）无菌包：气管插管包、气管切开包、静脉切开包、开胸包、导尿包、吸痰包、缝合包、各种穿刺包。

（3）抢救仪器　抢救仪器包括给氧系统（氧气筒和中心供氧系统、加压给氧设备）；电动吸引器或中心负压吸引装置；"五机"（心电图机、吸引器、洗胃机、呼吸机、除颤仪）；心电监护仪、小型 X 线机、手术床等。

（4）通信设备　自动传呼系统、电话或可视电话、对讲机。

第3节　抢救技术

案例 6-3

病人张某，男性，45 岁。因频发心绞痛入院，入院后第 3 天，张某排便后突感胸部闷痛，随即摔倒在地，不省人事，家属紧急呼叫护士。

问题：1.对于这种突发情况，护士应如何处置？

2.如何判断该病人是否发生心搏骤停？若确定病人发生心搏骤停，该如何抢救？

一、心肺复苏术

心肺复苏（cardiopulmonary resuscitation，CPR）是针对心跳、呼吸停止采取的心脏按压或其他方法形成的暂时的人工循环并恢复心搏和血液循环，用人工呼吸代替自主呼吸并恢复自主呼吸，达到恢复苏醒和挽救生命的目的。现代心肺复苏术包括基础生命支持（basic life support，BLS）、高级生命支持（advance life support，ALS）、持续生命支持（prolonged life support，PLS）三部分，本节重点介绍 BLS 技术操作。

基础生命支持（BLS）又称初期复苏处理或现场急救。基础生命支持可以用于任何原因所致的心搏骤停和呼吸停止的急症病人的施救。在心跳和呼吸突然停止之后，人的脑细胞于 4 分钟后开始死亡，10 分钟脑细胞死亡不可恢复。目前全世界对突发性心脏停搏病人的救治目标是停搏后 4 分钟内开始 BLS，并在 8 分钟内给予 ALS，以提高复苏的成功率。不仅医务人员要熟练掌握 BLS 操作技术，更要倡导公众学习 BLS 方法。

BLS 技术主要包括开放气道（airway，A）、人工呼吸（breathing，B）、胸外心脏按压（circulation，C）。

1. 目的　通过实施基础生命支持技术，建立病人的循环、呼吸功能，保证重要脏器的血液和氧气供应，尽快恢复心搏、呼吸，促进脑功能的恢复。

心搏骤停时，虽可出现上述多种临床表现，但其中以意识突然丧失和大动脉搏动消失这两项最为重要，故仅凭这两项即可做出心搏骤停的判断，并立即开始实施 BLS。由于 BLS 技术的实施要求必须分秒必争，因此在临床工作中，不能等心搏骤停的各种表现均出现后再行诊断。特别注意不要因听心音、测血压、做心电图而延误宝贵的抢救时间。

链接

心搏骤停的分类

心搏骤停时，心脏虽然丧失了泵血功能，但心电和心脏活动并非完全停止。根据心搏骤停后的心电图变化，临床上可将心搏骤停分为 3 种类型。

1. 心室颤动　又称室颤，心电图表现为 QRS 波群消失，代之以连续的不定型心室颤动波，频率为 200 ～ 400 次 / 分。若颤动波波幅高且频率快，较容易复律；若波幅低且频率慢，则复律可能性小。

2. 心电机械分离　心电图表现为宽而畸形、振幅较低的 QRS 波群，频率多在 30 次 / 分以下。

3. 心室静止　又称心室停搏，心电图上完全无心室活动波，呈一条直线或偶见 P 波。常见窦性、房性、结性冲动不能达到心室，且心室内起搏点不能发出冲动。

2. 操作流程（表 6-3）

表 6-3　心肺复苏技术的护理操作流程

项目	步骤	操作要点	考核要点
操作前准备	评估	1. 判断病人情况　呼吸与意识同时判断，触摸有无颈动脉搏动，时间不超过 10 秒 2. 呼救或启动 EMS 系统　呼叫最近的人，在院外则立即拨打抢救电话，呼救与实施 CPR 同时进行	评估病人正确，未超时。呼救及时，急救者呼救时未离开病人
操作过程	计划	1. 将病人置于心肺复苏体位 2. 评估环境安全 3. 病人去枕仰卧于硬板床或地面上，头、颈、躯干在同一直线上，双上肢放于两侧，身体无扭曲 4. 松开病人衣领和裤腰带	评估环境安全 病人体位摆放正确
操作过程	实施	1. 胸外心脏按压 （1）抢救者站或跪于病人一侧，一只手手掌根部放在病人胸骨中、下 1/3 交界处（两乳头连线与胸骨交界处），另一手掌根部位压于此手背上，手指并拢或互相握持（图 6-1） （2）抢救者两臂位于病人胸骨正上方，双肘关节伸直，利用上身重量垂直下压，使胸骨下陷，如此有节奏地反复进行（图 6-2） （3）按压深度：5 ～ 6cm，然后迅速放松，解除压力，让胸廓自动回弹 （4）按压频率：100 ～ 120 次 / 分	按压位置、手法、深度、频率正确
		2. 开放气道 （1）仰头抬颏法：抢救者一手放在病人前额，使头部向后仰；另一手的示指和中指放在病人下颌骨处，向上抬颏（图 6-3），是最常用的开放气道的方法。开放程度：下颌仰头、与耳郭的连续与地面垂直 （2）托颌法：抢救者将两手放置在病人头部两侧，肘部支撑在病人躺的平面上，握紧左、右下颌角，用力向上托下颌，若病人紧闭双唇，可用拇指把其口唇分开（图 6-4），适用于颈部损伤病人 （3）仰头抬颈法：抢救者一手抬起病人颈部，另一只手以小鱼际肌侧下按病人前额，使病人头后仰，颈部抬起（图 6-5），头颈部损伤病人禁用	打开气道手法正确
		3. 人工呼吸　潮气量为 500 ～ 600ml，吹气频率为 8 ～ 10 次 / 分 （1）口对口人工呼吸：正常吸气，双唇包住病人嘴外缘形成一个封闭腔，缓慢吹气，每次吹气至少 1 秒 （2）口对鼻人工呼吸：用仰头抬颏法保持呼吸道通畅，同时用举颏的手法，将病人口唇闭合，深吸气后以口唇紧密封住病人鼻孔周围，用力向鼻孔内吹气。适用于口部严重损伤或张口困难者。吹气时防止气体从口部逸出；吹气要用力，以克服鼻腔阻力 （3）口对口鼻人工呼吸：抢救者双唇包住病人口鼻吹气。吹气时间要短，防止气体进入胃部，引起胃膨胀。适用于婴幼儿	人工呼吸方式正确

项目	步骤	操作要点	考核要点
操作过程	实施	4. 循环操作按压次数与人工呼吸次数之比为 30：2。5 个循环为一个周期，进行复苏效果评估，未成功则继续进行心肺复苏。复苏效果评估时间不超过 10 秒。若有两名抢救者，应每 2 分钟交换一次按压，交换在 5 秒内完成	按压次数与人工呼吸次数比例正确
		5. 判断复苏效果　操作 5 个循环后，判断并报告复苏效果 （1）颈动脉恢复搏动 （2）自主呼吸恢复 （3）散大的瞳孔缩小，对光反射存在 （4）平均动脉血压大于 60mmHg （5）面色、口唇、甲床和皮肤色泽转红	复苏有效的评估方法正确
		6. 整理用物	整理、处理用物方法正确
		7. 洗手、记录、签字	操作者先洗手，后记录，签字顺序正确，记录规范，签名清楚
操作后	评价	1. 抢救及时，程序正确，操作规范，动作迅速，用物准备齐全 2. 注意保护病人安全和护士自身职业防护 3. 操作过程按时完成	评价正确

按压位置　　　　按压手势

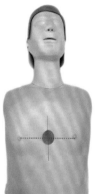

双乳头连线与
胸骨交界处

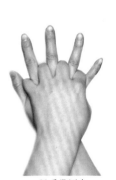

一只手掌压在
另一手背上，
双手交叉互扣

图 6-1　胸外心脏按压位置和手势

图 6-2　胸外心脏按压的手法及姿势

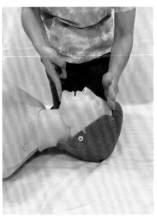

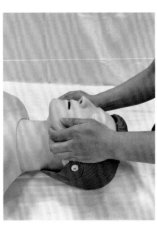

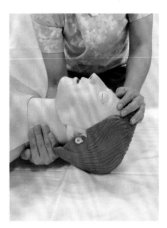

图 6-3　仰头抬颏法　　　　图 6-4　托颌法　　　　图 6-5　仰头抬颈法

3.注意事项

（1）人工呼吸注意事项

1）若病人口腔及咽部有分泌物或堵塞物，如痰液、血块、泥土等，应在操作前清除，以免影响人工呼吸效果或将分泌物吹入呼吸道深处。

2）为防止交叉感染，操作者可取一块纱布单层覆盖在病人口或鼻上，有条件时用面罩。

3）有义齿者应取下义齿。遇舌后坠的病人，应用舌钳将舌拉出口腔，或用通气管吹气。

4）对于婴幼儿，则对口鼻同时吹气更易施行。

5）若病人尚有微弱呼吸，人工呼吸应与病人的自主呼吸同步进行，即在病人吸气时，抢救者用力吹气以辅助进气，病人呼气时，松开口鼻，便于排出气体。人工呼吸要强调效果，每次吹气量为500～600ml，每次吹气持续时间1秒以上。

（2）心脏复苏注意事项

1）按压部位要准确。若部位太低，可能损伤腹部脏器或引起胃内容物反流；若部位太高，可伤及大血管；若部位不在中线，则可能引起肋骨骨折、肋骨与肋软骨脱离等并发症。

2）按压力量要均匀适度。力量过轻达不到效果，过重则易造成损伤。

3）按压姿势要正确。肘关节要伸直；两手手指不应加压于病人胸部；在按压放松期，操作者不加任何压力，但手掌根仍置于按压处，以防移位。

4）病人头部应适当放低，头偏向一侧，以避免按压时呕吐物反流至气管，也可防止因头部高于心脏水平而影响脑血流。

5）人工呼吸和胸外心脏按压同时进行。操作过程中，若救护者相互替换，可在完成一组按压、通气后的间隙中进行，尽可能将中断时间控制在10秒以内。

（3）健康教育

1）向病人家属讲解进行基础生命支持技术的目的、意义及其必要性。

2）告知病人家属现有条件及可能出现的意外，使之有思想准备。

3）向病人家属介绍初期复苏成功后应注意的事项，以及后期复苏及复苏后治疗的重要性，取得合作。

4）讲解有关心肺复苏的知识，示教复苏技术。

二、简易呼吸器使用技术

简易呼吸器用于各种原因所致的呼吸停止或呼吸衰竭的抢救，或麻醉期间的呼吸管理，是利用球囊辅助装置产生通气来维持和增加机体通气，改善缺氧，纠正低氧血症。另外，也是急救或监护单位必备的器械之一。

1.目的

（1）维持和增加机体通气量。

（2）纠正威胁生命的低氧血症。

2.操作流程（表6-4）

表6-4　简易呼吸器使用技术的护理操作流程

项目	步骤	操作要点	考核要点
操作前准备	评估	1.评估病人的年龄、诊断、应用简易呼吸器的目的、生命体征	评估内容正确
		2.观察病人意识状态、缺氧程度、有无自主呼吸、呼吸道通畅程度	
		3.对于清醒病人，评估其心理状态，有无焦虑、是否愿意接受简易呼吸器进行通气	
		4.评估病人有无禁忌证，包括中等以上活动性咯血、颌面部外伤或严重骨折、大量胸腔积液	

续表

项目	步骤	操作要点	考核要点
操作过程	计划	1. 护士准备　着装整洁，洗手，戴口罩，掌握简易呼吸器的使用方法	护士正确洗手、戴口罩
		2. 病人准备 （1）使病人了解简易呼吸器使用的目的、方法、注意事项 （2）协助病人取仰卧位，去枕、头后仰，如有活动义齿，应取下 （3）解开领口、领带及腰带 （4）清除上呼吸道分泌物或呕吐物，保持呼吸道通畅	病人、用物、环境准备完善
		3. 用物准备 （1）简易呼吸器结构：由四部分、六个阀构成（图 6-6） （2）氧气装置、蒸馏水	
		4. 环境准备　安静、整洁、光线明亮、温湿度适宜	
	实施	1. 向病人解释，消除顾虑，取得配合	
		2. 安置病人处于舒适体位	病人体位舒适
		3. 使用呼吸器辅助呼吸（适用于无呼吸机时或转运途中）	
		（1）清理呼吸道分泌物。使用 EC 手法（图 6-7）：使病人头后仰，左手拇指和示指将面罩扣于病人口鼻部，固定面罩，中指、环指和小指放在病人下颌角处，向前上托起下颌，扣紧面罩	EC 手法正确
		（2）右手挤压气囊 1/2 ～ 2/3，持续 1 秒，连续 2 次，有氧情况下氧流量为 10 ～ 12L/min；气囊收缩时观察病人胸廓是否有起伏	简易呼吸器操作方法正确
		（3）挤压频率为每分钟 16 ～ 20 次	频率合适
操作后	评价	1. 观察病人生命体征有无变化，血氧、面色情况，并及时记录	
		2. 病人能适应所选用的辅助呼吸的方法，各监测数据支持通气功能良好，气体交换有效	评价正确
		3. 病人呼吸道通畅，无并发症发生	
		4. 护士操作规范，简易呼吸器性能完好	

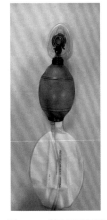

图 6-6　简易呼吸器

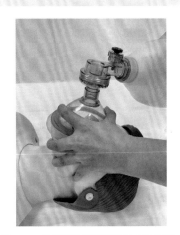

图 6-7　使用简易呼吸器的 EC 手法

3. 注意事项

（1）若病人有自主呼吸，则人工呼吸应与自主呼吸同步。

（2）使用简易呼吸器时注意观察病人呼吸变化，并根据病情确定持续使用时间，以及是否改用其他辅助呼吸装置。

（3）健康教育　①对清醒病人和家属介绍使用的作用、目的及必要性，克服其焦虑、恐惧心理；②教育病人及其家属保持室内卫生。

三、除颤器使用技术

（一）概述

心脏除颤又称心脏电复律，是用电能治疗异位性快速心律失常使之转复为窦性心律的一种方法，即利用高能量的脉冲电流，在瞬间通过心脏，使全部或大部分心肌细胞在短时间内同时除极，抑制异位起搏点兴奋性，使具有最高自律性的窦房结发放冲动，恢复窦性心律。

1. 分类　根据发放脉冲是否与心电图的 R 波同步，分为同步电复律和非同步电复律。

（1）同步电复律　启用同步触发装置用于转复心室颤动以外的各类异位性快速心律失常。

（2）非同步电复律　不启用同步触发装置，可在任何时间放电，主要用于转复心室颤动，也称除颤。

根据电极板放置的位置，除颤还可分为体外和体内两种方式，后者常用于急症开胸抢救者。下面主要阐述人工体外除颤。

2. 适应证

（1）同步电复律　机器放电时需要与心电图 R 波同步，然后在 R 波的最高点后千分之一秒放电，以避免电击发生在心室的易损期（位于 T 波顶峰前 20～30ms，约相当于心室的相对不应期）而导致的心室颤动。

（2）同步除颤　心房颤动、心房扑动、阵发性室上性心动过速、室性心动过速。

（3）非同步除颤　心室颤动、心室扑动、无脉性室性心动过速。

（二）除颤器操作技术

1. 目的　治疗异位性快速心律失常，使之转复为窦性心律。

2. 操作流程（表 6-5）

表 6-5　除颤器技术的护理操作流程

项目	步骤	操作要点	考核要点
操作前准备	评估	1. 确定心电情况通过监测、分析病人心律，确认心室颤动或无脉性室性心动过速，需要电除颤 2. 呼叫医护人员，记录抢救开始时间	评估内容正确
操作过程	计划	1. 用物准备　除颤器、导电糊或 4～6 层生理盐水湿纱布、简易呼吸器、吸氧装置、急救药品等抢救物品	用物准备齐全
		2. 病人准备　除颤器未到位前对病人进行高质量除颤，除颤器到位后确保病人去枕平卧于坚硬平面上，检查并除去病人身上的金属及导电物质，松开衣扣，暴露胸部；了解病人有无安装起搏器；如果汗液多，用纱布擦净胸壁汗液	病人准备完善
	实施	1. 开机连接电源、开机，将旋钮调至"ON"位置，机器设置默认"非同步"状态	
		2. 选择能量根据不同除颤器选择合适的能量，单相波除颤器为 360J，双相波除颤器为 120～200J，或根据厂家推荐；如不清楚厂家推荐，选择可调的最高功率。儿童每千克体重 2J，第二次可增加至每千克体重 4J	
		3. 准备电极板将专用导电糊涂于电极板上，或每个电极板垫以 4～6 层生理盐水湿纱布	
		4. 正确放置电极板 （1）前 - 侧位：A（Apcx）电极板放在左乳头外下方或左腋前线第 5 肋间（心尖部），S（Sternum）电极板放在胸骨右缘锁骨下或第 2～3 肋间（心底部），此法因迅速、便利而更为常用，适用于紧急情况（图 6-8） （2）前 - 后位：A 电极板在左侧心前区标准位置，而 S 电极板置于左或右背部肩胛下区，此方法适用于电极贴片。上述两种方法均能够使电极板的最大电流通过心肌，且需用较少电能，以减少潜在的并发症	电极板放置位置正确

续表

项目	步骤	操作要点	考核要点
操作过程	实施	5. 充分接触　两电极板充分接触皮肤并稍加压（如涂有导电糊，应轻微转动电极板，使导电糊分布均匀），压力约 5kg（电极板指示灯显示绿色） 6. 再次评估　查看心电示波，确认是否存在心室颤动、心室扑动或无脉性室性心动过速 7. 充电　按下"充电"按钮，将除颤器充电至所选择的能量 8. 放电前安全确认　高喊"大家离开"，并查看自己与病床周围，确保操作者与周围人无直接或间接与病床或病人接触 9. 放电　操作者两手拇指同时按压电极板"放电"按钮进行电击。注意电极板不要立即离开胸壁，放电后应稍停留片刻 10. 立即胸外按压　除颤后大多数病人会出现数秒的非灌流心律，需立即给予的高质量胸外心脏按压（约 2 分钟），增加组织灌注	除颤后立即胸外按压
操作后	评价	1. 再次观察心电示波，了解除颤效果；必要时再次准备除颤 2. 擦干病人胸壁的导电糊或生理盐水，整理床单元 3. 关闭开关，断开电源，清洁电极板，更换电极板外覆盖纱布，除颤器充电备用 4. 手动记录时，按下"记录"按钮即可记录，再次按下"记录"按钮即可停止记录	评价正确

3. 注意事项

（1）除颤前要识别心电图类型，以正确选择除颤方式。

（2）电极板放置部位要准确。

（3）装有体外心脏起搏器的病人应先将心脏起搏器关掉；而除颤器的电极板最好能置于距离心脏起搏器 12.7cm 以上的位置。装有体内心脏起搏器的病人，应先避开心脏起搏器的电源处，避免将电极板置于植入式装置的正上方，电极板与上述装置距离至少 8cm。

（4）导电糊涂抹均匀，两块电极板之间的距离应超过 10cm。不可用耦合剂替代导电糊。电极板与病人皮肤密切接触，两电极板之间的皮肤应保持干燥，以免病人被灼伤。

（5）放电前一定确保任何人不得接触病人、病床及与病人接触的物品，以免触电。

（6）除颤器开机时，默认心电示波为 P 导联，操作者可根据实际需要对导联进行调节。

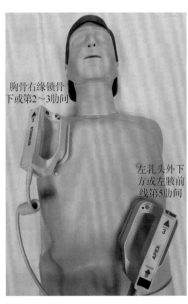

胸骨右缘锁骨下或第2～3肋间

左乳头外下方或左腋前线第5肋间

图 6-8　除颤仪电极板放置位置

链接

自动体外除颤器

　　自动体外除颤器（automated external defibrillator，AED）是一种便携、易于操作、配置在公共场所、专为现场急救设计的急救设备，具有自动识别、鉴别和分析心电节律，自动充电放电和自检功能。操作者在使用 AED 时，首先将所附两个黏性电极板按指示分别贴于病人右锁骨下及心尖处，打开开关后按照声音和屏幕文字提示完成简易操作。根据自动心电分析系统提示，确认为可电击的心律后，即可按下电击放电（Shock）键。此后系统立即进入节律再分析阶段，以决定是否再次除颤。

四、呼吸机使用技术

　　呼吸机是一种通过机械通气的方式替代自主通气功能的设备。

　　机械通气（mechanical ventilation，MV）是借助呼吸机建立气道口与肺泡间的压力差，给呼吸功能不全的病人以呼吸支持，即用机械装置来代替、控制或改变自主呼吸运动的一种通气方式。机械通气作为目前急危重症病人常见的器官支持手段，已普遍应用于麻醉及各种原因所致的呼吸衰竭，以及大手术后的呼吸支持与治疗中。机械通气的正确使用，能够预防和治疗呼吸衰竭、挽救或延长病人的生命；反之若使用不当，可加重病人病情使其恶化，甚至危及病人生命。

（一）机械通气的原理与分类

1. 原理　呼吸的原理在于建立大气 - 肺泡压力差。机械通气病人由于各种疾病影响，吸气时不能有效建立大气 - 肺泡压力差，必须借助呼吸机产生的正压建立气道口与肺泡间的压力差，进而完成吸气动作，而呼气动作与正常人相同。机械通气时产生的肺内正压影响肺通气 / 血流比值、肺循环阻力和静脉血回流等，进而对呼吸、循环、胃肠和肝肾等器官功能产生影响。

2. 分类　机械通气按呼吸机与病人的连接方式可分为以下两类。

（1）有创机械通气　呼吸机通过经口或鼻气管插管、喉罩、气管切开插管等人工气道与病人连接。

（2）无创机械通气　呼吸机通过口鼻罩、鼻罩等方式与病人连接，不需建立人工气道。

（二）机械通气的目的

1. 改善通气功能　通过气管插管或气管切开维持呼吸道通畅，通过呼吸机正压通气维持病人足够的潮气量，以保证代谢所需的肺泡通气量。

2. 改善换气功能　使用呼气末正压通气（positive end-expiratory pressure，PEEP）等方法可防止肺泡塌陷，使肺内气体分布均匀，改善通气 / 血流比值，减少肺内分流，改善氧运输，纠正低氧血症。

3. 减少呼吸功耗　使用机械通气可减少呼吸肌做功，降低呼吸肌耗氧量，缓解呼吸肌疲劳。

➕ 案例 6-4

病人李某，男性，45 岁。因"咳嗽、咳痰 1 周，发热伴呼吸困难 1 日"经急诊收入 ICU。查体：意识模糊，T 39.2℃，P 112 次 / 分，R 36 次 / 分，BP 134/85mmHg，口唇发绀。血气分析提示：pH 为 7.21，PaO_2 为 51mmHg，$PaCO_2$ 为 31mmHg，HCO_3^- 为 13mmol/L，BE 为 8。

问题：1. 该病人是否需建立人工气道？最可能选择哪一种人工气道？

2. 若选择机械通气，应如何进行病情观察？

（三）有创机械通气的护理

1. 有创机械通气的评估

（1）评估是否适宜进行有创机械通气　当病人出现呼吸功能障碍，引起严重缺氧或二氧化碳潴留时，均需要机械通气治疗。机械通气的禁忌证是相对的，在出现致命性通气和氧合障碍时，应积极处理原发病，如尽快行胸腔闭式引流，积极补充血容量等。同时，要不失时机地应用机械通气。一般相对禁忌证如下：①肺大疱和未经引流的气胸；②低血容量性休克未补充血容量；③严重肺出血；④气管 - 食管瘘等。

（2）评估是否做好机械通气的准备

1）医务人员准备：建立包括医生、护士、呼吸治疗师、营养师等在内的治疗小组，敏锐地观察和判断病人的疾病状态，动态调整治疗方案和机械通气方案，及时、正确地处理机械通气过程中出现的突发情况。

2）病人准备：①明确病人的基本情况，包括年龄、性别、身高、体重、诊断、病情、既往病史和对呼吸机支持的特殊要求等；②向清醒病人解释使用呼吸机的目的、注意事项等；③根据病人病情和治疗需求建立合适的人工气道，如气管插管、气管切开等；④选择病人舒适的体位，若无禁忌建议床头抬高 30°～45°。

3）呼吸机准备：①根据病人基本情况选择合适的呼吸机、呼吸机管道、过滤器和湿化装置等；②连接呼吸回路、电源和气源；③设置呼吸机支持模式、参数和报警限；④用模拟肺测试呼吸功能是否正常工作或机器自检各功能部件有无故障；⑤检测呼吸机是否正常工作，确认各功能部件无故障后，关机状态放置于床旁备用，在呼吸机醒目处标记"备用"二字。

4）物资准备：床旁常规备吸痰装置、给氧装置和简易呼吸器，以备紧急时行吸痰、给氧和人工呼吸等。

2. 有创机械通气模式的选择与参数设置

（1）模式选择　常用通气模式包括控制通气、辅助通气、辅助/控制通气、同步间歇指令通气、压力支持通气、持续气道正压等。

1）控制通气（control ventilation，CV）：指呼吸机完全代替病人的自主呼吸，呼吸频率、潮气量或吸气压力、吸呼比、吸气流速由呼吸机控制，呼吸机提供全部的呼吸功。适用于严重呼吸抑制或呼吸停止的病人，如呼吸、心搏骤停，严重脑外伤等情况。

2）辅助通气（assist ventilation，AV）：是指依靠病人的自主吸气触发呼吸机，按照预设的潮气量或吸气压力进行通气支持，呼吸功由病人和呼吸机共同完成。该模式通气时可减少或避免应用镇静剂，保留自主呼吸以减轻呼吸肌萎缩，改善机械通气对血流动力学的影响。适用于呼吸中枢驱动正常的病人，如 COPD 急性发作、重症哮喘等。

3）辅助/控制通气（assist-control ventilation，ACV）：是 AV 和 CV 两种模式的结合，当病人自主呼吸频率低于预置频率，或病人自主吸气不能触发呼吸机送气时，呼吸机即以预置的潮气量及通气频率进行正压通气，即 CV。当病人自主吸气能够触发呼吸机时，以高于预置频率进行通气，即 AV。

4）同步间歇指令通气（synchronized intermittent mandatory ventilation，SIMV）：是自主呼吸与控制通气相结合的呼吸模式，在触发窗内病人可触发和自主呼吸同步的指令正压通气，在两次指令通气之间触发窗外允许病人自主呼吸。SIMV 能与病人的自主呼吸同步，减少病人与呼吸机的对抗，减低正压通气的血流动力学影响，用于长期带机病人的撤机。

5）压力支持通气（pressure support ventilation，PSV）：属部分通气支持模式。是病人在自主呼吸的前提下，当病人触发吸气时，呼吸机以预设的压力释放出气流，病人每次吸气都能接受一定水平的压力支持，以克服气道阻力，减少呼吸做功，增强病人吸气能力，增加吸气幅度和吸入气量。主要用于机械通气的撤机前过渡。

6）持续气道正压（continuous positive airway pressure，CPAP）：是在自主呼吸条件下，整个呼吸周期内气道均保持正压，病人完成全部的呼吸功，是呼气末正压在自主呼吸条件下的特殊技术。用于通气功能正常的低氧病人，可防止气道和肺泡的萎陷，增加肺泡内压和功能残气量，增加氧合，改善肺顺应性，降低呼吸功。

（2）参数设置　机械通气参数设置时应注意设置参数与实际输出参数可能不同，同时应考虑不同参数之间的相互关系，根据病人病情、治疗需求与目标等合理设置参数。

1）潮气量（tidal volume，VT）：通常依据病人体重选择 5 ～ 12ml/kg，并结合呼吸系统的顺应性、阻力进行调整，避免气道平台压超过 30 ～ 35cmH$_2$O。在压力控制通气模式时，潮气量主要由预设的压力、吸气时间、呼吸系统的阻力及顺应性决定。最终应根据动脉血气分析进行调整。

2）吸气压力（inspiratory pressure，Pi）：一般成人先预设 15 ～ 20cmH$_2$O，小儿先预设 12 ～ 15cmH$_2$O，然后根据潮气量进行调整。原则上以最低的吸气压力获得满意的潮气量，避免出现气压伤和影响循环功能。

3）呼吸频率（respiratory rate，RR）：呼吸频率的选择根据分钟通气量、PaCO$_2$ 目标水平进行，一般成人通常设定为 12 ～ 20 次 / 分。

4）吸气时间（inspiratory time，Ti）与吸呼比（I/E ratio）：基于原发疾病、自主呼吸水平、氧合状态、血流动力学及人 - 机同步性，吸气时间一般设置为 0.8 ～ 1.2 秒。吸气与呼气时间比为 1 :（1.5 ～ 3）。

5）峰值流速（peak flow）：采用容量控制通气时通过调节峰值流速来调节吸气时间，VT=峰值流速 × 吸气时间。理想的峰值流速应能满足病人吸气峰值流速的需要，成人常用的流速设置为 $40 \sim 60$L/min，根据分钟通气量、呼吸系统的阻力和肺的顺应性进行调整，流速波形在临床常用减速波或方波。

6）触发灵敏度（trigger sensitivity）：一般情况下，压力触发常为 $-1.5 \sim -0.5$cmH$_2$O，流速触发常为 $2 \sim 5$L/min。灵敏度过高会引起与病人用力无关的误触发，灵敏度过低会增加病人的吸气负荷，消耗额外呼吸功。

7）吸入气氧浓度（FiO$_2$）：机械通气初始阶段可给予高浓度的氧，甚至是纯氧，以迅速纠正严重缺氧；随后依据目标PaO$_2$、PEEP水平、平均动脉压（mean arterial pressure，MAP）水平和血流动力学状态，酌情降低 FiO$_2$ 至50%以下，并设法维持 SpO$_2 > 90\%$；若不能达到上述目标，则可加用 PEEP、增加 MAP，应用镇静剂或肌松剂。适当 PEEP 和 MAP 可以使 SpO$_2 > 90\%$，以保持最低的 FiO$_2$。

8）呼气末正压通气（PEEP）：设置 PEEP 的作用是使萎陷的肺泡复张，增加功能残气量，提高肺顺应性，改善通气和换气功能。PEEP 常应用于以 ARDS 为代表的 I 型呼吸衰竭，一般初设在 5cmH$_2$O，然后根据氧饱和度进行调整，直至获得满意的氧饱和度。PEEP 可增加胸腔内压，设置过高易出现气压伤和低血压等表现。

机械通气主要参数选择如表 6-6 所示，有创呼吸机如图 6-9 所示，呼吸机操作界面如图 6-10 所示。

表 6-6　机械通气主要参数选择

项目	数值
呼吸频率（RR）	$10 \sim 20$ 次 / 分
分钟通气量（MV）	$8 \sim 10$L/min
潮气量（VT）	$10 \sim 15$ml/kg（范围为 $600 \sim 800$ml）
吸呼比（I/E）	$1 : （1.5 \sim 2.0）$
呼气相压力（EPAP）	$0.147 \sim 1.96$kPa（一般 < 2.94kPa）
呼气末正压（PEEP）	$0.49 \sim 0.98$kPa（渐增）
供氧浓度（FiO$_2$）	$30\% \sim 40\%$（$< 60\%$）

注：呼吸机的参数通常根据病人的具体情况、使用者的经验和治疗情况进行选择、设置和调整。

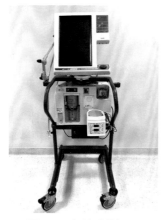

图 6-9　有创呼吸机

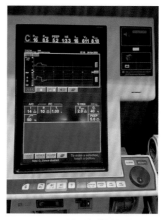

图 6-10　呼吸机操作界面

3. 有创机械通气的护理

（1）常规护理

1）环境：室温控制在 24℃ ±1.5℃，湿度控制在 $55\% \sim 65\%$，保持空气清新，为病人提供安静、安全、整洁、舒适、美观的住院环境。

2）体位：若无禁忌，一般抬高床头 30°～45°，使病人取半卧位，可减少回心血量，减轻肺淤血，增加肺活量，从而改善心肺功能。

（2）基础护理

1）口腔护理：根据病人具体情况，做好口腔护理和口腔内分泌物吸引。口腔护理时可配合使用牙刷、牙擦或氯己定等，保证口腔护理效果。

2）翻身与拍背：若病情许可，每 1～3 小时翻身一次，翻身时配合拍背，促进病人肺部分泌物排出。

3）运动与活动：病情稳定后尽早进行被动或主动运动，改善呼吸肌肌力，降低谵妄、肌肉萎缩、深静脉血栓和压力性损伤等发生率。

4）压力性损伤预防：对卧床不能自行翻身的病人使用气垫床、减压敷料和采取翻身等措施，预防压力性损伤发生。

5）营养支持：根据病人营养状况和病情需要给予肠内或肠外营养支持，提高机体抵抗力，改善呼吸肌肌力。

（3）安全护理　保持各种留置管道通畅、妥善固定，规范护理，防止脱落、堵塞和感染等发生。对烦躁、昏迷病人采取约束、使用床栏等保护性措施，防止坠床情况发生。

（4）心理护理　病人由于对机械通气不理解、沟通交流障碍等因素，会担心呼吸机出现故障、担心痰液堵塞气道，以及担心医护人员不能及时发现病情变化、担心管道脱落和撤机困难等，容易出现焦虑、恐惧、缺乏安全感。护士应根据病人具体原因给予相应的心理护理。

4. 有创机械通气　对病人的观察应注意评估机械通气效果，及时发现相关并发症的出现，提高机械通气的安全性。机械通气病人病情观察重点有以下 6 个方面。

（1）呼吸功能　观察呼吸节律、呼吸深度，评估有无呼吸困难、人机对抗等。机械通气病人缺氧时可出现脉搏、呼吸增快，需严密观察。注意气道压力、呼出潮气量、SpO_2，评估通气和氧合状况。观察病人皮肤黏膜、口唇和甲床：二氧化碳潴留时可出现皮肤潮红、多汗和浅表静脉充盈；口唇和甲床发绀提示低氧血症。当病人病情严重必须给予高浓氧时，应避免长时间吸入，氧浓度尽量不超过 60%。同时，密切观察病人有无氧中毒所致肺损伤出现。加强营养支持可以增强或改善病人的呼肌功能。

（2）循环功能　机械通气可使胸腔内压力升高，静脉回流减少，心脏前负荷降低和后负荷增加，出现心排血量降低，组织器官灌注不足，表现为低血压、心律失常、末梢循环灌注不良、尿量减少等。

（3）意识　缺氧和（或）二氧化碳潴留所致意识障碍病人，若呼吸机支持适当，病人意识状况应逐渐好转。若意识障碍程度加重，应考虑呼吸机支持是否适当或病人病情是否发生变化。因此，应严密观察病人意识状况，出现异常时应及时通知医生并协助处理。

（4）血气分析　机械通气 30 分钟后应做动脉血气分析，以评估机械通气的效果和是否需要调整呼吸机模式和参数。若治疗有效，病人血气分析结果则趋于正常；若治疗无效，血气分析结果显示无改善或继续恶化。在机械通气治疗过程中，需根据病人病情严密监测动脉血气状况。

（5）体温　观察气道分泌物的量、色、性状和气味，评估病人肺部感染变化情况。病人出现呼吸机相关性肺炎和原有肺部感染恶化时，可出现体温异常改变，应严密监测。

（6）其他　观察有无消化道出血、腹胀，评估肠鸣音变化情况；严密监测尿量，准确记录出入量；观察有无水肿、黄疸，监测肝脏转氨酶有无异常；评估心理状况，有无紧张、焦虑或谵妄等。

5. 人工气道护理

（1）人工气道固定

1）气管插管：可使用一次性固定器、胶布或棉布带固定，每班记录导管固定情况，包括深度，及时发现导管移位、器械相关压力性损伤和医用黏胶相关性皮肤损伤等并发症。保持固定装置清洁、干燥，定时或及时进行更换。

2）气管切开：使用带有衬垫的棉带进行固定，固定松紧度以可通过一根手指为宜。密切观察气管切开处皮肤情况，评估有无炎性红、肿和分泌物。观察导管固定带与颈项皮肤的接触处，评估有无压力性损伤、浸渍发生。保持固定装置清洁、干燥，定时或需要时进行及时更换。

（2）气管内分泌物吸引

1）吸引原则：气管内分泌物吸引是一种具有潜在损害的操作，不应该把吸引作为一个常规操作，应在有临床指征时进行。尽量鼓励病人把分泌物自行咳出。

2）吸引指征：①在气管导管内可看见明显分泌物；②病人频繁或持续呛咳；③听诊发现在气管和支气管处有明显痰鸣音；④呼吸机流速 - 时间曲线的呼气相出现震动；⑤呼吸机出现高压或低潮气量报警；⑥怀疑为分泌物引起的 SpO_2 降低；⑦病人突发呼吸困难等。

3）吸引压力：一般适宜的负压为 150 ～ 200mmHg。

4）吸引方式：包括开放式和密闭式吸引方式。有条件者推荐后者。

5）其他：吸引时有氧合明显降低者吸引前应充分氧合；对于婴儿和儿童，推荐浅吸引代替深吸引；对于儿童和成人，吸痰管直径不超过气管导管内径 50%，对于婴儿，吸痰管直径不超过气管导管内径的 70%；每次吸痰时间不超过 10 ～ 15 秒，以降低低氧血症发生率；为颅脑损伤病人吸痰时，吸引的间隔时间应尽量超过 10 分钟，以免引起颅内压累积性升高。

（3）人工气道湿化　对吸入气体进行温化和湿化补充治疗是维持气道黏膜完整、纤动及气道分泌物的排出，降低呼吸道感染发生的重要手段之一。常见的温化和湿化方法有湿化器加热湿化、常温水 - 气接触加湿、雾化加湿、使用热湿交换器（人工鼻）和气管（或输注）加湿等。机械通气时使用加热湿化器对吸入气体进行温化和湿化，湿化器内需加入无菌蒸馏水、生理盐水或其他药液。为保证温度、湿化效果，可使用吸气回路带加热导丝的加热湿化器。理想的气道温化状态是使吸入气体温度达 $36 \sim 37℃$。

（4）气囊护理　气囊的目的是封闭气管导管与气管壁之间的间隙，保证有效地通气，同时减少病人口咽部、声门下分泌物移位到气管深部。护理重点包括以下方面：

1）推荐使用高容量低张力气囊导管。

2）采用测压法（维持气囊压力在 25 ～ 30cmH$_2$O）、最小闭合容积法或最小漏气技术进行气囊注气，首选前者。

3）定时监测气囊压力，推荐每 4 小时一次，发现问题及时调整。

4）采用测压法进行气囊注气，不需对气囊进行常规放气。

5）脱机状态下建议气囊充分放气，利于病人咳嗽排痰。

（5）常见报警原因与处理　报警功能是呼吸机必备的功能之一，引起呼吸机报警的原因很多，有的报警需要立即处理，否则会危及病人生命，如高压报警、窒息报警等。

6.常见并发症与护理

（1）人工气道相关并发症

1）脱管：与导管固定不佳和牵拉等有关，表现为呼吸机低潮气量报警、喉部发声和窒息等。紧急处理：保持气道通畅，应用简易呼吸器通气和供氧，必要时重新置管。

2）气道堵塞：由痰栓、异物、导管扭曲、气囊脱出嵌顿导管口、导管远端开口嵌顿于气管隆嵴、脱管等引起，表现为不同程度的呼吸困难，严重时出现窒息。应针对原因及时处理，如调整人工气道位置、抽出气囊气体、试验性插入吸痰管等。如果气道梗阻仍不缓解，则应立即拔除管导管，重新建立人工气道。

3）气道损伤：与插管时机械性损伤、气道内吸痰、气道腐蚀、导管压迫气道和气囊压迫气管黏膜等有关，表现为出血、肉芽增生、气管 - 食管瘘等。为避免气道损伤，插管前应选择合适的导管，插管时动作轻柔；带管过程中保持导管中立位，合理吸痰，做好气囊护理等。

（2）机械通气本身引起的并发症

1）呼吸机相关性肺损伤（ventilator-induced lung injury，VILI）：指机械通气对正常肺组织造成的损伤或使已损伤的肺组织进一步加重，包括气压伤、容积伤、萎陷伤和生物伤，临床表现为肺间质气肿、皮下气肿、纵隔气肿、心包积气、气胸和肺水肿等。为了避免和减少 VILI 的发生，机械通气应避免高潮气量和高平台压，吸气末平台压不超过 30 ～ 35cmH$_2$O，以避免气压伤、容积伤；同时，设定合适 PEEP，以预防肺组织萎陷伤。出现张力性气胸应立即行胸腔闭式引流。

2）呼吸机相关性肺炎（ventilator-associated pneumonia，VAP）：是指机械通气（MV）48 小时后至拔管后 48 小时内出现的肺炎，是医院获得性肺炎（hospital-acquired pneumonia，HAP）的重要类型。可以通过清除口咽部的分泌物，充分引流痰液等方法防止发生感染。呼吸机回路管道连续使用 48 小时后应予以更换；回路管道上的冷凝水细菌浓度极高，清理时避免倒流入气道。保持室内通风良好，减少呼出气带菌气溶胶对周围人群的影响。呼吸机上的雾化器内液体所调温度不应低于 45℃，以减少细菌污染。呼吸机使用后须彻底消毒，以减少 VAP 的发生。

7. 呼吸机的撤离　是指逐渐减少机械通气支持的时间，逐步恢复病人的自主呼吸的过程。当病人达到撤机指征时，应尽快开始撤机。要注意过早撤离呼吸机可导致撤机失败，增加再插管率和病死率；而延迟撤机将会增加机械通气的并发症和医疗费用。

8. 呼吸机的消毒与维护

（1）呼吸机的消毒

1）主机消毒：包括内部消毒和外部消毒。机器内部消毒由专业工程师进行消毒。机器外部消毒可由护士完成，参考呼吸机出厂说明书，使用含酒精的消毒液进行擦拭消毒。

2）呼吸回路消毒：呼吸回路中包括呼吸机管道、过滤器、湿化罐等，根据所使用材质可选浸泡消毒法、高压蒸汽灭菌法、环氧乙烷灭菌法等，有条件者可使用一次性呼吸回路。

（2）呼吸机的维护

1）平时定期保养：定期检查并更换电池、呼吸活瓣、皮垫、过滤器及过滤网等；呼吸机每工作 1000 小时，应由工程师进保养及检修，建立保养和维修档案。

2）使用前检测：包括电源检测、气密性检测、设置项目检测、报警系统检测、监测系统检测等。

3）使用中维护：①保持呼吸回路密闭和通畅；②注意主机防水与散热；③防止人为暴力损伤呼吸机；④保持呼吸机工作状态正常。

（四）无创机械通气的护理

无创机械通气包括经气道正压通气和胸外负压通气，以前者最为常见，也称无创正压通气（non-invasive positive pressure ventilation，NIPPV）。NIPPV 具有不需要建立人工气道，人机配合较好，痛苦少，使用方便等优点。缺点为需要病人清醒配合，气道分泌物引流不畅，与有创机械通气相比较效果不确切。

1. 无创机械通气的评估

（1）评估是否适宜进行无创机械通气　无创机械通气可用于各种情况引起的呼吸衰竭，如 COPD 急性发作、急性心源性肺水肿、阻塞性睡眠呼吸暂停低通气综合征、中枢性睡眠呼吸暂停综合征、神经 - 肌肉疾病等。

1）绝对禁忌证：①心跳呼吸停止；②自主呼吸微弱；③上呼吸道机械性梗阻；④误吸风险高；⑤自主气道保护能力差；⑥面部创伤、烧伤或畸形；⑦严重脑部疾病；⑧生命体征不稳定（如低血压、严重心律失常等）；⑨严重不合作或精神紧张等。

2）相对禁忌证：①气道分泌物多或排痰障碍；②昏迷；③严重感染；④近期面部、颈部、口腔、咽部、食管和胃手术后等。

（2）评估是否做好无创机械通气的准备

1）医务人员准备：与有创机械通气相同。

2）病人准备：不需建立人工气道，其余准备与有创机械通气相同。

3）呼吸机准备：无创正压通气病人与呼吸机之间通过鼻罩、口鼻罩、全脸面罩、鼻塞等进行连接，其中以鼻罩和口鼻罩最常用。其余准备与有创机械通气相同。

4）物资准备：需准备气管插管及相关用物，其余准备与有创机械通气相同。

2. 无创机械通气模式的选择与参数设置　原则上所有的呼吸机都可用于无创正压通气，但由于漏气的存在，故使用控制压力的模式优于控制容量的模式。最常用的模式有持续气道正压通气（continuous positive airway pressure，CPAP）模式和自主/时控（spontaneous/timed，S/T）模式。

（1）CPAP 模式　呼吸机给予病人一个基线压力，在吸气时不增加压力来降低呼吸功。常用于睡眠呼吸暂停、急性心源性肺水肿等病人设置参数，包括 CPAP 和 FiO_2，CPAP 一般设置为 $6 \sim 10cmH_2O$，FiO_2 根据病人氧合情况调整，一般不超过 60%。

（2）S/T 模式　即自主呼吸/时间触发模式。有自主呼吸时，病人在 IPAP、EPAP 和 FiO_2 的帮助下进行呼吸。在规定时间内没有自主呼吸时，病人的吸气由呼吸机预设的吸气时间、IPAP、EPAP、压力上升时间和 FiO_2 等参数决定。S/T 模式能保证病人在有或无自主呼吸情况下的通气，可用于所有无创通气病人。一般 IPAP 设置为 $8 \sim 12cmH_2O$，EPAP 设置为 $2 \sim 4cmH_2O$，RR 设置为 $10 \sim 16$ 次/分，吸气时间占总呼吸周期的 30% 左右。

3. 无创机械通气的护理

（1）常规护理

1）使用无创机械通气的病人病情相对较轻，部分病人具有一定的活动能力和自理能力，在护理上要为病人提供一个舒适的病室环境。

2）使病人尽可能采取半卧位，促进呼吸。

3）根据病人活动能力、自理能力情况提供适宜的基础护理和生活照顾。

4）协助病人进行适当的运动和活动，并加强营养。

5）不能自行翻身的病人采取必要措施预防压力性损伤发生。

6）做好各种管道护理，保证安全。

7）做好治疗与护理的相关健康教育，提高病人理解和配合能力，避免紧张、焦虑和恐惧等异常心理反应。

（2）无创机械通气病人的观察

1）一般观察：包括生命体征、意识、SpO_2 等指标，评估通气效果。

2）呼吸状况：包括呼吸频率、节律、深浅，有无呼吸困难、呼吸辅助肌参与呼吸异常等。

3）呼吸机监测：观察呼吸机工作状况，监测病人气道压力、潮气量、通气量等。

4）漏气情况：一般呼吸机有漏气补偿，允许 60L/min 以下的气体漏出。若漏气过多，应调整鼻罩或口鼻罩位置，必要时增加固定带拉力或更换合适的鼻罩或口鼻罩。

5）人-机配合：人-机配合程度直接影响通气效果。人-机配合不良表现为烦躁、呼吸状态差、生命体征无改善或恶化、呼吸机显示漏气明显等。引起人-机配合不良的因素包括病情过重、人-机连接不适、漏气过多、呼吸机选择不当、模式或参数设置不当、病人理解或配合能力低下等。

6）血气分析：血气分析结果是判断通气效果的重要参考指标。

7）气道分泌物：评估病人咳嗽、咳痰情况，观察痰液量、色、性状等。

8）其他：评估病人有无气压伤、胃肠胀气、反流误吸等异常反应。

（3）常见报警原因与处理　无创机械通气过程中，由于病人病情、呼吸回路、气源、参数设置等原因，容易出现各种报警。常见报警信息、原因及处理可参考有创机械通气。

（4）常见并发症与护理

1）漏气：与留置鼻胃管、面罩性能、面型、固定方式、固定程度和气道峰值压等有关。为减少漏气，应选择密闭性和舒适性好的鼻罩、口鼻罩或面罩，必要时可适当增加固定带的拉力，减少漏气。选择定压型或自主性通气模式，降低通气压力或潮气量，减少漏气。

2）面部压力性损伤：与面罩对面部的压力、面罩性能、固定方式和面部潮湿等有关。为减少压力性损伤发生，应选择舒适性较好的面罩，保持面部清洁干燥；减小固定带的拉力，进而减轻面罩对面部的压力，必要时预防性使用减压贴或敷料。间断停用呼吸机可使受压面部皮肤得到充分减压，降低压力性损伤发生率，但须在病情允许的情况下采用。

3）胃肠胀气：主要与通气压力过高和病人依从性差有关。应根据病人情况选择合适的通气压和面罩，指导病人学会配合呼吸机进行呼吸。气道压力过高和昏迷病人常规留置胃管，一旦出现胃肠胀气，立即进行胃肠减压。

4）吸入性肺炎：与胃内容物反流误吸有关。预防重点包括：①抬高床头 30° ～ 45°，使病人呈半卧位；②减少胃肠胀气；③少食多餐；④昏迷病人取侧卧位，可减少反流物误吸。

5）呼吸机相关性肺损伤：主要与通气压力过高有关。合理设置通气压力可降低其发生率。

6）刺激性结膜炎：与面罩漏气有关。减少面罩漏气可降低其发生率。

7）幽闭恐惧症：与使用口鼻罩、全脸面罩等有关。应做好对病人的健康教育和心理疏导，以减轻病人恐惧程度，必要时改变呼吸机与病人的连接。

8）口、咽部干燥：与经口漏气有关，多见于使用鼻罩病人。选择合适的鼻罩或口鼻罩，定时饮水保持机体水平衡，对吸入气体进行合理的温化和湿化等，均可改善口、咽部干燥。

9）排痰障碍：与病人咳痰能力差有关。应保证病人水平衡，鼓励病人主动咳嗽、咳痰，必要时使用吸痰管或纤维支气管镜进行吸痰。

五、氧气吸入技术

 案例 6-5

病人刘某，男性，70 岁。因脑出血导致昏迷，呈张口呼吸。为改善其心肌缺氧症状，张护士遵医嘱对该病人进行氧气疗法。

问题：1. 张护士为病人进行吸氧护理操作时，正确的操作要点有哪些？

2. 在吸氧过程中需要加大吸氧流量，张护士调节流量时正确的方法是什么？

3. 鼻导管给氧时，正确的导管护理措施有哪些？

氧气是人体生命活动不可缺少的物质，如果机体组织得不到足够的氧或不能充分利用氧，组织的代谢、功能甚至形态结构都可能发生异常改变。氧气疗法（oxygen inhalation）是指通过给氧，提高动脉血氧分压（PaO_2）和动脉血氧饱和度（SaO_2），增加动脉血氧含量（CaO_2），纠正由各种原因造成的缺氧状态，促进组织的新陈代谢，维持机体生命活动的一种治疗方法。

（一）缺氧分类

1. 低张性缺氧 由于吸入气体中氧分压过低，外呼吸功能障碍，静脉血分流入动脉而引起的缺氧。主要特点为动脉血氧分压降低，氧饱和度下降。低张性缺氧常见于高山病、慢性阻塞性肺气肿、支气管哮喘、先天性心脏病等。

2. 血液性缺氧 由于血红蛋白数量减少或性质改变，造成血氧含量降低或血红蛋白结合的氧不易释放所致。血气分析可见 CaO_2 降低，PaO_2 一般正常。常见于严重贫血、一氧化碳中毒、高铁血红蛋白血症等。

3. 循环性缺氧 由于动脉血灌注不足、静脉血回流障碍使组织供氧量减少所致。血气分析可见 PaO_2、SaO_2、CaO_2 正常，而动 - 静脉血氧含量差增加。循环性缺氧常见于休克、心力衰竭等。

4. 组织性缺氧 由于组织细胞利用氧异常所致。血气分析可见 PaO_2、SaO_2、CaO_2 正常，而静脉血氧分压、氧饱和度、氧含量明显高于正常。

由于缺氧原因不同，氧气治疗（氧疗）作用也不尽相同。氧疗对低张性缺氧疗效最好，临床上应用最广泛。

（二）缺氧程度及氧疗分类

1.缺氧程度　临床上根据病人的缺氧症状和血气分析判断缺氧程度（表6-7）。

表6-7　缺氧程度

程度	表现			血气分析		
	发绀	呼吸困难	神志	SaO_2	PaO_2（kPa）	PaO_2（mmHg）
轻度	轻	不明显	清楚	＞80%	＞6.67	＞50
中度	明显	明显	正常或烦躁	60%～80%	4～6.67	30～50
重度	显著	严重	昏迷或半昏迷	＜60%	＜4	＜30

（1）轻度低氧血症　无明显呼吸困难，神志清楚，仅有轻度发绀。血气分析 PaO_2＞50mmHg，SaO_2＞80%，无发绀，一般不需氧疗。如有呼吸困难，可给予低流量低浓度（氧流量1～2L/min）氧气吸入。

（2）中度低氧血症　血气分析 PaO_2 在30～50mmHg，SaO_2 在60%～80%；神志正常或烦躁不安；有发绀、呼吸困难，需氧疗。

（3）重度低氧血症　血气分析 PaO_2＜30mmHg，SaO_2＜60%；昏迷或重度昏迷；显著发绀，呼吸极度困难，出现三凹症，是氧疗的绝对适应证。

2.氧疗的分类　氧浓度与氧流量的关系：吸氧浓度（%）=21+4×氧流量（L/min）。根据氧浓度氧疗可以分为四类（表6-8）。

表6-8　氧疗分类

分类	氧浓度	适应证	方式
低浓度氧疗	＜40%	慢性阻塞性肺气肿、慢性呼吸衰竭（缺氧伴二氧化碳潴留）	持续
中等浓度氧疗	40%～60%	肺水肿、心肌梗死、休克	持续
高浓度氧疗	＞60%	成人呼吸窘迫综合征、心肺复苏后（缺氧不伴二氧化碳潴留）	间歇
高压氧疗	100%	一氧化碳中毒、气性坏疽（高压氧舱内）	定时

（1）低浓度氧疗　又称控制性吸氧，吸氧浓度低于40%。应用于低氧血症伴二氧化碳潴留的病人，如慢性阻塞性肺病和慢性呼吸衰竭。因慢性缺氧病人长期二氧化碳分压高，呼吸中枢对二氧化碳增高的反应很弱,呼吸的维持主要依靠缺氧刺激颈动脉体和主动脉体的化学感受器,沿神经上传至呼吸中枢,反射性地引起呼吸。如果给予高浓度的氧吸入，低氧血症迅速解除，使缺氧刺激呼吸中枢兴奋的作用消失，导致呼吸抑制，加重二氧化碳的潴留，甚至发生二氧化碳麻醉。所以，这一类病人需采用控制性氧疗。

（2）中等浓度氧疗　吸氧浓度为40%～60%。主要用于有明显通气/灌流比例失调，或显著肺弥散功能障碍的病人，特别是血红蛋白浓度很低或心排血量不足者，如肺水肿、心肌梗死、休克等。

（3）高浓度氧疗　吸氧浓度在60%以上。应用于单纯缺氧而无二氧化碳潴留的病人，如成人型呼吸窘迫综合征、心肺复苏后的生命支持阶段。

（4）高压氧疗　指在高压氧舱内，以2～3kg/cm² 的压力给予100%的氧吸入。其主要适用于一氧化碳中毒、气性坏疽等。

3.氧疗适应证　动脉血氧分压正常值为10.6～13.3kPa（80～100mmHg），当病人的动脉血氧分压（PaO_2）低于6.6kPa（50mmHg）时，则应给予吸氧。常见于以下几种情况。

（1）肺活量减少　支气管炎、哮喘、气胸等。

（2）心功能不全　心力衰竭时出现的呼吸困难。

（3）各种中毒引起的呼吸困难　一氧化碳中毒、巴比妥药物中毒等。

（4）昏迷病人　脑血管意外、颅脑损伤等。

（5）其他　某些外科手术前后、大出血休克、分娩时间过长、胎心音不良等。

（三）供氧装置

1. 氧气筒及氧气表装置

（1）氧气筒　为圆柱形无缝钢筒，筒内可耐高压 150kg/cm²，容积 40L 的氧气筒可容纳氧量约 6000L。氧气筒的顶部有一个总开关，可控制氧气的放出，使用时将总开关向逆时针方向旋转 1/4 周，即可放出足够的氧气。氧气筒颈部的侧面有一个气门与氧气表相连，是氧气自筒内输出的途径（图 6-11）。

（2）氧气表　由压力表、减压器、流量表、湿化瓶、安全阀等部分组成。

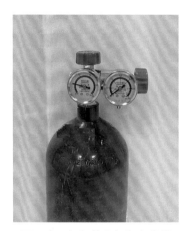

图 6-11　氧气筒和氧气表装置

1）压力表：能测知筒内氧气的压力，用 MPa 或 kg/cm² 表示。压力越大，则说明氧气储存量越多。

2）减压器：是一种弹簧自动装置，可将氧气筒内的压力降至 2 ～ 3kg/cm²（0.2 ～ 0.3MPa），使流量平稳，保证安全，便于使用。

3）流量表：内装有浮标，当氧气通过时将浮标吹起，从浮标上端平面所指刻度可以得知每分钟氧气的流出量，用 L/min 表示。

4）湿化瓶：用以湿化氧气，以免呼吸道黏膜被干燥的气体所刺激。瓶内装入 1/3 ～ 1/2 无菌蒸馏水，通气管浸入水中，出气橡胶管和鼻导管相连。湿化瓶内水应每天更换一次。

5）安全阀：用于防止发生意外。当氧气流量过大、压力过高时，安全阀的内部活塞即自行上推，使过多的氧气由四周小孔流出，以保证安全。

（3）装表法　将氧气表装在氧气筒上，无菌蒸馏水以备急用。

1）吹尘：将氧气筒置于氧气架上，打开总开关，使小量气体从气门流出，随即迅速关好总开关，以达到清洁该处的目的，避免灰尘吹入氧气表内。

2）装氧气表：将表接于氧气筒的气门上，用手初步旋紧，然后将表稍后倾，再用扳手旋紧，使氧气表直立于氧气筒旁，接好湿化瓶。

3）接管与检查：将橡胶管一端接氧气表，检查氧气表下的流量调节阀，关好后，旋开总开关，再旋开流量调节阀，检查氧气流出是否通畅，有无漏气及全套装置是否适用，最后关上流量调节阀，推至病室备用。

（4）卸表法　氧气筒需再次充氧时，将氧气表卸下。

1）放余气：旋紧总开关，打开流量调节阀，放出余气，再关好流量调节阀，卸下湿化瓶。

2）卸氧气表：一手持表，一手用扳手旋松氧气表的螺帽，然后再用手旋开，将表卸下。

2. 氧气管道化装置　医院的氧气供应可集中由供应站负责供给，设置管道通至各病区、门诊和急诊室。供应站有总开关进行管理，各用氧单位墙壁有供氧出口，将氧气表直接与墙壁供氧出口连接，打开流量表即可使用。

3. 氧气枕　为一长方形橡胶枕，枕的一角有橡胶管，上有调节器以调节流量。

4. 高压氧舱　为一圆筒形耐压舱体，舱体充满高压氧气。

（四）吸氧技术

1. 吸氧的类型

（1）鼻导管法　双侧鼻导管法：将双侧鼻导管（图 6-12）从双侧鼻腔插入。此法刺激性比较小，适用于长期用氧病人。

（2）面罩法　将面罩置于口鼻部（图6-13），将氧气管接于进氧孔上。设置流量分为成人6～8L/min、小儿1～3L/min。由于口和鼻部都能吸入氧气，效果较好。吸氧时必须有足够的氧流量，一般需6～8L/min。适用于张口呼吸、躁动不安且病情较重的病人。

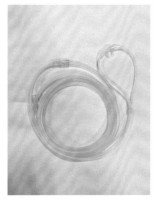 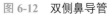
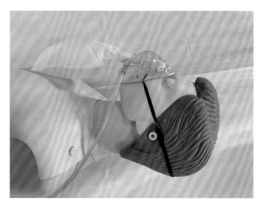

图 6-12　双侧鼻导管　　　　　　　图 6-13　面罩

（3）氧气枕法　用于转移病人或氧气筒准备不及的情况，用氧气枕（图6-14）代替氧气装置。使用前先将氧气枕灌满氧气，连接鼻导管或鼻塞，清洁病人鼻腔，调节流量后为病人提供吸氧。

（4）头罩式给氧　将头部置于氧气头罩里，罩面上有多个小孔，可以保持罩内一定的氧浓度、温度和湿度。头罩与颈部之间要保持适当的空隙，防止二氧化碳潴留及重复吸入（图6-15）。此法安全、简单、有效、舒适，透明的头罩易于观察病情变化，能根据病情需要调节罩内氧浓度，适用于新生儿、婴幼儿。

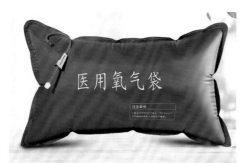
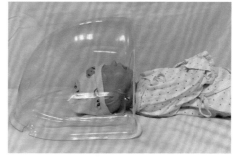

图 6-14　氧气枕　　　　　　　　　图 6-15　头罩式给氧

2.吸氧技术的操作流程

（1）目的　通过给氧，提高动脉血氧含量及动脉血氧饱和度，纠正各种原因所造成的缺氧，维持机体生命活动。

（2）操作流程（表6-9）

表 6-9　吸氧技术的护理操作流程

项目	步骤	操作要点	考核要点
操作前准备	评估	1.病人目前的病情、年龄、意识、治疗情况 2.病人缺氧程度、血气分析结果 3.病人的鼻腔有无分泌物堵塞，有无鼻中隔偏曲 4.病人用氧方法包括鼻导管法、鼻塞法、面罩法、头罩法、氧气枕法等 5.病人的意识、心理状态、配合程度 6.病人生命体征	评估内容正确

续表

项目	步骤	操作要点	考核要点
操作过程	计划	1.病人准备　体位舒适，了解注意事项，愿意配合操作	病人准备准确全面
		2.护士准备　着装整洁，洗手，戴口罩	护士准备符合要求
		3.用物准备　供氧装置一套（氧气筒或中心氧气管道、氧气表、湿化瓶）；治疗盘内备鼻导管、胶布、橡胶管、玻璃接管、棉签、纱布、扳手、弯盘、小药杯（内盛冷开水）、别针、氧气记录单、笔	
		4.环境准备　室内温湿度适宜，光线充足，环境安静，远离火源	
	实施	1.核对、解释、准备用物携至床边	
		2.清洁鼻腔　湿棉签清洁鼻孔，将鼻导管末端轻轻插入病人双侧鼻翼，再将导管环绕病人耳部向下放置，根据病人情况调整松紧度。不宜太紧以免皮肤损伤	鼻导管松紧适宜
		3.装表、连接　将流量表插入床头中心管道供氧装置插孔内，连接好湿化瓶（盛灭菌蒸馏水1/3～1/2满）或使用一次性湿化瓶（图6-16）	打开流量表顺序正确
		4.调节氧流量，将鼻导管前端放入冷开水中湿润导管，并检查鼻导管是否通畅	
		5.告知病人及家属不要随意调节氧流量	
操作后	评价	1.观察、记录　观察病人的缺氧症状是否改善，记录吸氧的时间、流量、病人的反应	观察及记录内容齐全，操作规范
		2.停用氧气　拔管停氧，先拔下鼻导管，后关流量表开关。以免错误打开开关导致大量氧气突然冲入呼吸道损伤肺部组织	氧气流量表的关闭顺序正确
		3.病人安置　帮助病人清洁鼻部，安置舒适体位	
		4.整理记录　取下氧气表，整理用物归位，记录停氧时间	
		5.其他　护患沟通良好，病人配合，用氧安全	

（3）注意事项

1）严格遵守操作规程，注意用氧安全，做好"四防"，即防火、防震、防油、防热。氧气筒应放在阴凉处，距离暖气 1m 以上，距离火炉 5m 以上；氧气筒上应标有"严禁烟火"标志；搬运时，避免倾斜、撞击；氧气表及螺旋口上勿涂油，也不可用带油的手装卸，避免燃烧；病室内严禁吸烟。

2）用氧时，应先调好氧流量后再插入鼻导管，停用氧时先拔出鼻导管再关闭氧气开关，中途改变流量时，先将氧气管与鼻导管分离，调好流量后再接上，避免损伤肺组织。

3）用氧中，观察病人病情反应，以确定用氧的疗效。主要从病人脉搏、血压、精神状态、皮肤颜色及湿度、呼吸方式来进行观察。

4）持续吸氧者，依照产品说明书更换鼻导管或一次性使用面罩及一次性湿化瓶。

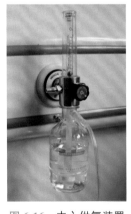

图 6-16　中心供氧装置

5）氧气筒内氧气不得用空，压力表至少要保留 0.5MPa（5kg/cm^2），以防灰尘入内导致再次充气时引起爆炸。

6）对于未用完或已用空的氧气筒，应分别标"满"或"空"的标志，便于及时调换，也便于急用时准确搬运，提高抢救速度。

7）健康教育　向病人和家属解释氧疗的重要性；向病人和家属讲解氧气装置、氧疗的使用方法和注意事项；宣传呼吸道疾病的预防知识。

（五）用氧的副作用

氧浓度高于 60%，持续时间超过 24 小时，可出现用氧副作用，表现如下。

1.氧中毒　主要为肺实质改变。症状表现为胸骨下不适、疼痛、灼热感，继而出现呼吸增快、恶心、呕吐、烦躁、干咳。因此，要避免高浓度持续给氧。

2. 肺不张　主要在支气管堵塞时，肺泡内氧气被吸收，肺泡萎缩。原因是高浓度吸氧，肺泡内氮气被氧置换所致。症状表现为烦躁、呼吸、心搏加快，血压升高，继而出现呼吸困难、发绀、昏迷。预防措施为鼓励病人深呼吸、多咳嗽和经常改变卧位，以防支气管堵塞。

3. 呼吸道干燥、分泌物黏稠　可通过氧气湿化，配合雾化吸入加以预防。

4. 晶状体后纤维组织增生　高浓度氧持续吸入，可导致视网膜血管收缩，视网膜纤维化，最后出现不可逆的失明。因此，用氧时需控制氧浓度。

5. 呼吸抑制　见于慢性阻塞性肺气肿及慢性呼吸衰竭病人。因为此类病人血气分析常为 PaO_2 下降及 $PaCO_2$ 升高。由于呼吸中枢失去 CO_2 的敏感性，呼吸的调节主要靠缺氧刺激周围化学感受器来维持，吸入高浓度的氧，解除缺氧对呼吸的刺激作用，使呼吸中枢抑制加重，甚至呼吸停止。所以，此类病人应给予低浓度、低流量（ 1 ～ 2L/min ）持续吸氧。

> **链接**
>
> ### 新型氧气湿化装置—舒氧宝
>
> 新型氧气湿化装置—舒氧宝，是一次性使用的一体式氧气湿化瓶。目前舒氧宝在临床的使用量呈逐年增加的趋势。瓶内湿化液为灭菌水，特点是无毒、无杂质、无热源、无氧化毒性。舒氧宝的使用操作简单，节省吸氧准备的时间，湿化效果好。病人可连续使用多日，不必每日重复加湿化液和消毒，避免因人工消毒不彻底而导致的交叉感染。舒氧宝采用纳米微晶发泡器，将气泡分解成无数细小的微泡，最大限度地降低气泡和水摩擦产生的噪声，保障病人休息和睡眠质量。舒氧宝吸氧更安全、舒适、快捷，它的一体化设计、一次性使用的特点，显著降低了护士的工作负担。

六、吸痰技术

吸痰技术是通过负压作用，经口、鼻或人工气道将呼吸道分泌物吸出的一种方法，以保持呼吸道通畅，预防吸入性肺炎、肺不张、窒息等并发症的发生。适用于无力或无自主咳嗽、排痰的病人，如昏迷、新生儿、年老体弱、危重、气管切开、麻醉未醒前的病人等。

吸痰装置有中心负压吸引装置、电动吸引器两种，利用负压吸引原理，连接导管吸出痰液。紧急状态下还可用 50 ～ 100ml 的注射器连接导管抽吸痰液，或者是口对口深吸气，吸出呼吸道分泌物，解除呼吸道梗阻症状。

目前各大医院均设有中心负压吸引装置，吸引管道连接到各病床单元，使用时只要接上吸痰导管，打开开关即可（图 6-17），十分方便。电动吸引器主要由马达、偏心轮、气体过滤器、负压表、安全瓶、储液瓶、脚踏开关等组成（图 6-18）。安全瓶和储液瓶可储液 1000ml，瓶塞上有两个玻璃管，并有橡胶管相互连接。接通电源后马达带动偏心轮，从吸气孔吸出瓶内空气，并由排气孔排出，不断循环转动，使瓶内产生负压，从而将痰液吸出。

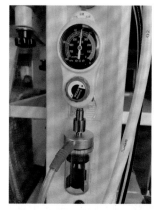

图 6-17　中心负压吸引装置

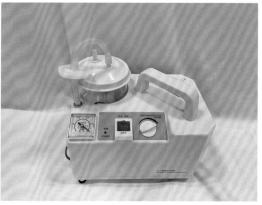

图 6-18　电动吸引器

1. 目的

（1）清除呼吸道分泌物，保持呼吸道通畅。

（2）促进呼吸功能，改善肺通气。

（3）预防肺不张、坠积性肺炎等并发症。

2. 操作步骤

（1）电动吸引器吸痰技术操作流程（表 6-10）。

表 6-10　吸痰技术的护理操作流程

项目	步骤	操作要点	考核要点
操作前准备	评估	1. 病人的年龄、病情、意识状态、痰液阻塞情况 2. 病人有无清除呼吸道分泌物的能力 3. 检查病人口、鼻腔，取下活动义齿，若口腔吸痰有困难，可从鼻腔吸痰，昏迷病人可用压舌板或开口器帮助张口 4. 病人心理状态、合作程度	评估内容正确
操作过程	计划	1. 病人准备　告知病人目的、操作方法、注意事项及配合要点；体位舒适，情绪稳定 2. 护士准备　着装整洁，修剪指甲，洗手，戴口罩 3. 用物准备 （1）电动吸引器：由电动机、偏心轮、气体过滤器、压力表、安全瓶、储液瓶组成。 （2）治疗车放置：治疗盘、听诊器、一次性吸痰包（内含吸痰管 1 根、无菌治疗巾 1 块、无菌手套 2 只）2 包、灭菌注射用水 2 瓶 （3）治疗盘（铺无菌治疗巾）内放置：治疗碗（内备无菌生理盐水）1 只、无菌纱布适量、压舌板、开口器，必要时备舌钳。如无一次性吸痰包，将包内应有物品备齐，放入无菌治疗巾内 （4）其他：必要时备电源插线板 4. 环境准备　室内温湿度适宜，光线充足，环境安静	病人准备准确全面 护士准备符合要求 用物准备齐全
	实施	1. 向病人及家属解释包括吸痰的目的、方法、可能引起的不适、注意事项及配合要点，以减少或消除病人紧张情绪，取得合作 2. 连接装置　打开两瓶灭菌注射用水瓶盖；选择粗细、长短、质地适宜的吸痰管；打开吸痰管包装袋前端，取出治疗巾和手套，将手套戴于右手，治疗巾放于病人胸前；左手拿吸痰管外包装，戴无菌手套的右手将吸痰管取出，盘绕在手中，注意保护吸痰管前端不受污染；左手取下吸引接头，将吸痰管根部与负压管连接，试吸灭菌注射用水，检查负压及吸痰管是否通畅 3. 打开开关，检查吸引器性能，调节负压，一般成人 150 ～ 400mmHg（20 ～ 53kPa），儿童 250 ～ 300mmHg（33 ～ 53kPa），小儿＜ 150mmHg（20kPa） 4. 插入吸痰管　一手反折吸痰导管末端，另一手持吸痰管前端轻轻插入口咽部（10 ～ 15cm），鼓励病人咳嗽，然后放松导管末端。若气管切开吸痰，注意无菌操作，先吸气管切开处，再吸口鼻处 5. 吸痰　由深部左右旋转、向上提拉吸痰管。每次吸痰时间不得超过 15 秒，以免缺氧。吸痰过程中观察病人的面色、呼吸、吸出物的性状 6. 冲洗吸痰管　退出后，抽吸灭菌注射用水冲洗导管，以防导管被痰液堵 7. 整理　吸痰完毕，关闭吸引器电源开关、脱手套	装置连接方法正确 负压大小调节正确 吸痰的手法和时间正确 吸痰顺序正确
操作后	评价	1. 安置病人于舒适卧位，整理床单位 2. 清理用物，洗手 3. 记录吸痰次数、吸出物的性状、呼吸改善的情况，缺氧症状改善的程度 4. 操作规范，未发生呼吸道黏膜损伤 5. 护患沟通有效，病人有安全感，康复信心增强	观察及记录内容齐全 操作规范

（2）中心吸引器吸痰法　中心负压装置通过吸引器管道连接到各病房床单元，使用时只需接上吸痰管，开启负压开关，即可吸痰。吸痰方法与电动吸引器吸痰方法相同。

（3）注射器吸痰或口对口吸痰　在紧急状态下，可用注射器吸痰或口对口吸痰。前者用 50 ～ 100ml 注射器连接吸痰导管进行抽吸；后者由操作者托起病人下颌，使其头后仰并捏住病人鼻孔，口对口吸出呼吸道分泌物，解除呼吸道梗阻症状。这种方法只限于无法实行上述两种方法时使用。

3. 注意事项

（1）进食前后 1 小时内勿进行吸痰操作，避免因过度刺激引起病人呕吐而造成误吸，进而引发吸入性肺炎。

（2）严格执行无菌操作，治疗盘内吸痰用物每日更换，吸痰管每次更换，每日做口腔护理。

（3）定时吸痰，密切观察病情，当发现喉头有痰鸣音或排痰不畅时，应立即吸痰。

（4）吸痰动作要轻柔，为婴幼儿吸痰时，吸痰管要细，负压不可过大，以免损伤气管黏膜。

（5）痰液黏稠时，可配合背部叩击、蒸汽吸入、雾化吸入等，提高吸痰效果。病人出现缺氧症状时，如发绀、心率下降时，应立即停止吸痰。

（6）储液瓶内的液体量不得超过瓶子容量的 2/3，以免液体吸入马达内，损坏机器。电动吸引器连续使用时间不超过 2 小时，并做好清洁消毒处理。

链接

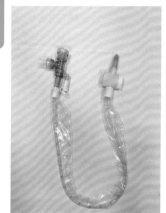

图 6-19　密闭式吸痰管

密闭式气管内吸痰术

密闭式气管内吸痰术（closed endotracheal suctioning，CS）于 20 世纪 80 年代中期开始在美国临床使用，20 世纪末引入我国并首先在重症监护室使用。密闭式吸痰与开放式吸痰的主要区别在于，开放式吸痰在吸痰时需要中断呼吸机的连接，从套管的一端进去吸痰；而密闭式吸痰有一个三通连接管，不需要中断呼吸机与病人的连接就可以吸痰。密闭式吸痰在保证机械通气治疗的同时，保证了病人的病情稳定，降低了呼吸道感染的发生率，提高了机械通气的有效性，减少了各种并发症，提高了人工气道管理质量和抢救成功率。密闭式吸痰管如图 6-19 所示。

（7）健康教育　①向病人或家属解释吸痰的目的；②指导病人及家属学会体位引流及叩背排痰等技能；③吸痰后要漱口，如需继续吸痰应间隔 15 ～ 30 分钟；④向病人及家属宣传呼吸道疾病的预防保健知识，如戒烟限酒、积极参加适宜的体育锻炼、预防呼吸道感染等。

七、心电监护器使用技术

心电监护器（图 6-20）具有心电信息的采集、存储、智能分析、预警等功能；具备精准监测、触屏操控、简单便捷等特点。适用于危重病人病情监测和危重病人转运时使用。

1. 目的

（1）监测心脏功能。

（2）了解病人心肌收缩电流的源起、顺序、方向、大小及期间的长短作为临床诊治参考。

（3）测量病人基本生理参数　心电、呼吸、血压（有无创和有创两种）、血氧饱和度、脉率、体温、呼吸末二氧化碳、呼吸力学、麻醉气体、心排血量（有创和无创）、

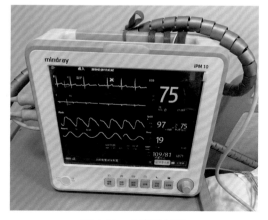

图 6-20　心电监护器

脑电双频指数等。

（4）产生各种生理参数的警告与记录，让转送过程中能随时密切监测病危病人的生命征象，以确保病人的安全。

2. 操作流程（表6-11）

表6-11 心电监护器使用的护理操作流程

项目	步骤	操作要点	考核要点
操作前准备	评估	1. 病人目前的病情、年龄、意识、治疗情况	评估内容正确
		2. 病人可配合程度	
	计划	1. 病人准备 告知病人目的、操作方法、注意事项及配合要点；取舒适体位	病人准备准确全面
		2. 护士准备 着装整洁，修剪指甲，洗手，戴口罩	护士准备符合要求
		3. 用物准备 心电监护器、电极片	用物准备齐全
		4. 环境准备 室内温湿度适宜，光线充足，环境安静，可保护病人隐私	
操作过程	实施	1. 核对、解释 将用物携至床边，核对病人并做好操作前解释	
		2. 连接心电监护器 将电极线导联线、BP监测导线及SPO₂监测导线接头插入心电监护相应模块，并检查连接是否紧密	
		3. 开机 打开心电监护器开关	
		4. 连接 将电极片与电极导联线连接	
		5. 粘贴电极片 将电极片贴至病人胸部相对应的位置（图6-21）	
		（1）三导联电极位置：	
		RA（白色）：右锁骨中线和第二肋间交接点	
		LA（黑色）：左锁骨中线和第二肋间交接点	导联连接正确
		LL（红色）：腋前线和第四、第五肋间交接处（婴儿心尖位置偏高，在左锁骨中线与第三到第四肋间交接点）	
		（2）五导联电极位置：	
		右上（RA）白色：右锁骨中线第1肋间	
		左上（LA）黑色：左锁骨中线第1肋间	
		中间（C）棕色：胸骨左缘第四肋间	
		左下（LL）红色：左锁骨中线肋缘处	
		右下（RL）绿色：右锁骨中线肋缘处	
		6. 病人血氧、血压监测 将血氧指套和血压袖带连接在病人身上	
		7. 调整监护器参数 设定导程位置，调整波形至适当位置	监护器参数调节正确
		8. 调整报警限	报警限的范围适宜
		（1）心率报警限：以病人平时心率加减20次/分或按照医嘱设置报警限，并将"报警"按钮打开	
		（2）血压的报警限：按照病人平时血压上下20mmHg。若病人平常有低血压情形，则设定病人平常血压最低值为下限；若病人平常有高血压情形，则设定病人平时血压最高值为上限，或按照医嘱设定	
操作后	评价	1. 观察记录 依据病人病情设置血压的测量频次，并及时记录各项参数	观察及记录内容齐全
		2. 整理 协助病人清洁皮肤、穿好衣服，维持舒适的姿势	
		3. 其他 若生命体征出现异常，及时排除客观因素及评估病人意识状态，如仍有异常，则及时通知医生处理	异常状况处理得当

3. 注意事项

（1）电极片粘贴 ①新生儿贴于左腹部下方（新生儿若贴太高，位于胸部，则波形会受影响）。

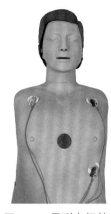

②勿贴在关节、骨突、皮肤皱褶处、脂肪肥厚处，并应避开电击部位以免心电波形受到干扰。③粘贴处的皮肤应用肥皂水或清水清洗，以除去皮肤油脂，保持皮肤干燥及预防皮肤损伤；若有汗液、电极片接触不良或粘贴处发红时，应随时更换电极片，以维持其功能。

（2）血压监测袖带　①根据病人情况选择大小合适的袖带。捆绑袖带时尽量避开静脉输液或有动脉插管的肢体；②请勿将血压袖带置放于连接 SpO$_2$ 传感器的同一肢体上，因为袖带充气会扰乱 SpO$_2$ 监视，并出现干扰性报警。

（3）健康教育　①对清醒病人及其家属介绍使用心电监护器的作用、目的及必要性，缓解其焦虑、恐惧心理；②解释心电监护器报警的常见原因，以免增加病人及家属的思想负担。

图 6-21　导联电极粘贴位置

八、洗胃技术

 案例 6-6

病人张某，女性，38 岁。因服毒后昏迷不醒，被家人送到急诊室抢救，家属不能准确说出所服毒物的名称与性质，经检查发现病人双侧瞳孔缩小。

问题：1. 根据瞳孔变化可初步判断引起病人中毒的毒物是什么？
　　　2. 对于该病人的情况，护士正确的处理方法有哪些？

洗胃是将洗胃管由口腔或鼻腔插入胃内，灌入洗胃溶液，使液体与胃内容物混合后再抽出。如此反复多次进行，以冲洗胃腔并排出胃内容物。此操作多数用于急性中毒的抢救。

1. 目的

（1）解毒　清除胃内毒物或刺激物，减少毒物的吸收；还可利用不同的灌洗溶液进行中和解毒。用于急性食物或药物中毒的病人，服毒后 6 小时内洗胃效果最佳。

（2）减轻胃黏膜水肿　幽门梗阻病人通过洗胃能将胃内潴留食物洗出，减少潴留物对胃黏膜的刺激，从而消除或减轻胃黏膜水肿与炎症。

（3）手术或某些检查前的准备　如胃部、食管下段、十二指肠术前准备。

2. 操作流程（表 6-12）

表 6-12　洗胃技术的护理操作流程

项目	步骤	操作要点	考核要点
操作前准备	评估	1. 病人中毒情况，如摄入毒物的时间、途径、种类、浓度、量等，来院前的处理措施，有无呕吐及洗胃禁忌证 （1）适应证：非腐蚀性毒物中毒，如有机磷、安眠药、重金属、生物碱等及食物中毒的病人 （2）禁忌证：强腐蚀性毒物（强酸、强碱）中毒、肝硬化伴食管胃底静脉曲张、近期内有上消化道出血及胃穿孔病人禁忌洗胃；上消化道溃疡、胃癌病人不宜洗胃 2. 病人生命体征、意识状态及瞳孔的变化、口腔或鼻腔黏膜状况及活动能力 3. 病人心理状态及合作程度	评估内容正确
操作过程	计划	1. 病人准备　了解洗胃的目的、方法、注意事项及配合要点；取出活动义齿，取舒适体位	病人准备准确全面
		2. 护士准备　着装整洁，修剪指甲，洗手，戴口罩	护士准备符合要求
		3. 用物准备 （1）治疗盘：内放洗胃管、量杯、水温计、压舌板、镊子、弯盘、50ml 注射器、听诊器、胶布、手电筒、纱布、无菌手套、液体石蜡、塑料围裙或橡胶单，必要时准备开口器、牙垫、舌钳、检验标本容器或试管、毛巾	用物准备齐全

续表

项目	步骤	操作要点	考核要点
	计划	（2）洗胃溶液：根据毒物性质备拮抗溶液（表 6-13），温度为 25 ～ 38℃，溶液量为 10 000 ～ 20 000ml	洗胃溶液配制正确
		（3）水桶：两只。一只盛洗胃液，另一只盛污水	
		（4）漏斗洗胃管：漏斗胃管洗胃法时需要准备	
		（5）电动吸引器：电动吸引器洗胃法时需要准备。包括安全瓶及 5000ml 以上容量的储液瓶、输液瓶、输液架、输液导管、Y 形三通管、调节夹或止血钳	
		（6）自动洗胃机：自动洗胃机洗胃法时需要准备	
		4. 环境准备安静、整洁、光线明亮、温湿度适宜	
操作过程	实施	1. 核对、解释　准备用物携至床边，核对病人并做好解释。了解病人中毒情况，根据医嘱配制洗胃溶液	沟通解释方法正确
		2. 洗胃	各种洗胃法操作方法正确
		▲漏斗胃管洗胃（图 6-22）	
		（1）协助病人取合适卧位，围好围裙或铺好橡胶单及治疗巾，弯盘置于口角旁；污物桶置床旁	
		（2）戴手套，液体石蜡润滑胃管前端，由口腔或鼻腔插入 55 ～ 60cm，证实胃管在胃内后，胶布固定	
		（3）置漏斗低于胃部水平位置，挤压橡胶球，抽尽胃内容物	
		（4）将洗胃液缓缓倒入漏斗内 300 ～ 500ml，举漏斗高过头部 30 ～ 50cm，当漏斗内尚余少量溶液时，迅速将漏斗降低至胃部位置以下，并倒向污物桶内	
		（5）反复灌洗直至洗出液澄清、无味为止	
		▲电动吸引器洗胃	
		（1）接通电源，检查吸引器功能	
		（2）安装灌洗装置：输液管与 Y 形管主管相连，洗胃管及储液瓶的引流管分别与 Y 形管两个分支相连。夹紧输液管，检查各连接处有无漏气。将灌洗液倒入输液瓶内，挂于输液架上	
		（3）戴手套，润滑胃管前端，由口腔或鼻腔插入 55 ～ 60cm，证实胃管在胃内后固定	
		（4）开动吸引器，吸出胃内容物	
		（5）关闭吸引器，夹紧引流管，开放输液管，使洗胃液流入胃内 300 ～ 500ml	
		（6）夹紧输液管，开放引流管，开动吸引器，吸出灌洗液	
		（7）反复灌洗直至洗出液澄清、无味为止	
		▲自动洗胃机洗胃（图 6-23）	
		（1）开通电源，检查自动洗胃机	
		（2）戴手套，润滑胃管前端，由口腔或鼻腔插入 55 ～ 60cm，证实胃管在胃内后固定	
		（3）将已经配好的洗胃液倒入水桶内，将 3 根橡胶管分别与机器的药管（进液管）、胃管、污水管（出液管）相连；药管的另一端放入洗胃液桶内，污水管的另一端放入空水桶内，胃管的另一端和病人胃管相连；调节药量流速	
		（4）按"手吸"键，吸出胃内容物，再按"自动"键，机器对胃进行自动冲洗	
		（5）若发现有食物堵塞管道，水流缓慢、不流或发生故障时，可交替按"手冲"和"手吸"键，重复冲、吸数次；管路通畅后再按"手吸"键，吸出胃内残留液体后，按"自动"键，恢复自动洗胃，直至洗出液澄清、无味为止	
		（6）洗胃完毕后按"清洗 / 自动"键，清洗各管腔；冲洗干净后，按"停机"键停止工作	
		3. 观察洗出液性质、颜色、气味、量，以及病人面色、脉搏、呼吸、血压。观察有无洗胃并发症的发生。若病人出现腹痛、洗胃液呈血性或休克现象等，应立即停止洗胃并联系医生进行急救	能正确观察洗胃液和病人的病情变化
		4. 洗胃完毕，反折胃管拔出	

续表

项目	步骤	操作要点	考核要点
操作后	评价	1. 协助病人漱口、洗脸，必要时更衣。清理用物，整理床单元，嘱病人卧床休息 2. 记录洗液名称、量；洗出液性质、气味、量；病人的反应，必要时留标本送检 3. 病人胃内毒物得到及时有效的清除 4. 病人能配合操作，无误吸发生 5. 病人中毒症状得以缓解或控制	评价正确

表 6-13　各种药物中毒的灌洗溶液（解毒剂）和禁忌药物

毒物种类	灌洗溶液	禁忌药物
酸性物	镁乳、蛋清水[①]、牛奶	强酸药物
碱性物	5% 乙酸、白醋、蛋清水、牛奶	强碱药物
敌敌畏	2%～4% 碳酸氢钠、1% 盐水、1：20 000～1：15 000 高锰酸钾	
1605、1059[②]	2%～4% 碳酸氢钠	高锰酸钾[②]
敌百虫[③]	1% 盐水或清水、1：20 000～1：15 000 高锰酸钾	碱性药物[③]
DDT、666	温开水或生理盐水洗胃，50% 硫酸镁导泻	油性泻药
巴比妥类（催眠药）	1：20 000～1：15 000 高锰酸钾，硫酸钠[④]导泻	硫酸镁
异烟脱	1：20 000～1：15 000 高锰酸钾洗胃，硫酸钠导泻	
灭鼠药（磷化锌[⑤]）	1：20 000～1：15 000 高锰酸钾洗胃，0.1% 硫酸铜洗胃	牛奶、鸡蛋、脂肪及油类食物
氰化物	口服 3% 过氧化级溶液引吐后，1：20 000～1：15 000 高锰酸钾[⑥]洗胃	
河豚、生物碱	1% 活性炭悬浮液	
煤酚皂溶液	用温开水、植物油洗胃至无酚味，并在洗胃后多次服用牛奶、蛋清以保护胃黏膜	
苯酚（石炭酸）	1：20 000～1：15 000 高锰酸钾	

注：①蛋清水、牛奶等可黏附于黏膜或创面上，从而起到保护作用，并可减轻病人疼痛。②1605、1059 等禁用高锰酸钾洗胃，否则可氧化成毒性更强的物质。③敌百虫遇碱性药物可分解出毒性更强的敌敌畏，其分解过程随碱性的增强和温度的升高而加速。④巴比妥类药物采用硫酸钠导泻，是利用其在肠道内形成的高渗透压，阻止肠道水分和残存的巴比妥类药物的吸收，促使其尽早排出体外。硫酸钠对心血管和神经系统没有抑制作用，不会加重巴比妥类药物的毒性。⑤磷化锌中毒时，口服硫酸铜可使其成为无毒的磷化铜沉淀，阻止吸收，并促使其排出体外。磷化锌易溶于油类物质，故忌用脂肪性食物，以免促使磷的溶解吸收。⑥氧化剂能将化学性毒品氧化，改变其性能，从而减轻或去除其毒性。

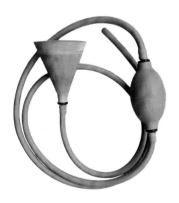

图 6-22　漏斗胃管洗胃器图

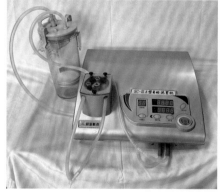

图 6-23　自动洗胃机

3. 注意事项

（1）急性中毒能合作的病人，先采取口服催吐法，必要时再进行洗胃，以减少毒物吸收。

（2）插胃管时动作轻快，切勿损伤食管黏膜或误入气管。

（3）根据毒物性质选择拮抗剂，当毒物性质不明时，先抽出胃内容物送检，以明确毒物性质，并先选用温开水或生理盐水洗胃。

（4）吞服强酸、强碱等腐蚀性物质时，禁忌洗胃，以免造成胃穿孔。

（5）幽门梗阻病人洗胃，宜在饭后 4～6 小时或空腹进行；记录胃内潴留量，便于了解梗阻情况。胃内潴留量＝灌入量－洗出量。

（6）肝硬化伴食管胃底静脉曲张、近期内有上消化道出血及胃穿孔病人禁忌洗胃；消化性溃疡、食管梗阻、胃癌等一般不进行洗胃；昏迷病人洗胃宜谨慎。

（7）若病人洗胃过程中有腹痛、休克现象，或洗出液呈血性，应立即停止洗胃，并采取相应急救措施。

（8）每次灌入量以 300～500ml 为宜。如灌入量过多，引起急性胃扩张，胃内压增加，加速毒物吸收，也可引起液体反流导致呛咳、误吸，还可兴奋迷走神经，引起反射性心搏骤停；灌入量过少，则延长洗胃时间，不利于抢救。

（9）健康教育　①向病人及其家属讲解洗胃的重要性和必要性，使其能配合；②告知病人及家属有误吸的可能，取得理解与合作；③向病人及家属介绍洗胃后的注意事项，讲清毒物对健康和生命的危害；④对自服毒物者应耐心劝导，做好心理护理，并为病人保守秘密和隐私，减轻病人心理负担，树立生活信心。

九、危重症病人的支持性护理

 案例 6-7

　　刘先生，28 岁。左胸外伤后肋骨骨折，极度呼吸困难、发绀、烦躁不安。查体：脉搏细速，血压 84/62mmHg，皮肤湿冷；气管右移，颈静脉充盈，头颈部和右胸皮下气肿；左胸廓饱满、肋间隙增宽、呼吸幅度降低，叩诊呈鼓音，右肺呼吸音消失。

问题：1. 护士为该病人采取的首要急救措施是什么？
　　　 2. 此时病人的主要护理问题是什么？

　　危重症病人由于高分解代谢和营养物质摄入不足，易发生营养不良。营养不良又可导致病人机体发生一系列问题，包括感染、伤口愈合延迟、胃肠道功能受损、呼吸功能受损、压力性损伤发生率增加等，使疾病恶化，病程延长，医疗费用增高，死亡率增加。通常用营养支持的方法来预防或纠正危重病人营养不良。营养支持在减少病人并发症的发生率与病死率，促进其恢复健康方面发挥至关重要的作用。

（一）危重症病人的代谢变化

　　危重症病人由于创伤、感染、大手术等打击，除出现体温升高、心率和呼吸增快、心排量增加等一系列病理生理反应外，还可出现代谢改变。以分解代谢为主，表现为能量消耗增加、糖代谢紊乱、蛋白质分解代谢加速、脂肪代谢紊乱等。

1. 能量消耗增加　创伤、感染和大手术后可使病人的静息能量消耗增加 20%～50%，烧伤病人更为突出，严重者增高可达 100% 以上。

2. 糖代谢紊乱　主要表现为糖异生增加、血糖升高和胰岛素抵抗。

3. 蛋白质分解代谢加速　蛋白质分解代谢高于合成代谢，出现负氮平衡。

4. 脂肪代谢紊乱　应激状态下体内儿茶酚胺分泌增多，促使体内脂肪动员分解，生成甘油三酯、游离脂肪酸和甘油，成为主要的供能物质。

（二）危重症病人的营养状态评估方法

　　目前推荐使用营养风险筛查 2002（NRS 2002）和危重症营养风险（NUTRIC）评分进行营养风险评估。NUTRIC 评分是目前最佳的危重症病人营养评分系统（表 6-14）。

表 6-14　NUTRIC 评分

参数	范围	评分值
年龄（岁）	＜50	0
	50～74	1
	≥75	2
APACHE Ⅱ评分（分）	＜15	0
	15～19	1
	20～27	2
	≥28	3
SOFA 评分（分）	＜6	0
	6～9	1
	≥10	2
合并症（个数）	0～1	0
	≥2	1
从住院到入住 ICU 时间	0～＜1d	0
	≥1d	1
白细胞介素 -6（IL-6）（ng/L）	＜400	0
	≥400	1

注：当 NUTRIC 评分≥ 5 分时，说明病人存在营养风险，需要营养支持。

（三）危重症病人营养支持的目的与原则

1. 目的　营养支持的目的不仅是供给细胞代谢所需要的能量与营养底物，维持组织器官正常的结构与功能，更重要的是改善病人应激状态下的炎症、免疫与内分泌状态，从而影响疾病的病理生理变化，最终影响疾病转归，改善临床结局。

2. 原则

（1）选择适宜的营养支持时机：根据病人的病情变化来确定营养支持的时机。此外，还需考虑不同原发疾病、不同阶段的代谢改变与器官功能的特点。

（2）控制应激性高血糖：通过使用胰岛素严格控制血糖水平，将血糖控制在≤ 8.3mmol/L，可明显改善危重症病人的预后，使多器官功能障碍综合征的发生率及病死率明显降低。

（3）选择适宜的营养支持途径：包括肠外营养（parenteral nutrition，PN）、完全肠外营养（total parenteral nutrition，TPN）和肠内营养（enteral nutrition，EN）途径。

（4）合理的能量供给：不同疾病状态、时期以及不同个体，其能量需求也不同。应激早期应限制能量和蛋白质的供给量，能量可控制在 20～25kcal/（kg·d），蛋白质控制在 1.2～1.5g/（kg·d）。对于病程较长、合并感染和创伤的病人，待应激与代谢状态稳定后能量供应适当增加，最高可达30～35kcal/（kg·d）。

（5）其他：在补充营养底物的同时，重视营养素的药理作用。为改善危重症病人的营养支持效果，在肠外与肠内营养液中可根据需要添加特殊营养素。

案例 6-8

病人，女性，52 岁，在全身麻醉下行"胰、十二指肠切除术，胃 - 空肠吻合术"，术后入 ICU 进行监护。术后 1 周，病人生命体征平稳，腹腔引流管引出无色透明的液体。术后第 12 天，病人腹腔引流管突然引出浑浊液体，考虑病人出现吻合口瘘。给予亚甲蓝 1 支从胃管注入，从腹腔引流管引出蓝色液体。

问题：1. 病人是否需要营养支持？理由是什么？

　　　2. 根据目前病人情况，不同时间段该病人适合选择哪一种营养支持途径？

（四）危重症病人肠内营养支持的评估

1. 评估是否适宜 EN　对于胃肠道功能存在或部分存在，但不能经口正常摄食的重症病人，应优先考虑给予 EN，只有 EN 不可实施时才考虑 PN。肠梗阻、肠道缺血或腹腔间室综合征的病人不宜给予 EN，主要是 EN 增加了肠管或腹腔内压力，易引起肠坏死、肠穿孔，增加反流与吸入性肺炎的发生率。对于严重腹胀、腹泻，经一般处理无改善的病人，建议暂时停用 EN。

2. 评估 EN 供给时机　需要营养支持治疗的病人首选 EN。对于不能进食的病人，应在 24～48 小时内开始早期 EN。实施前应评估病人胃肠道功能，肠鸣音和肛门排气、排便不是开始肠内营养支持的必要条件；对于血流动力学不稳定的病人，在充分液体复苏或血流动力学稳定后开始 EN；对于血管活性药用量逐步降低的病人，可以谨慎地开始恢复 EN。

3. 评估适宜的营养制剂　作为营养支持的营养制剂，按照氮源分为氨基酸型、短肽型和整蛋白型制剂。

（1）氨基酸型制剂　以氨基酸为蛋白质来源，不需消化可直接吸收，用于短肠及消化功能障碍病人。

（2）短肽型制剂　以短肽为蛋白质来源，简单消化即可吸收，用于胃肠道有部分消化功能的病人。

（3）整蛋白型制剂　以整蛋白为蛋白质来源，用于胃肠道消化功能正常病人。

4. 评估 EN 供给途径　根据病人情况可采用鼻胃管、鼻空肠管、经皮内镜下胃造瘘（percutaneous endoscopic gastrostomy，PEG）、经皮内镜下空肠造口术（percutaneous endoscopic jejunostomy，PEJ），以及术中胃空肠造瘘等途径进行 EN。

（1）经鼻胃管　常用于胃肠功能正常、非昏迷及经短时间管饲即可过渡到经口进食的病人，经鼻胃管是最常用的 EN 途径。优点是操作简单、易行，缺点是可发生反流、误吸、鼻窦炎。大部分重症病人可以通过此途径开始 EN。

（2）经鼻空肠置管　优点在于喂养管通过幽门进入十二指肠或空肠，使反流与误吸的发生率降低，耐受性增加。开始阶段营养液的渗透压不宜过高。

（3）经皮内镜下胃造瘘（PEG）　在纤维胃镜引导下行经皮胃造瘘，将营养管置入胃腔。其优点减少了鼻咽与上呼吸道感染，可长期留置，适用于昏迷、食管梗阻等长时间不能进食，而胃排空良好的危重症病人。

（4）经皮内镜下空肠造口术（PEJ）　在内镜引导下行经皮空肠造瘘，将喂养管置入空肠上段，其优点除可减少鼻咽与上呼吸道感染外，还减少反流与误吸的风险，在喂养的同时可行胃十二指肠减压，并可长期留置喂养管，尤其适合于不耐受经胃营养、有反流和误吸高风险及需要胃肠减压的危重症病人。

5. 评估 EN 的供给方式

（1）一次性供给　将营养液用注射器缓慢地注入喂养管内，每次不超过 200ml，每天 6～8 次。该方法操作方便，但易引起腹胀、恶心、呕吐、反流与误吸，临床一般仅用于经鼻胃管或经皮胃造瘘的病人。

（2）间歇重力输注　将营养液置于输液瓶或袋中，经输液管与喂养管连接，借助重力将营养液缓慢滴入胃肠道内，每天 4～6 次，每次 250～500ml，输注速度为每分钟 20～30ml。此法在临床上使用较广泛，病人耐受性好。

（3）EN 泵输注　适于十二指肠或空肠近端喂养的病人，是一种理想的 EN 输注方式。一般开始输注时速度不宜快，浓度不宜高，要让肠道有一个适应的过程。可由每小时 20～50ml 开始，逐步增至

100～150ml，浓度也随之逐渐增加。

（五）危重症病人肠内营养支持的护理

1. 一般护理措施

（1）妥善固定喂养管，翻身、活动前先保护喂养管，避免管道脱落。

（2）经鼻置管者每日清洁鼻腔，避免出现鼻腔黏膜压力性损伤。

（3）做好胃造瘘或空肠造瘘病人造瘘口护理，避免感染等并发症发生。

（4）喂养结束时规范冲管，保持管道通畅避免堵塞。

（5）根据病人病情和耐受情况合理调整每日喂养次数和速度，保证每日喂养量可满足病人需要。

（6）室温下保存的营养液，若病人可耐受其温度，可以不加热直接使用；在冷藏柜中保存的营养液，应加热到 38～40℃后再使用。

（7）自行配制的营养液应现配现用，配制好的营养液最多冷藏保留 24 小时。

（8）所有气管插管的病人在使用 EN 时应将床头抬高 30°～45°；每 4～6 小时使用氯己定进行口腔护理；做好导管气囊管理和声门下分泌物吸引。

（9）高误吸风险和对胃内推注式 EN 不耐受的病人，可使用持续输注的方式给予 EN。

2. 营养支持评价与监测

（1）评价病人营养状态改善情况。

（2）评价病人每日出入量，监测每日能量和蛋白质平衡状况。

（3）观察病人有无恶心、呕吐、腹胀、腹泻等不耐受情况，必要时降低营养液供给速度或调整供给途径和方式。

（4）观察病人进食后有无痉挛性咳嗽、气急、呼吸困难，咳出或吸引出的痰液中有无食物成分；评价病人有无误吸发生，对于高误吸风险的病人可使用幽门后营养供给途径进行喂养，同时应降低营养输注速度；条件允许时可以使用促胃肠动力药。

（5）评价病人的胃残留量，若 24 小时胃残留量＜500ml 且没有其他不耐受表现，不需停用。

（6）按医嘱正确监测血糖，观察病人有无高血糖或低血糖表现。

3. 并发症观察与护理　EN 的并发症主要分为感染性并发症、机械性并发症、胃肠道并发症和代谢性并发症。

（1）感染性并发症　以吸入性肺炎最常见，是 EN 最严重和致命的并发症。一旦发生误吸应立即停止 EN，促进病人气道内的液体与食物微粒排出，必要时通过纤维支气管镜吸出。

（2）机械性并发症

1）黏膜损伤：可因喂养管置管操作时或置管后对局部组织的压迫而引起黏膜水肿、糜烂或坏死。因此，应选择直径合适、质地软而有韧性的喂养管，熟练掌握操作技术，置管时动作应轻柔。

2）喂养管堵塞：最常见的是由膳食残渣或粉碎不全的药片黏附于管腔壁，或药物与膳食不相溶形成沉淀附着于管壁所致。发生堵塞后可用温开水低压冲洗，必要时也可借助导丝疏通管腔。

3）喂养管脱出：喂养管固定不牢、暴力牵拉、病人躁动不安和严重呕吐等均可导致喂养管脱出，不仅使 EN 不能顺利进行，而且经造瘘置管的病人还有引起腹膜炎的危险。因此，置管后应妥善固定导管，加强护理与观察，严防导管脱出，一旦喂养管脱出应及时重新置管。

（3）胃肠道并发症

1）恶心、呕吐与腹胀：接受 EN 的病人有 10%～20% 可发生恶心呕吐与腹胀，主要见于营养液输注速度过快、乳糖不耐受、膳食口味不耐受及膳食中脂肪含量过多等。发生上述消化道症状时应针对原因采取相应措施，如减慢输注速度、加入调味剂更改食品种等。

2）腹泻：是 EN 最常见的并发症。主要见于：①低蛋白血症和营养不良时小肠吸收力下降；②乳糖酶缺乏者应用含乳糖的肠内营养膳食；③肠腔内脂肪酶缺乏，脂肪吸收障碍；④应用高渗性膳食；

⑤营养液温度过低及输注速度过快；⑥同时应用某些治疗性药物。发生腹泻时不必立即停用 EN，可先评估腹泻的原因，以便采取合适的应对方案。

3）代谢性并发症：最常见的代谢性并发症是高血糖和低血糖。高血糖常见于处于高代谢状态的病人、接受高碳水化合物喂养者及接受皮质激素治疗的病人；而低血糖多发生于长期应用 EN 而突然停止时。对于接受 EN 的病人应加强对其血糖的监测，出现血糖异常时应及时报告医生并协助处理。此外，在病人停止 EN 时应逐渐进行，避免突然停止。

（六）危重症病人肠外营养支持的评估

1. 评估是否适宜进行 PN　对于不能耐受 EN 和 EN 禁忌的病人应考虑 PN，如胃肠道功能障碍病人；由于手术或解剖问题，胃肠道禁止使用的病人；存在尚未控制的腹部情况，包括腹腔感染、肠梗阻、肠瘘等。存在以下情况不宜给予 PN：①早期复苏阶段血流动力学不稳定或存在严重水、电解质紊乱与酸碱失衡的病人；②严重肝功能障碍的病人；③急性肾功能障碍时存在严重氮质血症的病人；④严重高血糖尚未控制的病人等。

2. 评估 PN 供给时机　对于 NRS 2002 ≤ 3 分的病人，即使无法维持自主进食和早期肠内营养，在入住 ICU 后的七天内也无须使用 PN。对于 NRS 2002 ≥ 5 分或重度营养不良的病人，若不能使用 EN，应入住 ICU 后尽快使用 PN。不论营养风险高或低的病人，如果单独使用 EN 7 ～ 10 天仍不能达到能量或蛋白需求的 60% 以上，应考虑使用补充性 PN。

3. 评估适宜的营养制剂　包括碳水化合物、脂肪乳剂、氨基酸、电解质、维生素和微量元素。碳水化合物提供机体能量的 50% ～ 60%，最常使用的制剂是葡萄糖，摄入过多会导致高碳酸血症、高血糖和肝脏脂肪浸润。脂肪乳提供机体能量的 15% ～ 30%，摄入过多会引起高脂血症和肝功能异常。氨基酸是蛋白质合成的底物来源，危重症病人推荐热氮比为（100 ～ 150）kcal：1g。

4. 评估 PN 供给途径　可选择经中心静脉营养（central parenteral nutrition，CPN）和经外周静脉营养（peripheral parenteral nutrition，PPN）两种途径。CPN 首选锁骨下静脉置管。PPN 一般适用于病人病情较轻、营养物质输入量较少、浓度不高，PN 不超过 2 周的病人。

5. 评估 PN 供给方式

（1）单瓶输注　每一种营养制剂单独进行输注，目前已不建议采用。单瓶输注氨基酸，外源性氮被作为能量消耗，起不到促进蛋白合成的作用。单瓶输注脂肪乳，在没有足够糖存在时，输注的脂肪并不能被有效利用，禁食状态下单独输注脂肪乳，代谢终产物中出现酮体，容易出现酮症，同时糖异生加速，导致蛋白分解代谢增强。

（2）全合一输注　是指将病人每天所需的营养剂，按照一定的配制原则在无菌条件下充分混合后，置入由聚合材料制成的输液袋内，并输注给病人，是目前推荐的 PN 供给方式。全合一输注营养素的优势：①营养物质更好地被吸收和利用；②减少污染风险，降低 PN 相关并发症的发生率；③简化配制过程，节省护理时间；④节省费用。

（七）危重症病人肠外营养支持的护理

1. 常规护理措施　①妥善固定输注导管，帮助病人翻身、活动前先保护导管避免扯脱。做好病人导管相关健康教育，避免自行扯脱导管。对于烦躁、不配合的病人，给予适当镇静和约束。②正确冲导管和封导管，保持导管通畅。③做好导管穿刺部位护理，避免感染等并发症发生。④严格按照国家管理规范和要求配制营养液。⑤进行配制和输注时严格无菌操作。⑥每日更换输注管道；营养液在 24 小时内输完。⑦使用专用静脉通道输注营养液，避免与给药等通道混用。⑧合理调节输注速度。

2. 营养支持评价与监测　①评价病人营养状态改善情况。②评价病人每日出入量；监测每日能量和蛋白质平衡状况。③严密观察输注导管穿刺部位情况，评估有无红、肿、热、痛和分泌物。④严密监测体温，分析体温升高是否与静脉营养导管留置有关。⑤观察病人有无高血糖或低血糖表现，将病人血糖控制在 7.8 ～ 10.0mmol/l。⑥监测病人血脂、肝功能等变化，及时发现高脂血症、肝功能异常等。⑦观察病人消化吸收功能，及时发现有无肠萎缩和屏障功能障碍。

3.并发症观察与护理　PN 的并发症主要分为机械性、感染性和代谢性并发症。

（1）机械性并发症

1）置管操作相关并发症：包括血胸、皮下气肿、血管与神经损伤等。应熟练掌握操作技术流程与规范，操作过程中动作要轻柔，以减少置管时的机械性损伤。

2）导管堵塞：是 PN 常见的并发症。输注营养液时输液速度可能会减慢，护士在巡视过程中应及时观察并调整，以免发生导管堵塞。输液结束时应根据病人病情及出血和凝血功能状况，使用生理盐水或肝素溶液进行正压封管。

3）空气栓塞：可发生在置管、输液及拔管过程中。CPN 置管时应让病人呈头低位，操作者严格遵守操作规程；输液过程中加强巡视，液体输完应及时补充，有条件的情况下可用输液泵进行输注。导管护理时应防止空气经导管接口部位进入血循环。拔管引起的空气栓塞主要由于拔管时空气可经长期置管后形成的隧道进入静脉，因此拔管速度不宜过快，拔管后应密切观察病人的反应。

4）导管脱落：与导管固定不牢、外力牵拉、病人躁动等有关。置管后应妥善固定导管，加强观察与护理，进行翻身操作时预先保护导管，避免牵拉。对于躁动、不合作的病人给予适当镇静、约束，避免其自行拔出导管。

（2）感染性并发症　是 PN 最常见、最严重的并发症。一旦发生，应尽快拔除导管。

（3）代谢性并发症

1）电解质紊乱：如低钾血症、低镁血症等。

2）低血糖：持续输入高渗葡糖，可刺激胰岛素分泌增加，若突然停止输注含糖溶液，可致血糖下降，甚至出现低血糖性昏迷。

3）高血糖：开始输注营养液时速度过快，超过机体的耐受限度，如不及时进行调整和控制高血糖，可因大量利尿而出现脱水，甚至引起昏迷而危及生命。因此，接受 PN 的病人，应严密监测电解质及血糖与尿糖变化，及早发现代谢紊乱，并配合医生实施有效处理。

十、气管切开病人的护理

气管切开术（tracheotomy）是指切开颈段气管前壁，插入气管套管，建立新的呼吸通道，解除喉源性呼吸困难、呼吸功能失常或下呼吸道分泌物潴留所致呼吸困难的一种常见手术。气管切开的方法包括常规气管切开术、经皮气管切开术等。气管切开术需要经过专项技术培训的医生操作，气管切开后需要对其并发症进行专业的处理和专业的护理。

（一）适应证

1.喉阻塞　由喉部炎症、肿瘤、外伤、异物或瘢痕性狭窄引起严重的喉阻塞，而病因又不能很快解除者。

2.下呼吸道分泌物潴留　重度颅脑损伤、呼吸道烧伤、肿瘤、昏迷、神经系统病变、胸部外伤等病人，自身无法有效清除呼吸道分泌物，随时有呼吸道梗阻的危险。

3.预防性气管切开　对于某些口腔、鼻咽、颌面、咽、喉部大手术病人，为防止血液流入下呼吸道，保持术后呼吸道通畅，可施行气管切开；破伤风病人容易发生喉痉挛，需要进行预防性气管切开，以防发生窒息。

4.长时间需要使用呼吸机辅助呼吸者。

（二）禁忌证

1.严重出血性疾病。

2. 由下呼吸道占位而致的呼吸困难。

3. 颈部恶性肿瘤。

（三）操作方法

1. 常规气管切开术

（1）物品准备　①气管切开手术包及不同型号气管套管；②吸引器、吸痰管、吸氧装置；③必备的抢救药品等。

（2）病人准备　病人取仰卧位，肩部垫高，头后仰并固定于正中位，使下颌、喉结、胸骨切迹在同一直线上；气管向前突出，气管上提并与皮肤接近，使手术时充分暴露气管。

（3）操作步骤

1）消毒、铺巾、物品检查：下颌骨下缘至上胸部皮肤常规消毒，操作者戴无菌手套，铺无菌巾。检查气管切开包内器械及气管套管气囊是否漏气。

2）配合医生手术：包括局部麻醉、暴露气管、气管切口、置入气管套管、固定套管（气管套管插入后，将系带固定于颈部，松紧以放入一指为宜。为防脱出，可在切口上端缝合 1～2 针加以固定。最后，用一块剪口纱布垫入伤口和套管之间，再用一块单层的无菌湿纱布盖在气管套管口外）。

3）术后处理：整理用物，医疗垃圾分类处置，并进行详细手术记录。

2. 经皮气管切开术　经皮气管切开术是在经皮穿刺插管术基础之上发展起来的一种新的气管切开术，具有简便、快捷、安全、微创等优点，已部分取代常规气管切开术。

（1）用物准备　一次性 Portex 成套器械盒，包括手术刀片、穿刺套管针、注射器、导丝、扩张器、特制的尖端带孔的气管扩张钳及气管套管。

（2）病人准备　病人体位及麻醉与常规气管切开术相同。

（3）操作步骤

1）定位：在第 2、第 3 气管环之间或第 3、第 4 气管环之间的正前方。

2）插管前给病人吸纯氧并监测其血氧饱和度、心电图和血压，充分吸痰。如有气管插管先将气囊放气，将气管导管撤至喉入口处，并重新充气封闭气道。

3）皮肤消毒、铺巾。

4）配合医生手术：包括插管部位皮肤切口、皮下组织钝性分离、气管前壁扩张、置入气管套管等步骤的配合。

5）固定气管套管（图 6-24），包扎伤口，处理用物。

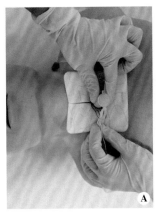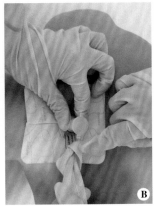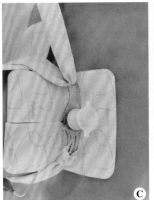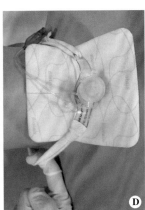

图 6-24　固定气管套管

A. 气管切开置入成功后下方置入无菌敷料；B. 两条系带分别系于气管切开套管两侧翼；C. 颈后系带下方放置减压敷料预防压力性损伤；D. 两侧系带系于一侧，打死结，松紧可容一指

（四）注意事项

1. 术前

（1）术前不要过量使用镇静剂，以免加重呼吸抑制。

（2）床边应备好氧气、吸引器、急救药品、气管切开包等；还需准备另一个同型号气管套管，以备急用。

2. 术中

（1）皮肤切口要沿正中线进行，不得高于第2气管环或低于第5气管环，以免损伤颈部两侧大血管及甲状腺。

（2）气管套管要固定牢靠，不可太松或太紧，以免套管脱出或影响局部血液循环。

3. 术后

（1）脱管处理　套管一旦脱出，应立即将病人置于气管切开术的体位，用事先备妥的止血钳等器械在良好照明下分开气管切口，将套管重新置入。

（2）保持气管套管通畅　术后初期要严密观察切口出血情况，随时清除套管内、气管内及口腔内分泌物。

（3）维持气道湿度　①保持室内温度在22℃左右，相对湿度在90%以上；②采用呼吸机湿化罐或雾化器进行主动湿化；③采用人工鼻进行被动湿化，防止分泌物干结。

（4）防止伤口感染　每天至少更换消毒剪口纱布和消毒伤口一次。经常检查创口周围皮肤有无感染或湿疹。

4. 防止意外

气管切开24小时后切口肿胀减轻，应及时调整固定系带；必要时行保护性约束，预防发生意外拔管。

（五）气管切开病人的护理要点

1. 目的　维持气道通畅，减少气道阻力，改善通气。

2. 操作流程（表6-15）

表6-15　气管切开换药的护理操作流程

项目	步骤	操作要点	考核要点
操作前准备	评估	1. 病人目前的病情、年龄、意识状态、自理及合作程度 2. 病人气管切开造瘘口及套管内分泌物的颜色、性质、量 3. 病人气管切开套管的固定情况 4. 负压装置的状况，包括装置的密闭性，负压吸引状况等 5. 操作环境，应安静、整洁、舒适	评估内容正确
操作过程	计划	1. 病人准备向病人解释，让其了解注意事项，并愿意配合。协助病人取去枕平卧位，充分暴露颈部	体位摆放正确
		2. 护士准备　着装整洁，修剪指甲，洗手，戴口罩	护士准备符合要求
		3. 用物准备无菌换药弯盘、镊子、聚维酮碘、无菌灭菌注射用水、生理盐水、消毒液、治疗巾、胶布、无菌纱布、Y形纱布、无菌棉球、负压装置、吸痰管、无菌手套、固定带、气囊压力表。针对感染隔离病人，需戴防护面屏、穿防护服	各种事项准备齐全
	实施	1. 携用物至床边，核对病人并做好解释	核对内容正确
		2. 吸痰　充分吸痰，观察气道是否通畅	吸痰手法正确
		3. 检查气管切开套管位置，气囊充盈，固定带松紧是否适宜，避免因操作过程中牵拉而使导管脱出	检查内容完整
		4. 移除气切套管垫，并观察敷料及伤口分泌物颜色、性质，若有异常应及时送检做分泌物培养及药敏试验	观察内容正确

续表

项目	步骤	操作要点	考核要点
操作过程	实施	5. 消毒气管切开处 用第一把镊子（接触污染物）取下气管切开处纱布，观察气管切开伤口有无红肿、分泌物及皮下气肿	严格遵循无菌技术，未跨越无菌区
		6. 用第二把镊子（接触无菌物）取聚维酮碘棉球传递至接触病人的镊子，擦拭伤口及周围皮肤（顺序为从内向外），最后用生理盐水棉球擦拭干净。两把镊子传递中不能碰触	
		7. 垫纱布 用无菌物镊子将 Y 形纱布覆盖于气管切开伤口上，用镊子垫好纱布。气管套管垫应每日更换，如有潮湿、污染应随时更换	纱布切口方向正确
		8. 更换气管切开套管固定带 更换气管套管的固定带流程如图 6-24（B、C、D）所示，必要时再次给予吸痰	气管切开套管固定带固定方法正确
		9. 检查气管切开套管位置，使用气囊压力表检测气囊充盈度，气囊压力正常值为 $25 \sim 30 cmH_2O$。如无气囊压力表，软硬度触之如鼻尖软硬度	气囊压力值正确
操作后	评价	1. 协助病人恢复体位，整理床单元，用物整理，手消毒 2. 记录气管切开套管的型号，放置日期，病人反应，气管切开伤口有无出血情形及分泌物，周围皮肤状况等	评价正确

3. 注意事项

（1）操作过程中严密观察病人的病情变化及气道分泌物的状况，如病人出现咳嗽，可指导病人做深呼吸，若病人咳嗽剧烈、憋气、气道分泌物过多时，应暂停操作，及时清理气道分泌物。

（2）气管造瘘口消毒宜采用含碘类或乙醇类皮肤消毒剂。对此类消毒剂过敏者应采用 0.9% 氯化钠溶液。

目标检测

A₁/A₂ 型题

1. 鼻导管给氧，下列步骤不妥的是（　　　）

　A. 氧气筒放置距暖气 1m

　B. 导管用液体石蜡润滑

　C. 导管插入长度为鼻尖至耳垂长度的 2/3

　D. 导管每日更换 1 ～ 2 次

　E. 停用时先取下鼻导管，再关氧气开关

2. 瞳孔散大是指（　　　）

　A. 小于 2mm　　　　　　B. 2 ～ 3mm

　C. 3 ～ 4mm　　　　　　D. 4 ～ 5mm

　E. 大于 5mm

3. 对缺氧和二氧化碳潴留同时并存者应（　　　）

　A. 高浓度给氧为宜　　B. 大流量给氧为宜

　C. 低流量持续给氧为宜 D. 低流量间断给氧为宜

　E. 高浓度间断给氧为宜

4. 使用鼻导管给氧时，下列叙述错误的是（　　　）

　A. 插导管前湿棉签清洁鼻孔

　B. 鼻导管轻轻插至鼻咽部

　C. 应用氧气时先调节流量

　D. 中途改变流量时先分离导管，后调流量

　E. 停用氧气时，先关流量开关

5. 每次吸痰时间不应超过（　　　）

　A. 5 秒　　　　　　　　B. 10 秒

　C. 15 秒　　　　　　　　D. 20 秒

　E. 25 秒

6. 下列情况禁忌洗胃，除外（　　　）

　A. 我想去做个心电图，胃黏膜水肿

　B. 胃穿孔

　C. 食管胃底静脉曲张

　D. 深度昏迷

　E. 晚期癌症

7. 常用的洗胃液的温度是（　　　）

　A. 10 ～ 20℃　　　　　B. 20 ～ 30℃

　C. 25 ～ 38℃　　　　　D. 30 ～ 40℃

　E. 50 ～ 60℃

8. 病人使用人工呼吸机后，如通气量过度可出现的症状是（　　　）

　A. 浅表静脉充盈消失　　B. 脉搏加快

　C. 皮肤潮红、出汗　　　D. 病人出现昏迷、抽搐

　E. 血压升高

9. 非同步直流电除颤的适应证（　　　）

　A. 心房颤动

　B. 心房扑动

　C. 阵发性室上性心动过速

D. 室性心动过速

E. 心室颤动

10. 机械通气病人气管插管导管气囊的压力为（　　）

　　A. 5 ~ 10cmH₂O　　　　B. 10 ~ 15cmH₂O

　　C. 15 ~ 20cmH₂O　　　　D. 25 ~ 30cmH₂O

　　E. 30 ~ 40cmH₂O

11. 撤除有创呼吸机的方法中，哪项不包含（　　）

　　A. 直接拔管　　　　　　B. 间断停机

　　C. T 管撤机　　　　　　D. 直接停机

　　E. 自主呼吸试验

12. 患儿，女性，2 岁。因呼吸困难需要氧疗，最合适的给氧方法是（　　）

　　A. 鼻导管法　　　　　　B. 鼻塞法

　　C. 面罩法　　　　　　　D. 氧气枕法

　　E. 头罩法

13. 病人，男性，68 岁。突然意识丧失，口吐白沫，继而呼吸困难，来院就诊。在医生未到达之前护士给予的紧急处理中，不妥的是（　　）

　　A. 平卧床头，头偏向一侧

　　B. 询问并记录病史

　　C. 吸氧

　　D. 清理呼吸道

　　E. 测量血压

14. 病人患心绞痛，突然发生心搏骤停，这时护士首先应做的是（　　）

　　A. 通知医生

　　B. 听诊心前区有无心跳

　　C. 先叩击心前区，再胸外按压

　　D. 心内注射

　　E. 做心电图确诊

15. 病人肺心病伴呼吸衰竭。临床表现：呼吸困难，并有精神、神经症状，给氧方法是（　　）

　　A. 低流量、低浓度持续给氧

　　B. 乙醇湿化给氧

　　C. 加压给氧

　　D. 低流量间断给氧

　　E. 高浓度、高流量持续给氧

16. 属于全胃肠外营养并发症的是（　　）

　　A. 气胸　　　B. 血胸　　　C. 液胸

　　D. 高血糖　　　E. 肠道感染

A₃/A₄ 型题

（17 ~ 19 题共用题干）

　　王先生，82 岁，已婚男性。在家中突然昏倒，立即被送入医院，诊断为脑血管意外。王太太告诉护士，王先生在发病前几日，一直自服降压药以控制他的高血压。

17. 下面护理评估最能确定病人意识状态的是（　　）

　　A. 角膜反射　　　　　　B. 生命体征

　　C. 肌腱反射　　　　　　D. 疼痛刺激反应

　　E. 瞳孔对光反射

18. 王先生意识恢复，但左侧肢体不能自主活动，出现偏瘫。当王太太询问病人痊愈的情况时，你应该怎样回答（　　）

　　A. 很难说，但多数病人至少需要 1 年才能痊愈

　　B. 你好像对是否能恢复过去的生活方式很焦虑

　　C. 担心是否能痊愈是很正常的。康复需要时间，进程会稍慢一些

　　D. 你有些焦虑是正常的，但没有办法可以估计你丈夫的恢复情况

　　E. 不要急，王先生很快就会恢复正常的

19. 王先生逐渐恢复，为鼓励王先生自己进食，你应采用的护理措施是（　　）

　　A. 协助把筷子和盛食物的餐具放到病人手里

　　B. 建议王太太帮助喂饭，以协助病人进食

　　C. 将食物和餐具放在方便病人自己拿取的小餐桌上

　　D. 给病人充足的时间，让他自己慢慢进食

　　E. 先给病人喂饭，剩余一部分让病人自己进食

（20 ~ 22 题共用题干）

　　病人，女性，54 岁，独居。近日刚搬进一新公寓。因急性哮喘发作而急诊入院治疗。

20. 当病人急诊入院时，护士应协助其采用的体位是（　　）

　　A. 仰卧位　　　　　　　B. 头高足低位

　　C. 半坐卧位　　　　　　D. 左侧卧位

　　E. 头低足高位

21. 病人目前最主要的护理问题是（　　）

　　A. 气体交换受损　　　　B. 有窒息的危险

　　C. 恐惧　　　　　　　　D. 有体液不足的危险

　　E. 潜在的电解质紊乱

22. 根据病人的病情，你下班时最需要交班的内容是（　　）

　　A. 病人食欲下降　　　　B. 病人烦躁不安

　　C. 病人尿量增加　　　　D. 病人呼吸形态

　　E. 病人睡眠不佳

（23、24 题共用题干）

　　病人，男性，60 岁。因脑血管意外昏迷入院。查体：呼吸道分泌物较多，肺部听诊呈湿啰音。

23. 护士为该病人吸痰时，错误的操作是（　　）

　　A. 调节负压至 40.0 ~ 53.3kPa

　　B. 病人的头部转向操作者

　　C. 先插管再启动吸引器

　　D. 吸痰管从深部向上提出，左右旋转吸痰

　　E. 吸痰前采用超声雾化吸入

24. 该病人吸氧时的氧气流量为 2L/min，其氧浓度为（　　）

　　A. 21%　　　　　　　　B. 25%

　　C. 29%　　　　　　　　D. 33%

　　E. 39%

（沈　犁）

第 **7** 章
舒适与卧位护理

第1节 舒适概述

舒适（comfort）是人类基本的需要，涉及人的生理、心理及社会适应等各方面。正常情况下，个体能满足自身对舒适的要求，但在特定情况下如患病期间，个体常常出现不舒适甚至疼痛的感觉，为使其尽快恢复舒适，健康照顾者应及时消除各种引起不舒适因素，促进护理对象的舒适，这是评价护理质量的标准之一。

一、舒适概念

舒适是一种健康状态，指个体身心处于轻松、满意、自在，没有焦虑，没有疼痛，健康、安宁状态的一种自我感觉。表现为心理稳定，心情舒畅，精力充沛，感到安全且完全放松，生理和心理需要均能得到满足。每个人根据自己的生理、心理、社会、精神、文化教育及生活经历差异，对舒适有不同的理解和体验。

二、不舒适的原因

影响人体舒适的因素很多，包括生理、心理、环境等方面。各种因素往往相互关联、相互影响，任一方面出现障碍，均会导致个体感觉不舒适。在护理工作中，护士应认真评估，以预防为主，及时发现并消除可能导致病人不舒适的因素。

（一）生理因素

1.疾病　疾病导致的疼痛、恶心、呕吐、发热、咳嗽、头晕、腹胀等使机体不舒适。疼痛是最常见、最严重的一种不舒适。

2.姿势和体位不当　如肢体缺乏适当支托，关节过度伸、屈，因疾病、治疗造成的强迫体位等，都可使肌肉和关节疲劳、麻木；使用石膏、夹板、约束带限制病人活动时也会造成不舒适。

3.个人卫生　病人因疾病自理能力降低，若得不到良好的生活护理，常常会出现口臭、头皮和皮肤瘙痒、有异味等，均可引起不适。

（二）心理因素

1.焦虑、恐惧　病人担心疾病的危害，生存、治疗得不到保障，对疾病的康复缺乏信心，对死亡充满恐惧等都会给病人带来心理上的压力，使病人表现为烦躁、紧张、失眠等心理不适症状。

2.自尊受损　病人认为被亲友、医护人员疏忽、冷落，感觉得不到足够的关心、重视；又如在治疗护理过程中，病人因暴露身体隐私部分，感到不被尊重，自尊心受到伤害。

（三）环境因素

1.社会环境

（1）生活习惯的改变　面对陌生的住院环境，饮食起居、作息时间的调整，使病人一时不能适应，缺乏安全感，从而感到不适。

（2）角色改变　在适应病人角色的过程中，病人可能出现角色行为紊乱、角色冲突，如担心家庭、孩子或工作等，而不能安心养病，影响身体康复。

2.物理环境　病室内温度、湿度、光线、颜色、音响、气味等因素的影响，如室内空气污浊、噪声过大、被褥不整洁、床垫软硬不当等均会影响病人的舒适感。

三、不舒适病人的护理原则

护士应具备良好的态度，尊重病人，随时观察病人的心理需要，不断听取病人对治疗、护理的意见，为病人提供身心舒适的条件，并通过相关护理活动，满足病人对舒适的需求。

1.预防为主、去除诱因　不舒适属于自我感觉，通过细致的观察和科学的分析，可以及时发现不舒适的诱因及不舒适的程度。护士应认真倾听病人的主诉和家属提供的信息，同时细心观察病人的非语言行为，如面部表情、体态、姿势、活动能力、皮肤状况等，判断病人不舒适的程度，并去除影响不舒适的因素，增进病人舒适感。

2.及时清除或减轻不舒适　针对诱因采取有效措施，如腹部手术后的病人给予半坐卧位或必要的支撑物以缓解切口疼痛、减轻不适，促进伤口愈合；对发生尿潴留的病人，采取适当的方法诱导排尿或及时导尿。

3.心理支持　心理护理的基础是护士和病人、家属建立相互信任的关系。对心理、社会因素导致不舒适的病人，护士可以采取耐心倾听的方式，使病人将不良的情绪得以宣泄，通过有效的沟通，正确指导病人调节情绪，主动与家属沟通联系，共同做好病人的心理护理。

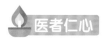 医者仁心

最美逆行者——脱亚莉

甘肃省庆阳市人民医院重症监护室护士长脱亚莉从事护理工作26年，始终笃行南丁格尔精神，以扎实的护理专业和丰富的临床经验，精心呵护着每一位病患。在2020年抗击新冠肺炎疫情的战役中，脱亚莉担任庆阳市第一批援鄂医疗队队长。在武汉参加抗疫的53天中，她每天穿着防护服工作超过10小时，共参与救治新冠肺炎病人278人，其中重症和危重症病人共计156人，同时实现了全体队员零感染、零投诉、安全生产零事故。脱亚莉以不怕牺牲的战斗精神和精益求精的敬业态度塑造了新时代的护士新形象，成为2021年第48届南丁格尔奖章获得者。

第2节　常用卧位

 案例 7-1

病人，女性，40岁，中学教师。因多发性子宫肌瘤住院，拟今日上午在全身麻醉下行子宫切除术。

问题：1.术前准备进行留置导尿，护士应指导病人取何种卧位？

2.术后病人平安返回病房，全身麻醉未清醒，应为其安置何种卧位？

3.术后第2天，病人一般情况较好，护士应协助其取何种卧位？

卧位是指病人休息和适应医疗护理需要时所采取的卧位姿势。临床上常根据病人的病情、治疗与护理的需要为之调整相应的卧位。护士在临床护理工作中应熟悉各种卧位的要求及方法，协助或指导病人采取正确、舒适和安全的卧位。

一、卧　位　分　类

1.根据卧位的自主性分类　通常分为主动卧位、被动卧位和被迫卧位。

（1）主动卧位　病人根据自己的意愿和习惯采取最舒适并可随意改变的卧位。见于病情较轻的病人。

（2）被动卧位　病人自身无力变换卧位，被动躺卧于他人安置的卧位。常见于极度衰弱、昏迷、瘫痪的病人。

（3）被迫卧位　病人意识清晰，也有变换卧位的能力，但由于疾病的影响或治疗检查的需要，不得不采取的卧位。如支气管哮喘急性发作的病人由于呼吸极度困难而被迫采取端坐位。

2. 根据卧位的平衡稳定性分类　分为稳定性卧位和不稳定性卧位。卧位的平衡稳定性与人体的重量、支撑面成正比，与重心高度成反比。

（1）稳定性卧位　支撑面大、重心低，平衡稳定，病人感到舒适、轻松的卧位，如仰卧位。

（2）不稳定性卧位　支撑面小、重心较高，难以平衡的卧位。病人为保持一定的卧位，使大量肌群处于紧张状态，易疲劳，不舒适，如两脚并齐伸直，两臂也在两侧伸直的侧卧位。应尽量避免病人采取不稳定卧位。

二、舒适卧位基本要求

舒适卧位是指病人卧床时，身体各部位与其四周环境处于合适的位置，感到轻松自在。维持舒适卧位的基本要求包括以下方面。

1. 卧床姿势　符合人体力学要求，使体重平均分布于身体的负重部位，关节处于正常功能位置，体内脏器在体腔内拥有最大的空间。

2. 变换体位　应经常变换体位，至少每 2 小时变换一次。间歇性减轻部位受压，并加强受压部位的皮肤护理。

3. 身体活动　如病人病情允许，身体各部位每天均应活动，改变卧位时做关节活动范围练习。

4. 保护隐私　当病人卧床或护士对其进行各项护理操作时，均应注意保护病人隐私，根据需要适当遮挡病人身体，以促进病人身心舒适。

三、常用卧位

（一）仰卧位

仰卧位又称平卧位，是一种自然的休息姿势。病人仰卧，头下放枕，两臂放于身体两侧，两腿伸直自然放平。根据病情或检查、治疗的需要仰卧位又可分为以下 3 种类型。

1. 去枕仰卧位

（1）安置要求　病人去枕仰卧，头偏向一侧，两臂放于身体两侧，两腿伸直自然放平，将枕头横立于床头（图 7-1）。

（2）适用范围　①昏迷或全身麻醉未清醒的病人，可避免呕吐物误入气管而引起窒息或肺部并发症。②腰椎穿刺术或椎管内麻醉后 6～8 小时内的病人，可预防由于脑脊液自穿刺处漏出至蛛网膜下腔外，造成颅内压降低，牵张颅内静脉窦和脑膜等组织而引起的头痛。

2. 中凹卧位（休克卧位）

（1）安置要求　抬高病人头胸部 10°～20°，抬高下肢 20°～30°（图 7-2）。

（2）适用范围　休克病人。因抬高头胸部，有利于保持气道通畅，改善通气功能，缓解呼吸困难和缺氧症状；抬高下肢，有利于静脉血回流，增加心排血量，从而使休克症状得到缓解。

3. 屈膝仰卧位

（1）安置要求：病人仰卧，头下垫枕，两臂放于身体两侧，双膝屈曲稍向外分开（图 7-3）。检查或操作时注意保暖及保护病人隐私。

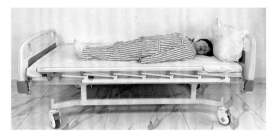

图 7-1 去枕仰卧位

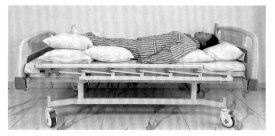

图 7-2 中凹卧位

（2）适用范围：①腹部检查的病人，使腹肌放松，便于检查；②女性病人导尿术、会阴冲洗时，便于充分暴露操作部位。

（二）侧卧位

1. 安置要求　病人侧卧，两臂屈肘，一手放在枕旁，另一手放在胸前，下腿稍伸直，上腿弯曲。必要时在两膝之间、胸腹部、后背部放置软枕，以扩大支撑面，增加稳定性，使病人感到舒适与安全（图 7-4）。

2. 适用范围　①灌肠、配合检查等；②臀部肌内注射时，下腿弯曲，上腿伸直，可使注射部位肌肉放松；③预防压力性损伤：侧卧位与平卧位交替，便于护理局部受压部位，可避免局部组织长期受压；④单侧肺部病变者，可视病情采取患侧卧位或健侧卧位。

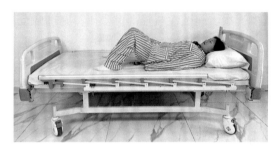

图 7-3 屈膝仰卧位

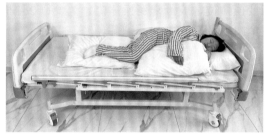

图 7-4 侧卧位

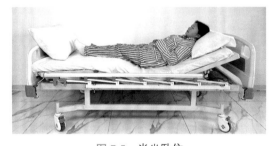

图 7-5 半坐卧位

（三）半坐卧位

1. 安置要求　病人仰卧，先抬起床头支架使上半身抬高，与床水平呈 30° ～ 50°，再抬起膝下支架 10° ～ 20°，以防病人下滑。必要时在病人足底可置一软枕，增进病人舒适感，防止病人的足底触及床尾栏杆。放平时，先摇平膝下支架，再摇平床头支架（图 7-5）。

2. 适用范围　①某些面部及颈部手术后病人，半坐卧位可减少局部出血。②胸腔疾病、胸部创伤或心肺疾病引起呼吸困难的病人，半坐卧位时，借助重力作用使膈肌下降，胸腔容积增大，减轻腹腔内脏器对心肺的压力，肺活量增加，促进气体交换；部分血液滞留于下肢和盆腔脏器内，回心血量减少，减轻肺淤血和心脏负担，改善呼吸困难。③腹腔、盆腔手术后或有炎症的病人，采取半坐卧位，便于引流，可使腹腔渗出液流入盆腔。因为盆腔腹膜抗感染性较强，而吸收较弱，故可防止炎症扩散和毒素吸收，促使感染局限化和减轻中毒反应。同时，还可防止感染向上蔓延引起膈下脓肿。此外，腹部手术后病人采取半坐卧位可松弛腹肌，减轻腹部切口缝合处的张力，缓解疼痛，促进舒适，有利于切口愈合。④疾病恢复期体质虚弱的病人，采取半坐卧位，使病人逐渐适应体位改变，有利于向站立位过渡。

（四）端坐卧位

1. 安置要求　病人坐于床上，身体稍向前倾，床上放一跨床小桌，桌上放软枕，抬起床头支架或使用靠背架抬高床头 70°～80°，使病人既可伏桌休息，又可向后倚靠坐直。同时膝下支架抬高 15°～20°，防止病人身体下滑（图 7-6）。

2. 适用范围　急性肺水肿、心力衰竭、心包积液、支气管哮喘发作的病人。由于极度呼吸困难，病人被迫端坐，其机制与半坐卧位可减轻病人呼吸困难的机制相同；急性肺水肿病人双下肢下垂，以减少下肢静脉回流，减轻心脏负荷。

（五）俯卧位

1. 安置要求　病人俯卧，两臂屈肘放于头的两侧，两腿伸直，胸下、髋部及踝部各放一软枕，头偏向一侧（图 7-7）。

2. 适用范围　①手术或配合检查；②腰、背、臀部有伤口，不能平卧或侧卧的病人；③胃肠胀气所致腹痛的病人，采取俯卧位可使腹腔容积增大，缓解腹痛。

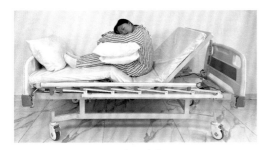

图 7-6　端坐卧位

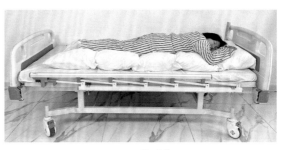

图 7-7　俯卧位

（六）头高足低卧位

1. 安置要求　病人仰卧，床头用支托物垫高 15～30cm 或根据病情而定，床尾横立一枕，以防足部触及床尾栏杆（图 7-8）。若为电动床可调节整个床面向床尾倾斜。

2. 适用范围　①颈椎骨折病人进行颅骨牵引时，利用人体重力作用作为反牵引力；②颅脑手术后或颅脑损伤的病人，降低颅内压，预防脑水肿，并可减少颅内出血。

（七）头低足高卧位

1. 安置要求　病人仰卧，头偏向一侧，枕横立于床头，以防碰伤头部。床尾用支托物垫高 15～30cm（图 7-9）。此卧位易使病人感到不适，不可长时间使用，颅内高压者禁用。

2. 适用范围　①肺部分泌物引流，使痰液顺位向低处引流，易于咳出；②十二指肠引流术，有利于胆汁引流；③妊娠时胎膜早破，防止脐带脱垂，避免危及胎儿生命；④跟骨或胫骨结节牵引时，利用人体重力作为反牵引力，防止下滑。

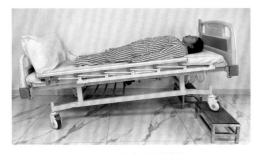

图 7-8　头高足低卧位

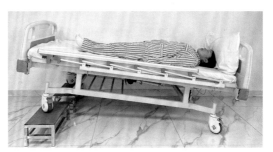

图 7-9　头低足高卧位

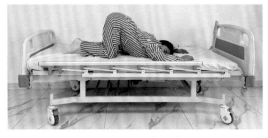

图 7-10　膝胸卧位

（八）膝胸卧位

1. 安置要求　病人跪卧，两小腿平放于床上，稍分开，大腿和床面垂直，胸和膝部紧贴床面，腹部悬空，臀部抬起，头转向一侧，两臂屈肘放于头的两侧（图 7-10）。若孕妇采取此卧位矫正胎位时，每次不应超过 15 分钟，并注意胎动情况。有心、肺、肾疾病的孕妇慎用此卧位。

2. 适用范围　①肛门、直肠、乙状结肠镜检查或治疗；②矫正胎位不正或子宫后倾；③促进产后子宫复原。

（九）截石位

1. 安置要求　病人仰卧于检查台上，两腿分开，放于支腿架上，支腿架上放软垫，臀部齐台边，两手放于身体两侧或胸前（图 7-11）。采用此卧位时，应注意病人的隐私保护和保暖。

2. 适用范围　①会阴、肛门部位的检查、治疗或手术，如膀胱镜、妇科检查、阴道冲洗等；②产妇分娩。

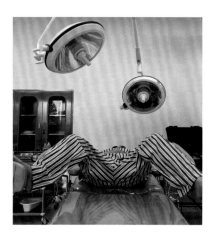

图 7-11　截石位

四、更换卧位技术

因疾病或治疗的限制，病人若需长期卧床，容易出现精神萎靡、消化不良、便秘、关节僵硬、肌肉萎缩等不良后果；由于局部组织持续受压，血液循环障碍，易发生压力性损伤；呼吸道分泌物不易咳出，易发生坠积性肺炎。因此，护士应定时协助病人变换体位，以保持其舒适和安全以及预防并发症的发生。

（一）协助病人翻身侧卧

1. 目的
（1）协助不能起床的病人更换卧位，增进其舒适感。
（2）满足检查、治疗和护理的需要，如背部皮肤护理、更换床单等。
（3）预防并发症，如压力性损伤、坠积性肺炎等。
2. 操作流程（表 7-1、表 7-2）

表 7-1　协助病人翻身侧卧技术的操作流程

项目	步骤	操作要点	考核要点
操作前准备	评估	1. 病人年龄、体重、病情，需要更换卧位的原因 2. 病人目前生命体征、意识状况、治疗情况、心理状态等全身情况 3. 病人及其家属了解翻身侧卧目的和操作方法、配合能力等	评估正确
操作过程	计划	1. 病人准备　了解翻身侧卧的目的、过程及配合要点且情绪稳定，愿意配合	病人准备准确全面
		2. 护士准备　着装整洁，修剪指甲，洗手，戴口罩	护士准备符合要求
		3. 用物准备　根据病情准备好枕头、床档等物品	备齐用物，放置合理
		4. 环境准备　整洁安静、光线充足、舒适安全	

续表

项目	步骤	操作要点	考核要点
操作过程	实施	1. 准备用物并核对	双人核对
		2. 携用物至病床旁，核对并解释	至少使用 2 种以上方法核对
		3. 固定床脚轮	
		4. 安置导管　将各种导管及输液装置安置妥当，必要时将盖被折叠至床尾或一侧	导管通畅、完好，无脱落或扭曲
		5. 安置卧位　协助病人仰卧，两手放于腹部，两腿屈膝	
		6. 移位、翻身	
		▲一人协助病人翻身侧卧（图 7-12）：适用于体重较轻病人	
		（1）先将枕头移向近侧，然后协助病人将肩、腰和臀部依次移向近侧床沿，再将双下肢移向近侧并屈膝	翻身时无推、拖、拉、拽，节力
		（2）一手托肩，另一手扶膝，将病人转向对侧，使其背向护士	
		▲两人协助病人翻身侧卧（图 7-13）：适用于病情较重或体重较重的病人	
		（1）两名护士站在病人同一侧，将枕头移向近侧，一人托住病人颈肩部和腰部，另一人托住臀部和腘窝，同时将病人抬起移向近侧	
		（2）两名护士分别扶住病人的肩、腰、臀和膝部，轻推使病人转向对侧，使其背向护士	
		7. 放置软枕　在病人背部、胸前及两膝间放置软枕，以扩大支撑面；必要时使用床档	确保卧位舒适、安全
		8. 检查并安置　病人肢体各关节处于功能位置；管道通畅	
		9. 整理并处理用物	整理、处理用物方法正确
		10. 洗手、记录、签字	先洗手，后记录，记录真实，签名清楚
操作后	评价	1. 病人　舒适、安全，皮肤受压情况得到改善，无并发症发生	
		2. 护士　操作熟练、程序正确、动作规范	评价正确
		3. 护患沟通　沟通有效，病人能正确配合，对护士的服务态度和技术水平满意	

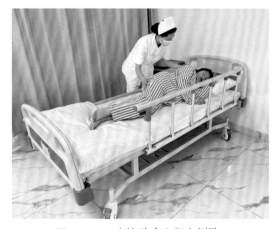
图 7-12　一人协助病人翻身侧卧

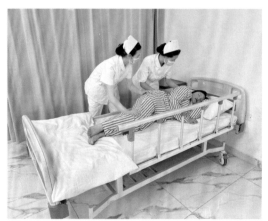
图 7-13　两人协助病人翻身侧卧

表 7-2　轴线翻身技术的操作流程

项目	步骤	操作要点	考核要点
操作前准备	评估	1. 病人年龄、体重、病情，需要更换卧位的原因	
		2. 病人目前生命体征、意识状况、治疗情况、心理状态等全身情况	评估正确
		3. 病人及其家属了解翻身侧卧目的和操作方法、配合能力等	

续表

项目	步骤	操作要点	考核要点
操作过程	计划	1.病人准备　了解翻身侧卧的目的、过程及配合要点且情绪稳定，愿意配合	病人准备准确全面
		2.护士准备　着装整洁，修剪指甲，洗手，戴口罩	护士准备符合要求
		3.用物准备　根据病情准备好枕头、床档等物品	备齐用物，放置合理
		4.环境准备　整洁安静、光线充足、舒适安全	
	实施	1～4.同协助病人翻身侧卧流程1～4	
		5.安置卧位　协助病人取仰卧位	
		6.移位、翻身	
		▲二人协助病人轴线翻身法：适用于脊椎受损或脊椎手术后的病人	
		（1）移动病人：两名护士站在病床同侧，将大单置于病人身下，分别抓紧靠近病人肩、腰背部、髋部、大腿等处的大单，将病人拉至近侧，拉起床档。	翻身时无推、拖、拉、拽，节力。
		（2）安置体位：护士绕至对侧，将病人近侧手臂置于头侧，远侧手臂置于胸前，两膝间放一软枕。	
		（3）协助侧卧：护士双脚前后分开，两人双手分别抓紧病人肩、腰背部、髋部、大腿等处的远侧大单，由一名护士发口令，两人动作一致地将病人整个身体以圆滚轴式翻转至侧卧位。	翻转时病人身体无扭曲。三人动作协调、轻稳，病人脊椎平直
		▲三人协助病人轴线翻身法：适用于颈椎损伤的病人	
		（1）移动病人	
		1）第一名护士固定病人头部，纵轴向上略加牵引，使头、颈部随躯干一起慢慢移动。	
		2）第二名护士双手分别置于病人肩、背部。	
		3）第三名护士双手分别置于病人腰部、臀部，使病人头、颈、腰、髋髋保持在同一水平线上，移至近侧。	
		（2）转向侧卧：翻转至侧卧位，翻转角度不超过60°	
		7～10.同协助病人翻身侧卧流程7～10	
操作后	评价	同协助病人翻身侧卧步骤	评价正确

3.注意事项

（1）操作时注意节力原则　两脚分开，扩大支撑面；让病人尽量靠近操作者，使重力线通过支撑面来保持平衡，缩短重力臂而省力。

（2）协助病人翻身时动作应协调、轻稳，不可推、拖、拉、拽，以免擦伤皮肤。轴线翻身法翻转时，要维持躯干的正常生理弯曲，避免翻身时脊柱错位而损伤脊髓。翻身后，需用软枕垫好肢体，必要时拉起床档，以维持舒适而安全的体位。

（3）根据病人病情及皮肤受压情况，确定翻身间隔的时间。一般情况下2小时翻身一次，如发现病人皮肤发红或破损应及时处理，酌情缩短翻身间隔时间，同时记录于翻身卡上，并做好交接班。

（4）协助特殊情况病人翻身　①若病人身上有各种导管或输液装置时，应先将导管安置妥当，翻身后仔细检查导管是否有脱落、移位、扭曲、受压，以保持导管通畅。②为手术后病人翻身前，应先检查伤口敷料是否潮湿或脱落，如已脱落或被分泌物浸湿，应先更换敷料并固定妥当后再行翻身，翻身后注意伤口不可受压。③骨牵引病人，翻身时不可放松牵引，并使头、颈、躯干保持在同一水平位翻动；翻身后检查牵引方向、位置以及牵引力是否正确。④颅脑手术后的病人，头部转动过剧可引起脑疝，导致突然死亡，故应卧于健侧或平卧。⑤石膏固定、伤口较大的病人，应注意翻身后患处位置及局部肢体的血运情况，防止受压。

（5）健康教育　告知病人和家属定时翻身的重要性；告知家属在翻身后对被压皮肤完好性的观察。如发现异常情况应及时呼叫医护人员。

（二）协助病人移向床头

1. 目的　协助自己不能移动的病人移向床头，使病人感到舒适。

2. 操作流程（表 7-3）

表 7-3　协助病人移向床头技术的操作流程

项目	步骤	操作要点	考核要点
操作前准备	评估	1. 病人的生命体征、意识状态、体重、身体下移程度 2. 病人身体活动的情况，心理状态，配合翻身的情况 3. 病人的病情及治疗需求：有无输液、引流管、骨折、牵引等情况，如有应注意保护肢体	评估正确
操作过程	计划	1. 病人准备　了解移向床头的目的、过程及配合要点。情绪稳定，愿意合作	病人准备准确全面
		2. 护士准备　着装整洁，修剪指甲，洗手，戴口罩	护士准备符合要求
		3. 用物准备　根据病情准备好枕头、床档等物品	备齐用物，放置合理
		4. 环境准备　整洁安静、光线充足、舒适安全	
	实施	1. 准备用物并核对	双人核对
		2. 携用物至病床旁，核对并解释	至少使用 2 种方法核对
		3. 固定床脚轮	
		4. 安置导管　将各种导管及输液装置安置妥当，必要时将盖被折叠至床尾或一侧	导管通畅
		5. 安置病人　根据病情放平床头支架，将枕头横立于床头	
		6. 移动 （1）一人协助病人移向床头（图 7-14）：适用于体重轻且生活能部分自理的病人。①病人仰卧屈膝，双手握住床头栏杆；②护士一手托住病人肩背部，另一手托住臀部，在托起病人的同时，嘱病人两脚蹬床面，挺身上移。 （2）两人协助病人移向床头（图 7-15）：适用于病情重或体重较重的病人。①病人仰卧屈膝；②护士分别站在床的两侧，手臂交叉托住病人的肩部和臀部，或一人托住颈肩部及腰部，一人托住臀部及腘窝，两人同时抬起病人移向床头	节力、病人的头未撞击到床头
		7. 整理并处理用物，洗手	整理、处理用物方法正确
操作后	评价	1. 病人　上移达到预定高度，卧位舒适、安全，无并发症发生 2. 护士　操作熟练、程序正确、动作规范 3. 护患沟通　有效，病人能正确配合，对护士的服务态度和技术水平满意	评价正确

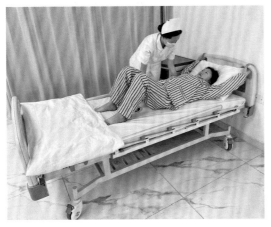
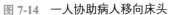

图 7-14　一人协助病人移向床头

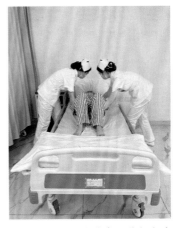

图 7-15　两人协助病人移向床头

3. 注意事项

（1）协助病人移向床头时，注意保护病人头部，防止头部碰撞床头栏杆而受伤。

（2）如病人身上带有各种导管或输液装置时，应先将导管安置妥当，协助病人上移后检查导管有无脱落、移位、扭曲、受压，保持通畅。

（3）健康教育　告知病人应采取正确稳定的卧位。卧床期间避免过度活动，家属如发现病人已滑向床尾，应及时呼叫护士协助病人移向床头。

第3节　病人安全护理

安全是指平安、无危险、无伤害，是个体生理需要满足后，最急迫的第二层次需要。安全的健康照顾和社区环境是个体生存的基本条件。疾病会使人变得虚弱，以致病人在日常生活中容易发生意外伤害，如跌倒、自伤、感染等。因此，病人对安全的需要显得尤为迫切，所以护士要了解病人的安全需要，对病人存在的不安全因素进行正确评估，并且采取有效措施，消除安全隐患，做好病人的安全防护工作。

一、病人安全评估

（一）影响安全的因素

1. 机械性损伤　包括跌倒、坠床。躁动、意识不清、谵妄、昏迷以及年老、体弱、婴幼儿等易出现坠床。常见的防范措施有以下几方面。

（1）对于视力或平衡感有缺陷、活动不便、年老体弱、长期卧床的病人，下床时需在床边坐稳再站起，行走时需维持身体平衡，或用助行器辅助行走。

（2）对有安全隐患的病人，走廊、浴室、卫生间安装扶手，地面使用防滑地砖，必要时安装呼叫装置。

（3）地面保持干净，避免堆放杂物，增加照明装置。

（4）根据病人病情选择合适的卧位，必要时安装床档或其他保护具加以保护。

2. 压力性损伤　病人因较长时间采取同一卧位、消瘦、营养失调等原因致局部皮肤组织和骨突处长期受压，或因打石膏、夹板固定过紧等，均可能导致发生压力性损伤。常见的防范措施有以下几方面。

（1）护理工作中做到"六勤"，另外还要早发现、早治疗，同时注意加强营养。

（2）做好健康教育，对病人和家属讲解压力性损伤防治的相关知识。

3. 温度性损伤　常见的有使用冷热疗法不慎所致的烫伤或冻伤；各种电器如烤灯、高频电刀等所致的灼伤；易燃易爆品如氧气、乙醇所致的各种烧伤等。常见的防范措施有以下几方面。

（1）护士在应用冷热疗法时，严格遵守操作规程，注意听取病人的主诉，密切观察，避免因治疗出现烫伤和冷伤，尤其需加强对小儿和意识不清病人的护理。

（2）病房内的电路及各种电器设备应定期检查维修，加强烟火管理，严禁吸烟，并对病人及其家属进行安全用电的知识教育。

（3）妥善保管病房内的氧气、乙醇等易燃易爆物品，护士严格执行操作规程，并对病人及其家属进行安全使用的相关知识教育。

4. 化学性损伤　通常由于药物使用不当（如剂量过大、次数过多）或误食，以及吸入有害气体造成。常见的防范措施有以下几方面。

（1）护士应熟悉各种药物应用知识，严格执行药物管理制度和给药原则。

（2）给药时，严格执行查对制度，注意药物之间的配伍禁忌，及时观察病人用药后的反应。

（3）使用化学治疗（化疗）等强刺激性药物时，应确保药物完全进入血管内，防止漏液导致局部组织坏死。

（4）做好健康教育，向病人及其家属讲解安全用药的有关知识，加强对心理有障碍病人的护理。

5. 生物性损伤　包括微生物和昆虫对人体的伤害。病人因疾病原因，身体抵抗力较差，容易受到各种病原微生物的感染。常见的防范措施有以下几方面。

（1）病区医务人员应严格执行消毒隔离制度，严格遵守无菌技术操作原则，控制感染源，切断传播途径，保护易感人群，预防、控制医院内感染。

（2）防范各种有害昆虫，并且采取措施予以消灭。

6. 医源性损伤　由于医务人员行为及言语上的不慎，造成病人心理或生理上的损害。如由于医务人员责任心不强，业务水平低，在治疗护理时出现差错事故。常见的防范措施有，加强医务人员职业道德教育，防止出现差错事故。

7. 其他　微波能干扰人工心脏起搏器的正常工作。常见的防范措施有，在特殊区域摆放明显标识。

（二）安全评估

针对上述存在的不安全因素，护理人员应及时评估是否有现存或潜在的影响病人安全的因素，同时还要评估病人的自我保护能力及其影响因素，及时采取防护措施，确保病人安全，应从以下两个方面进行评估。

1. 病人方面

（1）病人是否根据病情、治疗或检查的需要采取正确的卧位。

（2）病人意识是否清楚，精神状态是否良好，是否有安全意识。

（3）病人年龄、身体状况、意识状况，是否需要安全协助或保护。

（4）病人是否有影响安全的不良嗜好，如抽烟、酗酒等。

2. 治疗方面

（1）病人是否正在使用影响精神、感觉功能等的药物。

（2）病人是否正在接受氧气或冷、热疗法的治疗。

（3）病人是否需要给予行动限制或身体约束。

（4）病房内是否使用存在安全隐患的电器设备。

二、保护具使用技术

护士通过对病人安全的评估，确认是否需要使用保护具进行安全协助或保护。保护具是用来限制病人身体某部位的活动，以达到维护病人安全与治疗效果的各种器具。其适用于小儿、高热、谵妄、躁动、昏迷及危重病人，防止病人因意识不清或其他原因发生坠床、撞伤、抓伤等意外，从而确保病人安全。

（一）保护具使用的目的

保护具使用的目的是限制身体或肢体活动，防止病人发生坠床、拔管、撞伤、抓伤、自伤、伤人等意外发生，保证病人安全。

（二）保护具的适用范围

1. 小儿病人　因认知及自我保护能力尚未发育完善，尤其是未满 6 岁的儿童，易发生坠床、撞伤、抓伤等意外或不配合治疗等行为。

2. 坠床高危病人　如麻醉后未清醒、意识不清、年老体弱者。

3. 失明或实施某些眼科特殊手术者　如白内障摘除术后病人。

4. 神经运动型兴奋的病人　如谵妄、躁狂症。

5. 易发生压力性损伤者　如长期卧床、极度消瘦、虚弱者。

6. 皮肤瘙痒者　包括全身或局部瘙痒难忍者。

7.烧伤病人的暴露疗法。

（三）保护具的种类和使用方法

1.床档　保护病人防止坠床。

2.约束带　保护意识不清、躁动的病人。通过限制病人身体或某一部位的活动，防止病人伤害到自己或他人安全。约束带一般用布类制作，目前也有新型材料制作而成的约束带。根据使用部位不同，约束带可分为肩部约束带、手肘约束带（图7-16）或肘部保护器、约束手套（图7-17）、膝部约束带、多功能约束床等。

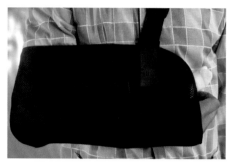

图 7-16　手肘约束带

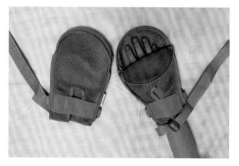

图 7-17　约束手套

（1）宽绷带　用于固定手腕及踝部。使用时，先用棉垫包裹手腕或踝部，再用宽绷带打成双套结（图7-18）套在棉垫外，稍拉紧，以确保肢体不脱出、不影响血液循环为宜，然后将带子系于床缘上（图7-19）。

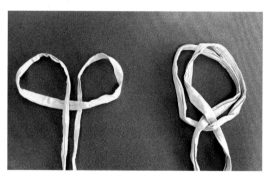

图 7-18　双套结

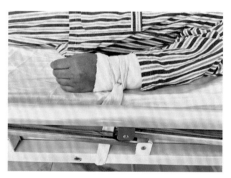

图 7-19　宽绷带约束法

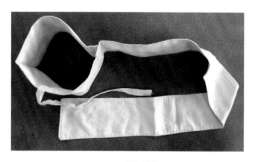

图 7-20　肩部约束带

（2）肩部约束带（图7-20）　用于固定肩部，限制病人坐起。肩部约束带用宽布制成，宽8cm，长120cm，一端制成袖筒。使用时，将袖筒套于病人两侧肩部，腋窝衬棉垫。两袖筒上的细带在胸前打结固定，将两条较宽的长带尾端系于床头（图7-21），也可用大单代替肩部约束带（图7-22）。

（3）膝部约束带　用于固定膝部，限制病人下肢活动。膝部约束带用宽布制成，宽10cm，长250cm，宽带中部相距15cm，分别钉两条双头带（图7-23）。使用时，两膝之间衬棉垫，将约束带横放于两膝上，两头带各固定一侧膝关节，然后将宽带两端系于床缘（图7-24）。也可用大单进行膝部固定（图7-25）。将大单斜折或15～20cm宽的长条，横放在两膝下，拉着宽带的两端向内侧压盖在膝上，并穿过膝下的横带拉向外侧、使之压住膝部，大单两端固定于床缘两侧。

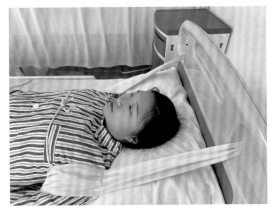

图 7-21　肩部约束法（约束带固定）

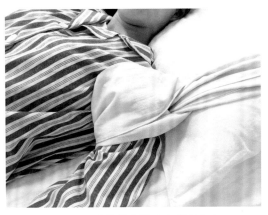

图 7-22　肩部约束法（大单固定）

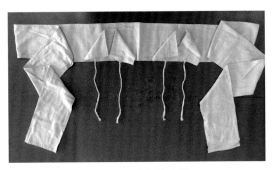

图 7-23　膝部约束带

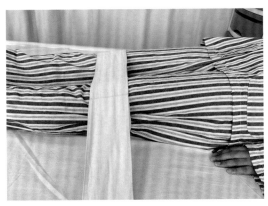

图 7-24　膝部约束法（约束带固定）

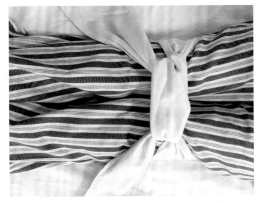

图 7-25　膝部约束法（大单固定）

（4）尼龙搭扣约束带（图 7-26）　用于固定手腕、上臂、踝部及膝部。约束带由宽布和尼龙搭扣制成，操作简便、安全。使用时将约束带置于关节处，被约束部位垫上棉垫，对合约束带上的尼龙搭扣，确保松紧适宜，然后将带子系于床缘上。

（5）多功能约束床　用于保护与控制神经运动性兴奋病人。

3. 支被架（图 7-27）　用于肢体瘫痪、极度衰弱、肢体不能受压或烧伤需采用暴露疗法的病人，防止盖被压迫肢体造成不舒适或影响肢体功能位置造成永久性伤害，如足下垂、足尖压力性损伤等并发症。使用时，将支被架罩于防止受压的部位，盖好盖被。

（四）注意事项

1. 严格掌握保护具使用指征，对于清醒病人如需使用保护具时，应向病人和家属介绍保护具使用的必要性，使其了解使用保护具的原因和目的。取得病人的理解和配合，消除其心理障碍，保护病人自尊。

2. 保持肢体及各关节处于功能位置，经常变换卧位，定时松解约束带。

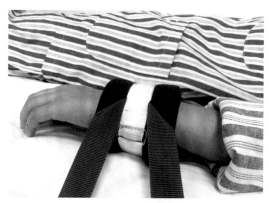

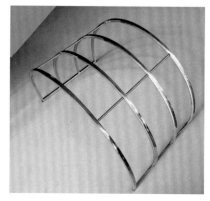

图 7-26　尼龙搭扣约束法　　　　　　　图 7-27　支被架

3. 保护皮肤，防止压力性损伤，约束带下须垫衬垫，防止约束带与皮肤磨损，松紧适宜，以能伸入 1～2 个手指为宜。每 2 小时放松一次，每 15～30 分钟观察一次被约束部位的末梢循环情况。必要时进行局部按摩，防止被约束部位发生血液循环障碍或皮肤受损，如发现皮肤温度、颜色、感觉、活动出现异常，应及时处理。

4. 使用约束带过程中要观察病人心理变化，做好心理护理。

5. 记录使用保护具的目的、时间、观察结果、相应的护理措施及解除约束的时间。

6. 健康教育。告知病人和家属根据病情适当使用保护具是确保病人安全，便于治疗和保证护理顺利进行的有效措施；在使用保护具时一旦发现异常情况，应及时呼叫医护人员，以确保病人安全。

第 4 节　休息与睡眠

一、休　息

案例 7-2

　　病人，男性，70 岁。术后第 1 天，主诉伤口疼痛，并称病区噪声大，夜间难以入睡。
问题：1. 该病人要想获得良好的休息，需要哪些条件？
　　　2. 导致该病人睡眠出现障碍的原因有哪些？
　　　3. 护士可采取哪些护理措施以改善该病人的睡眠？

　　休息（rest）是指在一定时间内相对地减少活动，让身心处于一种没有紧张和焦虑的松弛状态。广义的休息既包括体力的恢复，也包括精神的放松。不同年龄、不同健康状况、不同工作方式的人所采取的休息方式也不尽相同，但在所有的休息方式中，睡眠是最常见，也是最重要的一种，睡眠质量的好坏会直接影响休息的质量。

（一）休息的意义

　　充足的休息是维持机体身心健康的必要条件。休息可以减少能量的消耗，促进蛋白质的合成及组织修复；减轻或消除疲劳，缓解精神紧张和压力；维持机体生理调节的规律性；促进机体正常地生长发育，放松身心。休息不足会导致人体出现一系列躯体和精神反应，如疲乏、注意力分散，甚至出现紧张、焦虑、易怒、免疫力下降等。对病人来说，充足的休息更是促进疾病康复的重要措施。

（二）休息的条件

　　1. 生理的舒适　对于促进放松有重要的作用，身体任何一方面出现异常或不适，都会直接影响休息的方式和质量。因此，对病人而言，消除不适的来源，减轻不适的感觉，如控制疼痛，对提高休息的质量有相当重要的作用。此外，满足个体的卫生需求、保暖等措施也可以提升个体的舒适程度。

2. 心理的放松　个体的心理状态同样会影响休息的质量。个体患病时通常会伴有情绪、行为及日常生活形态方面的变化，难以适应疾病给自身及家庭带来的各种不利影响。病人会出现恐惧、焦虑、烦躁不安、抑郁、沮丧、依赖等情绪变化和精神压力，这些都会直接影响病人的休息和睡眠型态。

3. 环境的适宜　医院的物理环境是影响病人休息的重要因素，环境性质可以决定病人的心理状态。环境中的空间、温度、湿度、光线、色彩、空气和声音等对病人的休息均有不同程度的影响。另外，病人在住院期间的人际关系，如护患关系、病友关系的和谐也能消除病人的不良心理反应，保障充足良好的休息。

4. 睡眠的充足　充足的睡眠是获得良好休息的最基本条件。睡眠时间和质量是影响休息的重要因素，无论病人属于原发性睡眠障碍或住院后的继发性睡眠障碍，都可以造成睡眠时间的不足或质量的下降，从而影响病人的休息和疾病的康复。

二、睡　眠

睡眠是周期性出现自发的和可逆的静息状态，是一种昼夜节律性的生理活动，是人类生存的必要条件，是休息的一种重要形式。

（一）睡眠异常的影响因素

1. 生理因素

（1）年龄　通常睡眠时间与年龄成反比，随着年龄的增长，个体的睡眠时间逐渐减少。如新生儿 24 小时都处于睡眠状态，婴幼儿需要 16～20 小时，幼儿期需要 10～14 小时，学龄前期儿童需 11～12 小时，青少年期需 9～10 小时，成年期需 7～8 小时，到老年期需 6～7 小时即可。

（2）性别　女性在月经前和月经期常会出现嗜睡。绝经期女性由于内分泌的变化会引起睡眠紊乱。

（3）昼夜节律　每个人的睡眠都具有生物钟的节律，当正常人因时差、轮班等原因导致昼夜性节律被扰乱时，会影响睡眠。

（4）疲劳　适度的疲劳有利于睡眠，过度疲劳反而会难以入睡。

2. 心理因素　由疾病的压力或生活中其他困难、矛盾所造成的如焦虑、紧张、喜悦、愤怒、悲哀、恐惧、抑郁等情绪状态均可能影响正常睡眠。

3. 病理因素　几乎所有的疾病都会影响原有的睡眠型态。患病的人需要更多的睡眠时间，然而因躯体疾病造成的不适、疼痛、心悸、呼吸困难、瘙痒、恶心、发热、尿频等症状均会影响正常的睡眠。

4. 环境因素　环境的改变直接影响人的睡眠状况，大多数人在陌生的环境下难以入睡，并且在新环境中入睡时间会延长，觉醒次数增加。医院是为特定人群进行防病治病的场所，其工作性质的昼夜连续性、环境的复杂性和特殊性是影响病人睡眠的重要因素。另外，病人睡眠时的体位、某些治疗手段的使用，以及所处环境中的光线、声音、温度、湿度、空气质量等均会直接影响病人的睡眠质量。

5. 饮食与药物　晚餐吃得过多、过于油腻或辛辣会导致消化不良继而影响睡眠。某些药物也对睡眠有一定的影响，如利尿剂会导致夜尿增多而影响睡眠；安眠药能够在短期内加速睡眠，而长期不当使用会产生药物依赖或出现戒断反应，加重原有的睡眠障碍。

6. 生活方式与个人习惯　个体长期处于紧张忙碌的工作状态，生活无规律，缺乏适当的运动和休息，或长期处于单调乏味的生活环境中，缺少必要的刺激，都会影响睡眠的质量。睡前的一些习惯如洗热水澡、喝牛奶、阅读报纸、听音乐等均有助于睡眠。另外，应避免处于不良的睡前状态，如饥饿、进食过度、饮水过多、身心受到强烈刺激等。

（二）睡眠异常的评估

护士应进行正确评估并给予病人及时有效的防治指导。

1. **失眠**　最常见的睡眠型态紊乱，是一种个体长期存在入睡和维持睡眠困难或低质量睡眠的症状。失眠可分为原发性失眠与继发性失眠。原发性失眠，即失眠症，是一种慢性综合征。继发性失眠是由生理、心理或环境的因素引起的短暂失眠，如疾病、不良情绪、不适宜的环境、药物等引起。

2. **发作性睡眠**　是指不可抗拒的短暂突发性睡眠，是睡眠型态紊乱中特殊的一种。睡眠程度不深，易唤醒，但醒后又入睡。一天可发作数次至数十次，持续时间一般为十余分钟。猝倒是发作性睡眠最危险的并发症，约有70%的病人会出现猝倒现象，猝倒的发作常因情绪急剧变化而引起，发作时意识清晰，躯干及肢体肌张力突然低下，导致严重的跌伤，一般持续1～2分钟。对发作性睡眠的病人，护士应指导病人在使用药物治疗的同时学会自我保护，注意发作前兆，告诫病人禁止从事高空、驾车及水上作业等工作，避免发生危险。

3. **睡眠过度**　表现为过多的睡眠，可持续数小时或数天，难以唤醒。多发于脑部疾病，也可见于糖尿病、镇静剂过量、严重的忧郁、焦虑等心理疾病，病人通过睡眠逃避日常生活的紧张和压力。

4. **睡眠呼吸暂停**　是以睡眠中呼吸反复停顿为特征的一组综合征。研究表明，睡眠呼吸暂停是心血管疾病的危险因素，与高血压之间存在因果关系。睡眠呼吸暂停可分为中枢性呼吸暂停和阻塞性呼吸暂停两种类型。目前认为中枢性呼吸暂停是由于中枢神经系统功能不良造成的；阻塞性呼吸暂停发生在严重、频繁、用力打鼾或喘息之后，护士应指导其采取正确的睡眠姿势，以维持呼吸道通畅，保证病人的睡眠安全性。

5. **其他**　如睡眠剥夺、梦游症、遗尿等，都属于不同原因导致的各种类型睡眠异常。

（三）促进睡眠的护理措施

1. **满足病人生理舒适的需要**　只有在舒适和放松的前提下才能保持良好的睡眠。因此，护士应积极采取措施从根本上帮助病人消除影响躯体舒适的因素，如在睡前协助病人完成个人卫生处置，做好晚间护理；指导病人选取舒适的睡眠卧位，放松肌肉，保证呼吸道通畅；为其控制疼痛并减轻躯体各种不适症状。

2. **满足病人心理舒适的需要**　护士要善于观察，及时发现和了解病人的心理变化，找出影响病人睡眠的心理因素，通过有效沟通，正确引导，帮助病人消除恐惧、焦虑的情绪，协助其恢复平静、稳定心态。针对不同年龄病人的心理特点制订针对性的护理措施。

3. **创造良好的睡眠环境**　护士根据病人习惯，为其创造清洁、通风、干净、温湿度适宜、光线幽暗、没有噪音的良好睡眠环境。

4. **建立良好的睡眠习惯**　鼓励、指导病人建立良好的生活方式和睡眠习惯，帮助病人消除影响睡眠的自身因素。例如，根据人体生物节律性合理安排作息时间；睡前饮用一杯热牛奶或进食少量易消化的食物；根据个人爱好选择短时间的阅读、听轻音乐、做放松操、洗热水澡、泡脚等方式促进睡眠。

5. **合理使用药物**　护士必须掌握药物的种类、性能、使用方法及副作用等，指导病人正确用药并做好健康教育，如服药期间，不宜饮酒或同时服用中枢神经抑制药；注意观察病人在服药期间的睡眠情况及身心反应，但须注意防止病人产生药物依赖性和抗药性。

🎯 目标检测

A₁/A₂ 型题

1. 昏迷病人去枕仰卧位的目的是（　　）
　A. 预防呼吸道并发症　　B. 防止脑压过低
　C. 预防脑细胞缺氧　　D. 预防感染
　E. 预防消化道并发症

2. 下列应采取半坐卧位的病人是（　　）
　A. 胎膜早破　　　　　　B. 颈部手术后

　C. 脑水肿　　　　　　　D. 脊柱手术后
　E. 颅骨牵引

3. 防止坠床最佳措施是（　　）
　A. 约束带固定肩部　　B. 约束带固定膝部
　C. 床档　　　　　　　D. 约束带固定踝部
　E. 约束带固定腕部

4. 下列选项中不属于约束带应观察的项目是（　　）

A. 衬垫是否垫好　　　B. 约束带是否牢靠
C. 体位是否舒适　　　D. 局部皮肤颜色及温度
E. 神智是否清楚

5. 下列关于影响睡眠因素的描述，正确的是（　　　）
A. 睡眠时间与年龄成正比
B. 环境的改变会造成入睡时间延长
C. 过度疲劳有助于入睡
D. 短期使用催眠药可产生戒断反应
E. 补充激素不能改善绝经期妇女的睡眠质量

6. 病人，女性，40岁。发热、咳嗽，左侧胸痛，病人喜左侧卧位，自诉此卧位时胸部疼痛减轻。此卧位性质属于（　　　）
A. 主动卧位　　　　　B. 被动卧位
C. 被迫卧位　　　　　D. 习惯卧位
E. 特异卧位

7. 病人，男性，50岁。因结核性脑膜炎需肌内注射链霉素，病人侧卧，正确的卧位是（　　　）
A. 下腿伸直，上腿稍弯曲
B. 上腿伸直，下腿稍弯曲
C. 双膝向腹部弯曲
D. 两腿弯曲
E. 两腿伸直

8. 病人，女性，62岁。体重约70kg，两护士共同为病人翻身，下面操作不正确的是（　　　）
A. 两护士站在床的同侧　B. 一人托臀部和腘窝
C. 一人托病人腰背部　　D. 两人同时抬起病人
E. 轻推病人转向对侧

9. 病人，男性，46岁。颅内血肿清除术后第2天，护士需要为病人变换卧位，以下操作不正确的是（　　　）
A. 将病人导管妥善固定后再翻身
B. 让病人卧于患侧
C. 注意节力原则
D. 先换药，再翻身
E. 两人协助病人翻身

10. 患儿，两岁半。左上肢烫伤，Ⅱ度烫伤面积达10%，入院后经评估，需使用保护具。下列措施不正确的是（　　　）
A. 使用前需取得病人及其家属的理解和同意
B. 属于保护性制动措施，只能短期使用
C. 将病人右上肢外展固定于身体右侧
D. 约束带下应置衬垫，且松紧适宜
E. 每隔15分钟观察一次约束部位的皮肤颜色和温度

11. 病人，女性，42岁。半年前丈夫因病去世。病人主诉入睡困难，难以维持睡眠，睡眠质量差。这种情况已经持续了3个月，并出现头晕目眩、心悸、气短、体倦乏力、急躁易怒、注意力不集中、健忘等症状，工作效率明显下降。针对此病人，以下措施正确的是（　　　）
A. 创造良好的睡眠环境
B. 建立良好的睡眠习惯
C. 减轻心理压力
D. 保持身体舒适
E. 合理安排作息时间

A₃/A₄型题

（12、13题共用题干）
病人，男性，35岁。因急性阑尾炎合并穿孔，急诊在硬膜外麻醉下，行阑尾切除术。

12. 术后第二天病人主诉切口处疼痛，查体温为38.2℃，此时护士为病人安置的体位是（　　　）
A. 右侧卧位　　　　　B. 屈膝仰卧位
C. 头高足低位　　　　D. 端坐位
E. 半坐卧位

13. 为病人安置该体位目的是（　　　）
A. 可减少局部出血，利于切口愈合
B. 有利于减少回心血量，减轻心脏负担
C. 有利于减轻肺部淤血，减少肺部并发症
D. 有利于防止炎症扩散和毒素吸收，并可减轻切口缝合处的张力，减轻疼痛
E. 有利于增进食欲

（14、15题共用题干）
病人，女性，68岁。以呼吸困难、口唇发绀、烦躁不安而急诊入院，入院诊断为风湿性心脏病合并心力衰竭。

14. 为了缓解症状，病人应采用的体位是（　　　）
A. 去枕仰卧位，头偏向一侧
B. 抬高床头15°～20°
C. 抬高床头20°，抬高下肢30°
D. 抬高床头70°～80°，膝下支架抬起15°～20°
E. 抬高床头60°～70°，右侧卧位

15. 为了保护输液通畅使用肢体约束带，病人使用约束带时，护士应重点观察（　　　）
A. 呼吸情况　　　　　B. 血压情况
C. 约束时间　　　　　D. 末梢血液循环
E. 伤口渗血情况

（林　凌）

第 **8** 章
清洁观察与护理技术

第1节 口腔护理

 案例 8-1

　　病人李某，男性，26岁。高热、昏迷5天入院，经检查，李某被诊断为大叶性肺炎，经抗生素治疗后病情有所好转。今日发现口腔黏膜破溃，创面附有白色膜状物，用棉签拭去白色附着物，可见创面轻微出血。

问题：1.该病人需要做口腔护理吗？

　　　　2.如需做口腔护理，应选择哪种漱口液？操作时需注意什么？

　　口腔是消化道的起始端，具有咀嚼、消化、辅助呼吸等功能。口腔内有正常菌群，当人体处于健康状态时，由于机体抵抗力强，以及饮水、进食、刷牙及漱口等活动对微生物有一定的清除作用，一般不会引起口腔疾病；但当人患病时，由于机体抵抗力降低，饮水、进食减少，口腔内的温度、湿度及食物残渣为微生物的迅速生长繁殖创造了条件，容易引起口臭、口腔局部炎症、溃疡等，导致病人食欲减退、消化功能下降；同时，口臭或龋齿等还会影响病人的自我形象，产生社交心理障碍。因此，护理人员应掌握口腔护理技术、对病人进行健康教育、指导和协助病人保持口腔清洁做好口腔的健康维护。

一、口腔评估

　　1.评估病人口腔一般情况　　观察病人口腔色泽、温湿度，有无干裂、出血及疱疹；口腔黏膜的颜色、完整性，有无溃疡、出血、感染；牙的数量，有无义齿、龋齿、牙结石、牙垢；牙龈的颜色，有无出血、牙龈萎缩及牙周病；舌的颜色、湿润度，有无溃疡、肿胀、舌面积垢及舌苔厚薄；腭垂、扁桃体的颜色有无肿胀及分泌物等。

　　2.口腔卫生习惯及自理能力　　评估病人每日清洁口腔的情况，如刷牙次数、方法、口腔清洁程度；口腔清用品，如牙膏、牙刷的选用情况；自理能力、清洁口腔的活动是自行完成还是需要他人协助。

　　3.口腔保健知识及方法　　评估病人对保持口腔卫生重要性的认识程度和预防口腔出现异常情况的了解度。

二、一般口腔清洁护理

　　1.指导病人漱口　　漱口是最简单的清洁口腔方法，如果有活动义齿应取下再含漱。

　　2.指导病人学会正确刷牙方法　　刷牙时间为每日晨起、晚上临睡前；餐后漱口提倡做到"三个三"，即三餐饭后刷牙，饭后三分钟内刷牙，每次刷三分钟。睡前不应吃对牙齿有刺激性或腐蚀性的食物，并减少食物中糖类的含量。

三、特殊口腔护理技术

特殊口腔护理是根据病人病情和口腔情况，采用恰当的口腔护理溶液，运用特殊护理措施为病人清洁口腔的方法。主要用于禁食、高热、昏迷、危重、鼻饲、术后、口腔疾病等生活不能自理的病人。

1. 目的

（1）保持口腔清洁、湿润，预防口腔感染等并发症。

（2）去除口臭、牙垢，使病人舒适，增进食欲，保持口腔正常功能。

（3）观察口腔黏膜、舌苔、牙龈等处的变化及特殊的口腔气味，了解病情变化。

2. 操作流程（表 8-1）

表 8-1　特殊口腔护理技术的操作流程

项目	步骤	操作要点	考核要点
操作前准备	评估	1. 病人的病情、意识状态、口腔黏膜、舌苔、牙齿等 2. 病人卫生习惯、自理能力、心理反应、合作程度 3. 病人口腔卫生知识水平	评估正确
	计划	1. 病人准备　了解操作目的、配合方法及注意事项	病人准备准确全面
		2. 护士准备　着装整洁，洗手、戴口罩，熟悉口腔护理操作方法及相关知识	护士准备符合要求
		3. 用物准备	备齐用物，放置合理
		（1）治疗盘内备：治疗碗（内盛漱口溶液浸湿的棉球若干、镊子、弯血管钳、压舌板）、弯盘、治疗巾、杯子（内盛漱口液）、吸水管、棉球、手电筒。必要时备张口器	
		（2）外用药：常用锡类散、新霉素、液体石蜡、冰硼散、制霉菌素甘油、西瓜霜、金霉素甘油等（根据病情选用）	
		（3）常用漱口溶液（表 8-2）	
		4. 环境准备　整洁、安静、温暖、光线充足	
操作过程	实施	1. 核对解释　护士将用物携至病床旁，核对腕带并称呼病人，解释操作目的及方法，取得病人配合	双人核对
		2. 安置体位　协助病人侧卧或仰卧，头偏向一侧，面向护士，铺治疗巾于病人颌下，置弯盘于口角旁（图 8-1）	卧位舒适，便于操作
		3. 观察口腔　湿润口唇，嘱病人张口，一手持手电筒，另一手用压舌板轻轻撑开颊部，观察口腔黏膜有无出血、溃疡等现象。对昏迷及牙关紧闭、无法自行张口的病人，可用张口器协助	湿润口唇充分
		4. 擦洗口腔　协助病人漱口（昏迷病人除外）。嘱病人咬合上下齿，用压舌板轻轻撑开一侧颊部，用弯血管钳夹含有漱口液的棉球由内向门齿纵向擦洗，同法擦洗对侧。嘱病人张口，依次擦洗一侧牙齿上内侧面、上咬合面、下内侧面、下咬合面，再弧形擦洗一侧颊部，同法擦洗另一侧。由内向外擦洗舌面、舌下，弧形擦拭硬腭部，勿触及咽部，以免引起病人恶心	昏迷病人禁忌漱口；棉球以不滴水为宜（图 8-2） 每个棉球只用一次
		5. 漱口涂药　再次检查口腔，意识清醒者可用温开水漱口，用治疗巾拭去病人口角处的水渍。清点棉球数量。口腔黏膜如有溃疡、真菌感染时，酌情涂药于患处，口唇干裂者可涂液体石蜡	昏迷病人禁忌漱口；清点数量准确
		6. 整理用物　撤去治疗巾，协助病人取舒适卧位，必要时协助清洁及佩戴义齿，了解病人的感觉，征求病人的意见，感谢病人的配合，清理用物，整理床单元	整理、处理用物方法正确
		7. 洗手、记录、签字	先洗手，后记录，记录真实，签名清楚
操作后	评价	1. 病人　口腔无异味，感到舒适、清新。口腔内原有病灶好转或痊愈。对护士的服务态度和技术水平满意	评价正确
		2. 护士　遵守无菌操作原则，程序正确，操作熟练，动作规范	
		3. 护患沟通　有效，病人理解输液的目的，主动配合、输液期间生活需要得到满足	

表 8-2 口腔护理常用漱口溶液及作用

名称	作用
0.9% 氯化钠溶液	清洁口腔，预防感染
朵贝尔溶液（复方硼砂溶液）	轻度抑菌，除臭
1%～3% 过氧化氢溶液	遇有机物时，释放新生氧，抗菌除臭
2%～3% 硼酸溶液	酸性防腐剂，抑菌
1%～4% 碳酸氢钠溶液	碱性溶液，用于真菌感染
0.02% 呋喃西林溶液	清洁口腔，广谱抗菌
0.1% 乙酸溶液	用于铜绿假单胞菌感染
0.08% 甲硝唑溶液	用于厌氧菌的感染

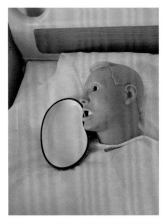

图 8-1 治疗巾和弯盘的摆放

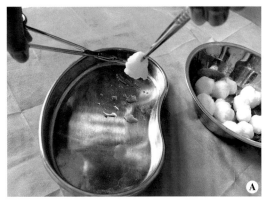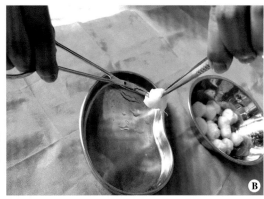

图 8-2 拧棉球的方法

3. 注意事项

（1）擦洗动作轻柔，特别是凝血功能障碍的病人，防止损伤黏膜及牙龈而引起出血。

（2）对长期使用激素、抗生素的病人，应注意观察有无真菌感染。

（3）昏迷病人禁忌漱口，需用张口器时，应从磨牙处放入（牙关紧闭者不可用暴力助其张口）。擦洗时须用血管钳夹紧棉球，钳端应用棉球包裹，勿直接接触黏膜及牙龈，以免造成损伤和引起病人不适；每擦洗一个部位需更换棉球。每次夹取一个棉球，防止将棉球遗留在口腔内，必要时清点棉球数量。棉球不宜过湿，以免溶液吸入呼吸道。

（4）有活动义齿者应先取下，冲洗刷净，待口腔护理后戴上或浸入水中备用；昏迷病人的义齿应浸于水中保存。

（5）传染病病人用过的物品按照消毒隔离原则处理。

（6）健康教育　①向病人及家属讲解口腔护理的目的及意义；②讲解保持口腔清洁卫生与疾病的关系，养成良好的口腔卫生习惯；③向病人说明所用药物的药理作用及效果。

第 2 节　头 发 护 理

保持头发清洁、整齐是人们日常生活中的一项重要内容。当病人病情较重、日常生活受限、自理能力下降时，护士应协助病人进行头发护理，使其头发清洁、易于梳理；同时，可促进头皮血液循环，增进上皮细胞的营养，促进头发生长，预防感染的发生。

一、头 发 评 估

1.头发评估　评估头发的清洁状况、有无头虱、头部皮肤有无破损等情况。
2.病人的自理能力　评估病人自行护理头发清洁的能力。

二、头发护理技术

（一）床上梳头

1.目的
（1）去除头发污秽，解除头发打结。
（2）使病人头发整齐、清洁、舒适、美观，维持病人的自尊和自信。
（3）按摩头皮，促进血液循环。
2.操作流程（表 8-3）

表 8-3　床上梳头法的护理操作流程

项目	步骤	操作要点	考核要点
操作前准备	评估	1.病人病情、自理能力、头发状况、梳理习惯、心理反应及合作程度 2.病人头发的浓密程度，长度、脆性与韧性、卫生状况及头皮有无损伤等	评估正确
操作过程	计划	1.病人准备　了解操作目的，注意事项，并配合采取适当体位	病人准备准确全面
		2.护士准备　着装整洁，修剪指甲，洗手，戴口罩	护士准备符合要求
		3.用物准备　梳子（病人自备）、治疗巾、纸袋、30%乙醇溶液、发夹或橡胶圈（必要时备）	备齐用物，放置合理
		4.环境准备　整洁、安静、舒适、安全	
	实施	1.核对解释　备齐用物携至床旁，核对腕带并称呼病人，解释操作目的及方法，取得病人配合	双人核对
		2.安置体位　协助病人取坐位或半坐卧位，在肩上铺一治疗巾。如病人只能平卧，可协助病人抬起头，铺治疗巾于枕上，再将病人头转向一侧	卧位舒适，便于操作
		3.梳理头发　短发可直接从发根梳至发梢；长发从中分为两股，一手握住一股头发，另一手持梳子由发根梳至发梢。如遇打结不易梳理时，可将头发绕在示指上，由发梢向上逐渐梳到发根；如头发已纠集成团，可用30%乙醇溶液湿润后，再小心地逐段梳理，同法梳理另一侧。根据病人需要将长发酌情编辫或扎成束	梳理顺序护理，未损伤头皮
		4.整理用物　将脱落的头发置于纸袋中，撤下治疗巾，了解病人的感觉，征求病人的意见，清理用物，整理床单元	脱落头发处理正确
操作后	评价	1.病人　感到清洁、舒适，梳发时不感到疼痛 2.护士　护士操作轻柔，病人不感到疼痛 3.护患沟通　有效，病人及家属获得头发卫生的知识和头发护理的有关技巧	评价正确

3. 注意事项

（1）避免强行牵拉头发，使病人感觉疼痛。

（2）尽量使用圆钝齿的梳子，以防损伤头皮。

（3）每日梳发 2～3 次，注意观察病人的反应并作好心理护理。

（4）传染病病人按消毒隔离原则进行。

（5）健康教育　介绍头发保养方法及梳发的正确方法。

（二）床上洗发

长期卧床、骨牵引等生活不能自理的病人，为保持其头发的清洁，可实施床上洗发技术；常用洗发方式有马蹄形垫法、扣杯法或洗头车法等，可根据具体情况加以选用。

1. 目的

（1）清洁头发，去除污垢，消除头发异味。

（2）刺激头部血液循环，促进头发生长和代谢。

（3）预防感染，维护病人自尊和自信。

2. 操作流程（表 8-4）

表 8-4　床上洗发法的护理操作流程

项目	步骤	操作要点	考核要点
操作前准备	评估	1. 病人病情、自理能力、头发状况、梳理习惯、心理反应及合作程度 2. 病人头发的浓密程度，长度、脆性与韧性、卫生状况及头皮有无损伤等	评估病人正确
操作过程	计划	1. 病人准备　了解操作目的，步骤、注意事项，并配合采取适当体位	病人准备准确全面
		2. 护士准备　护士着装整洁，洗手，戴口罩	护士准备符合要求
		3. 用物准备　治疗盘、小橡胶单、大毛巾、毛巾、洗发液、冲洗壶或水杯、眼罩或纱布、别针、棉球 2 只（以不吸水棉花为宜）、纸袋、电吹风。按条件选择马蹄形垫、洗头车、水壶（内盛 40～45℃温水）、水桶，若为扣杯式洗发，另备搪瓷杯和橡胶管。病人自备梳子、镜子、护肤霜	备齐用物，放置合理
		4. 环境准备　酌情关闭门窗，调节室温至 22～26℃。必要时备屏风	
	实施	1. 核对解释　护士备齐用物携至床旁，核对腕带并称呼病人，解释操作目的及方法，取得其配合	取得病人合作，嘱病人做好准备
		2. 调节室温　调节室温在 22～26℃，冬季关闭门窗，需要给予便器，协助病人排便	保暖措施得当
		3. 安置卧位　垫小橡胶单及大毛巾于枕上，松开病人衣领向内反折，将毛巾围于颈部，用别针固定。根据洗发方式取适当卧位	卧位合适，方便操作
		（1）马蹄形垫法：将马蹄形垫置于床头侧边，马蹄形垫开口下方接污水桶，协助病人斜角屈膝仰卧，移枕于肩下，头置于马蹄形垫槽中（图 8-3）	方法正确
		（2）扣杯法：铺橡胶单和治疗巾于病人头部床单上，放脸盆，盆底放一块毛巾，其上倒扣一只搪瓷杯，杯上垫一块四折的毛巾，脸盆内置一橡胶管下接污水桶，移枕于肩下，将病人头部枕在杯底的毛巾上（图 8-4）	方法正确
		（3）洗头车法：将洗头车推至病人床旁，协助病人斜角屈膝仰卧，双腿屈膝，头部枕于洗头车的头托上或将接水盘置于病人头下（图 8-5）	体位舒适、安全
		4. 保护眼耳　用不吸水的棉球塞于双耳，用眼罩或纱布遮盖双眼	遮盖保护有效
		5. 洗净头发　先用少量热水于病人头部试温，然后充分湿润头发，将稀释后的洗发剂倒在手心上，双手合起揉搓均匀后涂遍头发，轻轻用手指指腹揉搓头皮和头发，发根部是按摩的重点。由发际向头顶部反复揉搓，或用梳子梳理头发，再用热水冲净头发	操作轻柔，方法正确

续表

项目	步骤	操作要点	考核要点
操作过程	实施	6. 移去用物 洗发毕，解下颈部毛巾包住头发，撤去用物，除去眼部纱布和耳内的棉球。用毛巾擦洗脸部，酌情使用润肤霜	
		7. 擦干头发 将枕头、橡胶单、大毛巾一并移至头部，协助病人卧于床正中，取舒适卧位。用包头的毛巾擦干头发，再用大毛巾擦干或电吹风吹干头发，梳理成病人习惯的发式	沟通良好，病人满意
		8. 整理用物 将梳理脱落的头发放于纸袋中，移回床旁桌椅。了解病人的感觉，征求病人的意见，感谢病人的配合。清理用物，整理床单元	整理、处理用物方法正确
操作后	评价	1. 病人 无受凉、无疲劳感，舒适、心情愉悦	
		2. 护士 操作规范，动作轻柔，病人的衣服、床单元未受潮，未入眼和耳内	评价正确
		3. 护患沟通 良好，清醒病人在病情允许下能够主动配合	

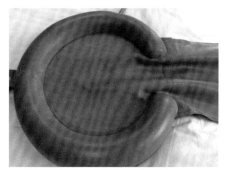

图 8-3 马蹄形垫洗头法

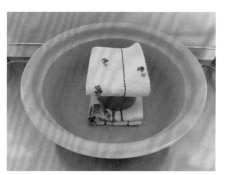

图 8-4 扣杯式洗头法

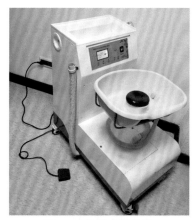

图 8-5 洗头车洗头法

3. 注意事项

（1）注意调节适宜的室温和水温，洗发完毕及时擦干头发，防止病人受凉。

（2）随时观察病情变化，如面色、脉搏、呼吸等异常时，应立即停止操作。

（3）揉搓力量适中，防止指甲抓伤病人的头皮。

（4）防止水流入病人的眼及耳内，保护衣领、床单、枕头不被水沾湿。

（5）健康教育 ①讲解洗发目的；②介绍洗发注意事项和卫生保健知识。

（三）灭头虱、虮法

虱、虮会寄生于人体，通过直接或间接接触而感染，从而引起局部皮肤瘙痒，抓破后会导致皮肤感染，同时还可传播疾病等。因此，对感染虱、虮的病人，护士应立即给予灭虱虮处理。检查病人有无虱、虮需要在入院前在住院服务中心完成。

1. 目的

（1）去除虱虮，预防交叉感染。

（2）使病人舒适，维护自尊。

2. 操作流程（表8-5）

表8-5 灭头虱、虮法的护理操作流程

项目	步骤	操作要点	考核要点
操作前准备	评估	1. 病人　病情、自理能力、头发上虱虮的分布情况及头皮有无损伤等 2. 病人的心理反应及合作程度 3. 病人及家属对虱虮相关知识的了解情况	评估正确
操作过程	计划	1. 病人准备　了解操作目的、步骤、注意事项，并配合采取适当体位	病人准备准确全面
		2. 护士准备　着装整洁，洗手、戴口罩、手套，穿隔离衣	护士准备符合要求
		3. 用物准备 （1）治疗盘内备：洗头用物、治疗巾（2～3条）、治疗碗（内置灭虱虮药液）、篦子（齿间嵌少许棉花）、塑料帽子、纱布（数块）、纸袋、布口袋（或枕套）、隔离衣、清洁衣服、清洁被套、枕套、大单 （2）灭虱药液。①30% 含酸百部酊：取百部 30g 放入瓶中，加入 50% 乙醇溶液 100ml，再加入纯乙酸 1ml，盖严瓶盖，48 小时后可供使用。②30% 百部含酸煎剂：取百部 30g，加水 500ml 煎煮 30 分钟，以双层纱布过滤，并挤出药液；将药渣再加水 500ml 煮 30 分钟，过滤，挤出药液；将 2 次药液合并煎至 100ml，冷却后加纯乙酸 1ml 或食醋 30ml 即可	备齐用物，放置合理
		4. 环境准备　如病人病情许可，操作可在处置室进行，以维护病人自尊。根据季节调节室温	
	实施	1. 核对解释　备齐用物携至床旁，核对腕带并称呼病人，解释操作目的及方法，取得其配合，穿隔离衣、戴手套；动员病人剃发或将头发剪短	隔离衣穿着正确，剪下头发用纸包裹焚烧
		2. 涂药灭虱　同洗头法做好准备，将头发分为若干股，用纱布蘸百部酊按顺序擦遍药液应浸透全部头发及头皮，反复揉搓 10 分钟以上，使之浸透全部头发，然后戴上塑料帽包住头发	药液全部浸透头发、头皮揉搓时间充足
		3. 篦虱洗发　维持 24 小时后取下塑料帽，用篦子篦去死虱和虮卵，再洗净头发	篦去死虱细致、无遗漏
		4. 整理用物　灭虱完毕，病人的污衣裤、床单、护士的隔离衣等高压消毒后再清洗，脱落的头发等用纸包好焚烧，梳子、篦子浸泡消毒后刷洗干净	用物处理方法得当无交叉感染
操作后	评价	1. 病人头发清洁，自尊得到保护，满足其身心需要 2. 护士灭虱虮彻底，无交叉感染发生	评价正确

3. 注意事项

（1）剪下头发上的死亡虱、虮用纸包裹焚烧，如有活虱需要重复使用百部酊灭虱。

（2）灭虱用物必须按照消毒隔离原则处理。

（3）健康教育　①讲解虱、虮的相关知识；②介绍所用药物的药理作用及使用方法。

第3节　皮肤护理

 案例8-2

病人刘某，女性，78 岁。检查诊断为脑出血收入院。病人处于浅昏迷状态，体温 38.5℃，血压 180/110mmHg，脉搏 105 次 / 分，呼吸 24 次 / 分。右侧面部和肢体偏瘫，大小便失禁，肺部感染。医嘱：一级护理，平卧，低流量持续吸氧，药物治疗。

问题：1. 为防止该病人皮肤受损，护士应采取哪些预防措施？

2. 若在为其进行皮肤护理过程中，发现其骶尾部皮肤出现红肿，有触痛，病人出现了什么问题？应该提供哪些措施？

皮肤是人体最大的器官，具有保护机体、调节体温、吸收、分泌、排泄及感觉等功能，具有天然的屏障作用，可避免微生物入侵。完整的皮肤应是温暖、柔嫩、不干燥、不油腻，没有潮红、破损、肿块。皮肤的新陈代谢迅速，排泄的废物如皮脂及脱落的表皮碎屑与外界病原微生物及尘埃结合形成污垢，黏附于皮肤表面，如不及时清洁将会引起皮肤炎症，降低其抵抗力，破坏其屏障作用，成为病原微生物入侵的门户，造成各种感染，因此护士应加强对卧床病人的皮肤护理。

一、皮肤评估

1. 皮肤状况的评估　评估皮肤的颜色、温度、湿度、感觉功能、清洁度；有无破损、破损位置；有无斑疹、水疱和硬结等改变。

2. 病人的卫生习惯　评估病人自行护理清洁皮肤的能力。

3. 其他　评估病人的病情、意识状态、肢体活动能力、自理能力。

二、沐 浴 法

淋浴或盆浴适用于全身情况良好，病情较轻、生活能够自理、允许离床自行沐浴的病人，护士也可根据病人的情况提供适当的帮助。

（一）淋浴或盆浴

1. 目的

（1）去除皮肤污垢，保持皮肤清洁。

（2）促进皮肤的血液循环，增强皮肤的排泄功能，预防皮肤感染。

（3）观察病人的一般情况，提供病情信息。

2. 操作流程（表 8-6）

表 8-6　淋浴或盆浴的护理操作流程

项目	步骤	操作要点	考核要点
操作前准备	评估	1. 病人　年龄、病情，皮肤的完整性、颜色、温湿度、柔软度、清洁度、弹性和感觉功能，皮肤有无水肿、斑点、丘疹、水疱硬结以及病人的自理能力等 2. 病人的认知反应　情绪状态、个人清洁卫生习惯、对皮肤清洁卫生知识的了解、心理反应及合作程度等	评估病人正确
操作过程	计划	1. 病人准备　了解操作目的，步骤，并积极配合	病人准备准确全面
		2. 护士准备　着装整洁，修剪指甲，洗手，戴口罩	护士准备符合要求
		3. 用物准备　毛巾 2 条、浴巾、浴皂或沐浴液、清洁衣裤、拖鞋，必要时备椅子等	备齐用物，放置合理
		4. 环境准备　调节室温至 22～26℃，浴室有扶手与信号铃，地面有防滑设施	
	实施	1. 准备用物并核对	双人核对
		2. 调节室温　调节室温在 22～26℃，水温为 40～45℃	室温、水温调节合适
		3. 协助沐浴 （1）淋浴：携带用物，送病人入浴室，根据病人自理能力，给予适当协助，年老、体虚者可让其坐式淋浴。注意病人入浴室时间，时间过久应予询问，如发生意外，应迅速救治护理 （2）盆浴：应做好遮挡，维护病人的自尊和隐私，协助病人进出浴盆，盆内必要时可放防滑垫，浴盆中的水位不可超过心脏水平，浸泡时间不可超过 20 分钟	淋浴过程安全、顺利 准确掌握淋浴时长
		4. 整理用物　浴后协助病人上床休息，取舒适体位询问病人感觉，清理用物，整理床单元	整理、处理用物方法正确，体位舒适
操作后	评价	1. 病人　皮肤清洁，感觉舒适，心情愉快 2. 护士　协助病人沐浴，无意外发生 3. 健康教育　病人及家属获得了有关皮肤护理方面的知识	评价正确

3. 注意事项

（1）沐浴须在进餐 1 小时后进行，以免影响消化。

（2）病人进入浴室不应闩门，可在门外挂牌示意；防止病人滑倒、烫伤及受凉。

（3）女性月经期间、妊娠 7 个月以上的孕妇禁用盆浴；衰弱、创伤和患心脏病需要卧床休息的病人不宜盆浴和淋浴。

（4）健康教育　①讲解淋浴或盆浴目的；②讲解沐浴的注意事项和相关知识。

（二）床上擦浴技术

床上擦浴适用于病情较重、卧床、活动受限及无法自行沐浴的病人。

1. 目的

（1）去除皮肤污垢，保持皮肤清洁。

（2）促进皮肤的血液循环，增强皮肤的排泄功能，预防皮肤感染。

（3）观察病人的一般情况，提供病情信息。

（4）协助病人活动肢体，防止发生关节僵硬及肌肉挛缩等。

2. 操作流程（表 8-7）

表 8-7　床上擦浴的护理操作流程

项目	步骤	操作要点	考核要点
操作前准备	评估	1. 病人皮肤的清洁度、皮肤有无异常改变 2. 病人清洁习惯；对清洁的需求程度 3. 病人病情状态、理解及合作能力 4. 病人是否需要用便器	评估病人正确
操作过程	计划	1. 病人准备　了解操作目的、步骤，并积极配合	病人准备准确全面
		2. 护士准备　着装整洁，修剪指甲，洗手，戴口罩	护士准备符合要求
		3. 用物准备 （1）治疗车上备：脸盆和足盆、水桶 2 只（一只桶盛 50～52℃热水，可根据季节及病人习惯调整，另一只桶盛污水用）。治疗盘内备小方巾 2 条、大毛巾、浴皂、梳子、小剪刀、50% 乙醇溶液、润滑剂、清洁衣裤、被套及大单 （2）必要时备便器、盖布及屏风等。	备齐用物，放置合理
		4. 环境准备　关闭门窗，调节室温至 22～26℃	
	实施	1. 核对解释　护士备齐用物携至床旁，核对腕带并称呼病人，解释操作目的及方法，以取得病人合作	意识不清病人需向家属解释
		2. 调节室温　关好门窗，调节室温至 22～26℃，屏风遮挡病人，按病人需要给予便器	注意维护病人隐私
		3. 安置卧位　根据病情放平床头及床尾支架，松开床尾盖被，协助病人取舒适体位	
		4. 调试水温　将面盆放于床旁椅上，倒入热水约 2/3，调试水温至 50～52℃	
		5. 擦洗面颈　将微湿小毛巾包在右手掌上呈手套，左手扶托病人头顶部，先擦眼，由内眦擦向外眦；然后擦洗一侧额部、颊部、鼻翼、人中、下颌、颈部至耳后；同法擦洗另一侧。清洁毛巾后，再依次擦洗一遍	
		6. 擦洗上肢　擦洗近侧上肢，暴露近侧上肢，在擦洗部位下铺大毛巾，先用涂有浴皂的毛巾依次擦洗前臂外侧、肘部、上臂的外侧面及颈部外侧；再擦洗前臂内侧、肘窝、上臂内侧及腋窝；清洁毛巾后擦去皂液，最后用大毛巾拭干。同法擦洗另一侧。浸泡双手，将病人双手放在盆内的热水中浸泡、洗净、擦干	脱衣：先脱近侧，后脱对侧；先脱健侧，后脱患侧
		7. 擦洗胸腹　将大毛巾铺于胸腹部，一手掀起大毛巾，另一手同上法依次擦洗胸、腹部。乳房应环形擦洗，并注意乳房下皮肤皱褶处。腹部以脐为中心按结肠解剖位置擦洗	保护病人隐私、清洁脐部

项目	步骤	操作要点	考核要点
操作过程	实施	8. 擦洗背部　协助病人侧卧，背朝向护士，将大毛巾铺于背下，同法依次擦洗后颈部、背、臀部。用 50% 乙醇或润滑剂按摩背部；穿清洁上衣	穿衣顺序正确：先穿对侧，后穿近侧；先穿患侧，后穿健侧
		9. 擦洗下肢　协助病人平卧，脱裤，擦洗下肢。将大毛巾铺于近侧腿下，依次擦洗踝部、小腿、膝关节、大腿部、腹股沟至髋部。同法擦洗另一侧下肢。泡洗双足，将病人双足轻移至盆内热水中浸泡、洗净、擦干	着重清洁腹股沟皮肤皱褶处
		10. 擦洗会阴　铺大毛巾于病人臀下，换盆换水，由前至后擦洗会阴部，皮肤皱褶处应注意擦洗干净；协助病人穿好清洁裤子	会阴擦洗顺序正确。女性病人擦拭会阴，从耻骨联合擦向肛门
		11. 整理用物　根据病人需要，修剪指（趾）甲、更换清洁床单被套。了解病人感觉并征求病人的意见，感谢其配合。清理用物，整理床单元	整理、处理用物方法正确
操作后	评价	1. 病人　皮肤清洁，感觉舒适，身心愉快	
		2. 护士　动作轻巧熟练，及时处理异常情况，保证病人安全	评价正确
		3. 护患沟通　操作中关心爱护病人，护患沟通有效，病人获得皮肤卫生保健知识与技能	

3. 注意事项

（1）护士操作时运用人体力学原理，注意节力、省力，避免肌肉损伤。

（2）酌情更换热水、面盆及毛巾。脸盆和足盆不可混用。

（3）动作要敏捷、轻柔，减少翻动次数和暴露，防止病人受凉，保护病人隐私。

（4）在擦洗过程中注意观察病情变化，如病人出现寒战、面色苍白等情况时，应立即停止擦洗，并给予适当处理。同时还应观察皮肤有无异常。

（5）休克、心力衰竭、心肌梗死、脑出血、脑外伤、大出血等病人禁忌擦浴。

（6）健康教育　①向病人及其家属解释床上擦浴的目的及重要性；②介绍床上擦浴过程中的注意事项。

三、会阴部护理技术

患病时，病人机体抵抗力下降，长期卧床会阴部空气流通不畅，易导致皮肤破损和感染。会阴部护理是对会阴及其周围皮肤的清洁护理，包括会阴擦洗和会阴冲洗。主要用于自理能力缺陷的病人，特别是产后及会阴手术后生殖系统和泌尿系统炎症、大小便失禁、留置导尿或因疾病治疗而限制活动的病人等。

（一）评估

1. 病人的临床诊断、病情、意识状态，有无大量分泌物、排泄物；有无异味，会阴部皮肤有无破损、炎症、伤口；有无生殖系统或泌尿系统炎症；有无二便失禁、留置导尿、因疾病的治疗而限制活动等。

2. 病人能否自行完成，还是需要协助完成或完全需要帮助完成会阴清洁。

3. 病人是否了解会阴部清洁的正确方法、注意事项以及其重要性。

4. 病人的细腻反应及合作程度。

（二）会阴冲洗

会阴部各个孔道彼此接近，容易发生交叉感染，尤其对于泌尿系统感染、大小便失禁、留置导尿、产后及阴部手术后的病人，保证会阴及其周围皮肤的清洁护理很重要。因此，护士应协助其进行会阴清洁护理，以维持病人会阴部清洁，保证病人身心舒适。

1. 目的

（1）去除异味，预防或减少感染。

（2）防止皮肤破损或保持会阴部清洁，促进伤口愈合。

（3）为导尿术、留取中段尿及会阴部手术前做准备。

2. 操作流程（表 8-8）

表 8-8　会阴冲洗的护理操作流程

项目	步骤	操作要点	考核要点
操作前准备	评估	1. 病人病情、年龄、意识、有无大小便失禁、留置导尿、产后或直肠手术等 2. 病人局部皮肤情况，如会阴皮肤黏膜情况，有无伤口、炎症、伤口分泌物等 3. 病人心理状况及合作程度	评估病人正确
操作过程	计划	1. 病人准备　了解操作目的，步骤、并积极配合	病人准备准确全面
		2. 护士准备　着装整洁，修剪指甲，洗手，戴口罩	护士准备符合要求
		3. 用物准备　①治疗盘内备：清洁棉球、清洁溶液、大杯量、镊子、一次性手套、卫生纸；②治疗盘外备：一次性治疗巾或一次性中单、水壶（内盛温水，水温与体温相近，以不超过 40℃为宜）、手消毒液、便盆、生活垃圾桶、医用垃圾桶；③病人自备：小盆、毛巾、浴巾	备齐用物，放置合理
		4. 环境准备　室温适宜，关闭门窗，请其他人回避，用围帘或屏风遮挡	
	实施	1. 核对解释　携用物至床旁，核对解释，取得病人配合	双人核对
		2. 床帘遮挡　关闭门窗，拉好围帘或屏风遮挡	隐私得到保护
		3. 安置体位　协助病人取仰卧位，松开被尾，将下身盖被翻折到一边，注意病人上身的保暖	保暖措施得当
		4. 戴手套　戴好一次性手套	防止交叉感染
		5. 暴露会阴　协助病人脱去对侧裤腿，盖在近侧腿上。两腿屈曲略向外展，暴露会阴。在病人臀下铺一次性中单或治疗巾	体位舒适，方便操作
		6. 准备温水　脸盆内倒入适量的温水，将小盆置于床尾椅上，将毛巾放于小盆内	水温适合
		7. 清洁会阴 （1）男性病人会阴擦洗方法 1）擦洗大腿内侧：浴巾垫与病人大腿下面，用毛巾分别擦洗两侧大腿内侧上 1/3，并用浴巾擦干 2）擦洗阴阜：用毛巾轻轻擦洗，用浴巾擦干 3）擦洗阴茎：擦洗阴茎头部时，提起阴茎，由尿道口向外环形擦洗，可更换毛巾反复擦洗，直至干净。擦洗阴茎体时，沿阴茎体由上向下擦洗，特别注意阴茎下皮肤 4）擦洗阴囊：托起阴囊，擦洗阴囊下面的皮肤褶皱处 （2）女性病人会阴擦洗方法 1）擦洗大腿内侧：将浴巾垫于病人大腿下面，用毛巾分别擦洗两侧大腿内侧上 1/3，并用浴巾擦干 2）擦洗阴唇部位：先擦大阴唇，然后一手轻轻分开大阴唇，擦拭大阴唇与小阴唇的间隙及小阴唇，最后擦洗尿道口和阴道口，从上往下，直至彻底擦净会阴的各个部位 3）置便盆于病人臀下：护士一手持装有温水的大量杯，另一手持夹有清洁棉球的镊子，边冲水边擦洗会阴部，最后冲洗肛门及肛周，冲洗干净后用浴巾擦干会阴部 4）撤去便盆，协助病人侧卧，擦洗肛周及肛门部位	擦洗顺序正确，即先对侧后近侧；由上及下，由外及内。依次为：阴阜、大阴唇、小阴唇、尿道口、阴道口、肛门及肛周 擦洗力度适中，避免过度刺激
		8. 涂抹软膏　如病人有大小便失禁，可在肛周和会阴部涂抹凡士林或氧化锌软膏	保护肛周皮肤操作正确
		9. 整理用物　脱去一次性手套，撤除一次性治疗巾，观察局部皮肤情况	整理、处理用物方法正确
		10. 安置病人　协助病人穿好衣裤，取舒适卧，整理床单元	病人舒适
		11. 洗手、记录	先洗手，后记录，记录真实，签名清楚

续表

项目	步骤	操作要点	考核要点
操作后	评价	1.病人　会阴部清洁干爽，无异味，感觉舒适，满足病人需要 2.护士　操作中尽量减少暴露保护病人的隐私 3.护患沟通　有效，病人理解操作目的，主动配合	评价正确

3.注意事项

（1）会阴部擦洗时，最好用棉球擦洗，每擦洗一处更换一个棉球。

（2）如病人是会阴部或直肠手术后，应使用无菌消毒液棉球擦洗，先擦洗手术伤口部位，再按顺序擦洗会阴部。

（3）操作中尽量减少暴露，注意保暖，尊重病人，保护其隐私。

（4）留置导尿者，需做好留置导尿管的清洁和护理。

（5）避免牵拉引流管和尿管。

（6）健康教育　保持良好的生活习惯。

四、压力性损伤的预防与护理技术

（一）压力性损伤的评估

1.压力性损伤发生的原因

（1）局部组织长期受压　是引起压力性损伤最主要的原因。造成压力性损伤的 3 个主要力学因素是垂直压力、摩擦力和剪切力，通常是由 2 ～ 3 种力联合作用所致（图 8-6）。

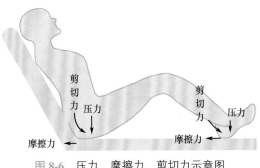

图 8-6　压力、摩擦力、剪切力示意图

1）垂直压力：是引起压力性损伤的主要原因。由于局部组织持续受压，导致软组织长时间承受超过正常毛细血管的压迫，从而引起压力性损伤。常见于：①长期卧床、昏迷、瘫痪或长期坐轮椅的病人，其身体重量持续压迫骨隆突处，使受压部位血液循环障碍，导致组织营养不良、缺血、缺氧而发生压力性损伤；②给病人使用石膏绷带、夹板固定时，松紧不适宜，衬垫位置不适合致使局部组织血液循环不良而发生压力性损伤。

2）摩擦力：是指相互接触的两物体在接触面上发生的阻碍相对运动的力。当病人长期卧床时，皮肤可受到床单表面逆行阻力的摩擦，若病人皮肤被擦伤后受到汗液、尿液、粪便等浸渍污染时更易发生压力性损伤。

3）剪切力：是指两层组织相邻表面间的滑行，产生进行性的相对移位，是由摩擦力和压力相加而成。它与病人体位关系密切，如病人取半坐卧位时，可使身体下皮肤与床铺出现摩擦力，皮肤和皮下组织无法移动，加上皮肤垂直方向的重力，从而发生剪切力，引起局部皮肤血液循环障碍，从而发生力性损伤。

（2）局部组织经常受潮湿或排泄物刺激　皮肤经常受到汗液、尿液、各种渗出液、引流液等物质的刺激而变得潮湿，出现酸碱度改变，致使表皮角质层的保护能力降低，皮肤组织破溃，容易继发感染而发生压力性损伤。

（3）局部温度升高　体温每升高 1℃，组织代谢需要的氧量增加，当组织持续受压时，温度增高更容易引起组织坏死。

（4）全身营养不良或水肿　营养摄入不足出现蛋白质合成减少，皮下脂肪减少，肌肉萎缩，受压后骨隆突处缺乏肌肉和脂肪组织保护，引起血液循环障碍而发生压力性损伤。如长期发热及恶病质的病人。

（5）感觉功能障碍　当病人感觉功能障碍时，因感受不到过度压迫引起的疼痛和不适，引起身体局部长期受压，出现压力性损伤。

（6）心理因素　病人情绪低落可以抑制免疫系统，延迟创面愈合。

（7）年龄因素　老年人皮肤功能减退、细胞再生能力缓慢、皮肤营养供给不足。

（8）其他　病情危重程度、合并疾病等都可增加压力性损伤的风险。

2. 好发部位　压力性损伤好发于受压和缺乏脂肪组织保护、无肌肉包裹或肌层较薄的骨隆突处，根据卧位不同、受压点不同，好发部位亦不同（图 8-7）。

（1）仰卧位好发于枕骨粗隆、肩胛部、肘部、脊椎体隆突处、骶尾部、足跟。

（2）侧卧位好发于耳部、肩峰、肘部、肋骨、髋部、股骨粗隆、膝关节的内外侧、内外踝。

（3）俯卧位好发于耳郭、颊部、肩部、女性乳房、男性生殖器、髂嵴、膝部、足趾。

（4）坐位好发于坐骨结节等。

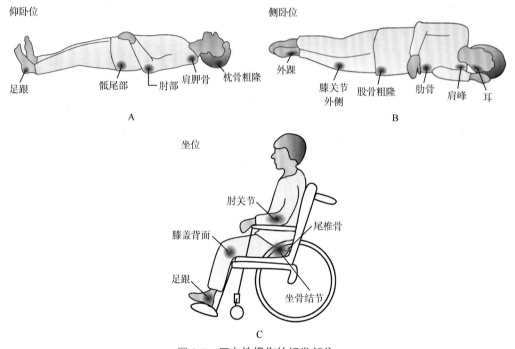

图 8-7　压力性损伤的好发部位

（二）压力性损伤的预防

预防的关键在于消除其发生的病因，因此护理工作中要求做到"六勤"，即勤观察、勤翻身、勤擦洗、勤按摩、勤整理、勤更换，以便早发现、早治疗，同时注意加强营养。

1. 避免局部组织长期受压

（1）定时翻身减轻局部组织压力　间歇性解除压力是有效预防的关键，鼓励和协助卧床病人经常更换体位，以减轻或缓解骨隆突部位的压迫情况。翻身间隔的时间应根据病情及局部受压情况而定，一般每 2 小时翻身一次，必要时 1 小时翻身一次，可建立床头翻身卡，认真做好交接班工作。有条件可使用电动翻身床。

（2）保护骨隆突处和支持身体空隙处　根据病人体位可在身体空隙处垫软枕，如海绵垫褥、气垫褥、水褥等，使局部受压面积扩大，降低骨隆突部位皮肤的压力。

（3）避免摩擦力和剪切力　协助病人翻身或更换床单时应将病人的身体托起，避免推、拖、拉等动作，以防擦伤皮肤；护理过程中防止病人身体滑动，仰卧位如需抬高床头，需摇高膝下支架防止身体下滑造成摩擦；长期处于坐位或使用轮椅的病人，应适当约束并垫好衬垫，防止身体下滑；使用便器时应检查便器是否完好，并协助病人抬高臀部，不可硬塞、硬拉，必要时在便器边缘垫以软纸、布垫或撒滑石粉以防止擦伤皮肤。

（4）正确使用石膏及夹板固定　对使用石膏、夹板、骨牵引的病人，仔细观察局部皮肤和指（趾）端颜色、温度变化，衬垫应平整、松软适度，注意骨隆突部位，听取病人主诉，如发现石膏绷带凹凸不平应立即报告医生，及时处理。

2. 避免局部潮湿的刺激　保持皮肤清洁干燥。大小便失禁、出汗及分泌物多的病人应及时擦洗干净；保持床铺清洁干燥、平整无渣屑；及时更换污染被服，小儿要勤换尿布。

3. 促进局部组织血液循环　对易发生压力性损伤的病人，有效促进血液循环的方法是做主动或被动的肢体运动、经常检查受压处皮肤情况。对于长期卧床病人每日应进行主动或被动的全范围关节运动，维持关节活动性和肌肉张力，促进肢体的血液循环。

4. 加强营养摄入　营养不良也是导致压力性损伤的内因之一，又可影响损伤的愈合，良好的营养是创伤愈合的重要条件。增加蛋白质，纠正负氮平衡，有助于伤口的愈合。在病情许可的情况下，给予平衡膳食，增加蛋白质、维生素、微量元素的摄入，增强机体抵抗力和组织修复能力。此外，适当补充矿物质，如口服硫酸锌、可促进慢性溃疡的愈合。不能进食的病人应考虑静脉补充营养物质。

5. 健康教育　护士应向病人及家属讲解压力性损伤的基本知识，产生原因、好发部位、临床表现、预防措施和护理要点，指导家属学会床上擦浴、翻身等基本技能，保持病人及床褥的清洁卫生，使病人及家属重视和参与压力性损伤早期的护理，积极配合治疗，防止并发症发生。

🔥 **医者仁心**

守护生命的"大国工匠"——吴欣娟

吴欣娟，女，南丁格尔奖获得者，北京协和医院护理部主任。她说"人们都说护理工作太辛苦，但我不这么认为，所以一干就是 40 个年头。"每天带上燕尾帽，碎头发别好，扣紧护士服纽扣，坚定地走上工作岗位，这是她最开心的事了。几十年来，她总是天不亮就来到医院开始工作。每当病人按下呼叫灯，她总是迅速来到床前，作为病患生命抢险的第一个"卫士"。她曾说过"护理工作不仅仅是打针、发药和生活护理，护士是临床工作中与病人接触最多的群体，重要程度非同一般。"于是我们看到吴欣娟主任待病人如亲人——为独自一人住院的老先生打饭、喂饭；为焦虑无助的、哭泣的病人擦去眼泪；为踢开被子熟睡的小病人盖好被子。

她点亮护理的明灯，让病人在寒冷的病途中宛如看到了家的一窗灯光。

（三）压力性损伤的分期

压力性损伤的分期详见第四章入院和出院护理。

第 4 节　晨、晚间护理

一、晨间护理

晨间护理是基础护理的一项重要工作内容。晨间护理可以使病人身心舒适，心情愉快，同时也是密切观察病情和满足病人身心需要的重要途径，可促进和谐护患关系的建立，让病人对护士产生信任感。晨间护理一般在上午诊疗工作前完成。

1. 目的　使病人清洁、舒适，预防压力性损伤及坠积性肺炎等并发症发生；观察了解病情，为诊断、治疗和护理计划的制订提供依据；进行必要的心理护理及卫生宣教，满足其身心需要，促进护患沟通；保持病床和病室整洁、舒适、美观。

2.内容

（1）能离床活动、病情较轻者　鼓励病人自行排便、洗漱，包括刷牙、漱口、洗脸、梳头等；湿式扫床，整理床单元，根据清洁程度更换床上用品等。

（2）病情较重、不能离床活动者，如危重、高热、昏迷、瘫痪、大手术后或年老体弱病人。①护士协助病人完成，如卧床病人给予便盆协助其排便；协助或完全帮助病人刷牙、漱口或进行特殊口腔护理；协助其洗脸、洗手、床上梳头；协助其翻身并观察全身皮肤有无由于受压颜色发红，尤其是压力性损伤好发部位，用湿热毛巾擦洗背部，酌情涂抹护肤品或药膏，必要时更换病服。②湿式扫床，整理床单元，必要时更换被服。③了解病人前晚的睡眠情况及病情变化，给予必要的心理护理和健康教育。④协助病人翻身，并给予叩背，鼓励其咳嗽排痰，避免呼吸道分泌物坠积。⑤检查各引流管情况，保证管道通畅、固定稳妥、无扭曲，观察引流液，排放集尿袋中尿液。⑥室温适宜，可适当开窗通风，保持病室内空气清新。

二、晚间护理

晚间护理可以为病人创造良好的睡眠环境，保持病室安静，使病人舒适，易于入睡；观察病情，促进护患沟通。

1.目的　保持病室安静，病床整洁，空气清新，使病人清洁、舒适，易于入睡；观察和满足病人的身心需要。

2.内容

（1）能离床活动、病情较轻者　护士协助病人进行睡前的清洁护理，鼓励病人自行完成睡前清洁工作，可给予鼓励和适当的帮助。

（2）病情较重、不能离床活动者　护士应协助或完全帮助病人刷牙、漱口或进行特殊口腔护理；洗脸、洗手、床上梳发、擦洗背部，给予会阴部护理，必要时床上擦浴等。

（3）睡前协助排便，整理床单元，酌情更换衣裤、增减衣被。

（4）调节室内温湿度和光线，适合睡眠。

（5）保持病室安静，空气流通。

（6）病人睡后护理　加强巡视，了解病人睡眠情况及病情变化；长期卧床生活不能自理者定时协助其翻身，观察皮肤情况；有坠床风险的病人，升起床栏，保证病人安全。

目标检测

A₁/A₂ 型题

1. 为禁食病人进行口腔护理的主要目的是（　　）
   - A. 促进口腔血液循环，增加食欲
   - B. 保持口腔清洁湿润，使病人舒适
   - C. 维持病人自尊自信，建立良好医患关系
   - D. 进行心理护理和卫生宣传教育，满足病人身心需要
   - E. 协助临床诊断

2. 床上擦浴的目的不包括（　　）
   - A. 促进血液循环
   - B. 增强皮肤排泄
   - C. 清洁舒适
   - D. 观察病情
   - E. 预防过敏性皮炎

3. 病人沐浴时下列不妥的是（　　）
   - A. 室温调节至 28℃
   - B. 进食后 1 小时内不宜进行
   - C. 入室时间过长应予以询问
   - D. 浴室不能闩门以防意外
   - E. 教给病人调节水温的方法

4. 预防压力性损伤的护理措施中，能够有效避免局部理化因素刺激的是（　　）
   - A. 使用便器时，应抬起病人腰骶部，避免强塞硬拉
   - B. 定期按摩受压部位
   - C. 正确使用夹板和绷带
   - D. 改善营养状况
   - E. 协助病人经常更换卧位

5. 为预防长期卧病病人发生压力性损伤，错误的方法是（　　）
   - A. 鼓励常翻身
   - B. 受压处多按摩
   - C. 骨隆突处可垫水褥
   - D. 夹板的固定一定要紧

E. 保持皮肤清洁干燥

6. 晨间护理的目的不包括（　　）

A. 保持病室美观整洁

B. 提醒陪护人员离开病室

C. 进行心理护理

D. 使病人清洁舒适

E. 观察和了解病情

7. 晚间护理的内容包括（　　）

A. 经常巡视病房，了解病人睡眠情况

B. 协助病人排便，收集标本

C. 协助病人进食

D. 整理病房，开窗通风

E. 发放口服药物

8. 病人，男性，34 岁。现经口气管插管，口腔 pH 中性，护士选用 0.02% 呋喃西林溶液为病人进行口腔护理的作用是（　　）

A. 遇有机物放出氧分子杀菌

B. 改变细菌生长的酸碱环境

C. 清洁口腔，广谱抗菌

D. 防腐生新，促进愈合

E. 使蛋白质凝固变性

9. 病人，男性，50 岁。因脑血管意外昏迷入院，护士在为其进行口腔护理时，发现病人装有活动性义齿，操作中错误的是（　　）

A. 操作前将病人义齿取下浸入冷开水中

B. 从门齿处放入开口器

C. 禁止漱口

D. 护理前后清点棉球个数

E. 浸泡义齿的水应每天更换

10. 病人，女性，75 岁。因股骨骨折行牵引已 2 周。护士在为其床上擦浴过程中，病人突然感到寒战、心悸等，并且面色苍白出冷汗，护士应立即（　　）

A. 请家属协助擦

B. 加快速度边保暖边完成擦浴

C. 边擦边洗通知医生

D. 鼓励病人做张口呼吸

E. 停止操作让病人平卧，吸氧，立即通知医生

11. 病人，女性，57 岁。因交通事故导致左上肢和右下肢骨折，石膏固定。护士为其床上擦浴时，错误的操作是（　　）

A. 为其脱衣裤时，先脱健肢，后脱患肢

B. 先洗脸部，由外眦向内眦依次擦拭

C. 室温 24℃左右，水温可按病人习惯而定

D. 避免暴露，注意保护病人隐私

E. 洗后迅速擦干，避免病人着凉

12. 病人，男性，40 岁。左上臂脂肪瘤摘除术后 5 天。护士为其床上擦浴，更换上衣的正确顺序是（　　）

A. 先脱左侧后穿左侧　　B. 先脱左侧先穿右侧

C. 后脱右侧先穿右侧　　D. 后脱右侧先穿左侧

E. 先脱右侧后穿右侧

13. 护士甲在为某病人翻身时，其家属询问病人更换卧位间隔时间的根据，请你指出最合适的解释（　　）

A. 病人的要求，最长不超过 1 小时

B. 病人的病情及局部受压情况

C. 护士工作时间的安排来决定

D. 家属的意见，随时进行

E. 皮肤疾患的程度

14. 病人，男性，78 岁。卧以头高足低位，此时导致压力性损伤发生的力学因素主要是（　　）

A. 水平压力　　　　　B. 垂直压力

C. 摩擦力　　　　　　D. 剪切力

E. 阻力

15. 病人，男性，65 岁。3 周前因脑血管意外导致左侧肢体瘫痪。病人神志清楚，说话口齿不清，大小便失禁。护士协助病人更换卧位后，在身体空隙处垫软枕的作用是（　　）

A. 促进局部血液循环

B. 减少皮肤受摩擦刺激

C. 增加空隙处所受压强

D. 降低局部组织所承受的压力

E. 防止排泄物对局部的直接刺激

16. 病人，男性，80 岁。截瘫，长期坐轮椅。该病人最易发生压力性损伤的部位是（　　）

A. 坐骨结节处　　　　B. 骶尾部

C. 股骨大转子处　　　D. 肩胛骨

E. 第 7 颈椎

17. 病人，男性，65 岁。因摔跤导致右侧股骨干骨折，卧床治疗。为防止发生压力性损伤，如病情许可应给予的膳食是（　　）

A. 高蛋白质、高脂肪

B. 高糖类、高维生素

C. 高蛋白质、高维生素

D. 高糖类、高脂肪

E. 高脂肪、高维生素

18. 病人，女性，40 岁。在工地干活时不慎摔伤，导致右侧股骨和腓骨骨折，需使用骨牵引和石膏固定。在卧床治疗期间，下列不属于压力性损伤诱发因素的是（　　）

A. 石膏夹板内衬垫放置不当

B. 皮肤受汗液、尿液等潮湿刺激

C. 局部组织长期受压

D. 肌肉萎缩

E. 全身营养缺乏

A₃/A₄ 型题

（19、20 题共用题干）

病人，女性，80 岁。长期卧床，体质虚弱，生活不能自理。护士需为其进行口腔护理，保持其口腔清洁健康。

19. 病人戴有义齿，以下关于义齿的护理不正确的是（　　）

A. 义齿的刷牙方法与真牙相同

B. 病人晚间休息时应将义齿取下

C. 义齿取下后应按摩牙龈部位

D. 取下的义齿应浸没于贴有标签的热水中

E. 病人戴上义齿前,应对口腔进行清洁

20. 为该病人进行口腔护理时,应注意观察其口腔情况并选择适合的漱口溶液,最常使用( )

A. 0.1% 醋酸溶液

B. 复方硼酸溶液

C. 0.02% 呋喃西林溶液

D. 2% ~ 3% 硼酸溶液

E. 生理盐水

(21、22 题共用题干)

病人,女性,70 岁。因病长期卧床,缺乏照顾入院时护士发现其长有头虱。

21. 护士为其配制的灭虱药液描述错误的( )

A. 灭虱药液为 30% 含酸百部酊剂或 30% 含酸百部煎剂

B. 百部 30g 加 50% 乙醇 100ml、100% 乙酸 1ml,装瓶中盖严,48 小时后即得 30% 含酸百部酊

C. 30% 含酸百部煎剂的配制过程中需要分两次各加水 500ml,煮 30 分钟,过滤,挤出药液,两次药液合并煎至 100ml

D. 配制 30% 含酸百部煎剂应在药液冷却后再加入纯乙酸 1ml

E. 可一次配制很多备用

22. 护士为该病人灭头虱时错误的操作是( )

A. 护士穿隔离衣、戴手套

B. 反复揉搓用药液擦湿后的头发 10 分钟,然后给病人戴好帽子包住头发

C. 24 小时后取下帽子,用篦子篦去死虱和虮,并洗发,如发现仍有活虱,须重复用百部酊杀灭

D. 篦子上除下的死虱和虮用纸包好焚烧,梳子和篦子消毒后用刷子刷净

E. 百部酊没有刺激性,操作中无须防止药液沾污面部及眼部

(罗菲菲)

第 *9* 章
营养观察与护理

人类赖以生存、发展的基础是从外界不断地摄取食物以获得均衡营养。平衡膳食、合理营养能够保证机体正常生长发育、组织更新和维持机体的各种生理活动，以提高机体抵抗力和免疫力；合理调配饮食还有助于防治疾病，促进康复。护士应具备一定的饮食与营养学知识，才能在工作实践中为病人进行营养评价和营养教育。

第 1 节　营养的评估

营养评估是指了解病人的营养指标，判定其营养状况以确定是否存在或潜在营养问题。主要包括饮食情况、体格评估和临床生化检测。

案例 9-1

　　病人刘某，男性，25 岁，身高 181cm，体重 80kg。
　问题：1. 你能按公式计算出刘某的标准体重吗？
　　　　2. 按照中国的体重指数标准，刘某是超重？肥胖？还是正常范围？

一、影响因素的评估

1. 生理因素

（1）年龄　不同年龄段对食物的选择、食物量及对特定营养素的需求均有差异。如婴幼儿、青少年处于生长发育期，需摄入足够的热能、蛋白质、各种维生素和微量元素；老年人新陈代谢减慢，机体所需热能也相应减少，但对钙的需求有所增加；婴幼儿和老年人均应给予质地柔软、易于消化吸收的食物。

（2）活动量　不同体力活动和运动方式消耗的能量不同，活动量大的个体其每日所需的热能也相应增加。

（3）身高和体重　一般情况下，体格健壮、高大的个体对热能、营养素的需求量相对较高。

（4）特殊生理状况　女性在妊娠期、哺乳期对营养的需求增加，并可能伴有饮食习惯的改变，如喜食酸、辣等食物。

2. 心理因素　一般情况下，轻松、愉悦的心理状态会促进食欲；不良情绪如焦虑、忧郁、恐惧、悲哀等会使食欲下降；进餐环境、餐具和食物的洁净度及食物的色香味等皆可影响人的心理，从而影响个体对食物的选择和摄入。

3. 病理因素　疾病可影响病人的食欲、消化和吸收。例如，疾病治疗期间服用的某些药物可促进或抑制食欲；对特定食物过敏，如进食海产品后可引起腹泻、哮喘；乳糖酶缺乏，机体对乳类食品不能耐受，食用乳制品可引起腹泻等症状。

4. 社会文化因素　不同的经济水平、文化背景、宗教信仰、地理位置、生活方式等均会影响个人的饮食、营养状况。护士在尊重病人个人饮食习惯和文化差异的同时，对病人进行营养教育，促进病人改变不良的饮食方式。

二、饮食状况的评估

1. 饮食习惯，如平时常摄入的食物种类和量、餐次和分配比例、有无偏食。

2. 有无进食困难，如咀嚼或吞咽功能减弱或其他影响因素。

3. 有无饮食变化或食欲缺乏、恶心、呕吐、腹泻等胃肠道症状。

4. 有无影响饮食的文化差异与宗教信仰。

三、身体状况的评估

1. 身高和体重　是综合反映生长发育及营养状况的最重要的指标。身高、体重除受营养因素影响外，还受遗传、种族等多方面因素的影响，因此在评价营养状况时需要测量身高、体重，并用测得的数值与人体正常值进行比较。按公式计算标准体重，并计算实测体重占标准体重的百分数。百分数在 ±10% 为正常范围，增加 10% ～ 20% 为超重，超过 20% 为肥胖，减少 10% ～ 20% 为消瘦，低于20% 为明显消瘦。

（1）标准体重计算公式　我国常用的标准体重的计算公式为 Broca 公式的改良公式。

男性：标准体重（kg）= 身高（cm）–105

女性：标准体重（kg）= 身高（cm）–105–2.5

（2）实测体重占标准体重的百分数计算公式

$$\frac{实测体重 - 标准体重}{标准体重} \times 100\%$$

（3）体重指数（body mass index，BMI）　即体重 / 身高^2（kg/m^2），是目前国际上常用的衡量人体胖瘦程度以及是否健康的一个标准。WHO 规定 18.5 ～ 24.9 为正常，25 ～ 29.9 为超重，≥ 30 为肥胖。中国的标准为：18.5 ～ 23.9 为正常范围，24 ～ 27.9 为超重，≥ 28 为肥胖。由于 BMI 是按体重与身高的关系计算，骨骼粗大、肌肉发达者不宜参考这一标准进行诊断。

2. 腰围　是衡量向心性肥胖的重要指标。测量方法：受试者直立，两脚分开 30 ～ 40cm，用一根没有弹性、最小刻度为 1mm 的软尺，放在右腋中线胯骨上缘与第 12 肋下缘连线的中点（通常是腰部的天然最窄部位），沿水平方向环绕腹部一周，紧贴而不压迫皮肤，在正常呼吸末测量腰围长度，读数准确至 1mm。我国男性腰围 80 ～ 85cm、女性腰围 75 ～ 80cm 为超重，男性腰围≥ 85cm、女性腰围≥ 80cm 为向心性肥胖。

3. 皮褶厚度　即皮下脂肪厚度，反映身体脂肪含量，作为评价能量摄入是否合适的指标。WHO推荐的测量部位有肱三头肌、肩胛下部和腹部。最常测量部位为肱三头肌，其标准值为男性 12.5mm、女性 16.5mm。

4. 身体征象　评估毛发、皮肤、指甲、舌、面、齿、唇等情况，如毛发浓密、有光泽；皮肤富有弹性、有光泽；指甲粉色、坚实则表示营养良好。若毛发干燥、稀疏、无光泽；皮肤干燥、弹性差；指甲粗糙、无光泽、易断裂则表示营养不良。

四、生化指标及免疫功能的评估

生化检验可以测定人体各种营养素水平，是评价人体营养状况的客观指标，可以早期发现营养不足。免疫功能测定可以了解人体的免疫功能情况，间接反映机体营养状况。生化检验如血、尿中营养素或其代谢产物的含量，是营养评价的客观指标，临床常监测体内血清蛋白、血清转铁蛋白、总蛋白、血脂、钙、铁等的含量，或进行营养素耐量试验、负荷试验以推测营养素水平。

第 2 节　医院饮食

案例 9-2

病人，男性，55 岁。主诉"体重减少、失眠、情绪易激动 4 个月"，收治入院，入院诊断："甲状腺功能亢进？"。

问题：1. 作为护士，病人入院后应给予哪种饮食？

2. 如果病人需要进一步行 [131]I 试验，病人在试验前可以食用哪些食物？

3. 若病人行甲状腺大部切除术治疗，术后如何饮食？

医院饮食（hospital diets）可分为基本饮食、治疗饮食和试验饮食。

一、基本饮食

基本饮食又称常规饮食，适用于医院的一般病人，对营养素的种类、摄入量没有严格限定。基本饮食包括普通饮食、软质饮食、半流质饮食和流质饮食 4 种形式（表 9-1）。

表 9-1　基本饮食

饮食种类	适用范围	饮食原则	用法
普通饮食	病情较轻或处于恢复期、无饮食限制、消化吸收功能正常、体温正常者	合理营养、平衡膳食。与一般人群饮食基本相同	每日 3 餐，总热能 9.20 ~ 10.88MJ（2200 ~ 2600kcal），蛋白 70 ~ 90g
软质饮食	咀嚼困难、消化吸收功能不良、老年人和幼儿、低热、口腔疾病和术后恢复期病人	营养均衡。选择易于咀嚼、吞咽、消化的食物，如软饭、面条，切碎煮烂的菜、肉等；少进食油炸、油腻、膳食纤维丰富、刺激性强的食物	每日 3 ~ 4 餐。总热能 9.20 ~ 10.04MJ（2200 ~ 2400kcal），蛋白质 60 ~ 80g
半流质饮食	中等热、咀嚼和吞咽不便、消化道和口腔疾病及术后恢复期病人	少食多餐，易于吞咽、消化的营养丰富的半流质食物。如蒸鸡蛋、豆腐、肉末、菜末、面条、馄饨等	每日 5 ~ 6 餐总热能 6.28 ~ 8.37MJ（1500 ~ 2000kcal），蛋白质 50 ~ 70g
流质饮食	高热、吞咽困难、急性消化道疾病、口腔疾病、大手术后、重症病人	易于吞咽、消化的液体状食物，如牛奶、豆浆、米汤、菜汁、肉汁、果汁、稀藕粉等	每日 6 ~ 7 餐，总热能 3.5 ~ 5.0MJ（836 ~ 1195kcal），蛋白质 40 ~ 50g

二、治疗饮食

治疗饮食又称成分调整饮食，指根据疾病治疗需要，在基本饮食的基础上适当调整热能或营养素摄入，从而达到辅助治疗、促进健康的目的（表 9-2）。

表 9-2　治疗饮食

饮食种类	适用范围	饮食原则及用法
高热能饮食	分解代谢增强或合成代谢不足的病人，如甲状腺功能亢进症、结核、恶性肿瘤、严重创伤、大面积烧伤、产妇和消瘦、营养不良的病人	在正餐基础上可加餐 2 ~ 3 次，可适当增加鸡蛋、牛奶、豆浆、蛋糕、巧克力、水果等的摄入。每日供给热量约 12.55MJ（3000kcal）
低热能饮食	需要减轻体重、减轻机体代谢负荷者，如肥胖症、糖尿病、高脂血症、冠心病、高血压等	限制能量摄入，但不宜低于 1000kcal/d，蛋白质供给不少于 1g/（kg·d）；限制脂肪摄入，尤其是动物性脂肪和胆固醇；增加富含膳食纤维的蔬菜、水果，如芹菜、竹笋、玉米、苹果等；适当减少食盐摄入

续表

饮食种类	适用范围	饮食原则及用法
高蛋白质饮食	高代谢性或慢性消耗性疾病，如结核、恶性肿瘤、烧伤；蛋白质不足的病人如营养不良、贫血、低蛋白血症、肾病综合征等	蛋白质摄入可增至 1.5～2.0g/（kg·d），但一般不超过120g/d，总热能为 10.46～12.55MJ（2500～3000kcal/d）。可在基本饮食的基础上添加富含蛋白质的食物，如肉类、鱼类、乳类、蛋类、豆类等
低蛋白质饮食	需限制蛋白质摄入者，如急性肾炎、急性或慢性肾功能不全、尿毒症、肝性脑病等病人	成人蛋白质摄入应＜40g/d，视病情可减少至 20～30g/d；肾病病人尽量选用动物蛋白质，忌用豆制品；肝昏迷病人以植物蛋白为主
低脂肪饮食	肝、胆、胰疾病以及高脂血症、动脉粥样硬化、高血压、冠心病、肥胖症及腹泻等病人	限制食用油、肥肉、奶油、蛋黄、动物脑、煎炸食物的摄入；一般成人脂肪摄入＜50g/d，肝、胆、胰疾病人可低于40g/d
低胆固醇饮食	高脂血症、动脉粥样硬化、高血压、冠心病、肥胖症等病人	胆固醇摄入量＜300mg/d 禁用或少用含胆固醇高的食物，如动物内脏和脑、肥肉、动物油、鱼子、蛋黄等
低盐饮食	心功能不全、急性或慢性肾炎、肝硬化腹水、高血压、先兆子痫及各种原因所致水肿较轻者	食盐＜2g/d（或酱油10g/d）；不包括食物内自然存在的氯化钠。禁用咸菜、咸蛋、咸肉、火腿、腊肠等腌制食品
无盐低钠饮食	同低盐饮食适用范围但水肿或疾病较重病人	烹饪时不加食盐或酱油，控制摄入食物中的自然含钠量在0.5g/d 以下，忌用腌制食品及含钠高的食物和药物，如含碱油条和挂面、汽水、苏打、碳酸饮料和碳酸氢钠药物等；烹饪时可加糖、醋等调味
高膳食纤维饮食	便秘、肥胖症、高脂血症、糖尿病等病人	成人摄入膳食纤维＞40g/d；宜选择富含膳食纤维的食物，如魔芋、韭菜、芹菜、玉米、粗粮、豆类、笋、苹果、香蕉等食物
少渣或无渣饮食	伤寒、肠炎、腹泻、食管或胃底静脉曲张及消化道狭窄或手术的病人	食物应细软、少渣；不宜选用富含膳食纤维的食物；不宜选用含结缔组织多的动物跟腱及老的肌肉；不宜选用刺激性强的调味品及坚硬带碎骨、鱼刺的食物，瓜类应去皮；可食用豆腐、蒸蛋和嫩的瘦肉、蔬菜等食物

三、试验饮食

试验饮食又称诊断饮食，指在特定时间内，通过调整饮食内容，提高实验检查结果正确性以协助疾病的诊断（表9-3）。

表9-3　试验饮食

饮食种类	适用范围	饮食原则及用法
隐血试验饮食	协助诊断有无消化道出血	试验前3日内禁食肉类、动物血、肝、绿色蔬菜等含铁丰富的食物；宜食用牛奶、豆制品、土豆、白菜、米饭、面条、馒头、梨、苹果等含铁低的食物，第4天留取粪便做隐血试验
葡萄糖耐量试验饮食	协助诊断糖尿病	试验前3日正常饮食（进食碳水化合物 250～300g/d）。试验前禁食 10～12 小时，空腹采血后让病人食用100g的馒头1个，或取葡萄糖100g（或1.75g/kg）溶于330～400ml水中口服，分别于服后 0.5 小时、1 小时、2 小时和 3 小时取血标本测定血糖
胆囊造影饮食	检查胆囊、胆管形态和功能	造影前一日中午进食高脂肪餐，刺激胆囊收缩排空；晚餐进食物脂肪、低蛋白质、高碳水化合物饮食；晚8时口服造影剂后至次日第一次摄片时禁食、禁水、禁烟，如第一次摄片胆囊显影良好，可进食高脂肪餐，30分钟后再摄片检查
肌酐试验饮食	评估肾小球滤过功能：测量肌酐系数	试验期3日内进食低蛋白质饮食，蛋白质摄入量＜40g/d，禁食肉类、鱼类、禽类等；主食不超过300g/d，忌饮茶和咖啡可用马铃薯、藕粉、甜点心等含蛋白质低的食物充饥，蔬菜、水果不限
甲状腺[131]I 试验饮食	协助检查甲状腺功能	检查前2周，禁食海带、海蜇、紫菜、海鱼、虾等富含碘的食物及影响甲状腺功能的药物；禁用碘伏、碘酊消毒皮肤
尿浓缩功能试验饮食	协助检查肾小管浓缩功能	试验期1日内控制食物中的水分总量在500～600ml，蛋白质供给约为1g/（kg·d）；禁饮水及含水量高的食物；忌食过甜、过咸的食物。可进食含水少的食物，如米饭、馒头、炒鸡蛋、土豆等

第 3 节　病人的一般饮食护理

案例 9-3

病人，男性，40 岁。车祸外伤导致眼部受伤，术后双眼被纱布遮盖，进餐时病人要求自行进餐。
问题：作为护士，如何协助病人方便进食？

护理人员应对病人的营养状况进行评估，并与医师、营养师共同协商，根据病人的疾病特点，身体耐受力和经济承受能力等制订合适的营养计划。

一、病区饮食管理

当病人入院后，病区主管医生根据病人病情来确定饮食种类，必要时请营养科医师会诊确定病人饮食，开出饮食医嘱，护士填写饮食通知单，送交营养室，必要时电话通知订餐人员，同时在病人床尾卡上做相应标记，作为分发食物的依据。因病情需要更改饮食，如术前需禁食，或检查、试验前需行特殊饮食，由医生开出医嘱后护士填写饮食更改通知单送营养室，并告知病人及其家属。

二、病人饮食护理

（一）进食前的护理

1.饮食指导　护士根据病人病情所决定的饮食种类，对病人进行健康教育，说明此类饮食的意义、可选用和不宜选用的食物、进餐量、次数及时间，使病人理解并遵循其饮食计划。

2.进餐环境　清洁、整齐、美观，空气清新，进餐气氛轻松愉快。进餐前医护人员暂停非紧急的治疗护理工作，整理病室和床单元，去除不良气味及不良视觉影响；鼓励同病室病人同时进餐，促进食欲；有病危或呻吟的病人可用屏风遮挡。

3.病人准备　进餐前协助病人排便、洗手，取舒适体位。如病情许可，可协助病人下床进餐，不便下床者可取坐位或半坐卧位，放过床小桌，必要时将餐巾置于病人胸前，保持衣服、被单的整洁；减少或去除不适，如疼痛病人可给予镇痛剂，高热者予以降温，焦虑、忧郁者进行心理疏导等。

（二）进食中的护理

1.及时分发　护士洗净双手，衣帽整洁，根据饮食单协助配餐员将饭菜分发给病人；对禁食或特殊饮食者应告知原因和时间，并在床尾卡上做相应标记。

2.观察病人进餐情况　进餐期间，护士应加强病房巡视，观察病人进食情况；对实施治疗饮食、试验饮食的病人应督促并检查其饮食落实情况；家属带来的食物须经护士检查，符合饮食要求方可食用；询问病人对医院饮食的意见和要求，及时向营养部反馈。

3.协助病人进食　帮助病人取合适体位，将食物、餐具等放到病人易取处，鼓励病人自行进食。对不能自行进食者，护士给予喂食。喂食时应耐心，注意喂食速度、食物温度及每次喂食量；对双目失明或双眼被遮盖的病人，在喂食前应告知食物名称，以增加其进食兴趣和食欲，对要求自行进食者，妥善放置食物和餐具，告知食物名称和方位，按时钟平面图摆放食物，6 点处放饭，3 点、9 点处放菜，12 点处放汤（图 9-1）。另外，护士指导病人使用吸管进流质食物；对不能经口进食病人，需予以管饲饮食或胃肠外营养以

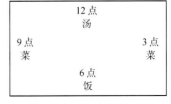

图 9-1　食物放置平面图

补充机体能量和所需营养素。

（三）病人进食后的护理

1. 及时撤去餐具，清理餐桌，整理床单元；协助病人洗手、漱口，必要时做口腔护理，取舒适卧位。

2. 特殊病人需记录进食时间、量、食物种类、进食后反应，以评价病人的饮食是否满足营养需要；对需禁食、延时、特殊饮食的病人做好交接班工作。

第4节 病人的特殊饮食护理技术

 案例 9-4

病人，男性，63 岁。病人因病情无法进食，为保证病人机体营养需求，医嘱给予鼻饲。

问题：1. 鼻饲插胃管时病人为何种体位？

2. 如何测量插入长度？

3. 灌注食物时，如何调制鼻饲液的温度？

对于不能正常进食的病人，营养素的供给需要饮食护理技术，饮食护理技术包括胃肠内营养支持和胃肠外营养支持。

一、胃肠内营养支持技术

胃肠内营养（enteral nutrition，EN）是采用口服或管饲等方式经胃肠道提供能量及营养素的支持方式。根据氮的来源不同，胃肠内营养支持可分为要素饮食、非要素饮食等。

（一）要素饮食

要素饮食又称元素饮食，是一种由人工配制的无渣小分子物质组成的营养素齐全、易于消化吸收的水溶性营养合成制剂，含人体所需的氨基酸、单糖、脂肪酸、维生素和矿物质等。主要特点是无须经过消化过程即可直接被肠道吸收和利用，为人体提供热能及营养。主要用于临床营养治疗，适用于超高代谢如严重烧伤及创伤、消化道瘘、手术前后需营养支持、严重消化吸收不良、营养不良等病人，以提高危重症病人的能量及各种营养素摄入，从而改善病人营养状况，达到促进治疗和康复的目的。要素饮食可通过口服、鼻饲、胃或空肠造瘘等方式摄入。

1. 适应证 危重、超高代谢状态、严重营养不良和消化吸收不良的病人，如严重烧伤、严重创伤、严重感染、低蛋白血症、大手术后胃肠功能紊乱、消化道瘘、急性胰腺炎、短肠综合征、癌症、免疫功能低下等病人。

2. 禁忌证 消化道出血、顽固性呕吐、肠梗阻、腹膜炎、3 个月内的婴儿等；糖尿病和胃切除术后病人慎用。

3. 使用方法 护士应根据病人的病情需要，提供适宜浓度和剂量的要素饮食。常见的要素饮食使用方法有口服、分次注入、间歇滴注、连续滴注等 4 种。

（1）口服法 口服剂量为 50ml/ 次，渐增至 100ml/ 次，依病情 6～8 次/日。因要素饮食口味欠佳，病人不易耐受，临床应用时可添加果汁、菜汁、肉汤等调味。

（2）分次注入 将配制好的要素饮食用注射器通过鼻胃管注入，4～6 次/日，每次 250～400ml。此方法操作方便，费用低廉，但易引起恶心、呕吐、腹胀、腹泻等消化道症状。

（3）间歇滴注　将配制好的要素饮食放入输液瓶内，经输液管缓慢注入鼻胃管或造瘘管，4～6次／日，每次 400～500ml，每次输注持续时间为 30～60 分钟。此方法多数病人能接受。

（4）连续滴注　装置与间歇滴注相同，在 12～24 小时内持续滴入或用输液泵恒定滴速，速度逐渐递增稳定至 120～150ml/h，连续滴注多用于经空肠造瘘管喂食的病人。

4. 注意事项

（1）要素饮食的配制、保存　配制要素饮食时应严格无菌操作，配制用具均需消毒灭菌。配制好的溶液应放在 4℃的冰箱中保存，并在 24 小时内用完，防止放置时间过长而被细菌污染变质。

（2）要素饮食的温度　口服温度为 38℃左右，鼻饲及经造瘘口注入的温度宜为 41～42℃，温度过低可引起腹泻。

（3）注入量、速度和次数的调节　一般滴注原则为低浓度、小剂量、慢速度开始，逐渐增加，待病人耐受后，再稳定配餐标准、用量和速度。停用要素饮食时，应逐渐减量，防止低血糖反应。

（4）管道的维护　检查导管有无折叠或漏液，每次滴注前后用温开水或生理盐水冲净管腔，防止食物堵塞管腔并滞留腔内腐败变质。

5. 并发症的预防与护理

（1）并发症　在应用过程中，可因营养制剂选择不当、配制不合理、营养液污染或护理不当等因素引起各种并发症。

1）机械性并发症：与营养管的硬度、插入位置等有关，主要有鼻咽部和食管黏膜损伤、管道阻塞等。

2）感染性并发症：若营养液误吸可导致吸入性肺炎，若肠道造瘘病人的营养管滑入腹腔可导致急性腹膜炎。

3）胃肠道并发症：病人可发生恶心、呕吐、腹胀、腹痛、便秘、腹泻等并发症。

4）代谢性并发症：有的病人可出现高血糖或水电解质代谢紊乱。

（2）预防与护理

1）根据病人病情配制合适浓度、剂量的要素饮食。

2）滴注过程中加强巡视，观察病人有无胃肠道、低血糖反应等异常症状，及时调整速度和温度，反应严重可暂停滴入。

3）停用要素饮食需逐渐减量，防止骤停引起低血糖。

4）定期检查血糖、电解质、血尿素氮、肝功能等指标，观察并记录尿量、体重、做好营养评估。

（二）管饲饮食

管饲饮食是胃肠内营养支持的重要方式，指对于不能耐受正常饮食的病人，通过管道如鼻胃管或胃造瘘管等将流质食物、营养液或水直接注入胃肠道以提供营养素的方法。根据导管插入的途径可分为以下几种。①鼻胃管：导管经鼻腔插入胃内；②口胃管：导管经口腔插入胃内；③鼻肠管：导管由鼻腔插入小肠；④胃造瘘管：导管经胃造瘘口插入胃内；⑤空肠造瘘管：导管经空肠造瘘口插至空肠内。

该方法相对副作用小、更接近正常生理状态，是一种安全、经济的营养支持方法。下面重点介绍临床常用的经鼻胃管饮食即鼻饲法。

鼻饲法是指将胃管经鼻腔插入胃内，从胃管内输注流质食物、营养液、水和药物，以达到维持病人营养和治疗的方法。

1. 适应证　不能经口进食者：如昏迷、口腔疾病、口腔术后的病人；不能张口的病人如破伤风病人；其他病人如早产儿、病情危重、拒绝进食的病人。

2. 禁忌证　食管、胃底静脉曲张病人；食管癌和食管梗阻病人。

3. 使用方法　护士应根据病人的病情需要，提供适宜浓度和剂量的鼻饲食物。常见的鼻饲饮食使用方法有分次注入、间歇滴注、连续滴注等。

（1）分次注入　将配制好的鼻饲饮食用注射器通过鼻胃管注入，每次鼻饲量不超过200ml，间隔时间大于2小时。此方法操作方便，费用低廉，缺点是比较容易引起恶心、呕吐、腹泻、腹胀等胃肠道症状。

（2）肠内营养泵　一种肠内营养输注系统，是通过鼻胃管或胃肠管连接泵管及其附件，以微电脑精确控制输注的速度、剂量、温度、输注总量等的一套完整、封闭、安全、方便的系统。应用于处于昏迷状态或准确控制营养输入的管饲饮食病人，它可有效减少胃和食管不适感，并可以为吸收能力受限的病人提供最大程度的营养支持。还可以根据病情、医嘱的需要定时、定量对病人进行肠道营养液的输入。肠内营养泵可24小时持续滴注，泵管需每24小时更换。

4. 注意事项

（1）配制好的溶液应放在4℃的冰箱中保存，并在24小时内用完，以防止放置时间过长而被细菌污染变质。

（2）鼻饲及经造瘘口注入的温度宜为41～42℃，温度过低可引起腹泻。

（3）注入量、速度和次数的调节　一般滴注原则为低浓度、小剂量、慢速度开始，逐渐增加，待病人耐受后，再稳定配餐标准、用量和速度。

（4）管道的维护　检查导管有无折叠或漏液，每次滴注前后用温开水或生理盐水冲净管腔，防止食物堵塞管腔并滞留腔内腐败变质。

5. 并发症的预防和护理

（1）并发症

1）机械性并发症：与营养管的硬度、插入位置等有关，主要有鼻咽部和食管黏膜损伤、管道阻塞。

2）感染性并发症：若鼻饲液误吸可导致吸入性肺炎，若肠道造瘘病人的营养管滑入腹腔可导致急性腹膜炎。

3）胃肠道并发症：病人可发生恶心、呕吐、腹胀、腹痛、便秘、腹泻等并发症。

4）代谢性并发症：有的病人可出现高血糖或水电解质代谢紊乱。

（2）预防和护理

1）根据病人病情配制合适浓度、剂量的鼻饲饮食。

2）滴注过程中加强巡视，观察病人有无胃肠道、低血糖反应等异常症状，及时调整速度和温度，反应严重者可暂停滴入。

3）停用鼻饲饮食需逐渐减量，防止骤停引起低血糖。

4）定期检查血糖、电解质、血尿素氮、肝功能等指标，观察并记录尿量、体重、做好营养评估。

6. 鼻饲法护理技术

（1）目的　经胃管输注食物、药物以维持病人的营养和治疗。

（2）操作流程（表9-4）

表 9-4　鼻饲法的护理操作流程

项目	步骤	操作要点	考核要点
操作前准备	评估	1. 全身状况　目前的病情，有无咀嚼、吞咽困难；食欲和进食方式，意识状态，活动能力，营养状态，鼻饲的原因 2. 局部状况　鼻腔黏膜有无肿胀、炎症、出血，有无鼻中隔偏曲、鼻息肉、活动义齿，有无食管疾患等 3. 心理状态　有无焦虑、悲伤或忧郁反应 4. 健康知识　病人对自身疾病、营养知识的认知情况；对插胃管的目的及注意事项是否了解	评估内容正确

续表

项目	步骤	操作要点	考核要点
		1. 病人准备　了解鼻饲法目的、操作方法、注意事项及配合要点	病人准备准确、全面
		2. 护士准备　着装整洁，洗手，戴口罩。熟悉鼻饲法及相关知识	护士准备符合要求
		3. 用物准备	备齐用物，放置合理
	计划	（1）插管用物：普通橡胶胃管（图9-2）或一次性硅胶胃管（图9-3）、治疗碗或弯盘2个（内置镊子或血管钳1把、纱布2～3块）、压舌板、治疗巾（或病人毛巾）、一次性10ml注射器、一次性手套、听诊器、胶布、夹子或橡皮圈、液体石蜡棉球、棉签、别针、温开水、吸管	
		（2）灌注用物：一次性50ml注射器、鼻饲流质饮食（38～40℃）、温开水、餐巾纸	
		（3）拔管用物：无菌弯盘1个（内置镊子或血管钳1把、纱布2块）、治疗巾（或病人毛巾）、棉签、松节油、一次性手套	
		4. 环境准备　整洁、安静、明亮	
		1. 核对解释　洗手，戴口罩。携用物至床旁，核对床号、姓名、腕带，向病人或家属解释操作的目的及配合方法	至少使用2种方法核对
		2. 安置卧位　协助病人取坐位或半坐卧位，不能坐起者取平卧或右侧卧位。如戴有眼镜或活动义齿，应取下妥善放置	关心体贴病人
		3. 铺巾　置盘铺治疗巾于颌下，放置弯盘	
		4. 清洁鼻腔　检查鼻腔，选择通畅一侧，用棉签清洁鼻腔	便于顺利插入
		5. 测量　润滑戴手套，测量胃管插入的长度。方法：①前额发际－剑突；②鼻尖－耳垂－剑突，成人插入长度为45～55cm，用液体石蜡润滑胃管前段	测量方法正确
操作过程		6. 插入胃管	动作轻稳，及时指导
		（1）清醒病人：左手持纱布托住胃管，右手持镊子或止血钳夹住胃管前端，沿一侧鼻腔插入，插入14～16cm（至咽喉部）时嘱病人做吞咽动作，顺势将胃管进入	
	插管实施	（2）昏迷病人：插管前去枕，头向后仰（图9-4A），插入约15cm（至会厌部）时，将头部托起（图9-4B），使下颌靠近胸骨柄以增大咽喉部通道的弧度，便于胃管沿后壁滑行插入至预定长度	
		（3）插管过程中遇到的情况处理：①若出现恶心、呕吐，暂停片刻，嘱其进行深呼吸或做吞咽动作，随后迅速将管插入，减轻不适；②若出现呛咳、呼吸困难、发绀等，应立即拔管，休息缓解后重插；③若插入不畅，应检查胃管是否盘在口中，将胃管抽回一小段，再缓缓插入	
		7. 确定胃管　①抽：用注射器能抽出胃液；②听：置听诊器于病人胃部，同时用注射器快速向胃内注入10ml空气，听到气过水声；③看：将胃管末端置于水中无气泡逸出，如有大量气体逸出，表示误入气管	仔细判断，确保无误
		8. 固定胃管　用胶布固定胃管于鼻翼及面颊部	松紧适度，方便病人
		9. 灌注流质	密切观察，询问病人感受
		（1）注射器连接于胃管末端，每次喂食前先确认胃管在胃内，再注入少量温开水	
		（2）缓慢灌注鼻饲液或药物	
		（3）注毕，再灌入少量温开水液	
		10. 胃管末端　将胃管末端反折并用纱布包好，或盖紧一次性胃管末端胶塞。用胶布固定于病人衣服肩膀处	告知注意事项
		11. 整理　协助病人取舒适卧位，尽量保持原位20～30分钟，整理床单元，清理用物	动作轻、稳，保持床单元整洁
		12. 洗手、记录　记录鼻饲液的时间、种类、量，以及病人的反应，签字	及时准确

续表

项目	步骤	操作要点	考核要点
操作过程	拔管实施	1. 核对解释　携用物至床旁，核对床号、姓名，告知拔管原因	尊重病人，严格查对
		2. 铺巾置盘　铺治疗巾、置弯盘于颌下，最后一次喂食毕，夹紧胃管末端置弯盘内，揭去固定的胶布	耐心解释，取得合作
		3. 呼气拔管　戴手套，用纱布包裹近鼻孔处的胃管，嘱病人做深呼吸，在其呼气时拔管，边拔边用纱布擦胃管，至咽喉处快速拔出，以免液体滴入气管	动作轻稳，关心体贴
		4. 清洁整理　置胃管于弯盘中，移出病人视线外。清洁口、鼻、面部，必要时用松节油擦去胶布痕迹，协助漱口，取舒适卧位。整理床单元和用物	床单元整洁
		5. 洗手、记录　洗手，记录拔管的时间和病人的反应，签字	规范、及时、准确
操作后	评价	1. 病人理解插管意义并能主动配合	
		2. 护士操作方法正确，动作轻、稳，无黏膜损伤出血及其他并发症	评价正确
		3. 管饲饮食清洁，灌注的量、速度和温度适宜，能保证病人的营养和治疗需要	
		4. 拔管后病人无不适反应	

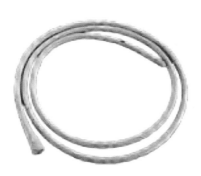

图 9-2　橡胶胃管

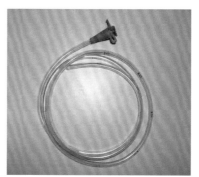

图 9-3　硅胶胃管

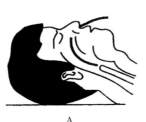

A

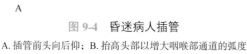

B

图 9-4　昏迷病人插管

A. 插管前头向后仰；B. 抬高头部以增大咽喉部通道的弧度

（3）注意事项

1）操作前了解病人病情、意识状态、活动能力及鼻腔局部情况，如有无黏膜肿胀、炎症、鼻息肉、鼻甲肥大、鼻中隔偏曲，如有鼻腔疾病，应选择健侧。插管前与病人沟通，取得配合。插管时动作轻柔，注意插管的方向以及解剖位置，以免损伤鼻腔和食管黏膜。

2）每次灌食前应确定胃管是否在胃内，并回抽了解胃管是否通畅及有无胃潴留，以确保安全。每次鼻饲液量不超过 200ml，间隔时间不少于 2 小时；药物应先研碎溶解后再注入；避免注入速度过快，避免鼻饲液过冷或过热，避免注入过多空气；新鲜果汁应与乳液分别注入，防止产生凝块。

3）置管期间，应加强局部护理，如给予口腔护理 2 次/日，鼻饲用物每日更换消毒等。

4）橡胶胃管每周更换一次，硅胶胃管每月更换一次，聚氨酯胃管放置时间可达 2 个月。

5）更换胃管时应于当晚最后一次喂食后拔管，次晨再从另一侧鼻腔插入。预计需置管 4 周以上者，宜选择胃造瘘或空肠造瘘。

　　6）已配制好的流质食物应放置在 4℃以下的冰箱内保存，24 小时内用完。

　　7）健康教育　①病人坐位或半坐卧位可减少胃管通过鼻咽部时的呕吐反射，使胃管易于插入，如果病人呕吐，此体位也可防止窒息；右侧卧位可借体位使胃管易于进入胃内。②每次灌食前后特别是灌食后应注入少量温开水冲净管腔，防止食物、营养液等存积在管腔中干结变质，引起胃肠炎或管腔堵塞。

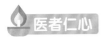

好护士——蔡蕴敏

　　蔡蕴敏是我国国际造口治疗师之一。她每月平均接待疑难病人 500 人次，每一次都是弓着身子操作，之所以不加高诊床，是因为她认为病人的方便是第一位，床加高会对病人造成不方便。2012 年 7 月，蔡蕴敏护理了一位压力性损伤病人，她从病人伤口内清理出来的蛆虫足足有 66 条。27 年前，蔡蕴敏刚从金山卫校毕业，而今，蔡蕴敏是复旦大学附属金山医院主管护师，荣获"全国卫生系统先进工作者"和上海市"十佳护士"等称号。

二、胃肠外营养支持技术

　　胃肠外营养（parenteral nutrition，PN）指对胃肠道功能障碍的病人，通过静脉途径输注各种营养素，以维持机体新陈代谢、促进康复的一种营养治疗方法，可分为中心静脉营养和周围静脉营养。中心静脉营养也称为完全胃肠外营养（total parenteral nutrition，TPN）即碳水化合物、氨基酸、脂肪、维生素、矿物质和水等所有营养物质均经静脉输入；周围静脉营养也称为部分胃肠外营养（partial parenteral nutrition，PPN）是部分营养物质经静脉输入，是对病人胃肠内营养摄入不足的补充。

　　胃肠外营养不受病人食欲和消化功能的影响，在病人不能进食、没有消化酶参与的情况下，仍能获得所需的全部营养，并使消化道处于休息状态。完全胃肠外营养现广泛应用于临床，成为危重病人营养支持、疾病治疗的重要措施。

（一）适应证

　　1. 消化系统疾病　不能或不宜经消化道进食、消化道需要休息或消化吸收功能不良的病人。如消化道瘘、炎性肠道疾病、短肠综合征、急性重症胰腺炎、胃肠道梗阻（贲门癌、幽门梗阻、高位肠梗阻、新生儿胃肠道闭锁等）、长期顽固性的恶心、呕吐、严重腹泻、食管贲门失弛缓症等。

　　2. 非消化系统疾病　处于应激状态、代谢旺盛、需补充营养治疗或危重症的病人。如大面积烧伤、严重复合伤、破伤风、严重感染、围手术期、急性肾衰竭、妊娠剧吐、神经性厌食、神志不清、腹膜炎、肿瘤化学治疗或放射治疗引起的胃肠道反应等均可采用胃肠外营养支持。

（二）禁忌证

　　严重呼吸、循环衰竭，严重水、电解质代谢和酸碱平衡失调病人慎用。

（三）使用方法

　　1. 营养液输入方法　可采用经周围静脉或中心静脉插管输入营养液。若输入高渗营养液，宜选用中心静脉，以免高渗液体刺激静脉内膜导致静脉炎和血栓形成。

　　2. 营养液配制　胃肠外营养制剂的成分包括蛋白质（氨基酸）、脂肪、碳水化合物、维生素、微量元素和水等，均属于中小分子营养素。原则上，一般不主张在胃肠外营养液中加入其他药物，但有时因病情需要或其他静脉途径难以维持，可将各种药物加入胃肠外营养制剂中一并输入。营养制剂应在洁净的环境中配制，并注意严格无菌操作，配制后应立即使用，若不能立即使用，需储存于 4℃冰箱内，24 小时内用完。

（四）注意事项

1. 护士应熟练掌握操作技术，滴注过程中加强巡视。

2. 置管过程严格无菌操作，在超净工作台配制营养液，采用全封闭式输液系统。

3. 定期消毒穿刺点皮肤并更换敷料加强病情动态监测、及时调整治疗方案。

4. 如病情允许，可少量多次给病人进食，刺激胃肠道使胃肠功能尽早恢复，逐步由胃肠外营养转向胃肠内营养。

5. 如病人突然寒战高热，排除其他病因后应立即更换输液器和营养液，同时分别抽血和取营养液做细菌培养，若仍无缓解，应拔除导管并剪一小段做细菌培养和真菌培养，同时更换穿刺部位。

（五）并发症的预防与护理

1. 并发症

（1）置管并发症　常见有气胸、血肿；损伤胸导管、动脉、神经及空气栓塞；导管脱出、折断等。

（2）感染性并发症　在导管置入、局部伤口护理、营养液配制及输入过程中均容易发生感染，导管性败血症是胃肠外营养常见的严重并发症。

（3）代谢性并发症　常见的有液体超负荷、代谢紊乱（如低血糖、高血糖、高渗性非酮症昏迷等）、肝损害、酸碱平衡失调、电解质紊乱、代谢性骨病等。

2. 预防与护理

（1）导管护理

1）导管进皮处保持干燥、清洁，每日消毒后更换敷料，严格无菌操作，密切观察皮肤情况，每周做一次细菌培养。

2）输液导管及输液袋每 12～24 小时更换一次，静脉导管与输液器接头应牢固连接，并用无菌敷料包裹，以防导管脱落、污染，保持管道通畅，无扭曲、堵塞情况发生。

3）加强巡视，观察病人液体滴入情况，防止输液瓶内气体进入输液管；输液瓶进气管的前端应装有无菌过滤装置，过滤进入输液瓶内的空气。

4）禁止经中心静脉营养导管输血、抽血、监测中心静脉压等。

5）留置导管期间，为防止导管内残余血液凝固堵塞管腔，每次输液结束时应在静脉导管内注射肝素液封管。

6）拔管时应严格无菌操作，并剪下导管尖端做细菌培养。

（2）定期评估

1）使用前及使用过程中定期观察病人的营养状况，观察血常规、肝功能、电解质、血糖、尿糖、酮体及尿生化等情况。

2）观察病人肝肾功能、血气分析，氮平衡和血浆白蛋白等营养评价指标。

3）记录 24 小时液体出入量，观察体重变化。

4）根据病人体内代谢的动态变化及时调整营养液配方。

（3）加强病情监测，监测生命体征，特别是体温，观察有无感染征象等。

目标检测

A₁/A₂ 型题

1. 为病人进行鼻饲时，要求每次鼻饲量不应超过（　　　）

A. 100ml　　　　　　B. 150ml

C. 200ml　　　　　　D. 250ml

E. 300ml

2. 宜采用低蛋白饮食的病人是（　　　）

A. 烧伤病人　　　　　B. 肝性脑病病人

C. 肺结核病人　　　　D. 冠心病病人

E. 高脂血症病人

3. 鼻饲插管时病人出现呛咳、发绀，应立即采取的措施是

（　　）

 A. 嘱病人深呼吸 B. 嘱病人做吞咽动作

 C. 托起病人头部插管 D. 用注射器抽吸胃液

 E. 拔出胃管，休息片刻后重插

4. 下列属于试验饮食的是（　　）

 A. 低胆固醇饮食 B. 低盐低钠饮食

 C. 高蛋白饮食 D. 胆囊造影饮食

 E. 少渣饮食

5. 下列不属于鼻饲适应证的是（　　）

 A. 早产儿 B. 昏迷

 C. 慢性胃炎 D. 病危者

 E. 口腔疾病

6. 流质饮食不宜长期采用的原因是（　　）

 A. 影响病人食欲

 B. 影响病人消化吸收

 C. 所含热量和营养不足

 D. 所含蛋白质、脂肪量过多不易消化

 E. 所含热量过高

7. 禁用高蛋白饮食的病人是（　　）

 A. 贫血 B. 肾病综合征

 C. 肺结核 D. 肝性脑病

 E. 手术后

8. 下列不符合要素饮食特点的是（　　）

 A. 由各种营养素天然合成

 B. 无须消化也能被吸收

 C. 有利于纠正负氮平衡

 D. 符合人体正常生理需要

 E. 必需氨基酸与非必需氨基酸比值相当

9. 关于治疗饮食，下列叙述错误的是（　　）

 A. 高热量饮食可用于产妇

 B. 高蛋白饮食可用于癌症病人

 C. 低蛋白饮食可用于尿毒症

 D. 低脂肪饮食可用于胰腺疾病病人

 E. 高膳食纤维可用于伤寒病人

10. 关于鼻饲操作叙述错误的是（　　）

 A. 每次鼻饲量不超过 200ml

 B. 每次喂食前均应检查胃管是否在胃内

 C. 注入少量温开水证实胃管是否在胃内

 D. 药片应研碎再灌入

 E. 拔管应夹紧胃管末端快速拔出

A₃/A₄ 型题

（11、12 题共用题干）

 病人，女性，30 岁。患慢性结肠炎。查体：T 36.5℃，P 80 次 / 分，BP 120/80mmHg，检查血红蛋白 90g/L，消瘦，经常腹泻。

11. 应给予该病人较为合适的饮食是（　　）

 A. 高热量饮食 B. 少渣饮食

 C. 高蛋白饮食 D. 流质饮食

 E. 低盐饮食

12. 该病人需要做隐血试验，试验前 3 天可以摄入的饮食是（　　）

 A. 肉类 B. 肝类

 C. 动物血 D. 豆制品

 E. 绿色蔬菜

（13、14 题共用题干）

 病人，男性，62 岁。因急性胰腺炎住院。医嘱：立即插胃管进行胃肠减压。

13. 护士备好物品到床边后，该病人拒绝插胃管，护士首先应（　　）

 A. 接受该病人的拒绝

 B. 把病人的拒绝转告医生

 C. 告诉护士长并请护士长做思想工作

 D. 告诉家属并请家属做思想工作

 E. 给该病人耐心解释插胃管的目的，并教他耐心配合

14. 如果在插管过程中该病人出现恶心、呕吐，护士首先应（　　）

 A. 立即拔出胃管以减轻反应

 B. 嘱病人头后仰

 C. 加快拔管速度以减轻反应

 D. 暂停插管并嘱病人深呼吸

 E. 继续插管并嘱病人深呼吸

（付甜甜）

第10章
排泄观察与护理技术

案例 10-1

　　病人，女性，49岁。因肾结石收治入院。护士小李在巡视病房时，发现正在输液的病人情绪紧张，烦躁不安，小李上前询问情况，病人自述下腹胀痛难忍，有尿意，但排尿困难。小李随即对病人进行了护理体检，发现其耻骨联合上膨隆，可触及一囊性包块。

问题：1. 病人存在什么护理问题？
　　　2. 护士针对该护理问题应采取哪些护理措施？

　　排泄是机体将新陈代谢产物排出体外的生理活动过程，是人体的基本生理需要之一，是维持生命活动的必要条件。因此，护士应及时发现病人的异常情况，掌握与排泄有关的护理知识和技术，理解、同情和尊重病人，帮助或指导病人维持正常的排泄功能，使病人获得最佳的健康和舒适状态，满足病人的基本生理需要。

第1节　排尿观察与护理技术

　　排尿是一个自然过程，通过尿液将人体的终末产物排出体外，同时调节水、电解质及酸碱平衡，维持人体内环境的相对稳定。护士通过观察病人的排尿活动，进一步了解其病情，为提出护理问题、制订和实施护理计划提供有力依据。

一、排尿活动评估

（一）与排尿有关的解剖与生理

泌尿系统由肾脏、输尿管、膀胱及尿道所组成。

1. **肾脏**　为成对的实质性器官。主要生理功能是生成尿液，清除机体代谢产物，调节水电解质以及酸碱平衡，维持机体内环境的相对稳定。血液通过肾小球的滤过作用生成原尿，再通过肾小管的重吸收和分泌作用产生终尿，肾脏以每分钟 1～2ml 的速度持续生成尿液，通过肾盂的回收和输尿管的蠕动将尿液输送至膀胱。

2. **输尿管**　是连接肾脏和膀胱的细长肌性管道，左右各一。主要生理功能是通过输尿管平滑肌的蠕动和尿液的重力作用，将尿液不断由肾脏输送至膀胱。膀胱内尿液是无菌的。成人输尿管全长 20～30cm，有三个狭窄，分别在起始部、跨骨盆入口缘和穿膀胱壁处。

3. **膀胱**　是储存尿液的有伸展性的囊状肌性器官，其形状、大小、位置均随尿液充盈的程度而变化。主要生理功能是储存尿液和排泄尿液。膀胱的肌层由三层纵横交错的平滑肌组成，称为膀胱逼尿肌，排尿需靠此肌肉收缩来协助完成。当膀胱空虚时有 0～50ml 的尿液（残尿），压力约为 150mmHg；一般膀胱内储存的尿液在 250ml 时，膀胱内压力上升，产生轻度的尿意，当膀胱内尿量达到 300～500ml 时，膀胱内压急速上升，刺激膀胱壁的牵张感受器，冲动经盆内脏神经（盆神经）传入脊髓骶段的初级排尿中枢；同时，冲动也到达脑干和大脑皮质的高级排尿反射中枢，而产生尿意。当环境允许或个体有排尿意愿时，则排尿反射进行。

4. 尿道　是将尿液排出体外的通道，起自于膀胱的开口称为尿道内口，末端直接开口于体表称为尿道外口。主要生理功能是将尿液排出体外。男、女性尿道在解剖特点上区别很大。男性尿道长 18 ～ 20cm，有三个狭窄（即尿道内口、膜部和尿道外口）和两个弯曲（即耻骨下弯和耻骨前弯）（图 10-1）。耻骨下弯固定无变化，而耻骨前弯则随阴茎位置不同而变化，如果将阴茎向上提起 60°，耻骨前弯即可消失；女性尿道相对比较短、直、粗，富于扩张性，长 4 ～ 5cm，尿道外口位于阴蒂下方呈矢状裂（图 10-2），与阴道口、肛门相邻，故易发生尿路逆行感染。老年妇女由于会阴部肌肉松弛，尿道口回缩，插导尿管时应正确辨认。

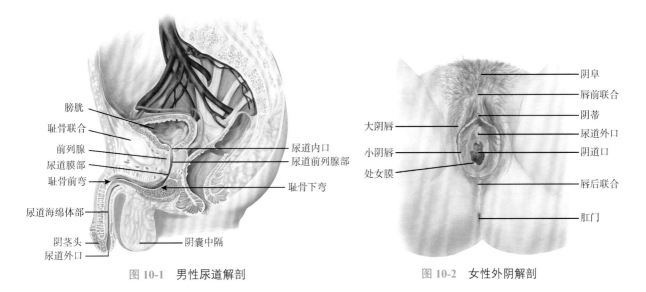

图 10-1　男性尿道解剖　　　　　　　　图 10-2　女性外阴解剖

（二）正常尿液的观察

1. 尿量与次数　尿量是反应肾脏功能的重要指标之一。正常情况下成人白天排尿 3 ～ 5 次，夜间 0 ～ 1 次，每次尿量 200 ～ 400ml，24 小时尿量 1000 ～ 2000ml，平均为 1500ml。尿量和排尿的次数与饮水量和其他途径所排出的液体量有关。

2. 尿液颜色　正常新鲜尿液澄清、透明，淡黄色或深黄色，是由于尿液中的尿胆原和胆色素所致。当尿液浓缩时，可见量少色深；尿液的颜色还受某些食物、药物的影响，如进水量少，尿液呈浓茶色；进食大量胡萝卜或服用复合维生素 B 时尿液的颜色呈深黄色。

3. 透明度　正常新鲜尿液清澈透明，放置后可出现微量絮状沉淀物，是黏蛋白、核蛋白、盐类及上皮细胞凝结而成。若尿液中含有大量尿盐，新鲜尿液也可出现白色絮状混浊物，但加热或加酸、加碱后尿盐溶解，尿液即可澄清。

4. 气味　正常尿液的气味来自尿内的挥发性酸。尿液久置后，因尿素分解产生氨，故有氨臭味。

5. 酸碱度　正常人尿液呈弱酸性，一般尿液 pH 为 5.0 ～ 7.5，平均约为 6。生理情况下，饮食的种类可影响尿液的酸碱性，如进食大量蔬菜时，尿液可呈碱性，进食大量肉类时，尿液可呈酸性。

6. 比重　成人在正常情况下，尿比重波动于 1.015 ～ 1.025，尿比重与尿量成反比。

（三）异常尿液的观察

1. 尿量和次数　肾脏的病变使尿液生成障碍导致多尿或无尿；泌尿系统的结石或肿瘤可导致排尿障碍，出现尿潴留；而膀胱炎症或机械性刺激可引起尿频。

2. 颜色　病理情况时，尿液的颜色可有以下变化。

（1）血尿　尿液内含有一定量的红细胞称血尿。颜色的深浅与尿液中所含红细胞量多少有关，当尿液中含红细胞量多时尿液呈洗肉水色，见于急性肾小球肾炎、输尿管结石、泌尿系统肿瘤、结核及感染等。

（2）血红蛋白尿　由于各种原因导致大量红细胞在血管内破坏，形成血红蛋白尿，尿液呈浓茶色或酱油色，见于输入异型血引起的急性溶血反应、恶性疟疾和阵发性睡眠性血红蛋白尿。

（3）胆红素尿　尿液中含有胆红素呈深黄或黄褐色，振荡后尿液泡沫也呈黄色，见于阻塞性黄疸和肝细胞性黄疸。

（4）乳糜尿　因尿液中含有淋巴液，故呈乳白色，见于丝虫病；当泌尿系统发生化脓性感染时，尿液也可呈白色，见于肾盂肾炎、膀胱炎、尿道炎等。

3. 透明度　泌尿系统感染时，尿液中含有大量脓细胞、红细胞、上皮细胞、细菌或炎性渗出物，排出的新鲜尿即有白色絮状混浊物，加热或加酸、加碱后不消失。

4. 酸碱度　碱中毒、服用碱性药物或严重呕吐病人的尿液呈强碱性；酸中毒病人的尿液可呈强酸性。

5. 气味　新鲜尿液有氨臭味，多提示有泌尿系统感染，如膀胱炎；若尿液有烂苹果味，见于糖尿病酮症酸中毒，因其尿液中含有丙酮所致；若尿液有粪臭味，则考虑膀胱直肠瘘。

6. 比重　尿比重高低主要取决于肾脏的浓缩功能。若尿比重经常固定在 1.010 左右，提示肾功能严重障碍。

（四）影响排尿的因素

正常情况下，排尿受意识支配，无痛苦，无障碍，可自主随意进行。但很多因素可以影响排尿的进行。

1. 生理因素

（1）年龄　2 岁以下的婴幼儿因大脑发育不完善，其排尿不受意识控制，易发生遗尿。随着年龄增长，神经系统逐渐成熟，2～3 岁后才能自我控制排尿。老年人因肾脏浓缩尿液功能下降及膀胱肌肉张力减弱，膀胱储尿功能减退，出现尿频和夜尿次数增加；老年男性前列腺肥大压迫尿道，可出现排尿困难。

（2）液体和饮食的摄入　是影响排尿的重要因素。如果其他影响体液的因素不变，液体摄入量与尿量和排尿的频率成正比。摄入液体种类也影响排尿，如咖啡、茶、酒类饮料有利尿作用；有些食物的摄入也会影响排尿，如含水量多的水果、蔬菜等，使尿量增多；饮用含盐较高的饮料或食物则会造成水钠潴留，使尿量减少。

（3）生理变化　体内激素水平对排尿也可产生影响，女性月经周期排尿型态可有改变，如月经期前，大多数女性有液体潴留、尿量减少，而经期开始，尿量增加。妇女妊娠时，可因子宫增大压迫膀胱致使排尿次数增多。

2. 心理因素　心理因素对排尿有很大影响。如当个体过度焦虑和紧张时，会出现尿频、尿急或抑制排尿而出现尿潴留；极度恐惧时排尿可失去控制，不由自主地排出；排尿还可受暗示的影响，某些视觉、听觉或身体其他感觉的刺激可诱发或抑制排尿，如有的人听见流水声就想排尿。

3. 病理相关因素

（1）疾病　身体各个系统发生病变时，对排尿均可产生直接或间接的影响。神经系统的损伤和病变，使排尿反射的神经传导和排尿的意识控制障碍，出现尿失禁；泌尿系统的肿瘤、结石或狭窄可导致排尿障碍，出现尿潴留；泌尿系统的感染可致尿频、尿急、尿痛；肾脏的病变使尿液的生成障碍，出现少尿或无尿；循环系统障碍，如休克、心排血量减少等均影响肾血流量而致少尿或无尿。

（2）药物　某些药物直接影响排尿，如利尿剂因阻碍肾小管的再吸收而增加尿量；止痛剂、镇静剂影响神经传导而干扰排尿。

（3）手术和检查　手术损伤可导致失血、失液，若补液不足，则机体处于脱水状态，尿量减少；手术中使用麻醉剂可干扰排尿反射，改变病人的排尿型态，导致尿潴留；有些检查（如膀胱镜检查）可能造成尿道损伤、水肿与不适，导致排尿型态的改变。

4. 其他

（1）环境因素　排尿应该在隐蔽的场所进行。当个体缺乏隐蔽的环境或时间不够充裕时，就会产生许多压力，从而影响排尿。

（2）气候因素　夏季气候炎热，机体大量出汗使体内水分减少，血浆晶体渗透压升高，继而引起抗利尿激素分泌增多，促进肾脏的重吸收功能，导致尿液浓缩和尿量减少；冬季气候寒冷，机体外周血管收缩，循环血量增加，反射性地抑制抗利尿激素的分泌，而使尿量增加。

（3）个人习惯　多数人在日常生活中会建立一些排尿的习惯，如早晨起床第一件事是排尿，晚上就寝前也要排空膀胱。儿童期的排尿训练对成年后的排尿型态、习惯也有影响。

（五）排尿活动异常的评估

1. 多尿　指 24 小时尿量经常超过 2500ml。原因：正常情况下见于妊娠、大量饮水；病理情况下因内分泌代谢障碍或肾小管浓缩功能不全引起，见于糖尿病、尿崩症、肾衰竭（多尿期）等病人。

2. 少尿　指 24 小时尿量少于 400ml 或每小时尿量少于 17ml。原因：多见于液体摄入过少、发热、休克及心力衰竭、肾衰竭、肝衰竭等病人。

3. 无尿或尿闭　指 24 小时尿量少于 100ml 或 12 小时内无尿者。原因：多见于严重休克、急慢性肾衰竭（无尿期）、药物中毒等病人。

4. 膀胱刺激征　主要表现为尿频、尿急、尿痛且每次尿量减少。尿频指单位时间内排尿次数增多，主要由膀胱炎症或机械性刺激引起；尿急指病人突然有强烈尿意，迫不及待地要排尿而不能自控；尿痛指排尿时膀胱区及尿道疼痛，是由病变区受刺激引起。出现膀胱刺激征时常伴有血尿，见于膀胱及尿道炎症、结核性膀胱炎等。

5. 尿潴留　指尿液大量存留在膀胱内而不能自主排出。发生尿潴留时，膀胱高度膨胀，容积可增至 3000～4000ml，膀胱可至脐部。病人感下腹胀痛，排尿困难。查体可见耻骨上膨隆，扪及囊样包块，叩诊呈实音，有压痛。原因可见于以下几种情况。

（1）机械性梗阻　膀胱颈部或尿道任何部位有梗阻性病变，造成排尿困难，如急性前列腺增生、肿瘤、膀胱内或尿道结石、尿道损伤及尿道狭窄等。

（2）动力性梗阻　若膀胱、尿道无机械性梗阻病变，排尿困难主要是由于各种造成控制排尿中枢或周围神经受损导致的。如外伤、疾病或使用麻醉剂所致脊髓初级排尿中枢活动障碍或抑制，不能形成排尿反射。

（3）其他　各种原因所致不能用力排尿或不习惯卧床排尿，包括某些心理因素，如焦虑、窘迫使排尿不能及时进行。尿液存留过多，膀胱过度充盈，致使膀胱收缩无力，造成尿潴留。

6. 尿失禁　指排尿不受意识控制，尿液不自主地流出。可分为真性尿失禁、假性尿失禁、压力性尿失禁。

（1）真性尿失禁（完全性尿失禁）　指膀胱完全不能贮存尿液，处于空虚状态，表现为持续滴尿，常见于昏迷、截瘫的病人，因排尿反射活动失去大脑皮质的控制，膀胱逼尿肌出现无抑制性收缩。

（2）假性尿失禁（充溢性尿失禁）　指膀胱内能储存一部分尿液，当充盈达到一定压力时即可不自主溢出少量尿液。而膀胱内压力降低时，排尿即停止，但膀胱仍充满尿液而不能排空，多由创伤、感染、肿瘤等原因引起的神经性排尿功能障碍，以及膀胱以下尿路梗阻所致，如前列腺增生、尿道狭窄等。

（3）压力性尿失禁（不完全性尿失禁）　指咳嗽、打喷嚏或运动使腹肌收缩，腹内压升高时，致少量尿液不由自主地溢出，多见于中老年女性，由于膀胱括约肌张力减低、骨盆底部肌肉及韧带松弛导致。

二、排尿异常护理

（一）尿潴留病人的护理

1. 护理目标

（1）病人腹痛腹胀缓解。

（2）病人情绪稳定，能积极配合治疗和护理。

（3）病人及其家属能说出引起尿潴留的原因及预防措施。

2. 护理措施

（1）心理护理　与病人加强沟通，向其解释产生尿潴留的原因，消除其焦虑和紧张情绪以减轻病人的心理压力。

（2）提供隐蔽的排尿环境　关闭门窗，用屏风或床帘遮挡，以达到视觉隐蔽。请无关人员回避，适当调整治疗和护理时间，使病人安心排尿。

（3）调整姿势和体位　协助卧床病人取合适体位，如抬高卧床病人上身或坐起，尽可能采取习惯姿势排尿。对需绝对卧床休息或某些手术病人，应事先有计划地训练床上排尿，以免因排尿姿势的改变而导致尿潴留。

（4）诱导排尿　利用条件反射，如让病人听流水声、温水冲洗会阴或温水坐浴等。

（5）热敷、按摩　热敷、按摩可解除肌肉紧张，促进排尿，如病情许可，可用手掌自膀胱向尿道方向推移按压，促进排尿。

（6）针灸　针刺中极、曲骨、三阴交穴或艾灸关元、中极穴等刺激排尿。

（7）药物治疗　必要时可根据医嘱肌内注射卡巴胆碱等。

（8）导尿术　经上述处理仍不能解除尿潴留时，可根据医嘱采用导尿术。

（9）健康教育　指导病人养成及时、定时排尿习惯，教会病人自我放松的正确方法。

（二）尿失禁病人的护理

1. 护理目标

（1）病人心理压力减轻，建立康复的信心。

（2）病人皮肤保持完整，局部皮肤清洁、干燥。

（3）病人学会膀胱功能训练和盆底肌肉锻炼的方法。

2. 护理措施

（1）心理护理　尿失禁导致病人自卑、忧郁、精神苦闷、丧失自尊，心理压力极大，同时也给病人的生活带来诸多不便，他们迫切期望得到理解和帮助。护理人员应尊重及理解病人，保护其隐私，给予安慰和鼓励，积极争取家属和同病室病友的支持协助，使其树立信心，积极配合治疗和护理。

（2）皮肤护理　床上应加铺橡胶单和中单，保持局部皮肤清洁、干燥。用温水清洗会阴部，勤换衣裤、床单、尿垫，减少异味，注意观察，避免皮肤受到刺激或破损，防止压力性损伤。

（3）引流尿液　必要时应用接尿装置引流尿液。女性病人可用女式尿壶紧贴外阴部接取尿液或穿纸尿裤；男性病人可用尿壶接尿，也可用阴茎套连接集尿袋，接取尿液，但此法不宜长时间使用，每天要定时取下阴茎套和尿壶，清洗会阴部和阴茎，并将局部暴露于空气中。

（4）留置导尿术　对长期尿失禁的病人，可行留置导尿术。

（5）帮助病人重建正常排尿功能。

1）增加液体摄入量：如病人无心肺疾病、肾衰竭等，指导病人每日白天摄入液体量保证在2000～3000ml，白天多饮水可促进排尿反射的恢复，同时预防泌尿系统的感染。入睡前限制饮水，减少夜间尿量，保证病人正常休息。

2）持续膀胱训练：观察病人排尿反射，定时使用便器，建立规律的排尿习惯。开始时白天每1～2

小时使用便器一次，夜间每4小时使用便器一次，以后间隔时间逐渐延长，以促进病人排尿功能的恢复。使用便器时，可用手以适宜力度按摩膀胱，促进排尿。

3）盆底肌锻炼：骨盆底肌锻炼可增强控制排尿的能力。指导病人取立、坐或卧位，试做排尿（排便）动作，先慢慢收紧盆底肌肉，再缓缓放松，每次10秒左右，连续10遍，每日进行5～10次，以不觉疲乏为宜。病情许可时做抬腿运动或下床活动，增强腹部肌肉力量。

（6）健康教育　向病人及其家属介绍尿失禁的原因、配合护理的方法，共同帮助病人树立信心，教会病人盆底肌锻炼的方法。

三、协助排尿的护理技术

（一）导尿术

导尿术是指在严格无菌操作下，将导尿管经尿道插入膀胱引流尿液的方法。导尿术容易引起泌尿系统的感染及损伤。因此，为病人导尿时必须动作轻柔且严格执行无菌操作原则。

1. 目的

（1）为尿潴留病人引流出尿液，以减轻其痛苦。

（2）收集无菌尿标本细菌培养；测量膀胱容量、压力及检查残余尿；进行膀胱造影等协助临床诊断。

（3）对膀胱肿瘤病人进行化学治疗。

2. 操作流程（表10-1）

表 10-1　导尿术的护理操作流程

项目	步骤	操作要点	考核要点
操作前准备	评估	1.病人一般情况及病情、意识状态、皮肤状况、生命体征 2.病人的排尿情况、膀胱充盈度及会阴部皮肤黏膜情况 3.病人的心理状态、对导尿术的认识及配合程度	评估正确
操作过程	计划	1.病人准备　了解导尿术目的、操作方法、注意事项及配合要点；导尿前根据具体情况清洁会阴，取舒适体位	病人准备准确全面
		2.护士准备　着装整洁，修剪指甲，洗手，戴口罩	护士准备符合要求
		3.用物准备 （1）一次性无菌导尿包（图10-3） 1）外阴初步消毒用物：治疗巾1块、治疗盘、消毒液棉球（10余个）、血管钳或镊子1把、手套1只或指套2只 2）导尿及第二次消毒用物：治疗盘1个、消毒液棉球、血管钳2把、液体石蜡棉球1个、洞巾1块、导尿管2根、标本瓶1个（男性病人另增无菌纱布2块） （2）其他用物：无菌持物钳1把，无菌手套1双，消毒溶液，小橡胶单和治疗巾1套或一次性尿垫，浴巾1条，便盆及便巾，屏风。治疗盘外备手消毒液，治疗车下层备生活垃圾桶、医疗垃圾桶	备齐用物，放置合理
		4.环境准备　整洁安静、光线充足、温湿度适宜。酌情关闭门窗，屏风或床帘遮挡	
	女性病人导尿术实施	1.准备用物并核对	双人核对
		2.携用物至病床旁，核对并解释	至少使用2种方法核对
		3.关闭门窗，根据季节调节室温，屏风或床帘遮挡病人，并请无关人员离开	保护病人隐私
		4.指导病人清洁外阴，对不能自理者，协助其清洗	
		5.操作者立于病人右侧，便盆置床尾床旁椅上，打开便盆巾	
		6.松开床尾盖被，协助病人脱去对侧裤脚，盖于近侧腿上，并酌情加盖浴巾。将被盖在对侧腿上。协助取仰卧屈膝位，两腿略外展，暴露外阴	减少暴露，保护隐私

续表

项目	步骤	操作要点	考核要点
操作过程	女性病人导尿术实施	7. 将治疗巾垫于病人臀下，取无菌导尿包置于病人两腿之间，按无菌操作技术打开导尿包，打开初步消毒用物，将盛消毒液棉球及血管钳的治疗盘置于会阴下，两腿之间，方便操作	保护床单不被污染
		8. 护士左手戴手套或指套，右手持血管钳夹取消毒液棉球依次消毒阴阜→大阴唇→小阴唇（左手拇指、示指分开大阴唇）（图10-4）→尿道口→肛门。消毒顺序是由外向内，自上而下，每个棉球限用一次。污棉球置弯盘内，脱下手套置于治疗盘内，并将治疗盘一并移至治疗车下层	第一次消毒方法正确
		9. 按无菌技术打开二次消毒用物	不能污染包内面
		10. 戴好无菌手套，铺无菌洞巾，使洞巾和导尿包包布衔接形成一个无菌区（图10-5）。按操作顺序排列好用物	
		11. 选择合适导尿管，用润滑油棉球润滑导尿管前端，将一把血管钳和导尿管放于治疗碗内	
		12. 弯盘置会阴处，左手拇指、示指分开并固定小阴唇，右手持血管钳夹取消毒液棉球依次消毒：尿道口→对侧小阴唇→近侧小阴唇→尿道口。消毒顺序由内向外，自上而下，每个棉球限用一次。消毒完毕，左手仍固定小阴唇，右手将盛污棉球的弯盘、小药杯及消毒用的血管钳移至包布内层右后侧	第二次消毒方法正确
		13. 右手将无菌治疗碗或弯盘移至洞巾口下，嘱病人张口呼吸，右手持血管钳夹持导尿管对准尿道口轻轻插入尿道4～6cm（图10-6），见尿液流出再插入1cm	插管深度准确
		14. 松开固定小阴唇的手，下移固定导尿管将尿液引入治疗盘内	放尿时，尿管低于耻骨联合
		15. 若需做尿培养，用无菌试管接取中段尿液5ml（图10-7），盖好塞子，送检	
		16. 导尿完毕，夹住导尿管尾端，轻轻拔出，撤下洞巾，擦净外阴，脱去手套置弯盘内，撤出用物置治疗车下层	
		17. 协助病人穿好裤子，取舒适卧位；整理床单元，询问病人感受及需要、致谢	
		18. 整理并处理用物	整理、处理用物方法正确
		19. 洗手、记录、签字	先洗手，后记录，记录真实，签名清楚
	男性病人导尿术实施	1～7. 同女性病人导尿术操作流程	
		8. 左手戴手套，右手持血管钳夹消毒液棉球依次消毒阴阜、阴茎、阴囊；再用无菌纱布裹住阴茎将包皮向后推，暴露尿道外口，自尿道口向外向后旋转擦拭尿道口、龟头及冠状沟。每个棉球限用一次，由外向内；污棉球、手套置弯盘内移治疗车下层	第一次消毒方法正确
		9～11. 同女性病人导尿术操作流程	
		12. 左手用无菌纱布裹住阴茎并提起，将其与腹壁成60°角（图10-8），同时将包皮向后推，暴露出尿道口，右手持血管钳夹消毒液棉球如前法消毒尿道口、龟头及冠状沟数次。污棉球、小药杯、血管钳置弯盘内移至床尾	第二次消毒方法正确
		13. 左手固定阴茎，右手将无菌治疗碗或弯盘置洞巾口下，嘱病人张口呼吸，用血管钳夹持导尿管前端，对准尿道口轻轻插入20～22cm，见尿液流出后，再插入1～2cm，将尿液引流入治疗盘内	插管深度正确
		14～19. 同女性病人导尿术操作流程	
操作后	评价	1. 病人　无不适感，对护士的服务态度和技术水平满意	评价正确
		2. 护士　遵守无菌操作原则，程序正确，操作熟练	
		3. 护患沟通　有效，得到病人的理解与主动配合	

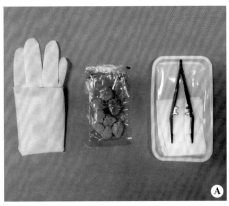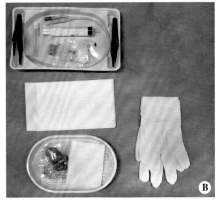

图 10-3 一次性无菌导尿包

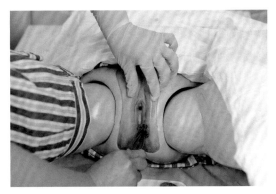

图 10-4 第一次外阴消毒

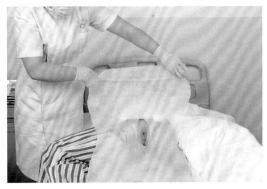

图 10-5 铺无菌洞巾

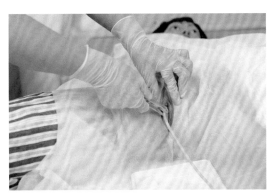

图 10-6 女性病人导尿术 - 插管

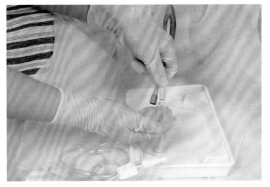

图 10-7 女性病人导尿术 - 收集中段尿标本

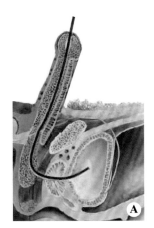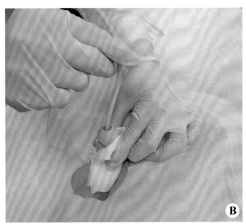

图 10-8 男性病人导尿术

3. 注意事项

（1）操作过程中注意保暖及保护病人隐私。

（2）严格执行无菌技术操作，预防泌尿系统感染。

（3）选择光滑、粗细适宜的导尿管。插管时动作要轻柔，避免损伤尿道黏膜。

（4）为女性病人尤其是老年女性导尿时，应仔细观察、辨认尿道口，误入阴道应立即拔出并更换无菌导尿管，再重新插入。

（5）为膀胱高度膨胀且又极度虚弱的病人导尿时，第一次放尿不得超过 1000ml。因大量放尿，可导致腹腔内压急剧下降，大量放尿后血液滞留在腹腔血管内，引起病人血压下降而虚脱；同时还可使膀胱内压突然降低而引起膀胱黏膜急剧充血，从而发生血尿。

（6）掌握男性和女性尿道的解剖特点，避免插管时损伤和导致泌尿系统的感染。

（二）留置导尿术

留置导尿术是在导尿后，将导尿管留置在膀胱中持续引流尿液的方法。

1. 目的

（1）抢救危重、休克病人时正确记录每小时尿量、测量尿比重，以密切观察病情变化。

（2）盆腔手术前引流尿液，排空膀胱，避免手术中误伤。

（3）某些泌尿系统疾病手术后留置导尿管，便于引流和冲洗，并减轻手术切口的张力，有利于切口的愈合。

（4）为尿失禁、昏迷、会阴部或肛门附近有伤口不宜自行排尿的病人引流尿液，保持会阴部的清洁干燥。

（5）为尿失禁病人进行膀胱功能训练，以便恢复正常的排尿功能。

2. 操作流程（表 10-2）

表 10-2　留置导尿术的护理操作流程

项目	步骤	操作要点	考核要点
操作前准备	评估	1. 病人一般情况及病情、意识状态、皮肤状况、生命体征	评估正确
		2. 病人的排尿情况、膀胱充盈度及会阴部皮肤黏膜情况	
		3. 病人的心理状态、对导尿术的认识及配合程度	
	计划	1. 病人准备　了解留置导尿术的目的、操作方法、注意事项及配合要点；学会防止引流管受压、扭曲、堵塞和脱落方法	病人准备准确全面
		2. 护士准备　着装整洁，修剪指甲，洗手，戴口罩	护士准备符合要求
		3. 用物准备　除导尿术用物外，另备无菌集尿袋 1 个、10ml 无菌注射器 1 个、无菌生理盐水、橡皮圈、别针等。治疗盘外备手消液，治疗车下层备生活垃圾桶、医疗垃圾桶	备齐用物，放置合理
		4. 环境准备　整洁安静、光线充足、温湿度适宜。酌情关闭门窗，屏风或床帘遮挡病人	
操作过程	实施	1～12. 同男性、女性病人导尿术操作流程	
		13. 双腔气囊导尿管插管	插管深度准确
		（1）女性：右手将无菌治疗碗或弯盘移至洞巾口下，嘱病人张口呼吸，右手持血管钳夹持导尿管对准尿道口轻轻插入尿道 4～6cm，见尿液流出再插入 7～10cm	
		（2）男性：左手提起阴茎，将其与腹壁成 60°角，右手将无菌治疗盘置洞巾口下方，嘱病人张口呼吸，用血管钳夹持导尿管前端，对准尿道口轻轻插入 20～22cm，见尿液流出后，再插入 7～10cm，将尿液引流入治疗盘内	
		14. 根据导尿管上注明的气囊容积向气囊注入等量的生理盐水，轻拉导尿管有阻力感，证实导尿管已固定于膀胱内（图 10-9A、图 10-9B）	检查水囊方法正确
		15. 将导尿管尾端与集尿袋的引流管接头连接，开放导尿管	

续表

项目	步骤	操作要点	考核要点
操作过程	实施	16. 用橡皮圈、别针将集尿袋的引流管固定在床单上（图 10-10），并留出足够长度，防止病人因翻身牵拉，使导尿管滑出	集尿袋妥善地固定在低于膀胱的高度
		17 ～ 19. 同男性、女性病人导尿术操作流程	
操作后	评价	1. 病人　①无不适感，对护士的服务态度和技术水平满意；②病人及其家属了解留置导尿相关的护理知识，并能进行一般的自我护理；③病人留置导尿后，护理措施应对及时、有效，没有泌尿道感染等并发症的发生	评价正确
		2. 护士　遵守无菌操作原则，程序正确，操作熟练，动作规范	
		3. 护患沟通　有效，得到病人的理解与主动配合	

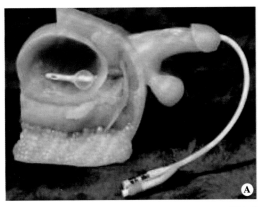
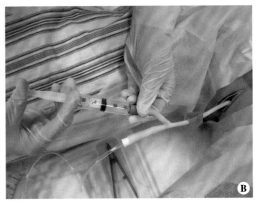

图 10-9　带气囊导尿管固定法

A. 男性；B. 女性

3. 注意事项

（1）同导尿术 1 ～ 6。

（2）保持引流管通畅，避免导尿管受压、扭曲、堵塞。

（3）气囊导尿管不能过度牵拉尿管，防止膨胀的气囊卡在尿道内口，压迫膀胱壁或尿道，导致黏膜组织的损伤。

4. 留置导尿管病人的护理

（1）防止泌尿系统逆行感染

1）保持尿道口清洁：女性病人每天会阴冲洗；男性病人用消毒棉球擦拭尿道口、龟头及包皮，每日 1 ～ 2 次。排便后及时清洗肛门及会阴部皮肤。

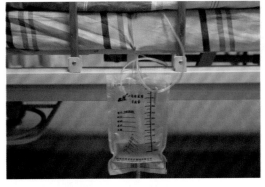

图 10-10　集尿袋固定法

2）尿袋的更换：及时排空尿袋内尿液，定时更换尿袋。

3）尿管的更换：根据导尿管材质决定，一般导尿管每周更换 1 次。

4）观察尿液：注意病人主诉并观察尿液情况，发现异常及时报告医生。

5）病人离床活动：妥善固定尿管；尿袋不得超过膀胱高度并避免挤压，防止尿液反流。

（2）鼓励多饮水　若病情允许，鼓励病人每日饮水量在 2000ml 以上，达到冲洗尿道的目的，预防感染或结石发生。

（3）训练膀胱反射功能　采用间歇性夹管方式夹闭导尿管，每 3 ～ 4 小时开放一次，使膀胱定时充盈和排空，促进膀胱功能的恢复。

导尿管的种类

一般分为单腔导尿管（用于一次性导尿）、双腔导尿管（用于留置导尿）、三腔导尿管（用于膀胱冲洗或向膀胱内滴药）三种（图 10-11）。其中双腔导尿管和三腔导尿管均有一个气囊，以达到将导尿管头端固定在膀胱内防止脱落的目的。

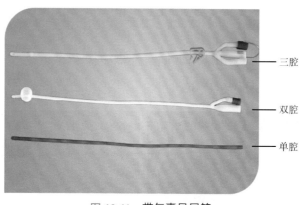

三腔
双腔
单腔

图 10-11　带气囊导尿管

（三）膀胱冲洗术

膀胱冲洗术是利用三通导尿管，将无菌溶液灌入膀胱内，再利用虹吸原理将灌入的液体引流出来的方法。

1. 目的

（1）保持留置导尿管病人的尿液引流通畅。

（2）清除膀胱内的血凝块、黏液、细菌等异物，预防感染的发生。

（3）向膀胱内滴药治疗膀胱炎、膀胱肿瘤等疾病。

2. 操作流程（表 10-3）

表 10-3　膀胱冲洗术的护理操作流程

项目	步骤	操作要点	考核要点
操作前准备	评估	1. 病人病情、年龄、临床诊断、膀胱冲洗的目的 2. 病人意识状态、生命体征、自理能力、心理反应及配合程度 3. 病人尿液的性质及尿液引流情况	评估正确
操作过程	计划	1. 病人准备　了解膀胱冲洗的目的、操作方法、注意事项及配合要点；学会防止引流管受压、扭曲、脱落和连接管污染的方法	病人准备准确全面
		2. 护士准备　着装整洁，修剪指甲，洗手，戴口罩	护士准备符合要求
		3. 用物准备 （1）开放式膀胱冲洗 1）无菌治疗盘内备：治疗碗 2 个、镊子 1 把、75% 的乙醇棉球数个、纱布 2 块、无菌膀胱冲洗器 2）弯盘、便盆及便盆巾 （2）密闭式膀胱冲洗 1）无菌治疗盘内备：治疗碗 1 个、75% 的乙醇棉球数个、镊子 1 把、无菌棉签、血管钳 1 把、无菌膀胱冲洗装置 1 套（密闭式膀胱冲洗装置末端为倒 Y 形。Y 形管的一个分管连接引流管，另一个分管连接导尿管。也可用三腔导尿管代替 Y 形管） 2）输液器、输液架、便盆及便盆巾。治疗盘外备手消液，治疗车下层备生活垃圾桶、医疗垃圾桶 （3）常用冲洗溶液：生理盐水、0.02% 呋喃西林液、氯己定液、0.1% 新霉素溶液、3% 硼酸液等。冲洗溶液温度为 38 ～ 40℃。若为前列腺肥大摘除术后病人，则用 4℃ 生理盐水进行灌洗 4. 环境准备　整洁安静、光线充足，温度、湿度适宜。酌情关闭门窗，用屏风或床帘遮挡	备齐用物，放置合理

续表

项目	步骤	操作要点	考核要点
操作过程	实施	1～12. 同男、女病人导尿术操作流程	
		13. 严格按无菌技术要求行导尿术，留置固定导尿管及集尿袋	插管动作轻柔
		14. 打开引流管开关，排空膀胱，便于冲洗液顺利滴入膀胱，使药液与膀胱内壁充分接触并保持有效浓度	
		15. 冲洗膀胱 （1）开放式膀胱冲洗术：分开导尿管与集尿袋引流管接头处，用75%的乙醇消毒导尿管口与引流管接头处，用无菌纱布包裹引流管接头。用膀胱冲洗器向膀胱内缓慢注入200～300ml冲洗液，取下冲洗器，引流出冲洗液，如此反复，直至流出液澄清透明为止 （2）密闭式膀胱冲洗术：启开冲洗液，常规消毒瓶塞，将冲洗导管针头插入冲洗液瓶内，挂于输液架上，排气。连接Y形管，用75%的乙醇消毒导尿管口与引流管接头，将导尿管口与引流管接头分别与Y形管的连个分管相连接（图10-12）。加闭引流管，开放冲洗液，调节滴速，滴入药液200～300ml或病人有尿意后，关闭冲洗管，放开引流管，如此反复，直至流出液澄清透明为止	严格消毒连接口处随时观察病人反应
		16. 冲洗结束，取下冲洗管，消毒导尿管口与引流管接头并连接	
		17. 协助病人取舒适卧位；整理床单元，询问病人感受及需要、致谢	
		18. 整理并处理用物	整理、处理用物方法正确
		19. 洗手、记录（执行时间、冲洗液名称、冲洗液量、引流液量、引流液性质、病人的反应等）、签字	先洗手，后记录，记录真实，签名清楚
操作后	评价	1. 病人无不适感，对护士的服务态度和技术水平满意	评价正确
		2. 护士　遵守无菌操作原则，程序正确，操作规范	
		3. 护患沟通有效，得到病人的理解与主动配合	

3. 注意事项

（1）严格无菌操作，防止泌尿系统感染。

（2）膀胱冲洗应每日 3 ～ 4 次，每次冲洗量 500 ～ 1000ml。

（3）开放式膀胱冲洗时，已抽吸出的液体不得再注入膀胱内；密闭式膀胱冲洗时，滴速一般为 60 ～ 80 滴 / 分，不可过快，以免病人尿意强烈，膀胱收缩，迫使冲洗液从导尿管侧溢出尿道外。

（4）保持引流通畅，Y 形管须低于耻骨联合，以便引流彻底。

（5）如需滴入药物时，须在膀胱内保留 30 分钟后再引流出体外。若流出的液量少于灌入的液体量，应考虑是否血块或脓液阻塞，可增加冲洗次数或更换导尿管。

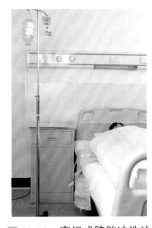

（6）冲洗时密切观察病人，若病人感觉不适，应减缓冲洗或停止冲洗；若病人感到剧痛或流出液中有鲜血时，应立即停止冲洗，通知医生处理。

图 10-12　密闭式膀胱冲洗法

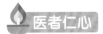　医者仁心

南丁格尔奖章获得者——胡敏华

胡敏华是江西省南昌市第九医院护理部主任，被誉为"抗艾一线的最美引领者"。2000 年她参与江西省艾滋病治疗中心的创建，并坚守抗艾一线，每天身处职业暴露的最前沿。2003 年 8 月 31 日，南昌市第九医院收治了首例艾滋病住院病人。该病人入院时身上布满了注射毒品时留下的针眼，年轻护士不敢上前，当时作为护士长的胡敏华为病人进行了护理工作。在病人此后近两个月的住院时间，胡敏华的悉心照顾使其逐渐敞开心扉。在做好临床护理工作的同时，胡敏

华意识到艾滋病本身并不可怕，可怕的是人们对艾滋病的不了解，以及艾滋病感染者和病人的自我放弃。

胡敏华利用工作之余从事志愿服务工作。她呼吁更多的人一同参与到志愿服务中来，为人类健康事业贡献自己的光和热。她说"每个人心中有光，既能照亮自己，也可以点亮别人。"

第2节　排便观察与护理技术

 案例 10-2

病人，男性，48岁。因脑外伤急诊入院。现病人昏迷，体温39.3℃，大、小便失禁。

问题：1. 病人存在哪些护理问题？
　　　2. 护士针对这些护理问题应采取哪些措施？
　　　3. 该病人可能会发生哪些并发症？应如何预防？

食物经过胃和小肠的消化吸收所产生的残渣储存于大肠内，除一部分水分被大肠吸收外，其余均经细菌发酵和腐败作用后形成粪便排出体外。通常情况下，粪便的性状、颜色、气味、次数和量以及所含的混合物可以反映整个消化系统的功能状况。因此，护理人员应能正确评估病人的排便活动和对异常粪便的观察，及早发现和鉴别消化道疾病，了解病情动态变化，制订合理有效的护理措施，帮助病人恢复健康。

一、排便活动评估

（一）与排便有关的解剖与生理

1. 大肠的解剖　人体参与排便运动的主要器官是大肠。大肠全长1.5m，起自回肠末端止于肛门，分盲肠、结肠、直肠和肛管4个部分。

（1）盲肠　为大肠与小肠的衔接部分，其内有回盲瓣，起括约肌的作用，既可控制回肠内容物进入盲肠的速度，又可防止盲肠内容物逆流。

（2）结肠　位于盲肠上方，分升结肠、横结肠、降结肠和乙状结肠，围绕在小肠周围。

（3）直肠　位于盆腔内，全长约16cm，从矢状面看，有两个弯曲，即骶曲和会阴曲。会阴曲是直肠绕过尾骨尖形成凸向前方的弯曲，骶曲是直肠在骶尾骨前面下降形成凸向后方的弯曲。直肠壁内的感受器可感受直肠内压力，并将冲动传至中枢引起便意和排便反射。

（4）肛管　上接直肠下止于肛门，长约4cm，为肛门内外括约肌所包绕。肛门内括约肌为平滑肌，有协助排便的作用；肛门外括约肌为骨骼肌，是控制排便的重要肌束。

2. 大肠的生理功能

（1）吸收水分、电解质、葡萄糖、无机盐和维生素。

（2）分泌碱性黏液润滑肠道黏膜。

（3）利用肠内细菌制造维生素。

（4）储存和排泄粪便，也排出少量气体。

3. 大肠的运动

（1）袋状往返运动　是空腹时最常见的一种运动形式，主要是由环行肌无规律地收缩引起。其使结肠袋中内容物向前后两个方向做短距离移动，并不向前推进。

（2）节或多袋推进运动　当结肠受到拟副交感神经药物的刺激时，此种运动会增加，是进食后较多的一种运动形式。由一个结肠袋或一段结肠收缩推移肠内容物至下一结肠段。

（3）蠕动　是一种推进运动，由一些稳定的收缩波组成。收缩波前面的肌肉舒张，收缩波后面的肌肉则保持收缩状态，使肠管闭合并排空。蠕动对肠道排泄起重要作用。

（4）集团蠕动　是一种进行很快且前进很远的蠕动，起源于横结肠，强烈的蠕动波可将肠内容物推至乙状结肠和直肠，此蠕动每日发生 3 ～ 4 次，最常发生在早餐后 60 分钟内。是由胃 - 结肠反射和十二指肠 - 结肠反射刺激引起的，此两种反射对训练排便习惯有重要意义。

4. 排便活动　正常人直肠内通常没有粪便。当粪便进入直肠时，直肠壁扩张、直肠内压上升，刺激直肠壁内的感受器，通过盆神经和腹下神经将冲动传至脊髓腰骶段的初级排便中枢，同时向上传导到大脑皮质，引起便意及排便反射。如果环境许可，大脑皮质发出冲动至初级排便中枢，使降结肠、乙状结肠和直肠收缩，肛门内、外括约肌舒张，粪便排出体外；同时腹肌、膈肌收缩，腹内压增加促进排便。排便活动受大脑皮层的控制，故意识可以加强或抑制排便。个体经过一段时间的排便训练后，便可自主地控制排便。正常人的直肠对粪便的压力刺激有一定的阈值，达到此阈值时即可产生便意。如果个体经常有意识地抑制便意，会使直肠渐渐失去对粪便压力刺激的敏感性，导致粪便在大肠内停留时间过久，水分吸收过多而干结，造成排便困难，这是产生便秘最常见的原因之一。

（二）粪便的观察

1. 正常粪便的观察　正常成年人每日排便 1 ～ 3 次，每次平均量 150 ～ 300g，为成形软便，呈黄褐色或棕黄色；婴幼儿每日 3 ～ 5 次，呈黄色或金黄色。正常粪便的量及颜色与饮食有关，如进食低纤维、高蛋白质等精细食物者粪便量少而细腻；进食大量蔬菜、水果等粗粮者粪便量较多。食用大量绿叶蔬菜，大便可呈暗绿色；摄入动物血或铁制剂，粪便可呈黑色。

2. 异常粪便的观察

（1）次数与性状　成年人每日排便超过 3 次或每周少于 3 次均为排便异常（腹泻、便秘）。消化不良、各种感染性或非感染性腹泻时，粪便稀薄或呈水样便，且排便次数增多；便秘时排便次数减少，粪便坚硬、呈栗子样；肠道部分梗阻或直肠狭窄，粪便常呈扁条形或带状。

（2）颜色　排除饮食影响因素，粪便颜色发生改变则提示消化系统存在病理变化。如柏油样便提示上消化道出血；白陶土色便提示胆道梗阻；暗红色血便提示下消化道出血；果酱样便见于肠套叠、阿米巴痢疾；粪便表面粘有鲜红色血液或便后滴血见于肛裂或痔疮；白色米泔水样便见于霍乱、副霍乱。

（3）内容物　粪便的内容物主要为食物的残渣、细菌、大量脱落的肠上皮细胞及机体代谢后的废物。粪便中混入或粪便表面附有血液、脓液或肉眼可见的黏液，提示消化道有感染或出血。肠道寄生虫感染病人的粪便中可查见蛔虫、蛲虫、绦虫节片等。

（4）气味　由食物残渣与结肠中细菌发酵而产生，并与食物种类及肠道疾病有关，肉食者味重，素食者味轻。严重腹泻病人因未消化的蛋白质与腐败菌作用，粪便呈碱性反应，气味恶臭；下消化道溃疡、恶性肿瘤病人粪便呈腐臭味；上消化道出血的柏油样粪便呈腥臭味；消化不良、婴儿糖类未充分消化或吸收脂肪酸产生气体，粪便呈酸性反应，气味为酸臭味。

（三）影响排便的因素

正常情况下个体排便活动受意识所控制，自然、无痛苦、无障碍。但许多因素可以影响肠道的活动，而导致排便的异常。

1. 生理因素

（1）年龄　排便控制能力受年龄的影响。2 ～ 3 岁以下的婴幼儿，由于神经肌肉系统发育不全，不能控制排便；而老年人则随着年龄增长，腹壁肌肉张力下降、肠蠕动减慢、肛门括约肌松弛等导致肠道控制能力下降而出现排便功能的异常。

（2）饮食与饮水　是影响排便的主要因素。均衡饮食与足量的液体是维持正常排便的重要条件。

富含纤维的食物可提供必要的粪便容积，加速食糜通过肠道，减少水分在大肠内的再吸收，使大便柔软而能轻易排出。当食物中缺少纤维或水分不足时，则不能产生足够的粪便容积和液化食糜，食糜通过回肠速度减慢、时间延长，水分再吸收增加，导致粪便变硬、排便困难而发生便秘。每日摄入足量液体，可以液化肠内容物使食物能顺利通过肠道。

（3）活动　适度的活动可维持肌肉的张力，刺激肠道蠕动，有助于维持正常的排便功能。而各种原因所致长期卧床、缺乏运动时，可因肌肉张力减退而导致排便困难。

2. 心理因素　也是影响排便的重要因素之一。情绪激动、焦虑可致迷走神经兴奋，肠蠕动增加可造成吸收不良、腹泻的发生；精神抑郁致身体活动减少、肠蠕动减慢而导致便秘。

3. 社会文化因素

（1）排便环境　社会文化教育影响个人的排便观念。在现代社会，排便被认为是一项个人隐私行为，排便环境缺乏隐私可能引起排便困难。如个体因疾病或治疗的限制需要求助于他人时，个体就可能抑制或减少排便的次数，从而影响正常排便，易引起便秘。

（2）排便习惯　日常生活中，许多人有自己固定的排便时间、排便环境、排便姿势、排便前进食某些食物等排便的习惯。一旦个体日常生活的规律性受到影响，如出差、旅游、作息时间的改变等，排便姿势及环境的改变等都会影响正常排便。因此，养成并维持规律的排便习惯非常重要。

4. 病理因素

（1）疾病本身　肠道本身的疾病或某些导致病人运动、感觉障碍的疾病均会影响正常排便。如肠道感染时，肠蠕动增加可导致腹泻；痔疮、肠道肿瘤等可引起便秘和粪便形态的改变；脊髓损伤、脑卒中等神经病变可致排便失禁。

（2）药物　有些药物能干扰消化道的正常功能，引起病人排便异常。如缓泻药可刺激肠蠕动，减少肠道水分吸收，促使排便；但是如果药物剂量掌握不正确或使用不当时，可能导致相反的结果；如长时间服用抗生素，因破坏肠道内正常的细菌代谢而导致腹泻；麻醉剂或镇痛药，可使肠蠕动能力减弱而导致便秘。

（3）治疗及检查　某些治疗和检查会影响个体的排便活动。例如，腹部、肛门部位手术，会因为肠壁肌肉的暂时麻痹或伤口疼痛而造成排便困难；胃肠 X 线检查常需灌肠或服用钡剂，也可影响排便；胃肠道手术病人由于需要禁食以终止肠道蠕动，进而影响排便。

（四）排便活动异常的评估

1. 便秘　是指正常排便形态改变，排便次数减少，粪便干硬，致使排便不畅、困难。便秘可出现腹痛、腹胀、消化不良、乏力、食欲减退、舌苔变厚等全身症状。腹部触诊较硬实且紧张，有时可触及包块，肛诊可触及粪块。原因：病人精神紧张；排便习惯不良；饮食中水分或纤维摄入量不足；长期卧床缺乏活动；环境或生活习惯的突然改变；滥用缓泻剂造成药物依赖。此外，各类直肠肛门手术后以及器质性病变，如肠梗阻、神经系统疾病、全身性疾病及肛周疾病等，均可抑制肠道功能而导致便秘的发生。

2. 粪便嵌塞　是指粪便持久滞留在直肠内，水分持续被吸收，坚硬不能排出。原因：由于便秘未及时解除，粪便滞留在直肠内，水分被不断吸收，同时从乙状结肠推进的粪便又不断加入直肠，最终使粪块变得又硬又大无法排出，发生粪便嵌塞。病人常有排便冲动，腹部胀痛及直肠肛门疼痛，肛门处可有少量粪液渗出，但不能排出粪便。常见于慢性便秘病人。

3. 腹泻　是指正常排便形态改变，排便次数增多、粪便稀薄不成形，甚至呈水样便。常伴有肠痉挛、腹痛、恶心、呕吐、乏力、肠鸣音亢进等症状。任何原因引起的肠蠕动加快，肠液分泌增加，肠黏膜吸收水分障碍，都可导致腹泻。短时的腹泻有助于将肠道内刺激物或有害物质排出，是一种保护性反应。但持续严重腹泻可造成大量胃肠液丧失而发生水、电解质紊乱和酸碱失衡。长期腹泻还会因机体无法吸收营养物质导致机体营养不良。原因：饮食不当、情绪紧张焦虑、使用缓泻剂不当、消化功能紊乱、胃肠道疾病、营养障碍或吸收不良综合征、甲状腺功能亢进等。

4. 排便失禁　是指肛门括约肌不受意识的控制而不自主地排便。任何引起肛门括约肌功能完整性受损的情况均可导致大便失禁。原因：神经肌肉系统的病变或损伤，如瘫痪、胃肠道疾病、情绪失调、精神障碍等。

5. 肠胀气　指胃肠道内聚积过量气体不能排出。表现为腹部膨隆、腹胀、痉挛性疼痛、呃逆、肛门排气增多，叩诊呈鼓音。若肠胀气压迫膈肌和胸腔，还可出现气急和呼吸困难。原因：吞入大量空气、肠道功能异常、摄入过多产气性食物、肠梗阻及肠道手术后、药物的不良反应等。

二、排便异常护理

（一）便秘病人的护理

1. 心理护理　了解病人心理状态和排便习惯，针对病人紧张不安的情绪给予解释、指导，消除病人紧张、焦虑情绪。

2. 提供适宜的排便环境　为病人提供一个安全舒适的隐蔽环境及充裕的排便时间。

3. 选择适宜的排便姿势　如病情许可让病人下床排便。对于手术病人，在术前应有计划地训练其在床上使用便器。在床上使用便盆时，如无特殊禁忌，最好采取坐姿或将床头抬高，利用重力作用增加腹内压，促进排便。

4. 腹部环形按摩　用手自右沿结肠解剖位置向左顺时针环行按摩，可促使降结肠的内容物向下移动，并可增加腹内压，刺激胃肠蠕动，促进排便。

5. 遵医嘱给予口服缓泻剂　缓泻剂可使粪便中的水分含量增加，刺激肠蠕动，加速肠内容物的运行，而引起导泻作用，但使用缓泻剂时应根据病人的特点及病情选用。对于老年人、儿童应选择作用缓和的泻剂，慢性便秘的病人可选用蓖麻油、番泻叶、酚酞（果导）、大黄等接触性泻剂。使用缓泻剂可暂时解除便秘，但长期使用或滥用又可使个体养成对缓泻剂的依赖，导致慢性便秘的发生。

6. 使用简易通便术　常用开塞露、甘油栓等。作用机理是通过软化粪便，润滑肠壁，刺激肠蠕动促进排便。

（1）开塞露法　开塞露用甘油或山梨醇制成，装在塑料容器内。使用时将盖子拧开，先挤出少许液体润滑开口处，嘱病人取左侧卧位，放松肛门外括约肌，将开塞露的前端轻轻插入肛门后再将药液全部挤入直肠内（图 10-13）。用量：成人 20ml，小儿 10ml。保留 5～10 分钟后排便。

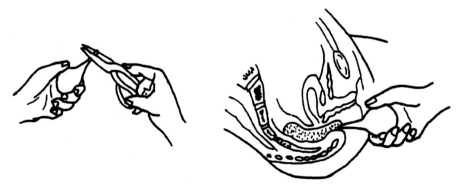

图 10-13　开塞露通便法

（2）甘油栓法　甘油栓是用甘油和明胶制成的栓剂。使用时手垫纱布或戴手套，捏住甘油栓底部轻轻插入肛门 6～7cm（图 10-14），抵住肛门处轻轻按摩，保留 5～10 分钟后排便。

（3）肥皂栓法　将普通肥皂削成圆锥形（底部直径约 1cm、长 3～4cm），使用时手垫纱布或戴手套，将肥皂栓蘸热水后轻轻插入肛门。注意有肛门黏膜溃疡、肛裂及肛门剧

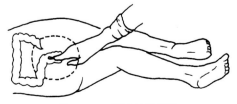

图 10-14　甘油栓通便法

烈疼痛者，不宜使用肥皂栓通便。

7.灌肠　以上方法均无效时，按医嘱给予灌肠。

8.健康教育

（1）帮助病人及其家属正确认识维持正常排便习惯的意义，指导病人养成定时排便的习惯。理想的时间是晨起或饭后 2 小时内。

（2）合理安排膳食，鼓励病人建立良好饮食习惯，多摄取蔬菜、水果、粗粮等高纤维素食物；适当提供梅子水、香蕉、蜂蜜水、油脂类等食物，促进肠蠕动，刺激排便反射；多饮水，病情许可时每日摄入水量不少于 2000ml。

（3）按个体情况协助病人进行适当的运动，如散步、做操、打太极拳等。卧床病人可进行床上活动。此外，还应指导病人进行增强腹肌和盆底部肌肉的运动，以增加肠蠕动和肌张力，促进排便。

（4）教会病人和家属正确使用简易通便法。

（二）粪便嵌塞病人的护理

1.早期可使用口服缓泻剂、简易通便栓剂来促进排便。

2.必要时可行油类保留灌肠，并于 2～3 小时后做清洁灌肠，每日进行 2 次，直到有粪便排出。

3.上述两种方法无效时，可行人工取便。操作者戴手套，将示指涂润滑剂并慢慢插入肛门直肠内，机械性地将粪块破碎取出。操作时应注意动作应轻柔，避免损伤直肠黏膜。操作中如果病人出现心悸、头昏等不适，应立即停止取便。心脏病、脊椎受损者人工取便易刺激其迷走神经，须特别留意。

4.健康教育　向病人及家属讲解有关排便的知识，协助建立合理膳食结构，指导病人重建并维持正常排便习惯，防止便秘的发生。

（三）腹泻病人的护理

1.心理护理　主动关心病人，给予支持与安慰。协助病人及时清洗沐浴，更换衣裤、床单及被套，去除异味，使其身心舒适。便盆用后清洗，置于易取处，方便病人取用。

2.去除病因　立即停止可能被污染的食物、饮料。若为肠道感染，遵医嘱给予治疗。

3.卧床休息　能减少肠蠕动和体力消耗，注意腹部保暖。对不能自理的病人应及时给予便盆，消除焦虑不安情绪，使之达到身心充分休息的目的。

4.饮食护理　鼓励病人多饮水，根据病情给予清淡的流质或半流质饮食，避免高纤维素、油腻、辛辣食物。严重腹泻时暂禁食。

5.肛周皮肤护理　婴幼儿、老年人、身体衰弱者，每次便后用软纸轻拭肛门，局部温水清洗，并在肛周涂以油膏、爽身粉或润肤霜保护局部皮肤。

6.防治水电解质紊乱　注意补充水电解质，按医嘱给予止泻剂、口服补液盐或静脉输液。

7.密切观察病情　观察排便的性质、次数等并做好记录，必要时留取标本送检。病情危重者，注意生命体征变化。如疑为传染病按肠道隔离原则护理。

8.健康教育　讲解有关腹泻知识，指导病人注意饮食卫生，养成良好的卫生习惯。教会病人及其家属护理肛周的方法。

（四）排便失禁病人的护理

1.心理护理　排便失禁给病人带来极大的心理压力，常感自卑和忧郁，期望得到理解和帮助。护理人员应尊重病人，经常给予心理安慰和鼓励，帮助其树立信心，使其积极配合治疗和护理。

2.皮肤护理　床上加铺橡胶单和中单或一次性尿垫。每次便后用温水洗净肛周及臀部皮肤，注意保持局部皮肤清洁干燥。必要时涂抹软膏以保护肛周皮肤，避免破损感染。勤观察受压部位皮肤的变化，定时按摩，预防压力性损伤的发生。

3. 重建正常排便功能

1）观察病人排便时间及排便前反应，按其规律定时给予便盆，促进病人自行排便。对排便无规律者，每隔 2～3 小时让病人试行排便，每次试行排便时间限制在 15～20 分钟。

2）与医生协调定时应用导泻栓剂或灌肠，以刺激定时排便，建立排便反射。逐步恢复肛门括约肌的控制能力。

3）教会病人进行肛门括约肌及盆底肌锻炼，指导病人取立、坐或卧位，试作排便动作，先慢慢收紧盆底肌肉，再缓缓放松，每次 10 秒左右，连续 10 次，每次锻炼 20～30 分钟，每日进行 5～10 次，以不觉疲乏为宜。

4. 提供舒适的环境　及时更换污染的衣、被，定时开窗通风，去除不良气味，保持室内空气清新。

5. 健康教育　合理饮食；适当摄入液体；适当运动；教会病人进行盆底肌收缩运动锻炼。

（五）肠胀气病人的护理

1. 去除原因　去除引起肠胀气的原因，避免摄取产气食物和饮料，积极治疗肠道疾病等。

2. 适当活动　协助病人下床活动，如散步；卧床病人可做床上活动或变换体位，以促进肠蠕动，减轻肠胀气。

3. 对症处理　微胀气时，可行腹部按摩或腹部热敷、针刺疗法；严重胀气时，遵医嘱给予药物治疗或行肛管排气。

4. 健康教育　指导病人养成良好的饮食习惯，如细嚼慢咽，避免吞入大量空气；勿食产气多的食物和饮料。

三、协助排便的护理技术

（一）灌肠法

灌肠法是将一定量的液体由肛门经直肠灌入结肠，以帮助病人清洁肠道、排出粪便和积气或由肠道供给药物及营养，达到缓解症状、确定诊断和辅助治疗的目的。根据灌肠的目的可将灌肠法分为保留灌肠和不保留灌肠。不保留灌肠又根据灌入的液体量分为大量不保留灌肠和小量不保留灌肠。如果为了达到清洁肠道的目的而反复进行的大量不保留灌肠，称为清洁灌肠。

1. 大量不保留灌肠

（1）目的　①软化及清除粪便，驱除肠内积气；②清洁肠道，为肠道手术、检查或分娩做准备；③稀释并清除肠道内有害物质，减轻中毒；④为高热病人灌入低温液体进行降温。

（2）操作流程（表 10-4）

表 10-4　大量不保留灌肠的护理操作流程

项目	步骤	操作要点	考核要点
操作前准备	评估	1. 病人病情、临床诊断、意识状态、生命体征及灌肠目的	评估正确
		2. 病人的排便情况、肛周皮肤黏膜情况	
		3. 病人的心理状态、对灌肠法的理解及配合程度	
操作过程	计划	1. 病人准备　了解灌肠法的目的、操作方法、注意事项及配合要点；灌肠前协助病人排尿，取舒适体位	病人准备准确全面
		2. 护士准备　着装整洁，修剪指甲，洗手，戴口罩	护士准备符合要求

续表

项目	步骤	操作要点	考核要点
	计划	3. 用物准备 （1）治疗盘内备：无菌灌肠筒一套或一次性灌肠袋、肛管、血管钳（或液体调节开关）、润滑剂、棉签、弯盘、卫生纸、橡胶单、治疗巾、水温计、一次性手套 （2）灌肠溶液：常用 0.1% ～ 0.2% 的肥皂液、生理盐水。成人每次用量为 500 ～ 1000ml，小儿根据年龄酌减，为 200 ～ 500ml。溶液温度一般为 39 ～ 41℃，降温时用 28 ～ 32℃，中暑者用 4℃ （3）其他：便盆、便盆巾、输液架、屏风、手消毒液、治疗车下层备生活垃圾桶、医疗垃圾桶	备齐用物，放置合理
		4. 环境准备 整洁安静、光线充足、温湿度适宜。酌情关闭门窗，屏风或床帘遮挡病人	
操作过程	实施	1. 准备用物并核对	双人核对
		2. 携用物至病床旁，核对并解释	至少使用 2 种方法核对
		3. 关闭门窗，根据季节调节室温，屏风或床帘遮挡病人，并请无关人员离开	防止病人受凉
		4. 取左侧卧位，双膝屈曲，裤至膝部，臀部移至床沿。不能自主控制排便的病人可取仰卧位。盖好被子，暴露臀部	保护病人隐私
		5. 垫橡胶单和治疗巾于臀下，置弯盘于臀边	保护床单元
		6. 灌肠筒挂于输液架上，液面距肛门 40 ～ 60cm。伤寒病人灌肠时，筒内液面距肛门小于 30cm，液体少于 500ml	根据病情调整高度及液体量
		7. 戴手套，连接肛管，润滑肛管前端，排尽管内气体，夹管	排尽管内气体，避免引起肠胀气
		8. 一手垫卫生纸分开臀裂显露肛门，嘱病人深呼吸，另一手将肛管轻轻插入直肠 7 ～ 10cm（小儿插入深度 4 ～ 7cm）（图 10-15）	动作轻柔，未损伤肠黏膜
		9. 固定肛管，松钳（或打开调节器），扶持肛管，使液体缓缓流入直肠	
		10. 观察筒内液面下降情况及病人反应，如液面下降过慢或停止，多因肛管前端阻塞，可移动肛管或挤捏肛管使堵塞管孔的粪块脱落；如病人感觉腹胀或有便意，可嘱其张口深呼吸以放松腹肌，减轻腹压，转移病人注意力；同时降低灌肠筒高度以减慢流速，或暂停片刻；如病人出现面色苍白、脉速、出冷汗、剧烈腹痛、心悸、气促等，则可能发生肠道剧烈痉挛或出血，应立即停止灌肠，与医生联系，及时给予处理	观察液面下降情况及患者反应。如有异常，分析原因，及时处理
		11. 灌肠液即将流尽时夹管，用卫生纸包裹肛管轻轻拔出（图 10-16），分离肛管置于医疗垃圾桶内，用卫生纸擦净肛门，脱手套	避免空气进入肠道
		12. 协助病人取舒适的卧位，嘱病人尽量保留 5 ～ 10 分钟，以利于粪便软化排出。降温灌肠，液体应保留 30 分钟。排便后 30 分钟测量体温并记录	协助取舒适的卧位
		13. 不能下床的病人，给予便盆，将呼叫器和卫生纸放于易取处；对危重病人应等候至排便完毕，清洁局部，取出便盆、橡胶单及治疗巾	保证安全
		14. 询问病人感觉与需要，致谢。整理床单元，开窗通风	关爱病人，谢谢合作
		15. 整理并处理用物	整理、处理用物方法正确
		16. 洗手、记录（观察大便性质、颜色、量。洗手后，在体温单大便栏目内记录灌肠结果。如灌肠后排便一次记为 1/E，如灌肠后未排便为 0/E，自行排便一次，灌肠后又排便一次为 1 1/E），并签字	先洗手，后记录，记录真实，签名清楚
操作后	评价	1. 病人 排便通畅，无不适感，无不良反应，达到预期效果 2. 护士 操作熟练，程序正确，动作规范。病人对护士的服务态度和技术水平满意 3. 护患沟通 有效，得到病人的理解与主动配合	评价正确

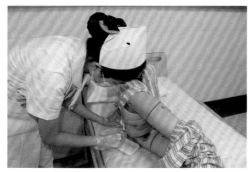

图 10-15　插肛管

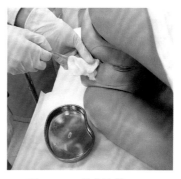
图 10-16　拔出肛管

（3）注意事项

1）正确选用灌肠溶液，准确掌握灌肠溶液的温度、浓度、流速、压力和溶液的量。肝性脑病（肝昏迷）病人禁用肥皂水灌肠，以减少氨的产生和吸收；充血性心力衰竭或水钠潴留病人禁用生理盐水灌肠，以防加重水钠潴留。伤寒病人灌肠时灌肠筒内液面不得高于肛门 30cm，液体量不得超过 500ml。

2）灌肠时宜取左侧卧位，因使乙状结肠、降结肠处于低位，利用重力作用，使灌肠液顺利流入乙状结肠和降结肠。

3）观察处理灌肠过程中病人的病情变化，如发现脉速、面色苍白、出冷汗、剧烈腹痛、心慌气急时，应立即停止灌肠，报告医生给予及时处理。

4）掌握灌肠禁忌证，妊娠、急腹症、消化道出血和严重心血管疾病的病人禁忌灌肠。

2. 小量不保留灌肠

（1）目的　解除便秘，协助临床诊断和治疗；排除肠道积气，减轻腹胀。适用于腹部或盆腔手术后的病人、危重病人、年老体弱病人、小儿及孕妇。

（2）操作流程（表 10-5）

表 10-5　小量不保留灌肠的护理操作流程

项目	步骤	操作要点	考核要点
操作前准备	评估	1. 病人病情、临床诊断、意识状态、生命体征及灌肠目的 2. 病人的排便情况、肛周皮肤黏膜情况 3. 病人的心理状态、对灌肠法的理解及配合程度	评估正确
操作过程	计划	1. 病人准备　了解灌肠法的目的、操作方法、注意事项及配合要点；灌肠前协助病人排尿，取舒适体位	病人准备准确全面
		2. 护士准备　着装整洁，修剪指甲，洗手，戴口罩	护士准备符合要求
		3. 用物准备 （1）治疗盘内备：注洗器、小容量灌肠筒、肛管（12～16 号）、量杯（盛温开水 5～10ml）、治疗碗（内盛所需溶液）、血管钳、润滑剂、棉签、弯盘、卫生纸、橡胶单、治疗巾；治疗盘外备手消毒液，治疗车下层备便盆及便盆巾、生活垃圾桶、医疗垃圾桶 （2）灌肠液：1、2、3 溶液（50% 硫酸镁 30ml、甘油 60ml、温开水 90ml）、甘油或液体石蜡 50ml 加等量温开水，各种植物油 120～180ml，溶液温度为 38℃	备齐用物，放置合理
		4. 同大量不保留灌肠 4	
	实施	1～5. 同大量不保留灌肠 1～5	同大量不保留灌肠
		6. 戴手套，润滑肛管前端，用注洗器抽吸溶液	不污染肛管
		7. 连接肛管，排尽管内气体，夹管	排尽管内气体，未引起肠胀气
		8. 同大量不保留灌肠 8	同大量不保留灌肠

续表

项目	步骤	操作要点	考核要点
操作过程	实施	9. 松开血管钳，缓缓注入灌肠液。如使用小容量灌肠筒，液面距肛门低于30cm，注毕夹管，取下注洗器再抽吸灌肠液，同前法连接、松夹、灌注，如此反复直至灌肠液全部注入	灌注速度合适。用注洗器抽吸溶液时，反折肛管
		10. 灌注完毕，注入温开水5～10ml，抬高肛管尾端，使管内溶液全部流入	方法正确
		11. 反折肛管，用卫生纸包住肛管轻轻拔出，分离肛管置于医疗垃圾桶内，擦净肛门，脱手套	处理正确
		12. 嘱病人尽量保留溶液10～20分钟，充分软化粪便，以利排便	
		13. 不能下床的病人，给予便盆，将呼叫器和卫生纸放于易取处；对危重病人应等候至排便完毕，清洁局部，取出便盆、橡胶单及治疗巾	保证安全
		14～16. 同大量不保留灌肠14～16	同大量不保留灌肠
操作后	评价	1. 病人　排便通畅，无不适感，无不良反应，达到预期效果	
		2. 护士　操作熟练，程序正确，动作规范。病人对护士的服务态度和技术水平满意	评价正确
		3. 护患沟通　有效，得到病人的理解与主动配合	

（3）注意事项

1）准确掌握灌肠溶液的温度、浓度、流速、压力和量。如使用小容量灌肠筒，液面距肛门低于30cm。

2）每次抽吸灌肠液时应反折肛管尾端，以防空气进入肠道引起腹胀。

3. 清洁灌肠　指反复多次进行大量不保留灌肠，首次用肥皂水，以后用生理盐水，直到排出液澄清无粪质为止，从而达到彻底清除滞留在结肠内的粪便和协助排除体内毒素的目的。清洁灌肠适用于直肠、结肠X线检查和手术前的肠道准备；操作方法同大量不保留灌肠。操作中注意灌肠时压力要低，液面距肛门不超过40cm，每次灌肠后让病人休息片刻。

4. 保留灌肠

（1）目的　将药液灌入并保留在直肠或结肠内，通过肠黏膜吸收达到治疗目的。常用于镇静、催眠和治疗肠道感染。

（2）操作流程（表10-6）

表10-6　保留灌肠护理操作流程

项目	步骤	操作要点	考核要点
操作前准备	评估	1. 病人病情、临床诊断、意识状态、生命体征及灌肠目的	
		2. 病人的排便情况、肛周皮肤黏膜情况	评估正确
		3. 病人的心理状态、对灌肠法的理解及配合程度	
操作过程	计划	1. 病人准备　了解灌肠法的目的、操作方法、注意事项及配合要点；灌肠前协助病人排尿，取舒适体位	病人准备准确全面
		2. 护士准备　着装整洁，修剪指甲，洗手，戴口罩	护士准备符合要求
		3. 用物准备 （1）治疗盘内备：肛管（8～10号），余同小量不保留灌肠。 （2）常用溶液：药物及剂量遵医嘱准备。镇静催眠用10%水合氯醛；肠道炎症用2%小檗碱、0.5%～1%新霉素或其他抗生素溶液。灌肠溶液量不超过200ml，溶液温度39～41℃。手消毒液，治疗车下层备生活垃圾桶、医疗垃圾桶	备齐用物，放置合理
		4. 环境准备　整洁安静、光线充足、温湿度适宜。酌情关闭门窗，屏风或床帘遮挡病人	

续表

项目	步骤	操作要点	考核要点
操作过程	实施	1～3. 同大量不保留灌肠 1～3	同大量不保留灌肠
		4. 按病情选择不同卧位 慢性细菌性痢疾，病变部位多在直肠或乙状结肠，取左侧卧位；阿米巴痢疾病变多在回盲部，取右侧卧位。双膝屈曲，脱裤至膝部，使臀部移近床边。抬高臀部10cm	保护病人隐私
		5. 同大量不保留灌肠 5	同大量不保留灌肠
		6. 戴手套，润滑肛管前端、用注洗器抽吸溶液	不污染肛管
		7. 连接肛管，排尽管内气体，夹管	
		8. 一手垫卫生纸分开臀裂，暴露肛门，嘱病人深呼吸，另一手将肛管轻轻插入直肠 10～15cm，固定肛管	深度合适
		9. 松开血管钳，缓缓注入灌肠液，注毕夹管，取下注洗器再抽吸灌肠液，同前法连接、松夹、灌注，如此反复直至灌肠液全部注入	灌注不宜过快。用注洗器抽吸溶液时，应反折肛管
		10. 灌注完毕，注入温开水 5～10ml，抬高肛管尾端，使管内溶液全部流入	
		11. 反折肛管，用卫生纸包住肛管轻轻拔出，分离肛管置于医疗垃圾桶内，暂时留橡胶单及治疗巾于病人臀下，擦净肛门，脱手套	
		12. 嘱病人尽量保留溶液 60 分钟以上	
		13～16. 同大量不保留灌肠 13～16	同大量不保留灌肠
操作后	评价	1. 病人 排便通畅，无不适感，无不良反应，达到预期效果	
		2. 护士 操作熟练，程序正确，动作规范。病人对护士的服务态度和技术水平满意	评价正确
		3. 护患沟通 有效，得到病人的理解与主动配合	

（3）注意事项

1）灌肠前了解病变部位，选用适当的卧位和插入肛管的深度。慢性细菌性痢疾病变部位多在直肠或乙状结肠，取左侧卧位；阿米巴痢疾病变多在回盲部，取右侧卧位。

2）肠道抗感染以晚上睡眠前灌肠为宜。因此时活动减少，药液易于保留吸收而达到治疗目的。

3）灌肠前嘱病人先排便，掌握"细、深、少、慢、温、静"的操作原则，即肛管要细，插入要深，注入药液量要少，流速要慢，温度适宜，灌后静卧。

4）肛门、直肠、结肠等手术后病人及排便失禁者不宜保留灌肠。

（二）肛管排气法

肛管排气是将肛管从肛门插入直肠，排出肠腔积气，缓解腹胀的方法。

1. 目的 帮助病人解除肠内积气，减轻腹胀。

2. 操作流程 肛管排气法护理操作流程如表 10-7 所示。

表 10-7 肛管排气法护理操作流程

项目	步骤	操作要点	考核要点
操作前准备	评估	1. 病人病情、临床诊断、意识状态、生命体征及灌肠目的	评估正确
		2. 病人的排便情况、肛周皮肤黏膜情况	
		3. 病人的心理状态、对灌肠法的理解及配合程度	

续表

项目	步骤	操作要点	考核要点
操作过程	计划	1. 病人准备　了解灌肠法的目的、操作方法、注意事项及配合要点；灌肠前协助病人排尿，取舒适体位	病人准备准确全面
		2. 护士准备　着装整洁，修剪指甲，洗手，戴口罩	护士准备符合要求
		3. 用物准备　治疗盘内备：肛管、玻璃接头、橡胶管、玻璃瓶（内盛水 3/4 满）、瓶口系带、润滑油、棉签、胶布、别针、卫生纸、弯盘、必要时备屏风。手消毒液，治疗车下层备生活垃圾桶、医疗垃圾桶	备齐用物，放置合理
		4. 环境准备　整洁安静、光线充足、温湿度适宜。酌情关闭门窗，屏风或床帘遮挡病人	
	实施	1～4. 同大量不保留灌肠 1～4	同大量不保留灌肠
		5. 戴手套，将玻璃瓶系在床边，橡胶管一端插入玻璃瓶液面下，另一端与肛管相连接	防止空气进入肠道
		6. 戴手套，润滑肛管前端，嘱病人张口呼吸，将肛管轻轻插入直肠 15～18cm	深度合适
		7. 用胶布将肛管固定，橡胶管用别针和橡皮圈固定在床单上（图 10-17）	固定正确
		8. 观察排气情况，若气体排出，可见瓶内液面下有气泡自管端逸出。询问病人腹胀有无减轻。如排气不畅，帮助病人更换体位或按摩腹部，以促进排气	
		9. 保留肛管不超过 20 分钟	严格控制时间
		10. 拔出肛管，肛管置于医疗垃圾桶内。擦净肛门，取下手套	处理正确
		11～12. 同大量不保留灌肠 14～15	同大量不保留灌肠
		13. 洗手、记录、签字	先洗手，后记录，记录真实，签名清楚
操作后	评价	1. 病人　排便通畅，无不适感，无不良反应，达到预期效果	评价正确
		2. 护士　操作熟练，程序正确，动作规范。病人对护士的服务态度和技术水平满意	
		3. 护患沟通　有效，得到病人的理解与主动配合	

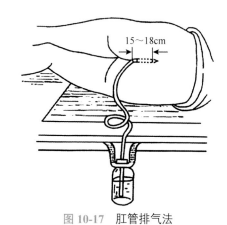

图 10-17　肛管排气法

3. 注意事项

（1）插管时防止外界空气进入直肠，以免加重腹胀。

（2）肛管保留时间一般不超过 20 分钟，以免导致肛门括约肌永久性松弛。

（3）腹胀未减轻时可间隔 2～3 小时，再重复插管。

目标检测

A₁/A₂ 型题

1. 某病人自行排便一次，灌肠后又排便 2 次，在体温单上正确的记录是（　　）

A. 2/3E　　　　　　B. 1/2E

C. 2/E　　　　　　D. 1/E

E. 2/1E

2. 病人，男性，60 岁。行前列腺肥大摘除术。术后进行膀胱冲洗时，应选择的溶液是（　　）

A. 0.02% 呋喃西林　　　B. 3% 硼酸

C. 0.9% 氯化钠溶液　　　D. 0.1% 新霉素

E. 5% 葡萄糖溶液

3. 病人，男性，18 岁。因车祸外伤收入院行手术治疗。7 日 18：00 至 8 日 18：00 护士记录病人尿袋中尿量如下：

7 日 18：00，170ml；21：00，210ml

8 日 8：00，380ml，护士清空尿袋；12：00，70ml；

18：00，150ml

经询问确认家属未自行清空尿袋后,护士应判断病人为( )

A. 无尿
B. 少尿
C. 尿量正常
D. 多尿
E. 尿崩

4. 病人,女性,57 岁。2 天前因急性阑尾炎行阑尾切除术,现诉腹胀,未排气,排便,下列护理措施错误的是( )

A. 评估病人腹胀情况
B. 必要时给予肛管排气
C. 鼓励病人床上多翻身
D. 给予阿托品肌内注射
E. 鼓励病人下地活动

5. 病人,女性,66 岁。膀胱高度膨胀而又极度虚弱,为其导尿时,首次放尿不应超过( )

A. 600ml
B. 800ml
C. 1000ml
D. 1200ml
E. 1600ml

6. 病人,女性,40 岁。行子宫肌瘤手术前导尿并留置导尿管的主要目的是( )

A. 排空膀胱以避免手术中误伤
B. 测定残余尿
C. 收集尿液做细菌培养
D. 排出尿液以解除痛苦
E. 保持会阴部清洁、干燥

7. 病人,男性,60 岁,患中毒性肺炎,昏迷,血压 75/56mmHg,24 小时尿量约 90ml,给予导尿管留置导尿。留置导尿管的护理不妥的是( )

A. 每日更换导尿管
B. 每日更换集尿袋
C. 每日两次消毒尿道口
D. 每日定时记录,倾倒尿液
E. 每周一次做尿常规检查

8. 病人,男性,32 岁。患慢性痢疾,其病变部位在乙状结肠,对其进行保留灌肠宜采取( )

A. 头低足高位
B. 头高足低位
C. 左侧卧位
D. 右侧卧位
E. 屈膝位

9. 病人,女性,54 岁。不完全性尿失禁多年,病人每日白天摄入 2000 ~ 3000ml 液体,目的是( )

A. 训练膀胱功能
B. 训练肌肉功能
C. 促进排尿反射,预防泌尿系统感染
D. 增强控制排尿能力
E. 锻炼膀胱壁肌肉张力

10. 上消化道出血时,粪便常呈现( )

A. 暗红色
B. 鲜红色
C. 柏油样
D. 陶土样
E. 果酱样

A₃/A₄ 型题

(11 ~ 14 题共用题干)

患儿,女性,5 岁。因肺炎入院。体温 39.6℃,医嘱为该患儿灌肠降温。

11. 灌肠液的温度是( )

A. 4℃
B. 29℃
C. 38℃
D. 40℃
E. 42℃

12. 灌肠时应为患儿安置的体位为( )

A. 平卧位
B. 俯卧位
C. 中凹卧位
D. 左侧卧位
E. 右侧卧位

13. 灌肠时插入肛管的深度是( )

A. 2.5 ~ 3cm
B. 4 ~ 7cm
C. 7 ~ 10cm
D. 10 ~ 15cm
E. 15 ~ 18cm

14. 拔出灌肠管后,护士嘱患儿及家属,保留灌肠液的时间为( )

A. 5 分钟
B. 10 分钟
C. 20 分钟
D. 30 分钟
E. 60 分钟

(15 ~ 18 题共用题干)

病人,男性,70 岁。肝性脑病,出现精神错乱、睡眠障碍、行为失常,3 天未排便。

15. 为其解除便秘,给予灌肠时禁用的灌肠液是( )

A. 甘油 + 水
B. "1、2、3" 溶液
C. 肥皂水
D. 生理盐水
E. 润肠药物

16. 若病人肠胀气,护士可采取的措施是( )

A. 肛管排气
B. 硫酸镁溶液灌肠
C. 肛门周围涂凡士林
D. 10% 水合氯醛灌肠
E. 口服硫酸镁

17. 进行肛管排气时肛管插入直肠的深度为( )

A. 5 ~ 7cm
B. 7 ~ 10cm
C. 10 ~ 15cm
D. 15 ~ 18cm
E. 20 ~ 22cm

18. 若肛管排气,保留肛管的时间最长不应超过( )

A. 5 分钟
B. 10 分钟
C. 15 分钟
D. 20 分钟
E. 30 分钟

(19、20 题共用题干)

病人,男性,50 岁。盆腔手术后肠胀气,为排除肠道积气,减轻腹胀,按医嘱给予小量不保留灌肠。

19. 关于小量不保留灌肠,下述错误的是( )

A. 灌肠液用 "1、2、3" 液
B. 病人取左侧卧位
C. 液面距肛门 40cm
D. 肛管插入 7 ~ 10cm

E. 灌入 "1、2、3" 液后灌入少量温开水

20. 所用 "1、2、3" 溶液的成分是（　　　）

    A. 50% 硫酸镁 50ml，甘油 60ml，温开水 70ml

    B. 50% 硫酸镁 10ml，甘油 20ml，温开水 30ml

    C. 50% 硫酸镁 40ml，甘油 50ml，温开水 60ml

    D. 50% 硫酸镁 30ml，甘油 60ml，温开水 90ml

    E. 50% 硫酸镁 30ml，甘油 50ml，温开水 70ml

（21 ～ 23 题共用题干）

    患儿，女性，5 岁。有腹痛、腹泻、里急后重、排脓血便等临床表现，诊断为慢性痢疾，医嘱用 2% 小檗碱灌肠。

21. 对患儿选用哪种灌肠方法（　　　）

    A. 大量不保留灌肠　　　B. 小量不保留灌肠

    C. 保留灌肠　　　　　　D. 清洁灌肠

    E. 简易通便

22. 灌肠时药液量应不超过（　　　）

    A. 100ml　　　　　　　B. 200ml

    C. 300ml　　　　　　　D. 400ml

    E. 500ml

23. 病人在灌肠时应采取的卧位是（　　　）

    A. 右侧卧位　　　　　　B. 左侧卧位

    C. 俯卧位　　　　　　　D. 仰卧位

    E. 膝胸卧位

（24 ～ 27 题共用题干）

    病人，男性，72 岁。肝硬化晚期，恶病质，膀胱高度膨胀，遵医嘱给予导尿。

24. 导尿时，提起阴茎使之与腹壁成 60°，目的是（　　　）

    A. 使尿道口充分显露　　B. 扩张尿道膜部

    C. 扩张尿道外口　　　　D. 使耻骨前弯消失

    E. 使耻骨下弯消失

25. 成年男性尿道有两个弯曲，描述正确的是（　　　）

    A. 活动的耻骨前弯、固定的耻骨后弯

    B. 活动的耻骨前弯、活动的耻骨下弯

    C. 固定的耻骨前弯、活动的耻骨后弯

    D. 固定的耻骨前弯、活动的耻骨下弯

    E. 活动的耻骨前弯、固定的耻骨下弯

26. 第一次放尿时，尿量不应超过（　　　）

    A. 2000ml　　　　　　　B. 1800ml

    C. 1500ml　　　　　　　D. 1200ml

    E. 1000ml

27. 大量放尿会导致病人出现（　　　）

    A. 血尿　　　　　　　　B. 尿频

    C. 尿闭　　　　　　　　D. 尿痛

    E. 尿急

（28、29 题共用题干）

    病人，女性，62 岁。肺癌晚期，骨转移。化学治疗后食欲极差，腹胀痛，夜间不能入睡。近 3 日常有少量粪水从肛门排出，有排便冲动，却不能排出大便。

28. 病人最有可能出现的护理问题是（　　　）

    A. 腹泻　　　　　　　　B. 粪便嵌塞

    C. 肠胀气　　　　　　　D. 便秘

    E. 排便失禁

29. 最恰当的护理措施是（　　　）

    A. 指导病人进行排便控制训练

    B. 增加静脉输液量，防止水电解混乱

    C. 可适当减少饮食量，避免腹胀

    D. 可给予口服导泻剂通便

    E. 可给予小量不保留灌肠，必要时，人工取便

（30 ～ 34 题共用题干）

    病人，女性，42 岁。主诉腹胀，4 日未排便，触诊腹部较硬且紧张，可触及包块，肛诊可触及粪块。

30. 为该病人提供的最主要的护理措施是（　　　）

    A. 清洁灌肠　　　　　　B. 保留灌肠

    C. 调整排便姿势　　　　D. 腹部环行按摩

    E. 大量不保留灌肠

31. 灌肠筒内液面距离肛门（　　　）

    A. 10 ～ 20cm　　　　　B. 20 ～ 30cm

    C. 30 ～ 40cm　　　　　D. 40 ～ 60cm

    E. 60 ～ 80cm

32. 肛管插入直肠的深度是（　　　）

    A. 3 ～ 6cm　　　　　　B. 7 ～ 10cm

    C. 11 ～ 13cm　　　　　D. 14 ～ 16cm

    E. 18 ～ 20cm

33. 当液体灌入 100ml 时病人感觉腹胀有便意，正确的护理措施是（　　　）

    A. 停止灌肠

    B. 协助病人平卧

    C. 嘱病人张口深呼吸，放松腹部肌肉

    D. 提高灌肠筒高度

    E. 移动肛管或挤捏肛管

34. 灌肠中若病人出现脉速、面色苍白、出冷汗、腹痛，正确的处理是（　　　）

    A. 移动肛管　　　　　　B. 停止灌肠

    C. 挤捏肛管　　　　　　D. 调整灌肠筒高度

    E. 嘱病人放松长呼气

（黄韶兰）

给药法，即药物疗法，是临床最常用的治疗方法，在治疗疾病、预防疾病、减轻症状、协助诊断、维持正常的生理功能和促进健康等方面起着重要的作用。在临床护理工作中，护士是各种药物治疗的实施者，也是用药过程的监护者。因此，为了安全、合理、准确、有效地给药，护士必须熟悉药物的药理学知识，掌握正确的给药方法和技术，准确评估病人用药后的疗效和反应，以达到药物的良好治疗效果，保证病人安全。

医者仁心

杜丽群——第 45 届南丁格尔奖章获得者

杜丽群现为南宁市第四人民医院艾滋病科护士长。2002 年起，开始从事艾滋病护理工作，2005 年担任该院艾滋病科护士长。她领导创立的护理团队，在广西艾滋病治疗护理零基础上探索出全新的护理经验。十余年来，她的足迹遍布广西老少边穷地区，通过在各地举办讲座、开展义诊、组织艾滋病患者户外联谊等活动，竭力推动防艾抗艾公益宣传，目前已有 10 万余群众受益。她常常说道："病人是脆弱的，艾滋病病人的脆弱更为突出，我们需要救治的不单是他们生理上的疾病，更要挽救他们脆弱的心理，帮助他们融入社会正常生活。"她为广西乃至中国的防艾事业做出了积极的贡献，获得了白求恩奖章、第 45 届南丁格尔奖章、全国五一劳动奖章，被评为全国三八红旗手标兵、全国最美医生、最美奋斗者等。

第 1 节 安全给药的基本知识

案例 11-1

病人王某，女性，48 岁。因"发热、咳嗽、呼吸急促 2 天"来院就诊，诊断为"上呼吸道感染"，查体：T 39.5℃，P 88 次 / 分，R 22 次 / 分，BP 96/78mmHg。医嘱：柴胡注射液 2ml im st；止咳糖浆 10ml po tid。

问题：护士在执行药疗过程中，应遵守哪些给药原则？

给药是临床护理工作中的重要环节，护士在执行药物疗法的过程中，要准确识别病人的身份，了解药物的种类，熟悉药物的药理知识，掌握药物的领取、保管方法、给药时间和途径等，对病人进行全面的评估，给予正确的用药护理，以达到药物治疗的良好效果。

一、病人身份识别

护士在给药时，应严格执行查对制度，准确识别病人身份。

1. 应同时使用两种以上病人身份识别方式，如床号、姓名等，禁止仅以房间或床号作为识别的唯一依据。

2. 对能有效沟通的病人，实行双向核对法即要求病人或近亲属陈述病人姓名，确认无误后才可执行。

3. 对无法有效沟通的病人，如抢救、昏迷、神志不清、无自主能力的重症病人，必须使用腕带。在各诊疗操作前除了核对床头卡、医嘱执行单以外，必须核对腕带，以识别病人身份。

4. 腕带的识别信息必须经两名医务人员核对后才可使用，若损坏需更换时，需经两人重新核对。腕带填写的信息字迹应清晰规范，准确无误。填写的项目包括科室、床号、姓名、性别、年龄、住院号等。腕带原则上佩戴在病人左手，佩戴时松紧适宜，防止扭曲、勒伤，注意观察佩戴部位皮肤有无擦伤，血运是否良好。

二、药物的种类和保管原则

（一）药物的种类

常用药物的种类依据其性质和给药途径的不同可分为以下几类。

1. 内服药　包括片剂、丸剂、胶囊、散剂、口服液、酊剂（内服）和合剂等。
2. 外用药　包括软膏、搽剂、粉剂、栓剂、酊剂（外用）、洗剂、滴剂、膜剂等。
3. 注射药　包括水溶液、混悬液、油剂、结晶和粉剂等。
4. 其他类　如粘贴敷片、胰岛素泵、植入慢溶药片等。

（二）药物的领取

药物必须凭医生的处方领取，领取的方法各医院的规定不一，可以有以下几种方式。

1. 中心药房　医院设立中心药房，负责全院各病区病人日间用药的配药、核对、配送，病区护士负责再次核对，没有配送的地方护士负责领取。
2. 病区　设有药柜，存放一定数量的常用药物，由专人负责管理，按期根据消耗量进行领取和补充。剧毒药和麻醉药（如吗啡、盐酸哌替啶等），病室有固定基数，使用后凭医生的处方领取补充；贵重药物和特殊药物凭医生的处方领取。

（三）药物的保管

1. 药柜　放在通风、干燥、光线明亮处，避免阳光直射，保持整洁，专人负责。
2. 药物
（1）药物应集中在药房统一管理，病房应该零库存，只备急救药品。
（2）无条件统一管理的，病房药柜内的药品应按内服、外用、注射、剧毒等分类放置，并按有效期的先后顺序排列，以防失效。
（3）贵重药、毒麻药应有明显标记，加锁保管，专人负责，登记管理，并实行严格交班制度。
（4）抢救车内的抢救药品，必须放置在固定区域，保持一定基数，每日检查数量和有效期，每次抢救结束后及时补充，确保处于备用状态。
（5）特殊用药需有明显不同于其他药品的标识，如氯化钾等。
3. 标识　不同的药物选用不同的标识，内服药用蓝色边标签，外用药用红色边标签，剧毒药和麻醉药用黑色边标签。标签上应标明药名（中、英文对照）、浓度、剂量。药物标签脱落或辨认不清、字迹模糊的均不可使用。
4. 检查　按规定定期检查药品质量和有效期，以确保用药安全。药物如有沉淀、混浊、异味、潮解、霉变、超过有效期、标签模糊或脱落等现象，应立即停止使用。
5. 保管　根据药物的性质，采用相应的保管方法。
（1）易挥发、潮解、风化及芳香性药物，如乙醇、过氧乙酸、碘酊、糖衣片、酵母片等，应装瓶盖紧，密封保存。
（2）易氧化和遇光易变质的药物，如氨茶碱、维生素 C、盐酸肾上腺素等，应避光保存，装在深色瓶内盖紧或放在有黑纸遮光的盒内，置于阴凉处。

（3）易燃易爆的药物，如乙醇、乙醚、环氧乙烷等，应密闭单独存放，置于阴凉处并远离明火，以防意外。

（4）遇热易破坏的药物，如抗毒血清、疫苗、胰岛素、胎盘球蛋白、青霉素皮试液等，应保存于干燥阴凉（约 20℃）处或冷藏于 2～10℃的冰箱内。

（5）病人个人专用的药品，应单独存放，并注明床号、姓名。

三、药物治疗的原则

为了保证用药的安全，护士在给药时必须严格遵守药物治疗的原则。

（一）根据医嘱给药

给药是一项非独立性的护理操作。护士在给药时必须严格遵照医嘱执行，不得擅自更改，这是安全给药的前提。若医嘱有疑问，切不可盲目执行，应向医生提出并核实后才可给药。

（二）严格执行查对制度

严格执行查对制度，是安全给药的基本保障，必须严格遵守。因此，护士在执行药疗时，要严格双人查对医嘱、双人检查药物质量，严格核对病人，做好"三查七对、五准确"。

1. 三查　操作前、操作中、操作后查。

2. 七对　对床号、姓名、药名、浓度、剂量、时间、用法。现在很多医院根据医院情况增加了核对内容，有些医院是八对、十对，但最重要的核对是应该增加药物有效期。

3. 五准确　准确的药物、准确的剂量、准确的途径、准确的时间、准确的病人。

（三）安全正确给药

给药前，护士应评估病人的病情、用药史、过敏史，向病人解释，取得合作，根据病人情况，给予相应的用药指导。药物备好后，及时使用，避免久置引起药物污染或者药效降低。对易发生过敏反应的药物，使用前应了解过敏史，按需进行过敏试验，结果阴性才能使用，使用中加强观察。两种或两种以上的药物，配伍使用时要注意配伍禁忌。

（四）密切观察用药反应

给药后，护士要密切观察病人病情，注意观察药物疗效和不良反应，并做好记录。

（五）指导病人合理用药

合理用药可使药物治疗符合安全性、有效性、经济性、适当性的标准。安全性是指力求在获得最大治疗效果的同时，让病人承担最小的治疗风险；有效性是指药物的治疗效果必须明确；经济性并不意味着用药越便宜、越少越好，而是指消耗最小的成本追求最大的效果；用药的适当性表现在用药的各个方面，一般指在用药时必须做到药物选择正确、剂量适当、给药途径适当、联合用药合理，尽量减少药物的毒副作用，迅速有效地控制疾病的发展，使人体恢复健康。

四、给 药 途 径

依据药物的性质、剂型、机体组织对药物的吸收情况、治疗需要选择不同的给药途径。常用的给药途径有口服给药、舌下含服给药、吸入给药、直肠给药、皮肤黏膜给药、注射给药（皮内注射、皮下注射、肌内注射、静脉注射）等。不同的给药途径吸收速度不同，静脉注射药液直接进入血液循环，故吸收最快，其他给药途径的吸收顺序为：吸入＞舌下含服＞直肠给药＞肌内注射＞皮下注射＞口服给药＞皮肤给药。

五、给药的次数和时间

给药的次数和时间，应以维持有效血药浓度和发挥最大药效为宜，同时考虑药物的特性及人体的生理节奏。临床工作中，常用外文缩写来表示给药次数、给药时间、给药部位等。医院常见外文缩写与中文译意见表 11-1。

表 11-1 医院常见外文缩写与中文译意

外文缩写	中文译意	外文缩写	中文译意
qd	每日 1 次	po	口服
bid	每日 2 次	ID	皮内注射
tid	每日 3 次	H	皮下注射
qid	每日 4 次	IM 或 im	肌内注射
qod	隔日 1 次	IV 或 iv	静脉注射
biw	每周 2 次	ivgtt 或 ivdrip	静脉滴注
qm	每晨 1 次	gtt	滴
qn	每晚 1 次	g	克
qh	每小时 1 次	ml	毫升
q2h	每 2 小时 1 次	OU	双眼
q3h	每 3 小时 1 次	OS	左眼
q4h	每 4 小时 1 次	OD	右眼
q6h	每 6 小时 1 次	AU	双耳
am	上午	AS	左耳
pm	下午	AD	右耳
12n	中午 12 时	cap	胶囊
12mn	午夜 12 时	tab	片剂
ac	饭前	pil	丸剂
pc	饭后	pulv	粉剂 / 散剂
hs	临睡前	syr	糖浆剂
st	立即	tr	酊剂
DC	停止	mist	合剂
sos	需要时（限用 1 次，12 小时内有效）	sup	栓剂
prn	需要时（长期）	lot	洗剂
ad	加至	ung	软膏剂
aa	各	ext	浸膏
comp	复方	inj	注射剂
R 或 Rp	处方 / 请取	—	—

六、影响药物疗效的因素

不同药物有着不同的药理作用和特点，药物疗效不仅取决于药物，同时也会受到机体内外环境因素的影响而出现不同程度的差异。为了保证每位病人在用药过程中达到良好的效果和最小的不良反应，护士应掌握影响药物疗效的相关因素，以便能及时采取恰当的护理措施。

（一）药物因素

1. 药物剂量　药物剂量大小与药效强弱之间存在一定关系，药物必须达到一定剂量才能产生药效。在一定范围内，药物剂量增加，药效则相应增强；药物剂量减少，药效则相应减弱。但当药物剂量超过一定限度，其疗效不但不增强，反而会产生药物中毒反应。在临床护理工作中，护士应了解药物常用剂量，保证病人用药安全，特别是使用安全范围小的药物，如应用洋地黄类药物时，护士要监测心率；静脉滴注氯化钾溶液时，要注意控制静脉输液的速度。

2. 药物剂型　同一种药物的不同剂型，吸收量与速度不同，从而影响药物作用的快慢和强弱。一般情况下，口服给药时，液体剂比固体剂吸收快；肌内注射时水溶液制剂比混悬剂、油剂吸收快，吸收速度不同，发挥药效也不同。

3. 给药途径　不同的给药途径可以影响药物作用的强弱和起效的速度，个别药物甚至会产生质的差别，如硫酸镁口服有导泻和利胆作用，而注射给药则产生镇静和降压的作用，外敷有消肿作用。因此，应根据病人的具体情况，选择恰当的给药途径，充分发挥药物的疗效，减少不良反应的发生。

4. 给药时间　合理安排给药时间对药疗起重要作用，给药间隔的时间取决于药物的半衰期。因此，用药时应综合考虑药物的性质和吸收情况，合理安排给药时间。例如，抗生素类药物应注意维持药物在血中的有效浓度；肝、肾功能不良者应适当调整给药间隔时间，以免出现蓄积中毒；对胃黏膜有刺激的药物宜餐后服用；健胃药宜餐前服用。

5. 联合用药　是指为了达到治疗目的而采取两种或两种以上药物同时或先后应用。联合用药后使原有的疗效增强称为协同作用；联合用药后使原有的疗效减弱则称为拮抗作用。合理地联合用药，可增强疗效，减少毒性反应；不合理的联合用药会降低疗效，增加毒副作用。

（二）机体因素

1. 生理因素

（1）年龄与体重　一般来说，药物用量与体重成正比，但老年人和儿童对药物的反应与成人不同，药量除了与体重有关以外，还与生长发育和机体的功能状态有关。老年人的器官，尤其是肝、肾功能减退，使药物在体内的代谢与排泄过程减慢，对药物的耐受性降低。儿童的神经系统、内分泌系统及肝肾等器官功能发育尚未完善，但组织血流灌注良好，新陈代谢旺盛，因而儿童对药物的敏感性比成人高。因此，老年人和儿童的用药剂量应特别注意。

（2）性别　对药物的反应除性激素外一般无明显差异，但女性在特殊生理时期，如月经期，子宫对泻药敏感，易造成月经过多；妊娠期，子宫对子宫收缩药和刺激性较强的药物敏感，易导致流产或早产；有些药物可通过胎盘进入胎儿体内引起中毒或造成胎儿畸形，如苯妥英钠、苯巴比妥有可能会引起兔唇；哺乳期用药要考虑有些药物通过乳汁排泄，进入婴儿体内影响发育或引起中毒。所以女性在特殊生理时期用药要特别慎重。

2. 病理因素　疾病可影响机体对药物的敏感性，也可改变药物的体内过程，从而增强或减弱药物的疗效。肝、肾功能受损，药物代谢缓慢，易引起蓄积中毒，加重肝、肾功能损伤。

3. 心理行为因素

（1）精神状态　病人的精神状态可影响药物的效应，乐观、愉快的情绪，能提高机体的功能。

（2）对药物的信赖程度　病人对药物的信赖程度可影响药物的疗效。病人认为某药物不起作用或自觉疗效不高，可能会采取不配合态度；相反，病人对药物信赖，可提高疗效，如"安慰剂"的镇静、镇痛作用。

（3）医护人员的语言　医护人员的语言暗示作用对病人的情绪及对药物的信赖程度可产生影响，因而医护人员应从社会和心理角度了解病人的心理需要，给予同情与理解，分析病人的求医行为，重视语言沟通的艺术和技巧在药物治疗中的作用，在药物治疗的同时给病人以情感上的满足。

（三）饮食影响

1. 饮食可促进药物吸收而增加疗效　高脂饮食可促进脂溶性维生素 A、维生素 D、维生素 E 的吸收，因此宜在餐后服用；酸性食物可增加铁剂的溶解度，促进铁剂的吸收；粗纤维食物可促进肠道蠕动，增强驱虫药的疗效。

2. 饮食可干扰药物吸收而降低疗效　如补钙时不宜同食菠菜，因菠菜中含有大量的草酸，草酸与钙结合成不易吸收的草酸钙，影响钙的吸收；服铁剂时不能与茶水同服，因茶叶中的鞣酸与铁结合形成铁盐妨碍铁的吸收。

3. 饮食可改变尿液的 pH 而影响药物疗效　豆制品、蔬菜等素食在体内代谢产生碳酸氢盐，鱼、肉等在体内代谢产生酸性物质，它们排出时会影响尿液的 pH，从而影响药物疗效。如呋喃妥因、氨苄西林在酸性尿液中杀菌力强，因此使用这类药物治疗泌尿系统感染时，宜多吃荤食，使尿液呈酸性，增强杀菌效果；应用磺胺类、头孢菌素类药物时，应多选用素食，以碱化尿液，增强药物疗效。

第 2 节　口服给药技术

 案例 11-2

病人王某，女性，48 岁，中学教师。因"发热、咳嗽、呼吸急促 2 天"来院就诊，诊断为"上呼吸道感染"，查体：T 38.8℃，P 88 次 / 分，R 22 次 / 分，BP 96/78mmHg。医嘱：对乙酰氨基酚 2 片 po tid；止咳糖浆 10ml po tid。

问题：护士发药时应如何指导病人正确服药？

口服给药是临床最常用的给药方法，具有方便、经济、安全、适用范围广的特点。药物口服后经胃肠道黏膜吸收进入血液循环，从而达到局部或全身治疗的作用。但口服给药吸收慢、药物产生疗效时间较长，因此不适用于急救、意识不清、吞咽功能障碍、呕吐不止、禁食等病人。

1. 目的　协助病人遵医嘱安全、正确地服下药物，以达到减轻症状、治疗疾病、维持正常生理功能、协助诊断和预防疾病的目的。

2. 药物准备

（1）病房摆药　由病区护士在病区负责准备本病区患者的所需药品。不同的药物剂型，采用不同的取药方法（先备固体药，后备液体药）。固体药用药匙取药、液体药用量杯量取。油剂、不足 1ml 的药液（1ml 按 15 滴计算），用滴管吸取，滴入盛有少量温开水的药杯内，以免药液附着在杯壁上，影响剂量。发药前两名护士核对，无误后分发给病人。

（2）中心药房摆药　住院病人所需口服药由中心药房负责配备。病区护士将药车或服药盘、医生处方一起送至中心药房，药房药剂师负责将一日的药物全部摆好并核对。护士取回后、发药前两名护士再次核对，无误后分发给病人。

3. 发药

（1）病区护士根据医嘱，在规定时间内送药至病人床前。

（2）核对病人，得到准确应答后发药。如病人提出疑问，应重新核对无误后再发药；如病人不在或因故暂不能服药，应将药物带回保管，适时再发或交班；同一病人的所有药物应一次取出，以防错漏。

（3）协助病人服药，并确认病人服下药物。确认病人服药后再离开，尤其是催眠药、麻醉药、抗肿瘤药；对危重及不能自理的病人，协助喂服；鼻饲病人须将药物碾碎，用水溶解后，从胃管注入，再用少量温开水冲净胃管。

（4）服药后，再次核对。

4. 注意事项

（1）严格执行查对制度。

（2）需吞服的药物通常用 40 ～ 60℃温开水送服。

（3）婴幼儿、鼻饲及上消化道出血的病人，发药前需将药片研碎。

（4）注意药物间的配伍禁忌。

（5）发药后，密切观察药物疗效和反应。

（6）健康教育　向病人解释用药的目的及注意事项，给予病人正确的用药指导。

1）对牙齿有腐蚀作用或使牙齿染色的药物，如酸类、铁剂等，可用吸管吸服后漱口，以保护牙齿。

2）止咳糖浆服用后不宜立即饮水，以防降低药效；若同时服用其他药物，应最后服用止咳糖浆；磺胺类药物、解热药物，服用后须多饮水，因磺胺类药物经肾排出，尿少时易析出结晶堵塞肾小管，损伤肾功能；解热药服用后多饮水，可增加发汗，有利于降温。

3）缓释片、肠溶片、胶囊吞服时不可嚼碎；舌下含化的药物，应置于舌下或两颊黏膜与牙齿之间待其溶化。

4）抗生素类药物应准时服用，以保证有效的血药浓度。

5）服用强心苷类药物时，服用前应测量心率、心律，如心率低于 60 次 / 分或心律不齐时，应暂停服用，并告知医生。

6）健胃药物应在餐前服用，可刺激味觉感受器，使消化液分泌增加，促进食欲；助消化药及对胃黏膜有刺激的药物宜在餐后服用，减少药物对胃黏膜的刺激，减轻胃肠道的不良反应；催眠药物应在睡前服用；驱虫药宜在空腹或半空腹时服用。

7）服药前后应禁忌饮酒、饮茶及刺激性强的食物。

第 3 节　雾化吸入给药技术

 案例 11-3

病人李某，男性，66 岁。因老年慢性支气管炎，痰液黏稠不易咳出，为帮助病人祛痰，医嘱予氧气雾化吸入。

问题：护士应如何正确进行雾化吸入操作？

雾化吸入给药技术是应用雾化装置将药液分散成细小的雾滴，经鼻或口由呼吸道吸入达到治疗目的的给药方法。吸入药物除了对呼吸道局部产生作用外，还可通过肺组织吸收而产生全身性疗效。雾化吸入用药具有奏效快、药物用量小、不良反应轻的优点，临床应用广泛。常用的雾化吸入法有超声波雾化吸入法、氧气雾化吸入法、压缩雾化吸入法和手压式雾化吸入法。

一、常用药物及作用

1. 抗生素　常用庆大霉素、卡那霉素等控制呼吸道感染，消除炎症。

2. 平喘药　常用氨茶碱、沙丁胺醇等解除支气管痉挛。

3. 祛痰药　常用 α 糜蛋白酶、氨溴索等稀释痰液，帮助祛痰。

4. 糖皮质激素 常用地塞米松等，减轻呼吸道黏膜水肿。

二、常用雾化给药技术

（一）超声波雾化吸入技术

超声波雾化吸入技术是应用超声波声能将药液变成细微的气雾，再由呼吸道吸入，以达到预防和治疗呼吸道疾病的方法。超声雾化吸入的特点为雾量大小可调节，雾滴小而均匀，能对药液加温使病人感觉舒适，吸入时可深达肺泡。超声雾化吸入时药物可直接作用于呼吸道局部，药物浓度高，疗效快，全身反应小。

1. 目的

（1）湿化气道，改善通气功能，常用于呼吸道湿化不足、痰液黏稠、气道不畅者。

（2）预防和控制呼吸道感染，常用于咽喉炎、支气管扩张、肺炎、肺脓肿、肺结核等。

（3）解除支气管痉挛，保持气道通畅，常用于支气管哮喘、喘息性支气管炎等。

（4）稀释痰液，帮助祛痰。

2. 操作流程（表 11-2）

表 11-2 超声波雾化吸入技术的护理操作流程

项目	步骤	操作要点	考核要点
操作前准备	评估	1. 病人年龄、病情、意识状态、自理能力、肢体活动能力 2. 病人治疗情况、用药史、过敏史、目前所用药物的治疗作用、不良反应等 3. 病人的心理状态、对用药的认知及合作程度 4. 病人气道是否通畅，有无感染、支气管痉挛、呼吸道黏膜水肿、痰液等，面部及口腔黏膜有无感染、溃疡等	评估正确
操作过程	计划	1. 病人准备 告知病人雾化吸入的目的、方法、作用、注意事项及配合要点，取舒适体位	病人准备准确全面
		2. 护士准备 着装整洁，修剪指甲，洗手，戴口罩	护士准备符合要求
		3. 用物准备 （1）超声波雾化吸入器一套（图 11-1） （2）水温计、弯盘、冷蒸馏水、生理盐水、一次性注射器、棉签、砂轮或启瓶器 （3）医嘱单、治疗单、遵医嘱准备药液 （4）生活垃圾桶、医疗垃圾桶、锐器盒	备齐用物，放置合理
		4. 环境准备 整洁安静、光线充足、舒适安全	
	实施	1. 准备用物并核对 （1）检查雾化器各部件是否完好，有无松动、脱落等异常情况，并连接雾化器主件与附件；加冷蒸馏水于水槽内，水量视不同类型的雾化器而定，要求浸没雾化罐底部的透声膜；水槽内不可加温水或热水，水槽无水时不可开机，以免损坏雾化器 （2）将药液用生理盐水稀释至 30～50ml，加入雾化罐内，检查无漏水后，将雾化罐放入水槽，盖紧水槽盖	双人核对。 检查及使用方法正确
		2. 携用物至病人床旁，核对并解释	至少使用 2 种方法核对
		3. 协助病人取舒适卧位	病人体位舒适、便于雾化吸入
		4. 接通电源，打开电源开关（指示灯亮），预热 3～5 分钟，调整定时开关至所需时间，一般定时 15～20 分钟	使用方法正确
		5. 再次核对	
		6. 打开雾化开关，调节雾量（根据需要调节雾量），将口含嘴放入病人口中（或用面罩）进行雾化吸入，指导病人做闭口深呼吸，使气雾进入呼吸道深部	指导方法正确

续表

项目	步骤	操作要点	考核要点
操作过程	实施	7. 再次查对，交代注意事项，将呼叫器放置病人伸手可及之处	向病人交代的内容全面、正确，体现人文关怀
		8. 巡视观察病人治疗及雾化装置情况。水槽内必须保持足够的冷蒸馏水，发现水温超过50℃或水量不足，应关机，更换或加入冷蒸馏水	观察内容正确
		9. 治疗完毕，取下口含嘴	
		10. 关雾化开关，再关电源开关，如需连续使用雾化器时，中间需间隔30分钟	
		11. 协助病人擦干面部，清洁口腔，取舒适卧位，整理床单元	动作轻柔，体现人文关怀
		12. 整理并处理用物。放掉水槽内的水，擦干水槽。将口含嘴、雾化罐、螺纹管浸泡于消毒液内1小时，再洗净晾干备用	整理、处理用物方法正确
		13. 洗手、记录、签字。记录雾化开始时间及持续时间，病人的反应及效果	先洗手，后记录，记录真实，签名清楚
操作后	评价	1. 病人　对护士的服务态度和技术水平满意	
		2. 护士　程序正确，操作熟练，动作规范	评价正确
		3. 护患沟通　有效，病人理解雾化吸入的目的，主动配合	

3. 注意事项

（1）水槽内保持足够水量，虽有缺水保护装置，但不可在缺水状态下长时间开机。水槽内切忌加入温水或热水。使用时水温不宜超过50℃。连续使用雾化器时，中间间隔30分钟。

（2）水槽底部的晶体换能器和雾化罐底部的透声膜薄而质脆、易破碎，操作及清洗过程中注意动作要轻，防止损坏。

（3）密切观察病人病情，若因黏稠的分泌物经湿化后膨胀致痰液不易咳出时，应予以拍背以协助排出痰液，必要时吸痰。

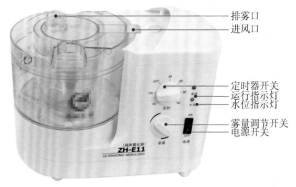

图 11-1　超声波雾化吸入器

（4）治疗过程中，如需加入药液，不必关机，直接从盖上的小孔内注入药物即可；若水槽需加水，则必须关机操作。

（5）健康教育　向病人介绍超声波雾化吸入器的作用原理并教会其正确的使用方法；教给病人深呼吸的方法及用深呼吸配合雾化的方法。

（二）氧气雾化吸入技术

氧气雾化吸入技术是借助氧气高速气流，破坏药液表面张力，使药液形成雾状，由呼吸道吸入的方法。

1. 目的　同超声波雾化吸入技术。

2. 操作流程（表11-3）

表 11-3　氧气雾化吸入技术的护理操作步骤

项目	步骤	操作要点	考核要点
操作前准备	评估	1. 病人年龄、病情、意识状态、自理能力、肢体活动能力	评估正确
		2. 病人治疗情况、用药史、过敏史、目前所用药物的治疗作用、不良反应等	
		3. 病人的心理状态、对用药的认知及合作程度	
		4. 病人气道是否通畅，有无感染、支气管痉挛、呼吸道黏膜水肿、痰液等；面部及口腔黏膜有无感染、溃疡等	

续表

项目	步骤	操作要点	考核要点
操作过程	计划	1.病人准备　告知病人雾化吸入的目的、方法、作用、注意事项及配合要点；病人取舒适体位	病人准备准确全面
		2.护士准备　着装整洁，修剪指甲，洗手，戴口罩	护士准备符合要求
		3.用物准备	
		（1）氧气雾化吸入器一套	
		（2）氧气装置一套（湿化瓶勿装水）、弯盘、生理盐水、一次性注射器、棉签、砂轮或启瓶器	备齐用物，放置合理
		（3）医嘱单、治疗单、遵医嘱准备药液	
		（4）生活垃圾桶、医疗垃圾桶、锐器盒	
		4.环境准备　整洁安静、光线充足、舒适安全	
	实施	1.准备用物并核对	双人核对
		（1）检查吸入器是否完好，有无松动、漏气等异常情况	检查方法正确
		（2）遵医嘱将药液稀释至 5ml，注入雾化器的药杯内	
		2.携用物至病床旁，核对并解释	至少使用 2 种方法核对
		3.协助病人取舒适卧位	病人体位舒适、便于雾化吸入
		4.连接雾化器与氧气装置，调节氧气流量为 6 ～ 8L/min，湿化瓶内勿装水，以免液体进入雾化吸入器内使药液稀释	使用方法正确
		5.再次核对	核对内容正确
		6.指导病人手持雾化器，将口含嘴放入口中紧闭嘴唇深吸气（使药液进入细支气管和肺内，可提高治疗效果），用鼻呼气，如此反复，直至药液吸完为止	指导方法正确
		7.再次查对，交代注意事项，注意用氧安全，将呼叫器放置病人伸手可及之处	向病人交代的内容全面、正确，体现人文关怀
		8.巡视观察病人治疗及雾化装置情况	观察内容正确
		9.治疗完毕，取下雾化器	
		10.关闭氧气开关	
		11.协助病人擦干面部，清洁口腔，取舒适卧位，整理床单元	动作轻柔，体现人文关怀
		12.整理并处理用物	整理、处理用物方法正确
		13.洗手、记录、签字。记录雾化开始时间及持续时间，病人的反应及效果	先洗手，后记录，记录真实，签名清楚
操作后	评价	1.病人　对护士的服务态度和技术水平满意	
		2.护士　程序正确，操作熟练，动作规范	评价正确
		3.护患沟通　有效，病人理解雾化吸入的目的，主动配合	

3. 注意事项

（1）注意用氧安全，正确使用供氧装置。

（2）氧气湿化瓶内勿装水，以免液体进入雾化吸入器内使药液稀释影响疗效。

（3）观察病人病情，注意观察痰液排出情况，如痰液不易排出，可予以拍背以协助排痰，必要时吸痰。

（4）健康教育　同超声波雾化吸入技术。

（三）手压式雾化吸入技术

手压式雾化吸入技术是利用拇指按压雾化器顶部，使药液从喷嘴喷出，形成雾滴作用于口腔及咽部气管、支气管黏膜而被其吸收的治疗方法。

1.目的　主要通过吸入拟肾上腺素类药、氨茶碱或沙丁胺醇等支气管解痉药，改善通气功能。适用于支气管哮喘、喘息性支气管炎的对症治疗。

2.使用方法　指导病人使用时，手持雾化器，将雾化器倒置，接口端放入口中，平静呼气；吸气开始时，按压气雾瓶顶部，使之喷药，深吸气，吸气末尽可能延长屏气时间（建议能维持 10 秒左右），再呼气，反复 1 ~ 2 次。深呼吸、屏气，能使药液充分到达细支气管和肺内，可提高疗效。

3.注意事项

（1）喷雾器使用后应放置阴凉处（30℃以下）保存，外壳定期清洁。

（2）使用前检查雾化器各部件是否完好，有无松动、脱落等异常情况。

（3）每次 1 ~ 2 喷，两次使用间隔时间不少于 3 ~ 4 小时，不随意增加或减少用量或缩短用药间隔时间，以免加重不良反应。

（4）健康教育

1）指导病人或家属正确使用手压式雾化吸入器给药。

2）教会病人评价疗效，当疗效不满意时，不随时增加或减少用量或缩短用药间隔时间，以免加重不良反应。

3）帮助病人分析并解释引起呼吸道痉挛的原因和诱因，指导其选择适宜的运动，预防呼吸道感染。

（四）压缩雾化吸入技术

压缩雾化吸入技术是利用压缩空气将药液变成细微气雾（直径 3μm 以下），使药物直接被吸入呼吸道的治疗方法。

1.目的　同超声波雾化吸入技术。

2.评估　同超声波雾化吸入技术。

3.操作　检查雾化器各部件是否完好，连接雾化器电源。遵医嘱抽吸药液，注入喷雾器的药杯内，不超过规定刻度，将喷雾器与压缩机相连。接通电源，打开电源开关（指示灯亮），调整定时开关至所需时间，一般定时 15 ~ 20 分钟。打开雾化开关，调节雾量（根据病人的需要及耐受情况调节雾量），将口含嘴放入病人口中（或将面罩妥善固定）进行雾化吸入，指导病人做闭口深呼吸，使气雾进入呼吸道深部。

4.注意事项

（1）使用前检查电源电压是否与压缩机吻合。

（2）压缩机放置在平稳处，不可放于地毯或毛织物上。

（3）治疗过程中密切观察病人病情变化，出现不适可适当休息或嘱病人平静呼吸；如有痰液，嘱病人咳出，不可咽下。

（4）定期检查压缩机的空气过滤器内芯，喷雾器要定期清洗。

（5）健康教育　同超声波雾化吸入技术。

第 4 节　注射给药技术

 案例 11-4

病人李某，男性，63 岁，患糖尿病 10 年。医嘱：普通胰岛素 8U H tid、餐前 30 分钟。

问题：1.护士该如何给病人注射胰岛素？

2.宜选取哪些部位进行注射？

注射给药法是将定量的无菌药液或生物制剂注入体内的方法，适用于各种原因不宜或不能口服给药的病人。注射给药法具有药物吸收快、发挥疗效快的优点，但注射给药也会造成组织一定程度的损伤，引起疼痛，产生感染等并发症。另外，由于药物吸收快，某些药物的不良反应出现迅速，处理相对困难。因此选择注射给药时应谨慎，在实施时必须严格遵守注射原则。常用的注射给药技术包括皮内注射、皮下注射、肌内注射、静脉注射等。

一、注射给药原则

1. 严格执行查对制度

（1）严格做好"三查七对""五准确"，双人核对，确保准确无误。

（2）仔细检查药物质量，如发现药液变质、变色、混浊、沉淀、过期或安瓿有裂痕等现象，不可使用。

（3）同时注射多种药物时，应注意药物有无配伍禁忌。

2. 严格遵守无菌操作原则

（1）操作前护士必须戴口罩，保持衣帽整洁，注射前后用六步洗手法洗手。

（2）注射环境保持整洁，符合无菌技术操作要求。

（3）消毒注射部位皮肤。方法：用棉签蘸取 2% 碘酊，以注射点为中心，由内向外螺旋式旋转涂擦，直径大于 5cm，待干，用 75% 乙醇溶液以同法脱碘，范围大于碘酊消毒面积，待干后即可注射；或用 0.5% 碘伏以同法涂擦消毒两遍，无需脱碘。

（4）注射器必须保持无菌。

3. 严格执行消毒隔离制度

（1）注射时做到一人一套物品，包括注射器、针头、止血带、垫巾，避免交叉感染。

（2）所用物品须按消毒隔离制度和一次性处理原则进行处理，不可随意丢弃。

4. 选择合适的注射器和针头

（1）根据药物剂量、黏稠度和刺激性的强弱选择注射器和针头。

（2）一次性注射器包装须密封无漏气，在有效时间内使用；注射器应完整无损，不漏气；注射器和针头衔接紧密；针头锐利、无钩、不弯曲、不生锈、无堵塞，型号合适。

5. 选择合适的注射部位

（1）注射部位应避开神经、血管处（动、静脉注射除外）。

（2）不可在炎症、瘢痕、硬结、皮肤受损处进针。

（3）对需长期多次注射的病人，应有计划地更换注射部位。

6. 注射药液现用现配　药液在规定注射时间临时抽取，现用现配，及时注射，以防药物效价降低或被污染。

7. 注射前排尽空气　注射前必须排尽注射器内空气，特别是动、静脉注射，以防气体进入血管形成空气栓塞。排气时防止药液浪费及针头污染。

8. 检查回血　进针后，推注药液前，抽动注射器活塞，检查有无回血。动、静脉注射必须见有回血后才可注入药物。肌内注射、皮下注射回抽无回血后才可注入药物，如有回血，须拔出针头并更换针头后重新进针，不可将药液注入血管内。

9. 掌握合适的进针角度和深度

（1）各种注射法分别有不同的进针角度和深度要求。

（2）进针时不可将针梗全部刺入注射部位，以防不慎断针，增加处理的难度。

10. 掌握减轻疼痛的注射技术

（1）解除病人的紧张和思想顾虑，分散其注意力。

（2）协助病人取合适体位，使肌肉放松，便于进针。

（3）注射时，做到"两快一慢"，即进针快、拔针快、推药速度均匀而缓慢。

（4）注射刺激性较强的药物时，应选用细长针头，进针要深。

（5）同时注射多种药物时，应先注射无刺激性的药物或刺激性较弱的药物，最后注射刺激性强的药物。

> **链接**
>
> ### 断针的处理
>
> 进针时不可把针梗全部刺入注射部位，以免发生断针。因针梗与针栓衔接处为相对容易折断部位，一旦出现断针，应嘱咐病人保持原位不动，护士可用一手固定局部皮肤，以防断针移位，并尽快用无菌血管钳夹住断端取出；如断端全部埋入体内，护士应保持镇定，立即请外科医生处理。为避免断针发生，对小儿或躁动病人，注射时应适当约束。

二、注射前准备

（一）用物准备

1. 治疗车上层或治疗台上

（1）治疗盘、皮肤消毒液（常用安尔碘，或 0.5% 碘伏，或 2% 碘酊和 75% 乙醇）、棉签、砂轮、弯盘、启瓶器、无菌持物镊、一次性垫巾、止血带、胶布、手消毒液等。

（2）注射器及针头　根据注射原则选择注射器和针头。注射器及针头结构：注射器由空筒和活塞组成。空筒前端为乳头，表面有刻度；活塞后部为活塞轴、活塞柄（图 11-2）。针头由针尖、针梗和针栓三部分组成。常用注射器规格和针头型号有多种（表 11-4）。

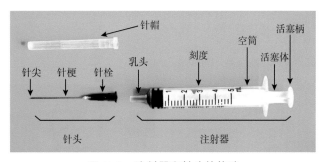

图 11-2　注射器和针头的构造

表 11-4　常用注射器规格和针头型号

注射器规格	针头规格	注射法
1ml	4½ 号	皮内注射
1ml、2ml	5～6 号	皮下注射
2ml、5ml	6～7 号	肌内注射
5ml、10ml、20ml、30ml、50ml、100ml	6～9 号	静脉注射

（3）注射药液　按医嘱准备。

（4）医嘱单、治疗单或注射单（卡），作为注射给药的依据。

2. 治疗车下层　锐器盒、医疗垃圾桶、生活垃圾桶。

（二）抽吸药液

1. 目的　用注射器抽吸药液，为注射做好准备。

2. 操作流程（表 11-5）

表 11-5 抽吸药液的护理操作流程

项目	步骤	操作要点	考核要点
	计划	1. 护士准备 着装整洁，修剪指甲，洗手，戴口罩	护士准备符合要求
		2. 用物准备 同注射前准备	备齐用物，放置合理
		3. 环境准备 整洁安静、光线充足、舒适安全	
操作过程	实施	1. 准备用物并核对	双人核对
		2. 铺无菌盘	无污染
		3. 抽吸药液	
		（1）自安瓿抽吸药液：①消毒及折断安瓿：将安瓿顶端药液弹至体部，在安瓿颈部划一环形锯痕，用 75% 乙醇棉签消毒安瓿颈后折断安瓿；若安瓿颈有蓝色标记，不需划痕，用 75% 乙醇棉签消毒安瓿颈后折断安瓿。②抽吸药液：持注射器，将针头斜面向下置入安瓿内的液面下，持活塞柄，抽动活塞，抽吸药液（图 11-3，图 11-4）	针头不可触及安瓿外口；不可触及活塞体；药液无污染
		（2）自密封瓶内抽吸药液：①启瓶盖消毒：除去密封瓶盖中心部分，常规消毒瓶塞，待干。②抽吸药液：注射器内吸入与所需药液等量的空气，将针头插入瓶内，注入空气（图 11-5A）；倒转药瓶及注射器，使针头在液面下，吸取药液至所需量（图 11-5B）；以示指固定针栓，拔出针头	
		4. 排尽空气将针头垂直向上，轻拉活塞，使针头内的药液流入注射器，并使气泡集于乳头口，轻推活塞，驱出气体	不浪费药液
		5. 再次核对	无差错
		6. 核对无误后，置于无菌盘内	无污染
		7. 整理并处理用物	整理、处理用物方法正确
		8. 洗手、脱口罩	先洗手，后脱口罩
操作后	评价	护士遵守无菌操作原则，程序正确，操作熟练，动作规范	评价正确

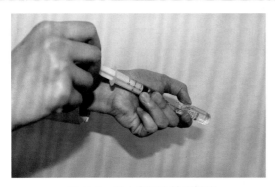

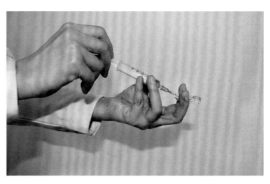

图 11-3 自大安瓿内抽吸药液　　　图 11-4 自小安瓿内抽吸药液

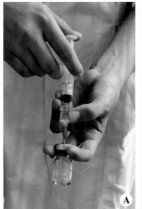
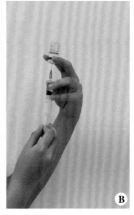

图 11-5 自密封瓶内吸取药液

3. 注意事项

（1）严格执行无菌操作原则和查对制度。

（2）掰安瓿时，避免用力过猛而捏破安瓿。

（3）抽吸药液时不能握住活塞体部，以免污染空筒内壁和药液。

（4）排气时不可浪费药液以免影响药量的准确性。

（5）根据药液的性质抽吸药液　混悬剂摇匀后立即吸取；抽吸结晶、粉剂药物时，用无菌生理盐水、注射用水或专用溶媒将其充分溶解后吸取；油剂可稍加温或双手对搓药瓶（药液遇热易破坏者除外）后，用稍粗针头吸取。

（6）药液现用现配，避免药液污染和效价降低。

三、常用注射给药技术

（一）皮内注射法

皮内注射法（intradermal injection，ID）是将少量药液或生物制品注射于表皮与真皮之间的方法。

1. 目的

（1）进行药物过敏试验。

（2）预防接种。

（3）局部麻醉的起始步骤。

2. 操作流程（表 11-6）

表 11-6　皮内注射法的护理操作流程

项目	步骤	操作要点	考核要点
操作前准备	评估	1. 病人年龄、病情、意识状态 2. 病人治疗情况、用药史、过敏史、家族史、目前所用药物的治疗作用、不良反应等 3. 病人心理状态、对用药的认知及合作程度 4. 病人注射部位皮肤情况。根据皮下注射目的选取不同部位：如药物过敏试验选择前臂掌侧下段，因该处皮肤较薄，易于注射，且易辨认局部反应；预防接种常选择上臂三角肌下缘；局部麻醉常选择实施局部麻醉处	评估正确
操作过程	计划	1. 病人准备　告知病人皮内注射的目的、方法、注意事项、配合要点、药物的作用及副作用	病人准备准确全面
		2. 护士准备　着装整洁，修剪指甲，洗手，戴口罩	护士准备符合要求
		3. 用物准备 （1）治疗盘、无菌治疗巾、无菌纱布、皮肤消毒液（75% 乙醇）、无菌棉签、一次性注射器（1ml、4½ 号针头）、砂轮、启瓶器、弯盘、一次性橡胶手套、手消毒液 （2）药液（遵医嘱准备），如做药物过敏试验，需另备 0.1% 的盐酸肾上腺素及一次性注射器 （3）医嘱单、治疗单或注射卡 （4）生活垃圾桶、医疗垃圾桶、锐器盒	备齐用物，放置合理
		4. 环境准备整洁安静、光线充足、舒适安全	
	实施	1. 准备用物并核对	双人核对
		2. 按药液抽吸法吸取药液，并置于无菌治疗盘内	抽吸药液方法正确，药液无污染
		3. 携用物至病床旁，核对并解释	至少使用 2 种方法核对
		4. 协助病人取舒适卧位，选择并显露注射部位	病人体位舒适、注射部位选择正确并充分显露
		5. 用 75% 乙醇消毒皮肤，待干；忌用含碘消毒剂消毒，以免影响对局部反应的观察及与碘过敏反应相混淆；若病人乙醇过敏，可选择 0.9% 生理盐水进行皮肤清洁	消毒液和消毒方法正确

项目	步骤	操作要点	考核要点
		6. 再次核对，排尽注射器中的空气	核对内容正确、排气不浪费药液
		7. 一手绷紧局部皮肤，另一手持注射器，示指固定针栓，针尖斜面向上，与皮肤呈 5° 角刺入皮内（图 11-6）（进针角度不能过大，否则会刺入皮下，影响结果的观察与判断）。待针头斜面完全进入皮内后，放平注射器。用绷紧皮肤的手的拇指固定针栓，注入 0.1ml 的药液，使局部隆起呈半球状皮丘、皮肤发白并显露毛孔的皮丘（图 11-7）	进针角度正确、注入剂量正确、产生皮丘
		8. 注射完毕，迅速拔出针头，勿用棉签按压针眼	勿按压针眼
操作过程	实施	9. 再次核对	
		10. 协助病人取舒适体位，整理衣物及床单元，嘱病人勿按揉注射部位、勿离开注射室或病室；将呼叫器放置病人伸手可及之处，观察注射后的反应	向病人交代的内容全面、正确，体现人文关怀
		11. 整理并处理用物。按消毒隔离制度处理用物，将针头放于锐器盒，避免针头扎伤及感染，将注射器放于医用垃圾箱内	整理、处理用物方法正确
		12. 洗手、记录、签字。记录注射的时间、药物名称、浓度、剂量及病人的反应；若是药物过敏试验，20 分钟后观察局部反应并做出判断，将结果记录在病历上，阳性用红笔标记 "+"，阴性用蓝笔或黑笔标记 "–"	先洗手，后记录，记录真实，签名清楚
操作后	评价	1. 病人　对护士的服务态度和技术水平满意	
		2. 护士　遵守无菌操作原则，程序正确，操作熟练，动作规范	评价正确
		3. 护患沟通　有效，病人理解皮内注射的目的，主动配合	

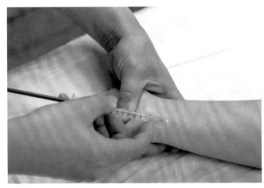
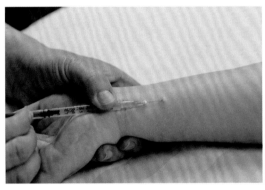

图 11-6　皮内注射进针　　　　　　　图 11-7　皮内注射注药

3. 注意事项

（1）严格执行查对制度、无菌操作和消毒隔离原则。

（2）做药物过敏试验时，消毒皮肤禁用含碘消毒剂，以免影响对局部反应的观察及与碘过敏反应相混淆。

（3）注射前详细询问病人用药史、药物过敏史及家族史，如病人对需要注射的药物有过敏史，不可做皮试，及时与医生联系，更换其他药物。

（4）做药物过敏试验前，要备好急救药品。

（5）注意进针角度和深度，以针头斜面全部进入皮内即可，以免将药液注入皮下或漏出皮肤外。

（6）给病人做药物过敏试验后，嘱咐病人勿揉擦局部、以免影响局部反应的观察；勿离开注射室或病室、以免发生意外；如有不适立即通知医护人员及时处理；定时观察结果。

（7）若药物过敏试验结果为阳性，应告知病人和家属，不能再用这种药物，并将试验结果记录在病历本上，住院病人需在床头做标记。

（8）若皮试结果不能确认或怀疑假阳性时，需做对照试验，即用另一注射器及针头在另一前臂相应部位注入 0.1ml 生理盐水，20 分钟后对照观察反应。

（9）健康教育

1）给病人做药物过敏试验后，嘱咐病人勿离开病室（或注射室），等待护士于 20 分钟后观察结果，同时告知病人，如有不适应立即通知护士，以便及时处理。

2）指导病人拔针后勿按揉局部，以免影响观察结果。

（二）皮下注射法

皮下注射法（hypodermic injection，H）是将少量药液或生物制剂注入皮下组织的方法。

1. 目的

（1）用于不宜口服给药且需在一定时间内发生药效的小剂量药物注射，如胰岛素注射。

（2）预防接种。

（3）局部麻醉用药。

2. 操作流程（表 11-7）

表 11-7　皮下注射法的护理操作流程

项目	步骤	操作要点	考核要点
操作前准备	评估	1. 病人年龄、病情、意识状态 2. 病人治疗情况、用药史、过敏史、家族史、目前所用药物的治疗作用、不良反应等 3. 病人心理状态、对用药的认知及合作程度 4. 病人注射部位的皮肤情况。根据皮下注射的目的选择不同的部位，常选用上臂三角肌下缘，也可选用两侧腹壁、后背、大腿前侧和外侧	评估正确
操作过程	计划	1. 病人准备　告知病人皮下注射的目的、方法、注意事项、配合要点、药物的作用及副作用	病人准备准确全面
		2. 护士准备　着装整洁，修剪指甲，洗手，戴口罩	护士准备符合要求
		3. 用物准备 （1）治疗盘、无菌治疗巾、无菌纱布、皮肤消毒液、无菌棉签、一次性注射器（1～2ml、5～6号针头）、砂轮、启瓶器、弯盘、一次性橡胶手套、手消毒液 （2）遵医嘱准备药液 （3）医嘱单、治疗单或注射卡 （4）生活垃圾桶、医疗垃圾桶、锐器盒	备齐用物，放置合理
		4. 环境准备　整洁安静、光线充足、舒适安全	
	实施	1. 准备用物并核对	双人核对
		2. 按药液抽吸法吸取药液，并置于无菌治疗盘内	抽吸药液方法正确，药液无污染
		3. 携用物至病床旁，核对并解释	至少使用2种方法核对
		4. 协助病人取舒适卧位，选择并显露注射部位 ①上臂外侧注射：病人可选择坐位或仰卧位，上臂放于身体侧面，放松；②后背注射：病人可选择俯卧位、侧卧位或坐位；③腹部注射：病人可选择半坐卧位或屈膝仰卧位；④大腿外侧注射：病人可选择坐位或仰卧位，腿部放松	病人体位舒适、注射部位选择正确并充分显露
		5. 常规消毒皮肤，待干	消毒方法正确
		6. 再次核对，戴手套，排尽注射器中的空气	核对内容正确、排气不浪费药液
		7. 一手绷紧局部皮肤，另一手持注射器，示指固定针栓，针尖斜面向上，与皮肤呈 30°～40°（图11-8），将针梗的 1/2～2/3 快速刺入皮下（图11-9）（进针角度不宜超过45°，以免刺入肌层）	进针角度正确
		8. 松开绷紧皮肤的手，抽动活塞，如无回血，缓慢注射药液，推药速度宜缓慢、均匀，以减轻疼痛	推药方法正确

续表

项目	步骤	操作要点	考核要点
操作过程	实施	9. 注射完毕，用无菌干棉签轻压穿刺处，迅速拔出针头，按压至不出血为止	按压、拔针方法正确
		10. 再次核对	
		11. 协助病人取舒适体位，整理衣物及床单元，交代注意事项，将呼叫器置于病人伸手可及之处，观察注射后的反应	体现人文关怀、注意事项交代正确
		12. 整理并处理用物。按消毒隔离制度处理用物，将针头放于锐器回收盒内，避免针头扎伤及感染，将注射器放于医疗垃圾桶内，脱手套	整理、处理用物方法正确
		13. 洗手、记录、签字。记录注射的时间、药物名称、浓度、剂量及病人的反应等	先洗手，后记录，记录真实，签名清楚
操作后	评价	1. 病人　对护士的服务态度和技术水平满意	
		2. 护士　遵守无菌操作原则，程序正确，操作熟练，动作规范	评价正确
		3. 护患沟通　有效，病人理解皮下注射的目的，主动配合	

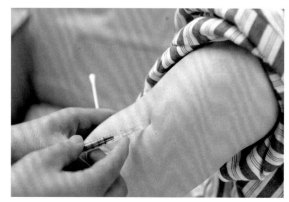

图 11-8　皮下注射进针角度

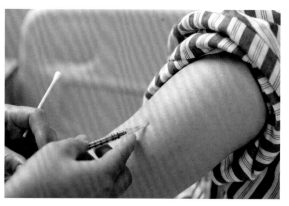

图 11-9　皮下注射进针深度

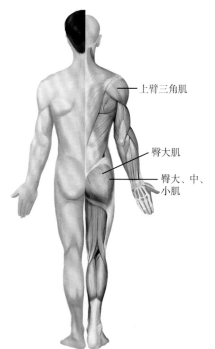

图 11-10　常用肌内注射部位

（上臂三角肌　臀大肌　臀大、中、小肌）

3. 注意事项

（1）严格执行查对制度、无菌操作和消毒隔离原则。

（2）注射前详细询问病人的用药史及过敏史。

（3）刺激性强的药物不宜做皮下注射。

（4）对于需长期反复皮下注射的病人，要有计划地经常更换注射部位，防止局部产生硬结，促进药物的充分吸收。

（5）对过于消瘦者，护士可捏起局部组织，适当减小穿刺角度。

（6）健康教育　对长期自行皮下注射的病人，应让病人建立轮流交替注射部位的计划，经常更换注射部位，以促进药物的充分吸收。

（三）肌内注射法

肌内注射法（intramuscular injection，IM）将一定量药液注入肌肉组织的方法。肌内注射一般选择肌肉丰厚且距离大血管及神经较远处，其中最常用的部位为臀大肌，其次为上臂三角肌、臀中肌、臀小肌及股外侧肌（图 11-10）。

1. 肌内注射常用部位的定位方法

（1）臀大肌注射定位法　臀大肌起自髂后上棘与尾骨尖之间，肌纤维平行向外下方止于股骨上部。坐骨神经起自骶丛神经，自梨状肌下孔出骨盆至臀部，在臀大肌深部，约在坐骨神经结节与大转子之间中点处下降至股部，其体表投影为自大转子尖至坐骨结节中点向下至腘窝。注射时注意避免损伤坐骨神经。臀大肌注射的定位方法有两种，即十字法和连线法：

1）十字法：从臀裂顶点向左侧或向右侧划一水平线，然后从髂嵴最高点做一垂线，将一侧臀部分为 4 个象限，取外上象限并避开内角（从髂后上棘至股骨大转子连线）为注射区（图 11-11A）。

2）连线法：从髂前上棘至尾骨做一连线，其外上 1/3 处为注射部位（图 11-11B）。

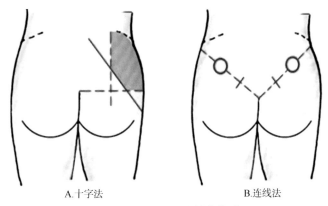

| A.十字法 | B.连线法 |

图 11-11　臀大肌注射定位法

（2）上臂三角肌注射定位法　上臂外侧，肩峰下 2 ～ 3 横指处。此处肌肉较薄，只可做小剂量注射（图 11-12）。

（3）臀中肌、臀小肌注射定位法

1）三角定位法：以示指尖和中指尖分别置于髂前上棘和髂嵴下缘处，在髂嵴、示指、中指之间构成一个三角形区域，其示指与中指构成的内角为注射区（图 11-13A）。

2）三横指法：髂前上棘外侧三横指处（以病人的手指宽度为准）为注射区（图 11-13B）。

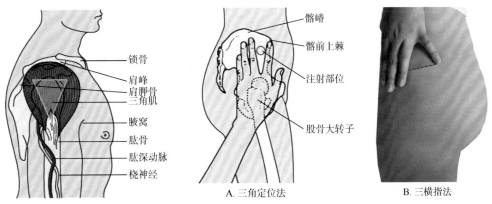

图 11-12　上臂三角肌注射定位法　　图 11-13　臀中肌、臀小肌注射定位法

（4）股外侧肌注射定位法：大腿中段的外侧。一般成人可取膝关节上 10cm 至髋关节下 10cm，宽约 7.5cm 的范围（图 11-14）。此处大血管、神经干很少通过，且肌肉发育较好，注射范围较广，可供多次注射，尤其适用于 2 岁以下幼儿。

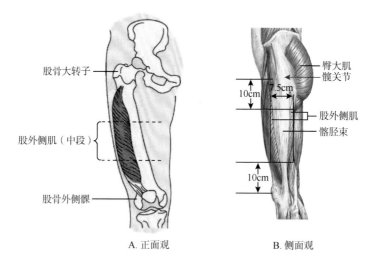

A. 正面观   B. 侧面观

图 11-14 股外侧肌注射定位法

2. 目的 用于不宜口服或静脉注射，且要求比皮下注射更快发挥疗效时。

3. 操作流程（表 11-8）

表 11-8 肌内注射法的护理操作流程

项目	步骤	操作要点	考核要点
操作前准备	评估	1. 病人年龄、病情、意识状态 2. 病人治疗情况、用药史、过敏史、家族史、目前所用药物的治疗作用、不良反应等 3. 病人心理状态、对用药的认知及合作程度 4. 病人注射部位的皮肤情况及肌肉组织情况、肢体活动能力	评估正确
	计划	1. 病人准备 告知病人肌内注射的目的、方法、注意事项、配合要点、药物的作用及副作用；病人取合适体位	病人准备准确全面
		2. 护士准备 着装整洁，修剪指甲，洗手，戴口罩	护士准备符合要求
		3. 用物准备 （1）治疗盘、无菌治疗巾、无菌纱布、皮肤消毒液、无菌棉签、一次性注射器（2～5ml、6～7号针头）、砂轮、启瓶器、弯盘、一次性橡胶手套、手消毒液 （2）遵医嘱准备药液 （3）医嘱单、治疗单或注射卡 （4）生活垃圾桶、医疗垃圾桶、锐器盒	备齐用物，放置合理
		4. 环境准备 整洁安静、光线充足、舒适安全，必要时用床帘或屏风遮挡病人	
操作过程	实施	1. 准备用物并核对	双人核对
		2. 按药液抽吸法吸取药液，并置于无菌治疗盘内	抽吸药液方法正确，药液无污染
		3. 携用物至病床旁，核对并解释	至少使用2种方法核对
		4. 根据病人病情及治疗情况，可协助病人采取侧卧位、俯卧位、坐位、仰卧位。侧卧位应上腿伸直，下腿弯曲；俯卧位应足尖相对，足跟分开，头偏向一侧；坐位应椅子稍高，便于注射；仰卧位常用于危重或不能翻身的病人，以臀中肌、臀小肌注射为主	病人体位合适
		5. 选择合适的注射部位，准确定位，避免损伤血管、神经	定位准确
		6. 常规消毒皮肤，待干	消毒方法正确
		7. 再次核对，排尽注射器中的空气	核对内容正确、排气不浪费药液
		8. 一手拇指、示指绷紧局部皮肤，另一手以执笔式持注射器，中指固定针栓，将针梗的1/2～2/3快速垂直刺入皮肤（图 11-15）	进针角度、深度正确

项目	步骤	操作要点	考核要点
操作过程	实施	9. 松开绷紧皮肤的手，抽动活塞（图 11-16），如无回血，缓慢推注药液（图 11-17），推药速度宜缓慢、均匀，以减轻疼痛	推药方法正确
		10. 注射完毕，用无菌干棉签轻压穿刺处，迅速拔出针头，按压至不出血为止	按压、拔针方法正确
		11. 再次核对	
		12. 协助病人取舒适体位，整理衣物及床单元，交代注意事项，将呼叫器置于病人伸手可及之处，观察注射后的反应	体现人文关怀、注意事项交代正确
		13. 整理并处理用物。按消毒隔离制度处理用物，将针头放于锐器回收盒内，避免针头扎伤及感染，将注射器放于医疗垃圾桶	整理、处理用物方法正确
		14. 洗手、记录、签字。记录注射的时间、药物名称、浓度、剂量及病人的反应等	先洗手，后记录，记录真实，签名清楚
操作后	评价	1. 病人　对护士的服务态度和技术水平满意	评价正确
		2. 护士　遵守无菌操作原则，程序正确，操作熟练，动作规范	
		3. 护患沟通　有效，病人理解肌内注射的目的，主动配合	

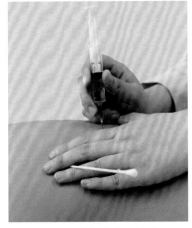
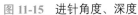
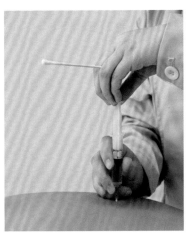
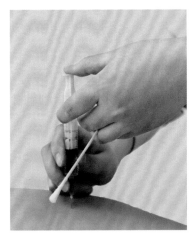

图 11-15　进针角度、深度　　　　图 11-16　回抽　　　　图 11-17　推药

4. 注意事项

（1）严格执行查对制度、无菌操作和消毒隔离原则。

（2）对 2 岁以下婴幼儿不宜选用臀大肌注射，因其臀大肌未发育好，注射时有损伤坐骨神经的危险，建议选用臀中肌、臀小肌、股外侧肌注射。

（3）对需长期注射的病人，应交替更换注射部位，避免或减少硬结的发生。若因长期多次注射引起局部硬结，可采用热敷、理疗等予以处理。

（4）两种或两种以上药物同时注射时，注意药物配伍禁忌。

（5）切勿将针头全部刺入皮肤，以防针梗从根部衔接处折断，难以取出。

（6）健康教育　对因长期多次注射出现局部硬结的病人，教会其局部热敷的方法。

（四）静脉注射法

静脉注射（intravenous injection，IV）是将药液注入静脉的方法。

1. 常用的静脉

（1）上肢肘部静脉（贵要静脉、肘正中静脉、头静脉）（图 11-18）、腕部及手背静脉。

（2）下肢浅静脉　大隐静脉、小隐静脉及足背静脉（图 11-19）。

（3）头皮静脉　颞浅静脉、额上静脉、耳后静脉。头皮静脉常用于小儿静脉注射，因小儿头皮静脉丰富，分支较多，互相沟通交错成网且浅显易见，易于固定，方便患儿肢体活动。

（4）股静脉　位于股三角区，在股动脉的内侧约 0.5cm 处（图 11-20）。

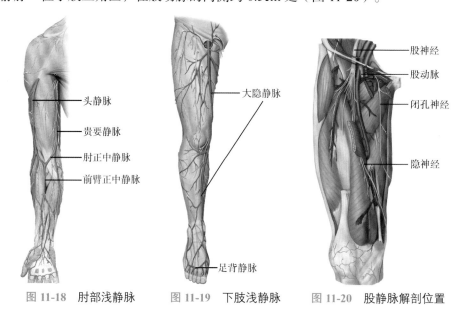

图 11-18　肘部浅静脉　　图 11-19　下肢浅静脉　　图 11-20　股静脉解剖位置

2. 目的

（1）注入药物，需迅速发挥药效或不宜使用其他给药途径时。

（2）注入药物做某些诊断性检查。

（3）静脉营养治疗。

3. 操作流程（表 11-9）

		表 11-9　静脉注射法的护理操作流程	
项目	步骤	操作要点	考核要点
操作前准备	评估	1. 病人年龄、病情、意识状态	评估正确
		2. 病人治疗情况、用药史、过敏史、家族史、目前所用药物的治疗作用、不良反应等	
		3. 病人心理状态、对用药的认知及合作程度	
		4. 病人静脉穿刺部位的皮肤情况、静脉的充盈程度及管壁弹性、肢体活动能力	
操作过程	计划	1. 病人准备　告知病人静脉注射的目的、方法、注意事项、配合要点、药物的作用及副作用；病人取合适体位	病人准备准确全面
		2. 护士准备　着装整洁，修剪指甲，洗手，戴口罩	护士准备符合要求
		3. 用物准备	备齐用物，放置合理
		（1）治疗盘、无菌治疗巾、无菌纱布、皮肤消毒液、无菌棉签、一次性注射器（6～9号针头）、砂轮、启瓶器、弯盘、止血带、一次性垫巾、胶布、手消毒液	
		（2）遵医嘱准备药液	
		（3）医嘱单、治疗单或注射卡	
		（4）生活垃圾桶、医疗垃圾桶、锐器盒	
		4. 环境准备　整洁安静、光线充足、舒适安全，必要时用床帘或屏风遮挡病人	
	实施	1. 准备用物并核对	双人核对
		2. 按药液抽吸法吸取药液，并置于无菌治疗盘内	抽吸药液方法正确，药液无污染
		3. 携用物至病床旁，核对并解释	至少使用2种方法核对
		4. 根据病人的病情及治疗情况，协助病人采取合适的体位，显露局部皮肤。四肢浅静脉注射采取仰卧位或坐位；小儿头皮静脉注射采取仰卧位或侧卧位；股静脉注射采取仰卧位，穿刺下肢伸直，略外展外旋	病人体位合适

项目	步骤	操作要点	考核要点
操作过程	实施	5. 实施注射	
		（1）四肢浅静脉注射	
		1）选择合适的静脉，在穿刺部位下方垫一次性垫巾，在穿刺部位上方（近心端）约6cm 处扎紧止血带	垫垫巾、扎止血带方法正确
		2）常规消毒皮肤，待干	消毒方法正确
		3）再次核对，排尽注射器中的空气	核对内容正确、排气不浪费药液
		4）嘱病人握拳，一手拇指绷紧静脉下端皮肤，另一手持注射器，示指固定针栓 [如使用一次性静脉输液钢针（头皮针），则手持头皮针针翼]，针尖斜面向上，与皮肤呈15°～30°角（图 11-21），从静脉上方或侧方刺入皮下，再沿静脉走向刺入静脉，见回血后，将针头与皮肤平行再沿静脉走向进针少许	进针角度、深度正确
		5）松开止血带（图 11-22），嘱病人松拳，固定针头（若为头皮针，用胶布固定）	注意松止血带、松拳
		6）缓慢推注药液（图 11-23），推注过程中要试抽回血，检查针头是否仍在静脉内。注射过程中注意倾听病人的主诉，以观察局部情况和病情的变化	推药速度合适
		7）注射完毕，用无菌干棉签轻压穿刺处，迅速拔出针头，按压至不出血为止	按压、拔针方法正确
		（2）小儿头皮静脉注射	
		1）选择合适的头皮静脉，必要时剃去穿刺部位的毛发，以便以穿刺及固定	剃毛发时皮肤无损伤
		2）常规消毒皮肤，待干	消毒方法正确
		3）再次核对，排尽注射器中的空气	核对内容正确、排气不浪费药液
		4）由助手固定患儿头部，防止其抓扯注射部位。操作者一手拇指、示指固定静脉两端，另一手持头皮针针翼，针尖斜面向上，沿静脉向心方向平行刺入，见回血后推注少许药液，如无异常，用胶布固定针头	进针角度、深度正确
		5）缓慢推注药液。推注过程中要试抽回血，检查针头是否仍在静脉内，如有局部肿胀隆起或疼痛、回抽无回血，提示针头滑出血管外，应拔出针头，另选部位，重新穿刺	推药速度合适
		6）注射完毕，用无菌干棉签轻压穿刺处，迅速拔出针头，按压至不出血为止	按压、拔针方法正确
		（3）股静脉注射	
		1）准确定位。在股三角区内，触及股动脉搏动最明显处，股静脉位于股动脉内侧0.5cm 处	定位正确
		2）常规消毒局部皮肤，待干	消毒方法正确
		3）再次核对，排尽注射器中的空气	核对内容正确、排气不浪费药液
		4）操作者左手戴无菌手套	戴无菌手套方法正确
		5）左手再次扪及股动脉搏动最明显处并用示指、中指固定；右手持注射器，针头和皮肤成90°或45°角，在股动脉内侧0.5cm 处刺入，抽动活塞有暗红色回血，提示针头已进入股静脉，固定针头	穿刺成功
		6）缓慢推注药液，推注过程中注意倾听病人的主诉	推药速度合适、沟通有效
		7）推注完毕，拔出针头。穿刺局部用无菌纱布加压止血3～5分钟，直至不出血为止，以免引起出血或形成血肿	按压方法正确
		6. 再次核对	
		7. 协助病人取舒适体位，整理衣物及床单元，交代注意事项，将呼叫器放置于病人伸手可及之处，观察注射后的反应	体现人文关怀、注意事项交代正确
		8. 整理并处理用物。按消毒隔离制度处理用物，将针头放于锐器回收盒内，避免针头扎伤及感染，将注射器放于医疗垃圾桶内	整理、处理用物方法正确
		9. 洗手、记录、签字。记录注射的时间、药物名称、浓度、剂量及病人的反应等	先洗手，后记录，记录真实，签名清楚

续表

项目	步骤	操作要点	考核要点
操作后	评价	1.病人　对护士的服务态度和技术水平满意 2.护士　遵守无菌操作原则，程序正确，操作熟练，动作规范 3.护患沟通有效，病人理解静脉注射的目的，主动配合	评价正确

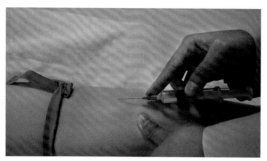

图 11-21　静脉注射进针角度

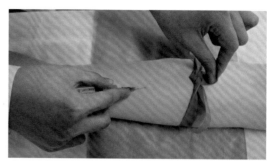

图 11-22　静脉注射进针后松止血带

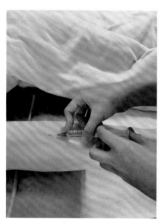

图 11-23　静脉注射推注药液

4.注意事项

（1）严格执行查对制度、无菌操作和消毒隔离原则。

（2）选择静脉时，宜选择粗直、弹性好、易于固定的静脉，避开关节和静脉瓣；对需长期静脉注射者，应有计划地由小到大、由远心端到近心端选择静脉。

（3）根据病人年龄、病情及药物性质掌握推注药液的速度，并随时听取病人的主诉，观察病人的反应。

（4）注射对组织有强烈刺激性的药物，应另备有生理盐水的注射器和头皮针，注射穿刺成功后，先注入少量生理盐水，证实针头确在静脉内，再换上抽有药液的注射器进行推药，以免药液外溢而致组织坏死。

（5）股静脉注射时，如抽出血液为鲜红色，提示针头进入股动脉，应立即拔出针头，用无菌纱布紧压穿刺处 5 ～ 10 分钟，直至无出血为止。

（6）若需要长时间、微量、均匀、精确地注射药物，可选用微量注射泵持续泵入药液。

（7）静脉注射失败的常见原因

1）针头未刺入血管内（穿刺过浅或静脉滑动），表现为回抽无回血，推注药液局部隆起、病人主诉疼痛。

2）针头斜面未完全进入血管内，推注时部分药液溢出至皮下，表现为回抽有回血，但推注药液后局部隆起、病人主诉疼痛。

3）针头刺破血管壁，针尖斜面部分在血管内、部分在血管外，表现为回抽有回血，推注少量药液局部可无隆起，但因部分药液溢出至深层组织，病人有主诉疼痛。

4）针头刺入过深，穿破血管壁，表现为回抽无回血，注入药物无隆起，病人主诉疼痛。

（8）不同病人的静脉穿刺要点

1）肥胖病人：肥胖者皮下脂肪较厚，静脉位置较深，不明显但相对固定，注射时可用消毒的手指摸清血管走向后由静脉上方进针，稍加大进针角度（30° ～ 40° ）刺入。

2）水肿病人：可沿静脉解剖位置，用手按揉局部，以暂时驱散皮下水分，显露后行穿刺。

3）脱水病人：可做局部热敷、按摩，待血管充盈后再穿刺。

4）老年病人：老人皮下脂肪薄，静脉易滑动，弹性差且脆性较大，注射时可用手指分别固定穿刺段静脉上下两端，再沿静脉走向穿刺。

（五）微量注射泵的使用

1. 目的　使静脉注射药物剂量精确、速度均匀。

2. 操作流程（表 11-10）

表 11-10　微量注射泵的护理操作流程

项目	步骤	操作要点	考核要点
操作前准备	评估	1. 病人年龄、病情、意识状态 2. 病人治疗情况、用药史、过敏史、家族史、目前所用药物的治疗作用、不良反应等 3. 病人心理状态、对用药的认知及合作程度 4. 病人静脉穿刺部位皮肤情况、静脉的充盈程度及管壁弹性	评估正确
操作过程	计划	1. 病人准备　告知病人静脉注射及使用注射泵的目的、方法、注意事项、配合要点、药物的作用及副作用	病人准备准确全面
		2. 护士准备　着装整洁，修剪指甲，洗手，戴口罩	护士准备符合要求
		3. 用物准备 （1）治疗盘、无菌治疗巾、无菌纱布、皮肤消毒液、无菌棉签、一次性注射器（按药液量准备）、头皮针、生理盐水、注射泵（图 11-24）、注射泵延长管、砂轮、启瓶器、弯盘、止血带、一次性垫巾、胶布、手消毒液 （2）遵医嘱准备药液 （3）医嘱单、治疗单或注射卡 （4）生活垃圾桶、医疗垃圾桶、锐器盒	备齐用物，放置合理
		4. 环境准备　整洁安静、光线充足、舒适安全，必要时用床帘或屏风遮挡病人	
	实施	1. 携用物至病床旁，核对并解释	至少使用 2 种方法核对
		2. 检查注射泵，将注射泵固定在输液架上	安装方法正确
		3. 将抽吸好药液的注射器与延长管相连，排气，妥善固定于注射泵上	安装方法正确
		4. 接通电源，根据医嘱设定好注射速度和注射时间	操作方法正确
		5. 协助病人取合适体位	
		6. 将抽吸生理盐水的注射器与头皮针相连，静脉穿刺成功后固定头皮针	进针角度、深度正确
		7. 分离注射器与头皮针，将注射泵延长管和头皮针连接，按"开始"键启动注射泵	操作方法正确
		8. 再次核对	
		9. 开始推注药液，注意随时观察病人的反应和药液输入的情况	
		10. 协助病人取舒适体位，整理衣物及床单元，交代注意事项，将呼叫器放置于病人伸手可及之处，观察注射后的反应	体现人文关怀、注意事项交代正确
		11. 洗手、记录、签字。记录注射的时间、药物名称、浓度、剂量及病人的反应等	先洗手，后记录，记录真实，签名清楚
		12. 药液推注完毕，按"停止"键	操作方法正确准确
		13. 注射完毕，用无菌干棉签轻压穿刺处，迅速拔出针头，按压至不出血为止	按压方法正确
		14. 协助病人取舒适体位，整理衣物及床单元，交代注意事项，将呼叫器放置于病人伸手可及之处，观察注射后的反应	体现人文关怀、注意事项交代正确
		15. 关闭注射泵，取下注射器，切断电源	操作方法正确准确。
		16. 整理并处理用物。按消毒隔离原则处理用物，将针头放于锐器回收盒内，避免针头扎伤及感染，将注射器放于医用垃圾桶内	整理、处理用物方法正确
		17. 洗手、记录、签字。记录注射结束的时间及病人的反应等	先洗手，后记录，记录真实，签名清楚
操作后	评价	1. 病人　对护士的服务态度和技术水平满意 2. 护士　遵守无菌操作原则，程序正确，操作熟练，动作规范 3. 护患沟通　有效，病人了解注射的目的，主动配合	评价正确

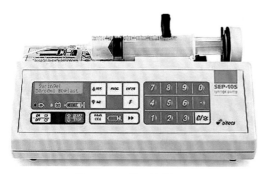

图 11-24　微量注射泵

3.注意事项

（1）严格执行查对制度、无菌操作和消毒隔离原则。

（2）熟练掌握注射泵的性能，规范注射泵的操作步骤。

（3）加强巡视，药物泵注后注意观察输液管道是否通畅，药液有无渗漏、脱管，血管走向有无条索状红线出现，一旦微量注射泵发生报警，及时找出原因，并做出相应处理。

（六）动脉注射法

动脉注射法（arterial injection）是将药液注入动脉的方法。通常选用的动脉有股动脉和桡动脉。做区域性化疗时，头面部疾病选用颈总动脉；上肢疾病选用锁骨下动脉；下肢疾病选用股动脉。

1.目的

（1）加压输血输液、迅速增加有效血容量，用于抢救重度休克病人。

（2）注入造影剂，用于施行某些特殊检查，如心血管造影。

（3）注射抗癌药物做区域性化疗。

2.操作流程（表 11-11）

表 11-11　动脉注射法的护理操作流程

项目	步骤	操作要点	考核要点
操作前准备	评估	1.病人年龄、病情、意识状态	评估正确
		2.病人治疗情况、用药史、过敏史、家族史、目前所用药物的性质、治疗作用、不良反应等	
		3.病人心理状态、对用药的认知及合作程度	
		4.病人注射部位的皮肤情况、肢体活动能力	
操作过程	计划	1.病人准备　告知病人动脉注射的目的、方法、注意事项、配合要点、药物的作用及副作用；取合适体位	告知病人内容准确全面
		2.护士准备　着装整洁，修剪指甲，洗手，戴口罩	护士准备符合要求
		3.用物准备	备齐用物，放置合理
		（1）治疗盘、无菌治疗巾、无菌纱布、无菌手套、皮肤消毒液、无菌棉签、一次性无菌注射器（规格视药液量而定）、6～9 号针头、砂轮、启瓶器、弯盘、手消毒液	
		（2）遵医嘱准备药液	
		（3）医嘱单、治疗单或注射卡	
		（4）生活垃圾桶、医疗垃圾桶、锐器盒	
		4.环境准备　整洁安静、光线充足、舒适安全，必要时用床帘或屏风遮挡病人	
	实施	1.准备用物并核对	双人核对
		2.按药液抽吸法吸取药液，并置于无菌治疗盘内	抽吸药液方法正确，药液无污染
		3.携物至病床旁，核对病人并解释	至少使用 2 种方法核对
		4.协助病人取合适体位。股动脉穿刺时，病人取仰卧位，下肢伸直略外展外旋，以充分显露穿刺部位	病人体位合适
		5.选择合适的穿刺部位。桡动脉穿刺点为前臂掌侧腕关节上 2cm、动脉搏动最明显处；股动脉穿刺点在腹股沟股动脉搏动最明显处	定位准确
		6.常规消毒皮肤，待干	消毒方法正确

项目	步骤	操作要点	考核要点
操作过程	实施	7. 再次核对，排尽注射器中的空气	核对内容正确、排气不浪费药液
		8. 戴无菌手套，在欲穿刺动脉搏动最明显处固定动脉于两指间，一手持注射器，在两指间垂直或与动脉走向成 40° 角刺入动脉，见鲜红色血液涌进注射器，即以持注射器的手固定穿刺针的方向和深度，另一手推注药液，注意观察病人反应	穿刺方法正确
		9. 注射完毕，迅速拔出针头，局部用无菌纱布加压止血 5 ～ 10 分钟，直至不出血为止	拔针、按压方法正确
		10. 操作后核对	
		11. 协助病人取舒适体位，整理衣物及床单元，交代注意事项，将呼叫器放置于病人伸手可及之处，观察注射后的反应	体现人文关怀、注意事项交代正确
		12. 整理并处理用物。按消毒隔离制度处理用物，将针头放于锐器回收盒内，避免针头扎伤及感染，将注射器放于医疗垃圾桶内，脱手套	整理、处理用物方法正确
		13. 洗手、记录、签字。记录注射的时间、药物名称、浓度、剂量及病人的反应等	先洗手，后记录，记录真实，签名清楚
操作后	评价	1. 病人　对护士的服务态度和技术水平满意	
		2. 护士　遵守无菌操作原则，程序正确，操作熟练，动作规范	评价正确
		3. 护患沟通　有效，病人理解动脉注射的目的，主动配合	

3. 注意事项

（1）严格执行查对制度、无菌操作和消毒隔离原则。

（2）有出血倾向者慎用动脉穿刺；新生儿宜选择桡动脉穿刺，不宜选用股动脉穿刺，因股动脉穿刺垂直进针时易伤及髋关节。

（3）推注药液过程中随时听取病人主诉，注意观察局部情况与病情变化。

（4）拔针后局部用无菌纱布或沙袋加压止血，以免出血或形成血肿。

（七）胰岛素笔注射法

1. 目的　注射胰岛素，控制血糖。

2. 操作流程（表 11-12）

表 11-12　胰岛素笔注射技术护理操作流程

项目	步骤	操作要点	考核要点
操作前准备	评估	1. 病人年龄、病情、意识状态 2. 病人治疗情况、胰岛素使用情况 3. 病人心理状态、对使用胰岛素的认知及合作程度 4. 病人注射部位的皮肤及皮下组织情况、肢体活动能力	评估正确
操作过程	计划	1. 病人准备　告知病人胰岛素注射的目的、方法、注意事项、配合要点、药物的作用及副作用	病人准备准确全面
		2. 护士准备　着装整洁，修剪指甲，洗手，戴口罩	护士准备符合要求
		3. 用物准备 （1）治疗盘、75% 乙醇、无菌棉签、胰岛素注射笔、胰岛素笔芯、手消毒液 （2）医嘱单、治疗单或注射卡 （3）生活垃圾桶、医疗垃圾桶、锐器盒	备齐用物，放置合理
		4. 环境准备　整洁安静、光线充足、舒适安全，必要时用床帘或屏风遮挡病人	

续表

项目	步骤	操作要点	考核要点
操作过程	实施	1. 安装胰岛素笔芯	安装方法正确
		1）提前 30 分钟从冰箱取出胰岛素，在室温下回温。因刚从冰箱里取出的胰岛素温度过低，活性没有达到最佳效果，直接注射也会引起机体不适；高温情况下，胰岛素会部分失效	
		2）核对胰岛素剂型，检查笔芯有无破损或漏液，检查笔芯中的药液性状，并确认在有效期内	双人核对
		3）旋开笔帽，拧开笔芯架，将笔芯装入笔芯架，拧紧	方法正确
		4）将胰岛素笔平放于手心，水平滚动 10 次，手持胰岛素笔，上下翻动 10 次，使瓶内药液充分混匀	
		5）撕掉针的保护片，顺时针拧紧针头	
		6）将剂量调节旋钮拨至 2U，针尖向上直立，手指轻弹笔芯架数次，使空气聚集在顶部后，按压注射键，直至一滴胰岛素从针头溢出，表示驱动杆已与笔芯完全接触，且笔芯内的气泡已排尽	
		2. 携用物至病床旁，核对并解释	至少使用 2 种方法核对
		3. 协助病人取合适体位	病人体位合适
		4. 选择合适的注射部位	注射部位正确
		5. 75% 乙醇消毒皮肤，待干	消毒方法正确
		6. 调整剂量选择环，在显示窗中选择相对应的剂量	剂量调整正确
		7. 再次核对，排气	核对内容正确、排气不浪费药液
		8. 若使用较短针头，可 90° 进针；若使用较长针头，需要捏起皮肤，以 45° 进针。快速按下注射键，拔出针头前至少停留 10 秒，确保药物剂量全部注入体内，同时防止药液渗漏	注射方法正确
		9. 注射完毕，迅速拔出针头，局部用无菌干棉签轻压针刺处	方法正确
		10. 操作后核对	
		11. 协助病人取舒适体位，交代注意事项，将呼叫器放置于病人伸手可及之处，观察注射后的反应	体现人文关怀、注意事项交代正确
		12. 洗手、记录、签字。记录注射的时间、胰岛素名称、剂量及病人的反应等	先洗手，后记录，记录真实，签名清楚
操作后	评价	1. 病人　对护士的服务态度和技术水平满意	
		2. 护士　遵守无菌操作原则，程序正确，操作熟练，动作规范	评价正确
		3. 护患沟通　有效，病人了解注射的目的，主动配合	

第 5 节　局部给药技术

除口服给药、雾化吸入给药、注射给药等主要给药途径之外，根据各专科特殊治疗的需要，还可采用以下一些局部给药的方法。局部给药有疗效好、全身不良反应小、方法简便等优点。

一、舌下给药技术

舌下给药技术是将药物通过舌下口腔黏膜丰富的毛细血管吸收入血，完成吸收过程的一种给药方式，具有生效快、避免胃肠刺激、吸收不全的优点。目前常用的硝酸甘油剂，舌下含服一般 2～5 分钟即可发挥作用，用药后病人心前区压迫感或疼痛感可减轻或消除。

舌下含服的药物，不可嚼碎吞下，否则会影响药效。指导病人使用此类药物时，需将其置于舌下，让其自然溶解，注意不可像吃糖果一样仅把药物含在嘴里，因为舌表面的舌苔和角质层很难吸收药物，而舌下黏膜中丰富的静脉丛才利于药物的迅速吸收。

二、眼内给药技术

1. 目的

（1）预防、治疗眼部疾病。

（2）散瞳、缩瞳。

（3）表面麻醉等诊断和治疗。

2. 操作流程（表 11-13）

表 11-13　眼内给药技术的护理操作流程

项目	步骤	操作要点	考核要点
操作前准备	评估	1. 病人年龄、病情、意识状态	评估正确
		2. 病人治疗情况、用药史、目前所用药物的性质、治疗作用、不良反应等	
		3. 病人的心理状态、对用药的认知及合作程度	
		4. 病人眼睑、结膜及角膜情况	
	计划	1. 病人准备　告知病人给药目的、方法、注意事项、配合要点、药物的作用及副作用	病人准备准确全面
		2. 护士准备　着装整洁，修剪指甲，洗手，戴口罩	护士准备符合要求
		3. 用物准备	备齐用物，放置合理
		（1）治疗盘、无菌棉签、无菌圆头玻璃棒（必要时备）、弯盘、手消毒液	
		（2）遵医嘱准备药物	
		（3）医嘱单、执行单	
		（4）生活垃圾桶、医疗垃圾桶	
		4. 环境准备　整洁安静、光线充足、舒适安全	
操作过程	实施	1. 准备用物并核对	双人核对
		2. 携用物至病床旁，核对并解释	至少使用 2 种方法核对
		3. 协助病人取舒适体位，头稍向后仰	病人体位舒适、便于护士操作
		4. 给药方式 （1）滴眼药水法：嘱病人眼向上注视，一手用棉签拉开下眼睑，另一手持眼药液或滴管，距眼 1～2cm 处将药液滴入结膜囊内，轻提上眼睑使眼药液充分弥散；嘱病人轻轻闭合眼睑 1～2 分钟，用无菌棉签拭去溢出的眼药水。若眼部有分泌物时，应用无菌棉签拭去，再滴眼药水 （2）涂眼药膏法 1）玻璃棒法：检查玻璃棒的完整性和光滑度。嘱病人眼向上注视，一手用棉签拉开下眼睑，另一手持玻璃棒蘸眼药膏，水平放入结膜囊内，嘱病人闭合眼睑，将玻璃棒由眼睑外侧轻轻捻转抽出，然后用无菌棉签拭去溢出眼外的药膏，嘱病人闭合眼睑休息。如眼部有分泌物时，应用无菌棉签拭去，再涂眼药膏 2）软管法：嘱病人眼向上注视，一手用棉签拉开下眼睑，另一手持药膏软管，距眼 1～2cm 处将药膏直接挤入结膜囊内，嘱病人轻闭眼睑，轻轻按摩眼睑 2～3 分钟，使眼药膏均匀分布于结膜囊内。用无菌棉签拭去溢出眼外的药膏。如眼部有分泌物时，应用无菌棉签拭去，再涂眼药膏	操作方法正确
		5. 再次核对	
		6. 协助病人取舒适体位，整理衣物及床单元，交代注意事项，将呼叫器放置于病人伸手可及之处	体现人文关怀、注意事项交代正确
		7. 观察病人用药后的反应	
		8. 整理并处理用物	整理、处理用物方法正确
		9. 洗手、记录、签字。记录眼部用药的时间、药物名称、浓度及病人的反应等	先洗手，后记录，记录真实，签名清楚

续表

项目	步骤	操作要点	考核要点
操作后	评价	1.病人对护士的服务态度和技术水平满意 2.护士操作程序正确，操作熟练，动作规范 3.护患沟通有效，病人理解给药的目的，主动配合	评价正确

3.注意事项

（1）严格执行查对制度。

（2）滴用多种药物时，先滴刺激性弱的药物，再滴刺激性强的药物，前、后药物之间应间隔 10 分钟，以免降低药效。

（3）用玻璃棒法涂眼药膏时，玻璃棒应光滑无破损，避免损伤结膜、角膜，双眼涂眼膏时，每眼各用一个玻璃棒，以免引起交叉感染。

（4）挤眼药膏时，要注意拉开睑缘，管口不可触及眼部，更不可将睫毛粘入结膜囊内。

（5）角膜溃疡、眼球穿通伤、手术后病人，操作应轻柔，勿压迫眼球，用药后禁止按摩。

三、鼻腔给药技术

1.目的

（1）保持鼻腔引流通畅，从而达到治疗目的。

（2）保持鼻腔润滑、防止干燥、结痂。

（3）保持鼻腔内纱条润滑，以利于取出。

2.操作流程（表 11-14）

表 11-14　鼻腔给药技术的护理操作流程

项目	步骤	操作要点	考核要点
操作前准备	评估	1.病人年龄、病情、意识状态 2.病人治疗情况、用药史、目前所用药物的性质、治疗作用、不良反应等 3.病人的心理状态、对用药的认知及合作程度 4.病人鼻部情况	评估正确
操作过程	计划	1.病人准备　告知病人给药目的、方法、注意事项、配合要点、药物的作用及副作用	病人准备准确全面
		2.护士准备　着装整洁，修剪指甲，洗手，戴口罩	护士准备符合要求
		3.用物准备　①治疗盘、弯盘、手消毒液；②遵医嘱准备药物；③医嘱单、执行单；④生活垃圾桶、医疗垃圾桶	备齐用物，放置合理
		4.环境准备　整洁安静、光线充足、舒适安全	
	实施	1～2.同眼内给药技术操作1～2	
		3.给药方式 （1）鼻腔滴药法：清洁鼻腔，充分显露鼻腔；协助病人取侧位卧位或坐位，头稍向后仰；距鼻孔约2cm处轻滴药液2～3滴，轻捏鼻翼，使药液与鼻腔黏膜广泛接触；嘱病人保持原体位2～3分钟 （2）鼻腔喷药法：协助取坐位，头稍前倾；手持喷鼻剂，将喷嘴平行稍伸入前鼻孔喷药，嘱病人喷药时轻吸气	操作方法正确
		4.再次核对	

项目	步骤	操作要点	考核要点
操作过程	实施	5. 擦净鼻孔周围，协助病人取舒适体位，整理衣物及床单元，交代注意事项，将呼叫器放置于病人伸手可及之处	体现人文关怀、注意事项交代正确
		6. 观察病人用药后的反应	
		7 ～ 8. 同眼内给药技术操作 8 ～ 9	
操作后	评价	1. 病人对护士的服务态度和技术水平满意	
		2. 护士操作程序正确，操作熟练，动作规范	评价正确
		3. 护患沟通有效，病人理解给药的目的，主动配合	

3. 注意事项
（1）混悬剂在使用前应充分摇匀，滴鼻药液专人专用。
（2）滴药时滴管勿接触鼻翼和鼻毛，以免污染药液。
（3）捏鼻翼以减少药液流入咽部，以免引起不适。
（4）如需滴入含抗生素的药物，一般先滴收缩鼻黏膜的药液，5 ～ 10 分钟后再滴含抗生素的药液。

四、耳内给药技术

1. 目的
（1）治疗耳道及中耳疾病。
（2）软化耵聍。
（3）局部清洁抗炎。
2. 操作流程（表 11-15）

表 11-15　耳内给药技术的护理操作流程

项目	步骤	操作要点	考核要点
操作前准备	评估	1. 病人年龄、病情、意识状态	评估正确
		2. 病人治疗情况、用药史、目前所用药物的性质、治疗作用、不良反应等	
		3. 病人的心理状态、对用药的认知及合作程度	
		4. 病人耳部情况	
操作过程	计划	1. 病人准备　告知病人给药目的、方法、注意事项、配合要点、药物的作用及副作用	病人准备准确全面
		2. 护士准备　着装整洁，修剪指甲，洗手，戴口罩	护士准备符合要求
		3. 用物准备　①治疗盘、手消毒液；②遵医嘱准备药物；③医嘱单、执行单；④生活垃圾桶、医疗垃圾桶	备齐用物，放置合理
		4. 环境准备整洁安静、光线充足、舒适安全	
	实施	1 ～ 2. 同眼内给药技术操作 1 ～ 2	
		3. 协助取坐位或仰卧位，头偏向健侧，患耳朝上	体位正确
		4. 给药方法　护士向外上轻拉病人耳郭，充分显露耳道；用棉签轻拭外耳道内的分泌物；将药液滴入 2 ～ 3 滴后，轻压耳屏	操作方法正确
		5. 指导病人滴药后保持原卧位 5 ～ 10 分钟	告知的保持时间正确
		6. 再次核对	

续表

项目	步骤	操作要点	考核要点
操作过程	实施	7.协助病人取舒适体位,整理衣物及床单元,交代注意事项,将呼叫器放置于病人伸手可及之处	体现人文关怀、注意事项交代正确
		8.观察病人用药后的反应	
		9~10.同眼内给药技术操作8~9	
操作后	评价	1.病人对护士的服务态度和技术水平满意	
		2.护士操作程序正确,操作熟练,动作规范	评价正确
		3.护患沟通有效,病人理解给药的目的,主动配合	

3. 注意事项

（1）滴药时药液不宜过凉。

（2）有鼓膜穿孔者,禁止进行耳内滴药。

（3）滴药时滴管口不可触及耳部,以免污染药液。

五、阴道给药技术

1. 目的　自阴道置入药物,以起到局部治疗的作用。

2. 操作流程（表 11-16）

表 11-16　阴道给药技术的护理操作流程

项目	步骤	操作要点	考核要点
操作前准备	评估	1.病人年龄、病情、意识状态	评估正确
		2.病人治疗情况、用药史、目前所用药物的性质、治疗作用、不良反应等	
		3.病人的心理状态、对用药的认知及合作程度	
		4.病人对隐私部位用药的接受程度及合作程度	
操作过程	计划	1.病人准备　告知病人给药目的、方法、注意事项、配合要点、药物的作用及副作用	病人准备准确全面
		2.护士准备　着装整洁,修剪指甲,洗手,戴口罩	护士准备符合要求
		3.用物准备　遵医嘱准备药物、药物置入器或手套、一次性治疗巾、卫生棉垫	备齐用物,放置合理
		4.环境准备　整洁安静、需要时用屏风或围帘遮挡病人	保护隐私
	实施	1~2.同眼内给药技术操作1~2	
		3.协助病人取屈膝仰卧位,双腿分开,显露会阴部	体位正确
		4.铺一次性治疗巾于会阴下	
		5.一手戴上手套取出药物	不污染手指
		6.嘱病人张口深呼吸,尽量放松	指导方法正确
		7.利用置入器或戴上手套将药物沿阴道下后方轻轻送入 5cm,达阴道穹隆。放置药物时,必须确定阴道口后方能置药,避免误入尿道;成年女性阴道长约 10cm,须置入 5cm 以上深度,以防滑出;如病人愿意自行操作,可教其操作方法,以便自行操作	操作或指导方法正确
		8.嘱病人至少平卧 15 分钟,以利于药物扩散至整个阴道组织,利于药物吸收,确保用药效果	嘱咐内容正确
		9.取出一次性治疗巾,为避免药物或阴道渗出物弄污内裤,可使用卫生棉垫	
		10.协助病人取舒适体位,整理床单元及用物,将呼叫器置于病人伸手可及之处	
		11~12.同眼内给药技术操作8~9	

项目	步骤	操作要点	考核要点
操作后	评价	1. 病人对护士的服务态度和技术水平满意 2. 护士操作程序正确，操作熟练，动作规范 3. 护患沟通有效，病人理解给药的目的，主动配合	评价正确

3. 注意事项

（1）严格执行查对工作。

（2）注意保护病人隐私部位。

（3）准确判断阴道口，必须置入足够深度。

（4）做好提高用药效果的措施。

（5）健康教育：嘱病人再置入药物后，至少平卧 15 分钟，并指导病人在治疗期间避免性生活，同时教会病人自行操作的方法。

六、直肠给药技术

1. 目的

（1）直肠插入甘油栓，软化粪便，以利于排出。

（2）栓剂中的有效成分被直肠黏膜吸收，从而达到全身治疗的作用，如解热镇痛栓剂。

2. 操作流程（表 11-17）

表 11-17 直肠给药技术的护理操作流程

项目	步骤	操作要点	考核要点
操作前准备	评估	1. 病人年龄、病情、意识状态 2. 病人治疗情况、用药史、目前所用药物的性质、治疗作用、不良反应等 3. 病人的心理状态、对用药的认知及合作程度 4. 病人对直肠给药的认知及合作程度	评估正确
操作过程	计划	1. 病人准备 告知病人给药目的、方法、注意事项、配合要点、药物的作用及副作用	病人准备准确全面
		2. 护士准备 着装整洁，修剪指甲，洗手，戴口罩	护士准备符合要求
		3. 用物准备 遵医嘱准备药物、指套或手套、卫生纸	备齐用物
		4. 环境准备 整洁安静、需要时用屏风或围帘遮挡病人	
	实施	1～2. 同眼内给药技术操作	
		3. 协助病人取侧卧位，膝部弯曲，显露肛门	体位正确
		4. 戴上指套或手套	不污染手指
		5. 嘱病人张口深呼吸，尽量放松，使肛门括约肌松弛	指导方法正确
		6. 将栓剂插入肛门，并用示指将栓剂沿直肠壁朝脐部方向送入 6～7cm。必须插至肛门内括约肌以上，并确定栓剂靠在直肠黏膜上，若插入粪块，则不起作用	操作方法正确
		7. 嘱病人保持侧卧位 15 分钟，防止栓剂滑脱，确保用药效果。若栓剂滑脱出肛门外，应重新插入	嘱咐内容正确
		8. 协助病人穿好裤子，取舒适体位，整理床单元及用物。不能下床者将便器、卫生纸、呼叫器置于病人伸手可及处	
		9～10. 同眼内给药技术操作 8～9	
操作后	评价	1. 病人对护士的服务态度和技术水平满意 2. 护士操作程序正确，操作熟练，动作规范 3. 护患沟通有效，病人理解给药的目的，主动配合	评价正确

3.注意事项

（1）严格执行查对工作。

（2）注意保护病人隐私部位。

（3）指导病人放松及配合的方法，做好提高用药效果的措施。

（4）健康教育：教会病人自行操作的方法，采取提高用药效果的措施。

第6节　药物过敏试验技术

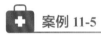 **案例 11-5**

　　病人李某，男性，18岁，T 38.6℃，P 116次/分，咽喉疼痛，诊断为"化脓性扁桃体炎"。

医嘱：青霉素皮试。

问题：1.护士如何配制青霉素皮试液？

　　　2.皮试后5分钟，病人出现胸闷、气急并伴有濒危感，皮肤瘙痒，面色苍白，出冷汗，脉细速，BP 70/50mmHg，烦躁不安。考虑李某可能出现了什么问题？护士应如何处理？

　　药物过敏反应是少数过敏体质的病人使用某种药物后产生的抗原抗体反应，表现为发热、心悸、皮疹、皮肤瘙痒、呼吸困难，严重者可发生过敏性休克危及病人生命。有少数病人在皮肤试验期间即可发生严重的过敏反应，为防止过敏反应的发生，在使用致敏性较高的药物前，除详细询问病人用药史、过敏史、家族过敏史外，还应做药物过敏试验，试验结果阴性才可用药。在做过敏试验的过程中，要求准确配制试验液，严格掌握方法，认真观察反应，正确判断试验结果，且做好急救准备。药物过敏试验可根据药物性质选用皮内注射法、口服试验法、皮肤划痕试验法、静脉注射法等，其中皮内注射法最常用。

一、青霉素过敏试验技术

　　青霉素主要用于敏感的革兰氏阳性球菌、阴性球菌和螺旋体感染，具有疗效高、毒性低的优点，最常见的不良反应是过敏反应。青霉素过敏反应常发生于多次接受青霉素治疗者，偶见于初次用药的病人。无论任何年龄、性别、给药时间、途径、剂量和剂型均有可能发生过敏反应，各种类型的变态反应都可以出现，但以皮肤过敏反应和血清样反应较为多见。皮肤过敏反应的主要表现为荨麻疹，严重者会出现剥脱性皮炎；血清样反应的临床表现与血清病相似，主要表现为发热、关节肿痛、皮肤瘙痒、荨麻疹、全身淋巴结肿大、腹痛等，一般在用药后7～14天出现。过敏性休克属于Ⅰ型变态反应，发生、发展迅猛，抢救不及时危及病人生命。因此，在使用各种剂型青霉素前，必须详细询问病人是否过敏，无过敏史者做过敏试验，试验结果阴性者才可用药，同时加强使用后的观察，及时发现过敏反应、及时处理。

（一）青霉素过敏试验法

　　青霉素过敏试验通常以0.1ml（含青霉素20～50U）的试验液皮内注射，根据皮丘变化及病人全身情况来判断试验结果，过敏试验结果阴性才可使用。操作流程同皮内注射。

　　1.目的　通过青霉素过敏试验，确定病人是否对青霉素过敏，提高用药安全性，为临床应用青霉素治疗提供依据。

　　2.青霉素试验液的配制　以每毫升含青霉素200～500U的皮内试验液为标准，注入剂量为0.1ml（含青霉素20～50U），具体配制方法（表11-18）。

表 11-18　青霉素皮内试验液的配制（以青霉素钠 80 万 U 为例）

青霉素钠	加 0.9% 氯化钠溶液（ml）	每毫升药液青霉素钠含量（U/ml）	要点与说明
80 万 U	4ml	20 万	用 5ml 注射器，6～7 号针头
取上液 0.1ml	0.9ml	2 万	以下用 1ml 注射器，6～7 号针头
取上液 0.1ml	0.9ml	2000	每次配制时需将药液摇匀
取上液 0.1ml（或 0.25ml）	0.9ml（或 0.75ml）	200（或 500）	配制完毕换接 4½ 号针头，妥善放置

3. 试验结果判断（表 11-19）

表 11-19　青霉素皮内试验结果的判断

结果	局部皮丘反应	全身情况
阴性	大小无改变，周围无红肿、无红晕	无自觉症状，无不适表现
阳性	皮丘隆起增大，出现红晕，直径大于 1cm，周围有伪足伴局部痒感	可有头晕、心慌、恶心等不适，严重者可发生过敏性休克

4. 注意事项

（1）青霉素过敏试验前详细询问病人的用药史、药物过敏史及家族过敏史。

（2）凡初次用药、停药 3 日后再用、在使用过程中更换批号，均须按常规做过敏试验。

（3）皮肤试验液必须现用现配，浓度与剂量必须准确。

（4）严密观察病人，首次注射后须观察 30 分钟，注意局部和全身反应，倾听病人主诉，并做好急救准备工作。

（5）皮试结果阳性者不可使用青霉素，并在体温单、病历、医嘱单、床头卡上醒目注明，并将结果告知病人及其家属。

（6）如对皮试结果有怀疑，应在另一侧前臂掌侧皮内注射生理盐水 0.1ml 以作对照，确认青霉素皮试结果为阴性才可用药。

（7）使用青霉素治疗过程中要继续严密观察病人的反应。

（二）青霉素过敏性休克及其处理

1. 发生机制　青霉素过敏性休克属 I 型变态反应，特点是反应迅速、强烈。目前对其发生机制的解释是青霉素本身不具有抗原性，其降解产物青霉噻唑酸和青霉烯酸为半抗原，进入机体后与蛋白质或多肽分子结合而形成全抗原，使 T 淋巴细胞致敏，促进 B 淋巴细胞分化增殖，产生特异性抗体 IgE。IgE 黏附于某些组织的肥大细胞及血液中的嗜碱性粒细胞表面，使机体处于致敏状态。当机体再次接触该抗原时，抗原即与上述细胞表面的 IgE 特异性结合，所形成的变应原 -IgE 复合物能激活肥大细胞和嗜碱性粒细胞，使之脱颗粒。从排出的颗粒中及从细胞内释放组胺、激肽、白三烯等一系列生物活性介质，作用于效应器官，引起平滑肌收缩、腺体分泌增多、毛细血管扩张、血管通透性增加，从而产生一系列过敏反应的临床表现。初次注射引起的过敏性休克，可能是因病人在生活中，通过其他方式接触过与青霉素有关的变应原成分。

2. 临床表现　青霉素过敏性休克多在注射后 5～20 分钟内出现，甚至可在数秒内发生，既可发生于皮内试验过程中，也可发生于初次肌内注射或静脉注射时（皮内试验结果阴性），还有极少数病人发生于连续用药过程中。其临床表现主要包括以下几个方面。

（1）呼吸道阻塞症状　由于喉头水肿、支气管痉挛、肺水肿引起胸闷、气促、哮喘与呼吸困难，伴濒死感。

（2）循环衰竭症状　由于周围血管扩张，导致有效循环血量不足而引起面色苍白、出冷汗、发绀、脉搏细弱、血压下降。

（3）中枢神经系统症状　因脑组织缺氧而引起面部及四肢麻木，意识丧失，抽搐或大小便失禁等。

（4）其他过敏反应表现　荨麻疹、恶心、呕吐、腹痛与腹泻等。

3. 急救措施　由于青霉素过敏性休克发生迅猛，必须做好预防及急救准备，并在使用过程中密切观察病人的反应，一旦出现过敏性休克，应立即进行抢救，采取的措施如下。

（1）立即停药。若为静脉给药则需立即停药，建立新的静脉通路协助病人平卧，报告医生，就地抢救。

（2）立即皮下注射0.1%盐酸肾上腺素1ml，小儿剂量酌减。症状如不缓解，遵医嘱每隔半小时皮下或静脉注射0.5ml，直至脱离危险期。盐酸肾上腺素具有收缩血管、增加外周阻力、提升血压、兴奋心肌、增加心排血量及松弛支气管平滑肌等作用，是抢救过敏性休克的首选药物。

（3）给予氧气吸入，改善缺氧症状。呼吸受抑制时，应立即进行人工呼吸，并肌内注射尼可刹米、洛贝林等呼吸兴奋药。有条件者可予以气管插管，借助人工呼吸机辅助或控制呼吸。喉头水肿导致窒息时，应尽快施行气管切开。

（4）根据医嘱静脉注射地塞米松5～10mg，或将氢化可的松琥珀酸钠200～400mg加入5%～10%葡萄糖溶液500ml内静脉滴注；应用抗组胺类药物，如肌内注射盐酸异丙嗪25～50mg或苯海拉明40mg。

（5）静脉滴注10%的葡萄糖溶液或平衡溶液扩充血容量。如血压仍不回升，可按医嘱加入多巴胺或去甲肾上腺素静脉滴注。

（6）若发生呼吸心搏骤停，应立即进行复苏抢救，如施行体外心脏按压、气管插管或人工呼吸等急救措施。

（7）遵医嘱执行各项护理操作和用药，密切观察病人病情，注意保暖，记录病人的生命体征、神志和尿量等病情变化；不断评价治疗与护理的效果，为进一步处置提供依据。

二、氨苄西林过敏试验技术

氨苄西林是半合成的广谱青霉素类抗生素，抗菌谱与青霉素相似，常见的不良反应为过敏反应。因此，在使用该药物之前，须做过敏试验。操作流程同皮内注射。

1. 目的　通过氨苄西林过敏试验，确定病人是否过敏，为临床应用氨苄西林提供依据。

2. 氨苄西林试验液的配制　以每毫升含氨苄西林500μg的皮内试验液为标准，注入剂量为0.1ml（含氨苄西林50μg），具体配制方法见表11-20。

表11-20　氨苄西林皮内试验液的配制

氨苄西林	加0.9%氯化钠溶液（ml）	每毫升药液氨苄西林浓度（mg/ml）	要点与说明
0.5g	2	250	用2～5ml注射器，6～7号针头
取上液0.2ml	0.8	50	以下用1ml注射器
取上液0.1ml	0.9	5	每次配制时需将药液摇匀
取上液0.1ml	0.9	0.5	配制完毕换接4½号针头，妥善放置

3. 氨苄西林过敏试验结果判断、注意事项及过敏反应的处理，同青霉素过敏试验法。

三、头孢菌素过敏试验技术

头孢菌素类药物是一类高效、低毒、广谱的抗生素，因可致过敏反应，故用药前需做皮内过敏试验。此外，应注意头孢菌素类和青霉素之间可呈现不完全的交叉过敏反应，对青霉素过敏者有10%～30%

对头孢菌素过敏，而对头孢菌素过敏者绝大多数对青霉素过敏。操作流程同皮内注射。

1. 目的　通过头孢菌素过敏试验，确定病人是否过敏，为临床应用头孢菌素提供依据。

2. 头孢菌素试验液的配制　以每毫升含头孢菌素 0.5mg 的皮内试验液为标准，注入剂量为 0.1ml（含头孢菌素 0.05mg），具体配制方法见表 11-21。

表 11-21　头孢菌素皮内试验液的配制

头孢菌素	加 0.9% 氯化钠溶液（ml）	每毫升药液头孢菌素浓度（mg/ml）	要点与说明
0.5g	2	250	用 2～5ml 注射器，6～7 号针头
取上液 0.2ml	0.8	50	以下用 1ml 注射器
取上液 0.1ml	0.9	5	每次配制时需将药液摇匀
取上液 0.1ml	0.9	0.5	配制完毕换接 4½ 号针头，妥善放置

3. 头孢菌素类药物过敏试验结果判断、注意事项及过敏反应处理，同青霉素过敏试验法。

四、链霉素过敏试验技术

链霉素主要对革兰氏阴性细菌及结核杆菌有较强的抗菌作用。链霉素可引起过敏反应和毒性反应，最常见的毒性反应是对第Ⅷ对脑神经的损害。链霉素过敏性休克发生率较青霉素低，但死亡率很高。因此，使用链霉素时，应做皮肤过敏试验。操作流程同皮内注射。

（一）链霉素过敏试验法

试验用物准备除链霉素制剂、10% 葡萄糖酸钙或 5% 氯化钙外，其他同青霉素过敏试验技术。

1. 目的　通过链霉素过敏试验，确定病人是否过敏，提高用药安全性，为临床应用链霉素提供依据。

2. 链霉素试验液的配制　以每毫升含链霉素 2500U 的皮内试验液为标准，注入剂量为 0.1ml（含链霉素 250U），具体配制方法见表 11-22。

表 11-22　链霉素皮内试验液的配制

链霉素	加 0.9% 氯化钠溶液（ml）	每毫升药液链霉素浓度（U/ml）	要点与说明
100 万 U	3.5	25 万	用 5ml 注射器，6～7 号针头
取上液 0.1ml	0.9	2.5 万	以下用 1ml 注射器
取上液 0.1ml	0.9	2500	每次配制时需将药液摇匀，配制完毕换接 4½ 号针头，妥善放置

3. 链霉素药物过敏试验结果判断、注意事项及过敏反应的处理，同青霉素过敏试验法。

（二）链霉素过敏和毒性反应及处理

1. 过敏反应　链霉素过敏反应临床表现与青霉素过敏反应大致相同。轻者表现为发热、皮疹、荨麻疹，重者可致过敏性休克。过敏性休克救治措施与青霉素过敏性休克基本相同。

2. 毒性反应　链霉素的毒性反应比过敏反应更常见，也更严重，可出现全身麻木、抽搐、肌肉无力、眩晕、耳鸣、耳聋等症状。若病人抽搐，遵医嘱可用 10% 葡萄糖酸钙或 5% 氯化钙静脉缓慢推注，因链霉素可与钙离子结合，而使链霉素的毒性症状减轻或消失；若病人有肌肉无力、呼吸困难，可遵医嘱用新斯的明皮下注射或静脉推注。

五、破伤风抗毒素过敏试验技术

破伤风抗毒素（tetanus antitoxin，TAT）是用破伤风类毒素免疫马血浆经物理、化学方法精制而成，是一种特异性抗体，能中和病人体液中的破伤风毒素。TAT 常用于有潜在破伤风危险的外伤伤员，作为被动免疫的预防注射；也常在救治破伤风病人时应用，有利于控制病情发展。TAT 对于人体是一种异种蛋白，具有抗原性，注射后可引起过敏反应。因此，首次使用 TAT 前、曾用过破伤风抗毒素病人在停用超过一周再次使用须重做过敏试验。试验结果阴性才可把所需剂量一次注射完。皮试结果阳性者，可采用脱敏注射法或注射人破伤风免疫球蛋白，注射过程要密切观察，一旦发现异常，立即采取有效的处理措施。操作流程同皮内注射。

（一）TAT 过敏试验

1. 目的　通过过敏试验，确定病人是否过敏，提高用药安全性，为临床应用 TAT 提供依据。

2. TAT 皮试液的配制　用 1ml 注射器吸取 0.1ml TAT 药液（1500U/ml），加生理盐水稀释至 1ml（内含 TAT150U），取上述皮试液 0.1ml（内含 TAT 15U）即可供皮肤试验使用。

3. 试验结果判断

阴性：局部无红肿，全身无异常反应。

阳性：皮丘红肿，硬结直径大于 1.5cm，红晕范围直径超过 4cm，有时出现伪足或有痒感。全身过敏反应表现与青霉素过敏全身反应相类似，以血清病型反应多见。

（二）TAT 脱敏注射法

若皮试结果为阴性，可把所需要的 TAT 剂量一次性肌内注射；若皮试结果为阳性，应采用脱敏注射法。脱敏注射法是将所需 TAT 剂量分次少量注入体内的方法。

脱敏注射原理：小剂量抗原进入体内与吸附于肥大细胞或嗜碱性粒细胞上的 IgE 结合，使其逐步释放出少量的组织胺等活性物质，而机体本身有一种组胺酶释放，它可使组织胺分解，不致对机体产生严重损害，因此临床上可不出现症状；短时间内连续多次药物注射，可以逐渐消耗体内已经产生的 IgE，最终可以全部注入所需药量而不致发病。但这种脱敏只是暂时的，经过一定时间后，IgE 再产生而重建致敏状态。故日后再用 TAT，还需要重做皮内试验。

采用 TAT 脱敏注射时，应按抢救过敏性休克的要求准备好急救物品。TAT 脱敏注射法见表 11-23。

表 11-23　TAT 脱敏注射法

次数	TAT（ml）	加 0.9% 氯化钠溶液（ml）	注射途径
1	0.1	0.9	肌内注射
2	0.2	0.8	肌内注射
3	0.3	0.7	肌内注射
4	余量	稀释至 1ml	肌内注射

按上表，每隔 20 分钟肌内注射 TAT 一次，直至完成总剂量注射（TAT1500U）。在脱敏注射过程中，密切观察病人，如发现病人有面色苍白、发绀、荨麻疹及头晕、心慌等不适或过敏性休克时，应立即停止注射并配合医生进行抢救；如过敏反应轻微，可待症状消退后，酌情将剂量减少、注射次数增加，在密切观察病人反应的情况下，完成脱敏注射。

六、普鲁卡因过敏试验技术

普鲁卡因是一种常用的麻醉药，可做浸润麻醉、神经阻滞及硬膜外麻醉等。偶见过敏反应，必要时用药前，须做皮肤过敏试验，结果阴性才可用药。

1. 目的　通过过敏试验，确定病人是否过敏，提高用药安全性，为临床应用普鲁卡因或普鲁卡因青霉素治疗提供依据。

2. 普鲁卡因皮试液的配制

（1）1% 普鲁卡因　取 0.25ml 加 0.9% 氯化钠溶液稀释至 1ml，即浓度 0.25%。

（2）0.5% 普鲁卡因　取 0.5ml 加 0.9% 氯化钠溶液稀释至 1ml，即浓度 0.25%。

（3）2% 普鲁卡因　取 0.5ml 加 0.9% 氯化钠溶液稀释至 1ml，即浓度 1%；再取 0.25ml 加 0.9% 氯化钠溶液稀释至 1ml，即浓度 0.25%。

3. 过敏试验结果判断、注意事项及过敏反应的处理，同青霉素过敏试验法。

七、碘过敏试验技术

临床上常用碘化物造影剂做肾、胆囊、膀胱、支气管、心血管、脑血管造影，在碘造影检查前 1 ～ 2 天需做过敏试验，结果为阴性才可做碘造影检查。

（一）碘过敏试验法

1. 口服法　口服 5% ～ 10% 碘化钾 5ml，每日 3 次，共 3 日，观察结果。

2. 皮内注射法　皮内注射碘造影剂 0.1ml，20 分钟后观察结果。

3. 静脉注射法　静脉注射碘造影剂（30% 泛影葡胺）1ml，5 ～ 10 分钟后观察结果。

在静脉注射碘造影剂前，必须先做皮内注射，然后再行静脉注射，结果阴性才可以进行碘剂造影。

（二）试验结果判断

1. 口服法　出现口麻、头晕、心慌、恶心、呕吐、流泪、流涕、荨麻疹等症状为阳性。

2. 皮内注射法　局部有红肿、硬块，直径超过 1cm 为阳性。

3. 静脉注射法　有血压、脉搏、呼吸及面色等改变为阳性。

少数病人过敏试验结果为阴性，但在注射碘造影剂时也会发生过敏反应，因此，造影时仍需备好急救物品，做好抢救准备。过敏反应的处理同青霉素过敏反应的处理。

八、细胞色素 c 过敏试验技术

细胞色素 c 是一种细胞呼吸激活剂，常作为组织缺氧治疗的辅助用药。偶尔引起过敏反应，因此，注射前须做过敏试验。

1. 过敏试验液的配制　以每毫升试验液含细胞色素 c 0.75mg 为标准。取细胞色素 c（每支 2ml 含 15mg）0.1ml，加 0.9% 氯化钠溶液至 1ml，稀释至含细胞色素 c 0.75mg/ml。

2. 过敏试验方法

（1）皮内试验法　取过敏试验液 0.1ml（含细胞色素 c 0.075mg）做皮内注射，20 分钟后观察试验结果。

（2）划痕试验法　用 70% 乙醇消毒前臂掌侧下段皮肤，取细胞色素 c 原液（1ml 含 7.5mg）1 滴于皮肤上，用无菌针头在表皮上划痕两道，长度约 0.5cm，深度以有微量出血为度。20 分钟后观察试验结果。

3. 试验结果判断

（1）阴性　局部无红肿

（2）阳性　局部发红，直径大于 1cm，有丘疹。

4. 细胞色素 c 注意事项及过敏反应的处理，同青霉素过敏试验法。

目标检测

A₁/A₂型题

1. 抢救病人时，以下发挥药效最快的给药方式是（　　　）
   A. 口服　　　　　　　　B. 皮下注射
   C. 肌内注射　　　　　　D. 吸入
   E. 静脉注射

2. 不同注射部位定位，下列错误的是（　　　）
   A. 皮下注射：上臂三角肌下缘
   B. 臀大肌注射：髂嵴和尾骨连线外 1/3 处
   C. 臀中肌、臀小肌注射：髂前上棘外侧三横指处
   D. 股静脉注射：股三角区股动脉内侧 0.5cm
   E. 药物过敏试验：前臂掌侧下段

3. 季某，男，32 岁。诊断：呼吸道感染。医嘱予以青霉素治疗，护士为其做青霉素皮试前，询问用药史时了解到一年前注射青霉素后引起哮喘，此次应用青霉素须注意的是（　　　）
   A. 常规皮试　　　　　　B. 禁止皮试
   C. 皮试后注意观察　　　D. 免于皮试
   E. 先用抗过敏药再注射

4. 应放在 4℃冰箱保存的是（　　　）
   A. 乙醇　　　　　　　　B. 维生素 C
   C. 胰岛素　　　　　　　D. 去甲肾上腺素
   E. 氨茶碱

5. 给药原则中，不正确的是（　　　）
   A. 应根据医嘱准确给药
   B. 严格执行查对制度
   C. 应安全正确给药
   D. 有不良反应的药物应避免使用
   E. 密切观察用药反应

6. 注射部位皮肤消毒正确的方法是（　　　）
   A. 以注射点为中心，纵向涂擦
   B. 以注射点为中心，由内向外螺旋式涂擦
   C. 以注射点为中心，由外向内螺旋式涂擦
   D. 以注射点为中心横向涂擦
   E. 以注射点为中心，来回反复涂擦

7. 超声雾化吸入时，如果发现水槽内水温过高时应关机处理，这个温度是（　　　）
   A. 30℃　　　　　　　　B. 35℃
   C. 40℃　　　　　　　　D. 45℃
   E. 50℃

8. 对于药物作用的影响，以下选项中错误的是（　　　）
   A. 儿童对药物的反应比较敏感
   B. 性别不同对药物的反应也不同
   C. 妊娠期用药需特别注意
   D. 老年人对药物的耐受性降低
   E. 心理行为因素在一定程度上可影响药物的效应

9. 药物服用后应嘱病人多饮水的是（　　　）
   A. 酸剂　　　　　　　　B. 磺胺类
   C. 铁剂　　　　　　　　D. 止咳糖浆
   E. 强心苷类

10. 青霉素皮试结果阳性局部表现（　　　）
   A. 局部无红晕
   B. 局部红晕硬块直径小于 1cm
   C. 局部红晕硬块直径大于 1cm
   D. 局部的红晕与对照试验结果相同
   E. 病人无自觉症状

（凌　玲）

第12章
静脉输液、输血观察与护理技术

 案例 12-1

病人，女性，80 岁。因肺部感染住院，医嘱予 0.9% 生理盐水 500ml 加青霉素 800 万 U 静脉滴注。

问题：1. 该病人静脉输液的目的是什么？

2. 在静脉输液过程中应注意什么？

3. 如果病人在输液过程中出现输液不滴，可能的原因有哪些，如何处理？

第1节 静脉输液

一、常用溶液及其作用

1. 晶体溶液　特点是分子质量小，在血管内存留时间短，对维持细胞内外水分的相对平衡起重要作用，可有效纠正体内水、电解质紊乱。常用的晶体溶液包括以下几种。

（1）葡萄糖溶液　供给水分和热能，减少蛋白质的消耗，防止酮体产生。进入人体后迅速分解，一般不产生高渗和利尿作用，故通常用作静脉给药的载体和稀释剂。常用溶液有 5% 葡萄糖溶液和 10% 葡萄糖溶液。

（2）等渗电解质溶液　用于补充水和电解质，维持体液容量和渗透压平衡。体液丢失时常伴有电解质紊乱，因此补充液体时应兼顾水与电解质的平衡。常用溶液有 0.9% 氯化钠溶液、复方氯化钠溶液（林格液）、5% 葡萄糖氯化钠溶液等。

（3）碱性溶液　用于纠正酸中毒，调节酸碱平衡。常用溶液有 5% 碳酸氢钠溶液（呼吸功能不全的病人，此溶液的使用受到限制）和 11.2% 乳酸钠溶液（休克、肝功能不全、缺氧、右心衰竭病人或新生儿，对乳酸的利用能力相对较差，易加重乳酸血症，故不宜使用）。

（4）高渗溶液　用于利尿脱水、降低颅内压，改善中枢神经系统的功能。高渗溶液可迅速提高血浆渗透压，回收组织水分进入血管内，消除水肿。常用溶液有 20% 甘露醇、25% 山梨醇、25% ～ 50% 葡萄糖溶液等。

2. 胶体溶液　特点是分子质量较大，在血管内存留时间长，能有效维持血浆胶体渗透压，增加血容量，改善微循环，提高血压。常用的胶体溶液包括以下几种。

（1）右旋糖酐溶液　为水溶性多糖类高分子聚合物，常用溶液有右旋糖酐 70 和右旋糖酐 40。右旋糖酐 70 平均相对分子质量为 7.5 万，能提高血浆胶体渗透压，扩充血容量。右旋糖酐 40 平均相对分子质量为 2.5 万，有降低血液黏滞性、改善微循环和抗血栓形成的作用。

（2）代血浆　作用与右旋糖酐 40 相似，扩容效果良好，输入后可增加循环血容量和心排血量。因其在体内停留时间较长，且不易引起过敏反应，急性大出血时可与全血共用。常用溶液有羟乙基淀粉（706 代血浆）、氧化聚明胶、聚维酮等。

（3）血液制品　能提高胶体渗透压，扩大和增加循环血容量，补充蛋白质和抗体，有助于组织修复和增强机体抵抗力。常用的血液制品有 5% 白蛋白和血浆蛋白等。

3. 静脉高营养液　其主要成分有氨基酸、脂肪、维生素、无机盐、高浓度葡萄糖及水分。作用是给病人提供热能，维持正氮平衡，补充蛋白质、多种维生素和无机盐。凡是营养摄入不足或不能由消化道供给营养的病人均可使用静脉插管输注高营养溶液的方法来维持营养的供给。常用溶液有复方氨基酸、脂肪乳注射液等。

二、静脉输液原则

静脉输入溶液的种类和量应根据病人体内水、电解质紊乱及酸碱失衡的程度来确定，一般遵循以下原则。

1. 先晶后胶、先盐后糖　补充血容量通常先采用晶体溶液，但晶体溶液分子质量小，在血管内存留时间短，糖在体内代谢后转为低渗溶液，扩容作用相对减小，扩容作用短暂（1 小时左右），而胶体溶液分子质量大，不易透过血管壁，扩容作用持久。所以在查明病人情况后应尽快补充胶体溶液。

2. 先快后慢　为保证机体内环境的平衡状态，早期阶段输液宜快，以初步纠正体液失衡，待病情稳定后逐渐减慢。一般在开始的 4～8 小时内输入补液总量的 1/3～1/2，余量在 24～48 小时内补足。补液速度应根据病情轻重、心肺功能、年龄情况予以调整。

3. 宁少勿多　无论机体内环境处于何种失衡状态，都不可能通过一次补液完成，一般首先补给机体缺失量，然后 1～2 天内通过补液完全纠正机体失衡状态。监测每小时尿量和尿比重，估计补液量是否足够。当每小时尿量为 30～40ml、比重为 1.018 时，说明补液量恰当。

4. 补钾四不宜　不宜过早，见尿补钾；不宜过浓，小于 0.3%；不宜过快，成人滴速控制在40～60 滴 / 分，小儿一般不超过 40 滴 / 分；不宜过多，成人每天总量不超过 5g，小儿每天不超过0.1～0.3g/kg。

三、常用静脉输液部位

输液时应根据病人的年龄、神志、体位、病情状况、病程长短、溶液种类、输液时间、静脉情况或即将进行的手术部位等情况来选择穿刺部位。常用的输液部位有以下几种。

1. 四肢浅静脉（图 12-1）　是指分布于皮下肢体末端的静脉，分为上肢浅静脉和下肢浅静脉。

（1）上肢浅静脉　常用的有肘正中静脉、头静脉、贵要静脉、手背静脉网等。手背静脉网是成人输液时的首选部位，肘正中静脉、头静脉、贵要静脉可以用来采集血标本、静脉注射药液或作为经外周静脉置入中心静脉导管（PICC）的穿刺部位。PICC 的操作多由临床专科护士完成，并有严格的培训过程。

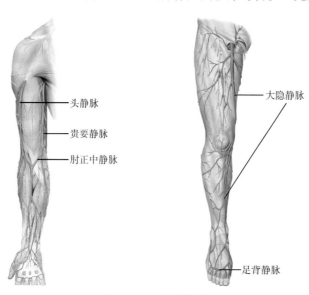

头静脉
贵要静脉
肘正中静脉
大隐静脉
足背静脉

图 12-1　四肢浅静脉

（2）下肢浅静脉　常用的有大隐静脉、小隐静脉和足背静脉网。但下肢的浅静脉不作为静脉输液时的首选部位，因为下肢静脉有静脉瓣，容易形成血栓。小儿常用足背静脉，但成人不主张用足背静脉，因其容易引起血栓性静脉炎。

2. 头皮静脉　由于头皮静脉分布广，互相沟通，交错成网，且表浅易见，不宜滑动，便于固定，而且不影响患儿活动，便于保暖。因此，小儿静脉输液常选用头皮静脉。较大的头皮静脉有颞浅静脉、额静脉、枕静脉和耳后静脉。

3. 锁骨下静脉和颈内静脉　临床上常选择锁骨下静脉和颈内静脉作为中心静脉导管的穿刺部位，操作多由医生完成，护士的主要职责是术中配合及置管后的输液和护理。需要长期持续输液或需要静脉高营养的病人多选择此部位。

四、输液滴注速度与时间的计算

静脉输液速度应根据病人的年龄、病情、药物性质进行调节。临床上为了正确安全给药、达到药物疗效。需计算输液的速度和所需时间，熟练掌握药液输入速度的计算方法，是临床护士必备的能力。

在输液过程中，每毫升溶液的滴数（gtt/ml）称该输液器的滴系数。因不同厂家生产的一次性输液器墨菲滴管滴口内径粗细有差异，从而造成了滴系数的差异。目前临床常用一次性静脉输液器的滴系数有 10、15、20 三种型号，以生产厂家输液器袋上标明的为准。输液速度与时间的计算可按下列公式进行计算。

1. 已知输入液体总量与计划所用输液时间，计算每分钟滴数。

$$每分钟滴数（gtt）= \frac{液体总量（ml）× 滴系数（gtt/ml）}{输液所用时间（分钟）}$$

例如：某病人需输液体 2000ml，计划 8 小时输完，所用输液器滴系数为 15，求每分钟滴数。

2. 已知每分钟滴数与液体总量，计算输液所需用的时间。

$$输液时间（小时）= \frac{液体总量（ml）× 滴系数（gtt/ml）}{每分钟滴数 ×60（分钟）}$$

例如：病人需输 1000ml 液体，每分钟滴数为 50 滴，所用输液器点滴系数为 15，需用多少时间输完？

3. 已知每分钟滴速，计算每小时输入量或已知每小时输入量，求每分钟滴数。

$$每小时输入量（ml）= \frac{每分钟滴速 ×60}{滴系数（gtt/ml）}$$

$$每分钟滴数 = \frac{每小时输入量 × 滴系数（gtt/ml）}{60分钟}$$

例如：某病人输液速度为 60 滴 / 分，计算其每小时输入量为多少毫升？

某病人每小时输液 250ml，计算其每分钟滴数？

五、静脉输液技术

1. 目的

（1）补充水分及电解质，预防和纠正水、电解质紊乱和酸碱平衡失调。常用于各种原因引起的脱水、酸碱代谢失衡的病人，如剧烈呕吐、腹泻、大手术后的病人。

（2）增加血容量，改善微循环，维持血压及微循环灌注量。常用于大出血、休克、严重烧伤的病人。

（3）补充营养，供给热能。常用于慢性消耗性疾病、不能由口进食，如昏迷、口腔疾病、胃肠吸收障碍的病人。

（4）输入药物，治疗疾病。常用于各种经静脉输入药物治疗的病人，如输入解毒药物达到解毒作用，输入抗生素控制感染等。

2.操作流程

（1）一次性静脉输液钢针（头皮针）输液技术操作流程（表12-1）

表 12-1　一次性静脉输液钢针输液技术操作流程

项目	步骤	操作要点	考核要点
操作前准备	评估	1.病人年龄、病情、意识状态、营养状况及既往史 2.病人用药史和目前所用药物的性质、治疗作用、不良反应、药物间的配伍禁忌等 3.病人的心理状态、对输液的认识及配合程度 4.病人穿刺侧肢体活动度，穿刺部位的皮肤、血管状况	评估正确
操作过程	计划	1.病人准备　告知病人静脉输液的目的、操作方法、注意事项及配合要点；输液前排尿或排便；取舒适体位	病人准备准确全面
		2.护士准备　着装整洁，修剪指甲，洗手，戴口罩	护士准备符合要求
		3.用物准备 （1）注射盘内备皮肤消毒液、无菌棉签、输液器、头皮针（图12-2）、输液贴、透明通气胶带、输液卡（输液瓶贴）、输液执行单、注射器、清洁手套、砂轮、启瓶器、小垫枕、垫巾、止血带、瓶套、手消毒液 （2）遵医嘱准备溶液及药物 （3）生活垃圾桶、医疗垃圾桶、锐器盒 （4）其他输液架，输液泵。必要时备小夹板及绷带	备齐用物，放置合理
		4.环境准备　整洁安静、光线充足、舒适安全	
	实施	1.准备用物并核对	双人核对
		2.携用物至病床旁，核对并解释	至少使用2种方法核对
		3.协助病人取舒适卧位，垫一次性垫巾于穿刺部位下方	体位摆放正确
		4.将药液挂于输液架上，第一次排气。墨菲滴管内液面达到小壶的 1/2～2/3（图12-3）	排气方法正确
		5.选择血管　在穿刺部位上 6cm 处扎止血带，嘱病人握拳，选择血管，松止血带、松拳	正确选择穿刺部位；正确选择血管
		6.消毒　以穿刺点为中心用力擦拭，皮肤消毒范围直径≥5cm，应在消毒液自然干燥后再进行穿刺	应以穿刺点为中心螺旋式消毒，无缝隙、保证消毒区域皮肤的无菌状态
		7.再次核对	
		8.取下针帽，第二次排气	避免浪费药液、无污染
		9.静脉穿刺及固定　嘱病人握拳，绷紧皮肤，头皮针与皮肤呈15°～30°角进针；见回血后再进针少许；松开止血带，嘱病人松拳，打开输液调节器	注意"三松"（松止血带、松拳、松调节器）
		10.用输液贴固定　第一条固定针柄，第二条（带无菌棉片）固定穿刺点及针梗部位，最后将输液管路固定牢固美观	固定方法正确
		11.调节滴数　一般情况下成人60～80滴/分，老年人40～60滴/分，儿童20～40滴/分。或遵医嘱根据药物性质及病情合理调节滴速	遵医嘱或依据病人年龄、病情、药物性质合理调节滴速
		12.再次核对	
		13.协助病人取舒适体位，整理衣物及床单元，将呼叫器放置病人伸手可及之处，观察输液后反应	
		14.整理并处理用物	整理、处理用物方法正确
		15.洗手、记录、签字	先洗手，后记录，记录真实，签名清楚
操作后	评价	1.病人　无输液反应及其他不适，对护士的服务态度和技术水平满意 2.护士　遵守无菌操作原则，程序正确，操作熟练，动作规范 3.护患沟通　有效，病人理解输液的目的，主动配合、输液期间生活需要得到满足	评价正确

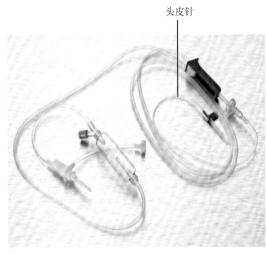

头皮针

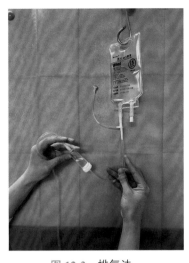

图 12-2　一次性使用输液器　　　　　　图 12-3　排气法

（2）静脉留置针输液技术操作流程（表 12-2）

表 12-2　静脉留置针输液技术操作流程

项目	步骤	操作要点	考核要点
操作前准备	评估	1. 病人年龄、病情、意识状态、营养状况及既往史 2. 病人用药史和目前所用药物的性质、治疗作用、不良反应、药物间的配伍禁忌等 3. 病人的心理状态、对输液的认识及配合程度 4. 病人穿刺侧肢体活动度，穿刺部位的皮肤、血管状况	评估病人正确
	计划	1. 病人准备　了解静脉输液的目的、操作方法、注意事项及配合要点；输液前排尿或排便；病人取舒适体位	病人准备准确全面
		2. 护士准备　着装整洁，修剪指甲，洗手，戴口罩	护士准备符合要求
		3. 用物准备 （1）注射盘内置输液器 1 套、静脉留置针 1 套（图 12-4）。另备加药用注射器及针头、无菌透明敷料、止血带、皮肤消毒液、无菌棉签、清洁手套、胶布、小垫枕、瓶套、砂轮、启瓶器、弯盘。按需备 10ml 注射器（盛等渗盐水）、备皮用具 （2）遵医嘱准备溶液及药物 （3）生活垃圾桶、医疗垃圾桶、锐器盒 （4）其他：输液架，输液泵。必要时备小夹板及绷带	备齐用物，放置合理
		4. 环境准备　整洁安静、光线充足、舒适安全	
操作过程	实施	1. 穿刺前准备　同一次性静脉输液钢针输液技术操作流程 1～7	
		8. 连接肝素帽，打开静脉留置针及肝素帽或可来福接头外包装，注意无菌操作，手持外包装将肝素帽或可来福接头对接在留置针的侧管上，将输液器连接在肝素帽或无针输液接头上	注意无菌操作
		9. 排尽空气　打开调节器，将套针内的空气排于弯盘中，关闭调节器，将留置针放回留置针盒内	
		10. 选择静脉并消毒　协助病人取舒适卧位，选择静脉，下垫小枕，戴手套，在穿刺点上 10cm 处扎止血带，常规消毒皮肤，消毒直径≥ 8cm（大于所用透明敷料的面积），待干	
		11. 静脉穿刺　酌情嘱病人握拳，去除针套，旋松外套管（图 12-5），调整针头斜面，绷紧皮肤，右手持留置针针翼进针，针头与皮肤呈 15°～ 30° 角（图 12-6A），见回血后，以 5°～ 10° 顺静脉方向将穿刺针推进 0.2cm 左右（图 12-6B）。左手持接口，边撤针芯，边将套管送入静脉内，撤出针芯（图 12-6C），松止血带，打开调节器，嘱病人松拳	确保外套管进入静脉

续表

项目	步骤	操作要点	考核要点
操作过程	实施	12. 固定针头　用无菌透明敷料密闭式固定外套管（图 12-7），脱手套，透明敷料上记录留置时间，72～96 小时更换一次，若穿刺部位敷料松动、渗血、渗液、疑被污染时立即更换敷料。调节滴速，记录 13. 交代整理　协助病人取舒适卧位，交代注意事项，整理用物 14. 冲管、封管　输液毕，采用无菌生理盐水脉冲式冲管；冲管液量至少是导管容积加附加装置容积 2 倍。冲管完毕后应用导管容积加附加装置容积至少 1.2 倍的生理盐水正压封管，封管液应一人一管一用。缓慢推注封管液，确保正压封管，交代病人尽量避免置管肢体下垂。常用的封管液：无菌生理盐水，以防回血造成阻塞 15. 再次输液　再次输液时，常规消毒无针输液接头，每次使用 PVC 前，应多方位机械法强力擦拭消毒无针输液接头的横切面及外围，并待干。先推注 5～10ml 无菌生理盐水冲管，将静脉输液器末端与 PVC 无针输液接头处连接，完成输液 16. 拔管按压　停止输液时，揭开无菌透明敷料，将无菌棉签沿血管走向放于穿刺点上方，迅速拔出套管针，按压穿刺点至无出血 17. 脱手套，协助病人适当活动穿刺肢体，取舒适卧位 18. 整理床单元，清理用物。洗手，脱口罩，做好记录	 确保输液管道通畅 先洗手、后记录，记录真实，签字清楚
操作后	评价	1. 病人　无输液反应及其他不适，对护士的服务态度和技术水平满意 2. 护士　遵守无菌操作原则，程序正确，操作熟练，动作规范 3. 护患沟通　有效，病人理解输液的目的，主动配合、输液期间生活需要得到满足	 评价正确

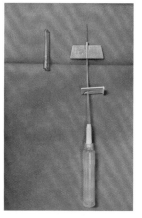
图 12-4　静脉留置针

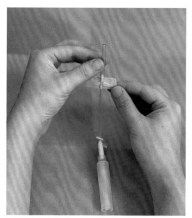
图 12-5　旋转松动外套管

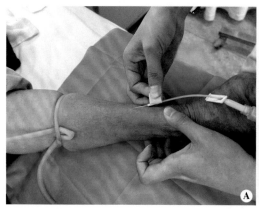

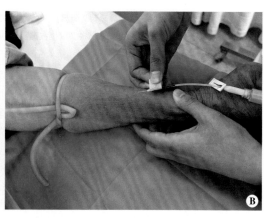

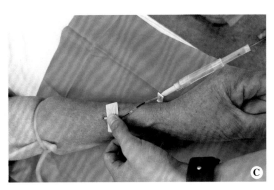

图 12-6 静脉留置针穿刺

A.进针角度；B.穿刺进针；C.退针芯

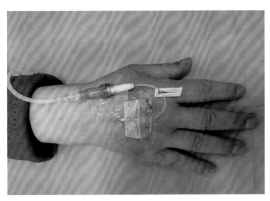

图 12-7 留置针固定法

（3）头皮静脉输液技术操作流程（表 12-3）

表 12-3 头皮静脉输液技术操作流程

项目	步骤	操作要点	考核要点
操作前准备	评估	1～4.同一次性静脉输液钢针输液技术操作流程 1～4	评估病人正确
操作过程	计划	1.病人准备　安抚患儿，使其家属了解静脉输液的目的、操作方法、注意事项及配合要点；输液前排尿或排便；取舒适体位	病人准备准确全面
		2.护士准备　着装整洁，修剪指甲，洗手，戴口罩	护士准备符合要求
		3.用物准备 （1）注射盘内置输液器 1 套，备 4～5½ 号头皮针，按需备 10ml 注射器（盛等渗盐水）、备皮用具。另备加药用注射器及针头、无菌敷贴、止血带、皮肤消毒液、无菌棉签、清洁手套、胶布、小垫枕、瓶套、砂轮、启瓶器、弯盘。按需备 10ml 注射器（盛等渗盐水）、备皮用具 （2）遵医嘱准备溶液及药物 （3）生活垃圾桶、医疗垃圾桶、锐器盒 （4）其他：输液架，输液泵。必要时备小夹板及绷带	备齐用物，放置合理
		4.环境准备　整洁安静、光线充足、舒适安全	
	实施	1.输液前准备　同密闭式输液法步骤	
		2.选择静脉　戴手套，必要时剃去局部毛发，由助手固定患儿肢体和头部，操作者位于患儿头侧选择静脉	注意头皮静脉和动脉的鉴别
		3.皮肤消毒　用 70% 乙醇消毒局部皮肤，待干	
		4.排尽空气　接头皮针，排尽空气	

续表

项目	步骤	操作要点	考核要点
操作过程	实施	5. 穿刺固定 操作者左手拇指、示指分别固定静脉两端，右手持针沿静脉向心方向平行刺入，见回血后用胶布固定针头，脱手套	固定方法同一次性静脉输液钢针输液技术
		6. 调节滴速 根据病情、年龄调节滴速，一般不超过 20 滴 / 分	
		7. 安置患儿，整理床单元，清理用物。洗手，脱口罩，做好记录	
操作后	评价	1. 病人 无输液反应及其他不适，对护士的服务态度和技术水平满意	评价正确
		2. 护士 遵守无菌操作原则，程序正确，操作熟练，动作规范	
		3. 护患沟通 有效，病人理解输液的目的，主动配合、输液期间生活需要得到满足	

（4）PICC 输液法技术操作流程 临床上，颈内静脉穿刺置管输液法、锁骨下静脉穿刺置管输液法的操作多由医生完成，护士的主要职责是术中配合及插管后的输液和护理，而 PICC 的操作多由临床专科护士完成，专科护士需有严格的培训过程。

PICC 输液法适应证广、创伤小、操作简单、保留时间长、并发症少，常用于中、长期的静脉输液或化疗用药等，一般 PICC 静脉留置导管可在血管内保留 7 天至 1 年。

目前临床 PICC 导管大多采用硅胶材质，柔软，有弹性。导管全长可放射显影，总长度通常为 65cm，可根据病人个体需要进行修剪。常用的 PICC 导管有两种：一种是三向瓣膜式 PICC 导管，另一种是末端开放式 PICC 导管。三向瓣膜式 PICC 导管的三向瓣膜具有减少血液反流、防止空气进入的功能，穿刺成功后，根据病人个体需要进行修剪。末端开放式 PICC 导管可进行中心静脉压的测定，穿刺前，预先根据病人个体需要进行修剪。置管用物见图 12-8、图 12-9。PICC 维护操作流程见表 12-4。

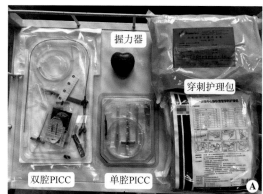
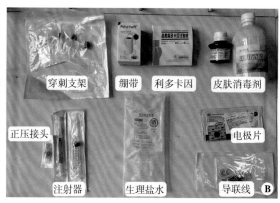

图 12-8 PICC 置管用物

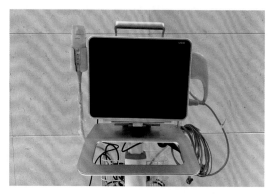

图 12-9 PICC 置管仪

表 12-4　PICC 维护操作流程

项目	步骤	操作要点	考核要点
操作前准备	评估	1.病情、年龄、意识状态、合作程度、自理能力、心理反应 2.穿刺部位皮肤情况，有无红肿、硬结、渗血、渗液 3.患者对 PICC 维护的了解程度 4.敷料更换时间，有无潮湿、脱落、污染 5.导管留置时间，有无导管移位	评估病人正确
操作过程	计划	1.病人准备　使其了解操作的目的、操作方法、注意事项及配合要点；操作前排尿或排便；病人取舒适体位	病人准备准确全面
		2.护士准备　着装整洁，修剪指甲，洗手，戴口罩	洗手，戴口罩
		3.用物准备　PICC 维护记录单、治疗车、治疗盘、PICC（双腔或单腔）、PICC 穿刺护理包[纸尺、垫巾、无菌手套2副、酒精棉片、酒精棉签、氯己定（或碘伏）棉签、≥（10×12）cm² 透明或纱布类敷料、胶布、方纱]、绷带、利多卡因、电极片、导联线、生理盐水、10ml 及以上容积的注射器2个、正压接头、75% 乙醇、碘伏、棉签、手消毒液、锐器桶、医用垃圾桶、生活垃圾桶，此外还需准备肝素盐水	护士准备符合要求
		4.环境准备　整洁安静、光线充足、舒适安全	
	实施	1.核对并解释	至少用2种方法核对
		2.协助患者取舒适安全卧位	穿刺上肢外展
		3.打开换药包，在穿刺肢体下方垫巾	
		4.测量臂围，用皮尺测量肘横纹上方 10cm 处臂围	
		5.手消毒，揭开固定输液接头的胶布，用 75% 乙醇消毒输液接头下皮肤，去除胶布痕迹	充分待干 15 秒
		6.更换输液接头 （1）手消毒 （2）取出注射器，安装输液接头，排气，备用 （3）卸下旧接头 （4）手消毒，戴无菌手套，取出酒精棉片，用酒精棉片消毒导管口横截面及外壁，连接新接头	用力多方位擦拭；消毒 15 秒，待干 15 秒
		7.冲洗导管 （1）抽回血，使用注射器预冲，用脉冲方法冲洗导管 （2）0 ~ 10U/ml 肝素盐水进行正压封管	抽回血不可抽至接头或注射器内，遇到阻力或抽吸无回血，应进一步确定导管的通畅性，不应强行冲洗导管
		8.原有透明敷料 （1）脱手套，去除透明敷料外胶带，用拇指轻压穿刺点，沿四周 0° 角平拉松解透明敷料边缘，固定导管，穿刺点周围自下而上 180° 反向去除原有透明敷料 （2）评估穿刺点有无红肿、渗血、渗液，测量体外导管长度	
		9.更换透明敷料 （1）手消毒，戴无菌手套 （2）左手持纱布敷料覆盖在输液接头上，提起导管，右手持酒精棉签，避开穿刺点直径 1cm 处，顺时针去脂、消毒；第二根酒精棉签逆时针去脂、消毒；第三根酒精棉签顺时针消毒 （3）第一根氯己定（或碘伏）棉签以穿刺点为中心顺时针消毒皮肤及导管，左手翻转导管；第二根氯己定（或碘伏）棉签逆时针消毒皮肤及导管，左手再翻转导管，取第三根氯己定（或碘伏）棉签顺时针消毒皮肤及导管连接器翼形部分，消毒范围大于敷料面积 （4）妥善放置导管，无菌免缝胶带固定导管、固定翼。无张力放置透明敷料，塑形，按压整片透明敷料，边压边去除纸质边框	

续表

项目	步骤	操作要点	考核要点
操作过程	实施	10. 蝶形交叉固定导管，脱无菌手套	
		11. 标注导管类型及换药日期、置管长度、臂围、操作者姓名	
		12. 再次核对	
		13. 协助患者取舒适卧位，整理床单元，告知患者注意事项	
		14. 整理用物，按医疗垃圾分类处理	
		15. 洗手、记录、签字	
操作后	评价	1. 病人　无不适主诉，对护士的服务态度和技术水平满意	评价正确
		2. 护士　遵守无菌操作原则，程序正确，操作熟练，动作规范	
		3. 护患沟通　有效，病人理解操作的目的，主动配合	

3. 注意事项

（1）严格执行无菌操作及查对制度，预防感染及差错事故的发生。

（2）根据治疗原则、病情、用药原则、药物性质合理安排输液顺序，调整输液速度，并注意药物之间的配伍禁忌。

（3）对需要长期输液的病人，要注意保护和合理使用静脉，一般从远端小静脉开始穿刺。尽量选择上肢的粗、直、弹性好、易固定的静脉，取不影响病人活动的部位。能够下床活动的病人，避免选择下肢静脉。严禁在输液的肢体侧进行抽血化验或测量血压。

（4）输液前要排尽输液管及针头内的空气，输液完毕及时更换输液瓶或拔针，加压输液时要有护士看守，严防空气栓塞。若输入刺激性或特殊药物，应在确认针头已刺入静脉内时再输入。

（5）根据病人的年龄、病情、药物性质调节滴速。对有心、肺、肾疾病的病人，老年、婴幼儿，以及输注高渗、含钾或升压药液的病人，要适当减慢输液速度，对严重脱水、心肺功能良好者可适当加快输液速度。

（6）输液过程中要加强巡视，注意观察下列情况　①滴入是否通畅，针头或输液管有无漏液，针头有无脱出、阻塞或移位，输液管有无扭曲、受压。②注射局部有无肿胀或疼痛。若输入刺激性或特殊药物，如甘露醇、去甲肾上腺素等外溢后会引起局部组织坏死，如发现上述情况，应立即停止输液并通知医生予以处理。③密切观察病人有无输液反应，如病人出现心悸、畏寒、持续性咳嗽等情况，应立即减慢或停止输液，并通知医生，及时处理。④每次观察巡视后，应在输液巡视卡或护理记录单上做好记录。

（7）连续输液24小时以上者，须每日更换输液器或输液瓶。

（8）若采用静脉留置针输液法，要严格掌握留置时间。一般静脉留置针可以保留3～5日，建议不要超过7日。每次输液开始及输液完毕均应冲洗套管针，封管液一般可选用生理盐水或稀释肝素液。

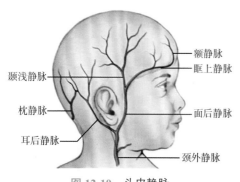

图 12-10　头皮静脉

注意保护肢体，不输液时避免肢体下垂，能够下床活动的病人，避免使用下肢静脉留置，以防止回血堵塞留置针；及时发现和处理静脉炎、导管堵塞、静脉血栓、液体渗漏及皮下血肿等并发症。

（9）头皮静脉输液时，认真选择头皮静脉（图12-10），辨别头皮静脉和动脉（表12-5）。如穿刺见回血呈冲击状，液体不下滴，挤压或推注药液阻力较大，患儿可出现尖叫或痛苦貌，穿刺局部可出现呈树枝状苍白，则为误入动脉。应立即拔针，并以无菌棉球或纱布压迫止血。

表 12-5　小儿头皮静脉、动脉的区别

项目	头皮静脉	头皮动脉
外观颜色	微蓝色	微红或正常肤色
搏动感	无	有
血管壁	易压瘪，薄	不易压瘪，厚
血流方向	向心	离心
活动度	不易活动，易固定	易活动，难固定

（10）化疗药配制注意事项　①配制前双人核对医嘱，包括药物名称、剂量、容量、给药速度、有效期和药物外观物理的完整性等。②物品准备包括一次性口罩、一次性帽子、护目镜、一次性防渗透防护衣、聚乙烯手套、乳胶手套、一次性防渗防护垫、黄色垃圾袋等。③配制前洗手，穿防护服，佩戴一次性口罩，一次性帽子，戴护目镜，戴聚乙烯手套，其外套一副乳胶手套，在配制过程中一旦手套破损立即更换。④操作台面铺一次性防渗防护垫，减少药液污染。⑤割锯安瓿前应轻弹其颈部，使附着的药粉降至瓶底，打开安瓿时应垫一块纱布，以防划破手套。瓶装药物稀释及抽取药液时，应插入双针头以排除瓶内压力，防止针栓脱出造成污染。并且要求在抽取药液后，瓶内进行排气和排液后再拔针，不可使药液排于空气中。加药时将化疗药加入瓶装液体后应抽尽瓶内空气，避免瓶内压力过大导致更换液体时药液外溢。⑥抽取药液时可选用一次性注射器，并注意抽取药液以不超过注射器容量的 3/4 为宜。抽取药液后放已垫有聚乙烯薄膜的无菌盘内备用，每次用后按污物处理。⑦整理用物，操作中使用的注射器、输液器、输液袋、敷料及放置化疗药物的安瓿等物品应放在专用的塑料袋内集中封闭处理，以免药液蒸发污染室内空气。

（11）PICC 护理要点　①严格执行无菌操作及查对制度，预防感染及差错事故的发生。②置管后，注意观察穿刺部位有无渗血、渗液及血肿，颈外静脉和锁骨下静脉穿刺要观察病人有无呼吸困难，PICC 要观察病人有无心慌不适等情况，有异常应及时测量臂围，观察肿胀情况，必要时行 B 超检查，汇报医生处理。③每天常规消毒穿刺点周围的皮肤，更换敷料。换药时，观察导管皮肤有无红肿、压痛、分泌物等感染征兆。④妥善固定导管，防止牵拉导管，以防导管脱出。保持导管通畅，如怀疑导管阻塞，只可抽回血，不可强行推注。明确导管阻塞时应及时拔管。⑤输液过程中加强巡视，如发现导管内有回血，应及时用生理盐水推注，以免血块阻塞导管。⑥暂停输液时，用肝素稀释液进行封管，防止导管内发生凝血。若发现导管内有凝血，应用注射器将凝血块抽出，切忌将凝血块推入血管造成栓塞。

（12）健康教育　①向病人或其家属解释静脉输液的目的方法；②向病人说明年龄、病情及药物性质是决定输液速度的主要因素，嘱病人不可自行随意调节输液滴速以免发生意外；③向病人介绍常见输液反应的症状及防治方法，告知病人一旦出现输液反应的表现，应及时向护士汇报；④对于需要长期输液的病人，护士应做好病人的心理护理，消除其焦虑和厌烦情绪。

六、常见输液故障的排除

1. 溶液不滴

（1）针头滑出血管外　液体渗入皮下组织，可见局部肿胀并有疼痛，针头全部滑出血管外则回抽无回血，应及时拔针另选血管重新穿刺。

（2）针头斜面紧贴血管壁　液体不滴或滴入不畅，可调整针头位置或适当变换肢体位置，直到点滴通畅。

（3）针头阻塞　轻轻挤压靠近针头输液管，若感觉有阻力，放松后又无回血，则表示针头已阻塞，应更换针头重新穿刺。切忌强行挤压或用溶液冲管，以免血凝块进入静脉导致血栓。

（4）压力过低　由于病人周围循环不良，输液瓶位置过低或病人肢体抬举过高所致溶液不滴或滴速缓慢，可适当抬高输液瓶位置或放低肢体位置。

（5）静脉痉挛　由于穿刺肢体暴露在寒冷环境中时间过长或输入液体温度过低所致，可行局部热敷缓解静脉痉挛。

（6）体位压迫、输液管折叠　输液管受压或针头延长管折住。解除压迫或折叠。

2. 滴管内液面异常

（1）滴管内液面过高

1）滴管侧壁有小孔时，可夹住满管上端的输液管，打开调节孔，待滴管内液体降至露出液面、见到点滴时，再关闭调节孔，松开滴管上端的输液管即可。

2）滴管侧壁无小孔时，可将输液瓶取下，倾斜瓶身，使瓶内针头露出液面，待溶液缓缓流下至滴管露出液面，再将输液瓶挂回继续点滴。

（2）滴管内液面过低

1）滴管侧壁有小孔时，先夹紧滴管下端的输液管再打开调节孔，当滴管内液面升至所需高度时，关闭调节孔，松开下端输液管即可。

2）滴管侧壁无小孔时，可折叠滴管下端输液管，用手挤压滴管，迫使液体流入滴管直至液面升高至滴管的 1/2 ～ 2/3 处。

（3）滴管内液面自行下降　输液中若滴管内液面自行下降，则应检查滴管上端输液管与滴管的衔接是否松动、滴管有无漏气或裂隙，必要时予以更换。

七、输液微粒污染

1. 概念

（1）输液微粒　指输入液体中的非代谢性、非溶性、肉眼不易观察到的颗粒杂质，其直径一般为 1 ～ 15μm，有的可达 50 ～ 300μm。

（2）输液微粒污染　指在输液过程中，将输液微粒随液体输入人体内，对机体造成严重危害的过程。

2. 微粒污染的危害

（1）直接堵塞　血管微粒引起局部组织缺血缺氧，甚至坏死。

（2）形成血栓　微粒红细胞聚集在微粒上形成血栓，引起血管栓塞和静脉炎。

（3）形成肺内肉芽肿　微粒进入肺毛细血管，引起巨噬细胞增殖，包围微粒，形成肺内肉芽肿，可影响呼吸功能。

（4）微粒是抗原，引起血小板减少和过敏反应。

（5）刺激组织发生炎症或形成肿块。

以上危害取决于微粒的大小、形状、化学性质，以及堵塞血管的部位、血流阻断程度和人体对微粒的反应。最易受损的器官有肺、脑、肝、肾等。

3. 输液微粒的来源　药液生产环境、过程、包装器具、输液装置、护理操作不规范，操作环境不符合要求等。

（1）药剂生产过程混入异物，如水、空气、材料及生产工艺中的污染。

（2）药液容器、瓶塞不洁净或液体存放过久，玻璃瓶内壁及橡胶塞受药液长久浸泡腐蚀剥落形成微粒。

（3）输液器与注射器不洁。

（4）药液准备中的污染，如切割安瓿、开瓶塞、反复穿刺瓶塞及输液环境不洁等。

4. 防止输液微粒污染的措施

（1）药剂生产　加强药厂管理。

（2）输液操作

1）严格执行无菌操作技术，认真执行查对制度，提高护士工作责任心。

2）注射器不可反复使用，采用一次性医用输液（血）器，选用含终端滤过器的密闭式一次性医用输液器。

3）输液前严格检查输入液体的质量，注意观察其透明度、药液的瓶签、有效期，溶液瓶有无裂痕、瓶盖有无松动等。输入药液要现配现用，避免造成污染，可在超净工作台内进行输液前的准备。

4）输液中保持输液环境的空气净化，在治疗室安装空气净化装置，定期消毒，有条件的医院在一般病室内安装空气净化装置，以减少病原微生物和尘埃的数量，创造洁净的输液环境。

5）正确抽吸药液，正确配药。在开启安瓿前，以 75% 乙醇擦拭颈段是减少微粒污染的有效措施。正确切割玻璃安瓿，割锯痕长度应小于颈段的 1/4 周；切忌用镊子敲打安瓿，否则玻璃碎屑和脱落砂粒增多；配药液的针头越大，碎屑也越大，抽吸药液的空针不能反复多次使用，否则微粒数量增多。

八、输液反应的防治

（一）发热反应

1. 原因　因输入致热物质引起。多由于输入的溶液或药物制剂不纯、灭菌不彻底、消毒保存不良、输液器具灭菌不严或被污染、输液过程中未能严格执行无菌操作所致。

2. 症状　多发生于输液后数分钟至 1 小时，表现为发冷、寒战和发热。轻者体温在 38℃ 左右，停止输液后数小时可自行恢复正常；严重者初起寒战，继之高热、体温可达 40℃，并伴有头痛、恶心、呕吐、脉速等全身症状。

3. 护理措施

（1）反应轻者　可减慢滴速或停止输液，通知医生，注意观察体温变化。

（2）反应严重者　立即停止输液，通知医生，保留剩余溶液和输液器检测，查找原因。

（3）对症处理　寒战时给予保暖，高热病人给予物理降温。密切观察生命体征，遵医嘱给予抗过敏药物或激素治疗。

4. 预防措施　输液前认真检查药液质量、有效期、输液器包装及灭菌日期，严格执行无菌操作，合理用药注意药物配伍禁忌。

（二）循环负荷过重（急性肺水肿）

1. 原因

（1）由于输液速度过快，短时间内输入过多液体，使循环血容量剧增，心脏负荷过重引起。

（2）病人原有心肺功能不良，尤多见于急性左心衰竭病人。

2. 症状　输液过程中突然出现呼吸困难、胸闷、咳嗽，咳粉红色泡沫样痰，严重时痰液可从口鼻涌出；听诊肺部布满湿啰音。心率快且节律不齐。

3. 护理措施

（1）立即停止输液并通知医生，进行紧急处理。

（2）病情允许时，协助病人取端坐位，双腿下垂，减少下肢静脉回流，减轻心脏负担。

（3）给予高流量氧气吸入（一般氧流量为 6 ～ 8L/min），可提高肺泡内氧分压，增加氧的弥散，改善低氧血症；同时，湿化瓶内加入 20% ～ 30% 的乙醇以湿化氧气，因乙醇能降低肺泡内泡沫的表面张力，使泡沫破裂消散，利于气体交换，改善低氧血症。

（4）遵医嘱给予镇静、平喘、强心、利尿和扩血管药物，以舒张周围血管，加速体液排出，减少回心血量，减轻心脏负荷。

（5）必要时进行四肢轮流结扎，用橡胶止血带或血压计袖带适当加压四肢，以阻断静脉血流，但动脉血仍可通过；每 5 ～ 10 分钟轮流放松一个肢体上的止血带，可有效减少静脉回心血量。症状缓解后，逐渐解除止血带。此外，静脉放血 200 ～ 300ml 也是一种有效减少回心血量的最直接方法，但慎用，尤其是贫血者禁忌使用此方法。

（6）安慰病人，给予心理支持，以解除其紧张情绪。

4. 预防措施　输液过程中密切观察病人情况，严格控制输液速度，对老人、儿童、心肺功能不良的病人尤需注意控制滴注速度和输液量。

（三）静脉炎

1. 原因　由于长期输注高浓度、刺激性较强的药液，或静脉内放置对血管有刺激的导管或置管时间过长，使局部静脉壁发生炎性反应；也可因输液过程中无菌操作不严，引起局部静脉感染所致。

2. 症状　沿静脉走向出现条索状红线，局部组织发红、肿胀、灼热、疼痛，有时伴畏寒、发热等全身症状。

3. 护理措施

（1）停止在此部位输液，并将患肢抬高，制动。

（2）局部可用 50% 硫酸镁溶液湿敷，每日 2 次，每次 20 分钟。

（3）超短波理疗　每日 1 次，每次 15 ～ 20 分钟。

（4）中药治疗　将如意金黄散加醋调成糊状，局部外敷，每日 2 次。具有清热、镇痛、消肿的作用。

（5）如合并感染，遵医嘱给予抗生素治疗。

4. 预防措施

（1）严格执行无菌操作。

（2）对血管壁有刺激性的药物应充分稀释后再应用，确保针头在血管内才可开始输注，滴注速度宜慢，防止药液漏到血管外。

（3）静脉内置管时间不宜过久，定期更换穿刺部位。

（4）合理选择输液部位，有计划地更换输液部位，以保护静脉。

（四）空气栓塞

1. 原因

（1）输液管内空气未排尽，导管连接不紧，有漏气。

（2）加压输液、输血时无人守护，液体输完未及时更换药液或拔针，均有发生空气栓塞的危险。

2. 症状　由于进入静脉的空气形成气栓，随血流首先到达右心房，然后进入右心室。如空气量少，则被右心室血液压入肺动脉并分散到小动脉内，最后经毛细血管吸收，损害较小；如进入的空气量大，空气在右心室内阻塞肺动脉入口使血液不能进入肺内进行气体交换，引起机体严重缺氧而猝死。病人有突发性胸闷或胸骨后疼痛，随之出现呼吸困难和严重发绀，有濒死感。听诊心前区可闻及响亮持续的"水泡声"，心电图呈现心肌缺血和急性肺源性心脏病的波形。

3. 护理措施

（1）立即停止输液，通知医生，配合抢救，安慰病人，减轻恐惧感。

（2）帮助病人取左侧、头低足高卧位。该体位可使肺动脉的位置低于右心室，使气泡浮向右心室心尖部，避开肺动脉入口，随着心脏搏动，将空气混成泡沫，分次小量进入肺动脉内，逐渐被吸收。

（3）给予高流量氧气吸入，提高病人的血氧浓度，纠正缺氧。

（4）有条件者可通过中心静脉导管抽出空气。

（5）严密观察病人病情变化，如发现异常及时对症处理。

4. 预防措施

（1）输液前认真检查输液器质量，排尽输液管内空气。

（2）输液过程中加强巡视，输液中及时更换输液瓶或添加药液，输液完毕及时拔针。

（3）加压输液时应有专人在旁守护。

九、输液泵的护理技术

（一）概念

输液泵（图 12-11）通常是机械或电子的控制装置。输液泵常用于需要严格控制输入液量的病人，如危重病人、心血管疾病病人的抢救与治疗；应用升压药、抗心律失常药物；婴幼儿静脉输液和静脉麻醉等。

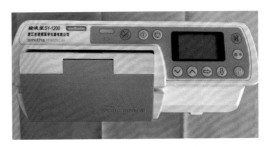

图 12-11　输液泵

（二）操作步骤

1. 目的　准确控制输液滴数或输液流速，保证药物能够速度均匀、药量准确并且安全地进入病人体内发挥作用。

2. 输液泵使用操作流程（表 12-6）

表 12-6　输液泵使用技术的护理操作流程

项目	步骤	操作要点	考核要点
操作前准备	评估	1. 病人的年龄、病情、意识状态、营养状况及既往史 2. 病人用药史和目前所用药物的性质、治疗作用、不良反应、药物间的配伍禁忌等 3. 病人的心理状态、对输液的认识及配合程度 4. 病人穿刺侧肢体活动度，穿刺部位的皮肤、血管状况	评估病人正确
操作过程	计划	1. 病人准备　了解静脉输液目的、操作方法、注意事项及配合要点；输液前排尿或排便；病人取舒适体位	病人准备准确全面
		2. 护士准备　着装整洁，修剪指甲，洗手，戴口罩	护士准备符合要求
		3. 用物准备 （1）注射盘内备皮肤常规消毒液、无菌棉签、输液器、头皮针、输液贴、透明通气胶带、输液卡（输液瓶贴）、输液执行单、注射器、清洁手套、砂轮、启瓶器、小垫枕、垫巾、止血带、瓶套、手消毒液 （2）遵医嘱准备溶液及药物 （3）生活垃圾桶、医疗垃圾桶、锐器盒 （4）其他：输液架，输液泵	备齐用物，放置合理
		4. 环境准备　整洁安静、光线充足、舒适安全	
	实施	1. 备齐用物至床旁，将输液泵固定在输液架上或放置于床旁桌上	
		2. 接通电源，打开电源开关	注意顺序
		3. 同一次性静脉输液钢针输液技术：配液、排气	
		4. 打开泵门，将输液管置入输液泵的卡槽或管道内（图 12-12），关闭泵门	
		5. 根据医嘱设定输液速度、输液总量及所需其他参数	参数设置准确，遵医嘱
		6. 按常规穿刺，管路连接紧密，确认输液泵装置无误后，启动"开始/停止"键	管路连接正确、紧密
		7. 当输液量接近设定量时，输液量显示键闪烁，提示输液结束	
		8. 停止输液时应再次按"开始/停止"键，以停止输液	
		9. 按压"开/关"键，关闭输液泵，取出输液管	
		10. 输液泵清洁消毒，存放于固定地点备用	
		其余操作同密闭式静脉输液法	

续表

项目	步骤	操作要点	考核要点
操作后	评价	1. 病人无输液反应及其他不适，对护士的服务态度和技术水平满意 2. 护士遵守无菌操作原则，程序正确，操作熟练，动作规范 3. 护患沟通有效，病人理解输液的目的，主动配合，输液期间生活需要得到满足 4. 护士应了解输液泵的工作原理，熟练掌握其使用方法	评价正确

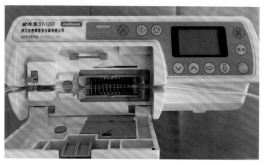

图 12-12 输液管置入输液泵的卡槽或管道内

3. 注意事项

（1）护士应了解输液泵的工作原理，熟练掌握其使用方法。

（2）在使用输液泵输液时，应加强巡视。出现报警，应检查可能出现的原因，如有空气、输液管堵塞或输液结束、电量不足、输液器安装不当等，及时做出相应的处理。

（3）应定期对输液泵进行清洁、检测、维护，以确保性能稳定。

十、输液港的护理技术

植入式静脉输液港（venous port access，VPA）主要由供穿刺的注射座和硅胶静脉导管系统组成，是一种可完全植入皮下长期留置的静脉输液装置。VPA 采用不易损伤、具有良好愈合功能的硅胶穿刺隔膜，使用寿命可达 8～10 年以上。VPA 适用于需长期、反复接受静脉治疗、胃肠外营养、输血的病人。

1. 优点　操作简单、留置时间长，维护间隔时间长（非治疗期间冲管 1 次/4 周），感染率低，置管者日常活动不受限制，无须换药，可以沐浴，生活质量高。

2. 缺点　价格昂贵，且为有创操作，需在局部麻醉下手术进行颈外静脉穿刺置管、拔管及皮下埋置注射座，从而限制了植入式静脉输液港的广泛应用。

3. 输液港无损伤针的选择　蝶翼针输液套件，适用于连续静脉输注；直形及弯形无损伤针，适用于一次性静脉输注。

第2节　静脉输血

静脉输血是将全血或某些血液成分通过静脉输入人体内的方法。静脉输血是临床上常用的急救和治疗的重要措施。

一个正常人的血液总量占体重的 7%～8%，即每千克体重有 70～80ml 血液。体重为 50kg 的人，其体内总血量为 3500～4000ml，平均血量为 3750ml。成人一次失血超过全身总血量的 10%，一般不引起全身症状，仅有头晕乏力；若一次失血超过全身血量的 15%～20%，可出现一时性眩晕、口渴、心悸、烦躁、尿少，则需要进行输血或补液；若一次失血超过全身总血量的 30%，则可出现神志恍惚、四肢厥冷、少尿或无尿，更需输血或补液。

随着输血理论与技术发展迅速，无论是在血液的保存与管理、血液成分的分离，还是在献血员的检测及输血器材的改进等方面，都取得了明显的进步。为临床安全、有效、节约用血提供了保障。但输血也是一项高风险的治疗技术，要求护士必须严格遵守操作规程。

案例 12-2

　　病人，男性，20 岁。因急性再生障碍性贫血入院治疗。实验室检查：红细胞 2.0×10^{12}/L，血红蛋白 60g/L，白细胞 3.3×10^9/L，血小板 55×10^9/L。

　　问题：1. 该病人最适宜静脉输注何种血制品，为什么？

　　　　　2. 作为护士，在病人输血前应做好哪些准备工作？

一、血液制品的种类

　　1. 全血　是采集的血液未经过任何加工而全部保存备用的血液，包括新鲜血和库存血。

　　（1）新鲜血　保留了血液中的所有成分，可以补充各种血细胞、凝血因子和血小板，适用于血液病病人。

　　（2）库存血　在 4℃冰箱内冷藏，保存期为 2～3 周。库存血虽含有血液的各种成分，但白细胞、血小板、凝血酶原等成分破坏较多，钾离子含量增多，酸性增高，大量输注可引起高钾血症和酸中毒，应予警惕。库存血适用于各种原因引起的大出血。

　　正常库存血分为上下两层，上层血浆呈淡黄色、半透明，下层血细胞呈均匀暗红色，两者之间界线清楚，无凝块。若血袋标签模糊不清、血袋破损漏血，上层血浆有明显气泡、絮状物或粗大颗粒、颜色呈暗灰色或乳糜状，下层血细胞呈暗紫色、血液中有明显凝块，提示可能有溶血，不能使用。

　　2. 成分血　成分输血是根据血液比重不同，通过特定的方法将血液的各种成分进行分离提纯，根据病情需要输注有关成分。纯度高，节约血源；针对性强，疗效好，不良反应少，可一血多用。

　　（1）红细胞　一般以 100ml 为一个单位，可增加血液的携氧能力，主要用于贫血病人、失血过多的手术病人；还可为心力衰竭的病人补充红细胞，以防止心脏负荷过重。每个单位的红细胞可以增加血细胞比容约 4%，红细胞包括以下几种。

　　1）浓集红细胞：为新鲜全血经离心或沉淀移去血浆后的剩余部分，在 2～6℃保存，适用于携氧功能缺陷和血容量正常的贫血病人，如各种急慢性失血、心功能不全的病人。

　　2）洗涤红细胞：红细胞经生理盐水洗涤数次后，再加入适量生理盐水。洗涤红细胞含抗体物质较少，用于免疫性溶血性贫血病人。

　　3）红细胞悬液：提取血浆后的红细胞加入等量红细胞保养液制成，适用于战地急救及中小手术病人。

　　4）去白细胞浓缩红细胞：全血或红细胞经去白细胞过滤器后所得的红细胞，适用于因白细胞抗体造成输血发热反应和原因不明的发热反应病人，也可用于骨髓和器官移植、免疫缺陷或免疫抑制性贫血、再生障碍性贫血病人。

　　（2）白细胞浓缩悬液　新鲜全血经离心后而成的白细胞，在 4℃保存，48 小时内有效，用于粒细胞缺乏伴严重感染的病人。一般以 25ml 为 1 个单位。

　　（3）血小板浓缩悬液　全血离心所得，22℃保存，24 小时内有效，用于血小板减少或功能障碍性出血的病人。

　　（4）各种凝血制剂　可有针对性地补充某些凝血因子的缺乏，如凝血酶原复合物等，适用于各种原因引起凝血因子缺乏的出血性疾病。

　　（5）血浆　全血分离后所得的液体部分。主要成分为血浆蛋白，不含血细胞，无凝集原。血浆输用时无须做血型鉴定和交叉配血试验，可用于补充血容量、蛋白质和凝血因子，可分为以下几种。

　　1）新鲜血浆：含有正常的所有凝血因子，适用于凝血因子缺乏的病人。

　　2）保存血浆：用于低血容量及低血浆蛋白的病人。

　　3）冰冻血浆：-30℃的环境下保存，有效期为 1 年，使用前需放于 37℃的温水中融化，并于 6 小时内输入。

4）干燥血浆：是冰冻血浆在真空装置下加以干燥制成的。有效期为 5 年，使用时须用生理盐水或 0.1% 枸橼酸钠溶液溶解。

3. 其他血液制品

（1）白蛋白液　从血浆提纯而得。保存于 2 ～ 6℃的环境，有效期 5 年，能提高机体血浆蛋白和胶体渗透压，用于低蛋白血症病人。

（2）纤维蛋白原　适用于纤维蛋白缺乏症、弥散性血管内凝血（DIC）病人。

（3）抗血友病球蛋白浓缩剂　适用于血友病病人。

（4）免疫球蛋白和转移因子　含多种抗体，可增加机体抵抗力。

二、静脉输血原则

1. 输血前必须进行血型鉴定及交叉配血试验。

2. 均应选用同型血液输注，无论是输全血还是输成分血。紧急情况下，如无同型血，可选用 O 型血；AB 型血的病人除可接受 O 型血外，还可以接受其他异型血型的血（A 型血和 B 型血），但要求直接交叉配血试验阴性（不凝集），而间接交叉配血试验可以阳性（凝集）。因为输血量少，输入的血清中的抗体可被受血者体内大量的血浆稀释，而不足以引起受血者红细胞的凝集，故不出现反应。因此，在这种特殊情况下，一次输入少量血，最多不超过 400ml，且放慢滴速。

3. 病人如果需要再次输血，则必须重新做交叉配血试验，以排除机体已产生抗体的情况。

4. 提倡成分输血，节约用血，避免输入不必要的血液，造成不必要的不良反应。成分输血也是目前临床上最常用的输血类型。

三、静脉输血的适应证与禁忌证

1. 静脉输血的适应证

（1）大出血　各种原因引起的大出血，为静脉输血的主要适应证。一次出血量＜ 500ml 时，机体可自我代偿，不必输血。失血量在 500 ～ 800ml 时，需要立即输血，一般首选晶体溶液、胶体溶液或少量血浆增量剂输注。失血量＞ 1000ml 时，应及时补充全血或血液成分。值得注意的是，血或血浆不宜用作扩容剂，晶体液联合胶体液扩容是治疗失血性休克的主要方案。血容量补足后，输血目的是提高血液的携氧能力，此时应首选红细胞制品。

（2）溶血　溶血性输血反应、重症新生儿溶血病病人等。

（3）严重感染　输入新鲜血以补充抗体和补体，切忌使用库存血。

（4）凝血功能障碍　输注相关血液成分。

（5）化学物质中毒　一氧化碳中毒、苯酚等化学物质中毒病人。

（6）贫血或低蛋白血症　输注浓缩红细胞、血浆、白蛋白。

2. 静脉输血的禁忌证　急性肺水肿、充血性心力衰竭、肺栓塞、恶性高血压、真性红细胞增多症、肾功能极度衰竭及对输血有变态反应者。

四、输血前准备

1. 知情同意　输血前，病人应该理解并同意接受输血，签署知情同意书。

2. 备血　根据医嘱抽取血标本，与已填写的输血申请单和配血单一起送往血库，做血型鉴定和交叉配血试验。采血时禁止同时采集两个病人的血标本，以免发生混淆。

3. 取血　根据输血医嘱，凭取血单到血库取血，和血库人员共同核对。"三查"即查血液的有效期、查血液的质量和查输血装置是否完好；"八对"即对姓名、对床号、对住院号、对血袋（瓶）号、对血型、对交叉配血试验结果、对溶液种类和剂量。查对无误，在配血单上签名。

4. 取血后　血液取出后勿剧烈振荡，以免红细胞大量破坏导致溶血。库存血不可加温，以免血浆蛋白凝固变性引起反应。库存血可在室温下放置 15 ～ 20 分钟后再输入。血液取出后应在 4 小时内输完。

5. 输血前　两名护士再次核对上述内容，确定无误后才可输入。

五、静脉输血技术

静脉输血技术可分为间接静脉输血法和直接静脉输血法。间接静脉输血法是将已备好的血液通过静脉输入给病人；直接静脉输血法是将供血者的血液抽出后，立即输入受血者体内，常用于婴幼儿少量输血或无血库条件而病人急需输血时。

1. 目的

（1）补充血容量　增加有效循环血量，提升血压，促进循环，用于失血、失液引起的血容量减少或休克病人。

（2）增加血红蛋白　纠正贫血，促进携氧功能，用于血液系统疾病引起的严重贫血和某些慢性消耗性疾病的病人。

（3）供给血小板和各种凝血因子　改善凝血功能，有助于止血，用于凝血功能障碍及大出血的病人。

（4）补充抗体、补体　增强机体免疫力，提高机体抗感染的能力，用于严重感染病人。

（5）补充血浆蛋白　增加蛋白质，维持胶体渗透压，减轻组织渗出和水肿，保持有效循环血量，用于低蛋白血症及大出血、大手术的病人。

（6）排除有害物质　改善组织器官的缺氧状况，用于一氧化碳、苯酚等化学物质中毒。因为上述物质中毒时，血红蛋白失去了携氧能力或不能释放氧气以供机体组织利用。此外，溶血性输血反应及重症新生儿溶血时，可采用换血法，也可采用换血浆法以达到排除血浆中自身抗体的目的。

（7）促进骨髓系统和网状内皮系统功能　常用于再生障碍性贫血、白血病等病人。

2. 操作流程（表 12-7）

表 12-7　静脉输血技术的护理操作流程

项目	步骤	操作要点	考核要点
操作前准备	评估	1. 病人年龄、病情、意识状态、营养状况及既往史、心肺功能 2. 输血目的、血液制品种类、血型、输血史及过敏史 3. 病人心理状态，对输血认识、配合程度及接受健康教育能力 4. 病人穿刺侧肢体活动度，穿刺部位的皮肤、血管状况	评估病人正确
操作过程	计划	1. 病人准备　了解静脉输液目的、操作方法、注意事项及配合要点；输液前排尿或排便；取舒适体位。签署输血知情同意书 2. 护士准备　着装整洁，修剪指甲，洗手，戴口罩 3. 用物准备 （1）间接静脉输血法　同一次性静脉输液钢针输液技术，将一次性输液器换为输血器（输血器滴管内较普通输液器增加一层滤网，图 12-13）。另备生理盐水、血液制品（根据医嘱准备，图 12-14） （2）直接静脉输血法　同静脉注射法，另备 50ml 注射器及数个针头具（根据输血量多少而定）、3.8% 枸橼酸钠溶液、血压计袖带。另备生理盐水、血液制品（根据医嘱准备）、一次性手套 （3）生活垃圾桶、医疗垃圾桶、锐器盒 4. 环境准备　整洁安静、光线充足、舒适安全	病人准备准确全面 护士准备符合要求 备齐用物，放置合理

项目	步骤	操作要点	考核要点
操作过程	实施	▲间接输血法（将已备好的血液通过静脉输入给病人，是临床上最常用的静脉输血法） 1. 将用物携至病人床旁，由两名护士进行核对，无误后，两名护士分别签名 2. 建立静脉通路，采用一次性输血器，按一次性静脉输液钢针输液技术方法建立静脉通路，输注少量生理盐水冲管 3. 连接血袋输血 （1）将血袋内血液以手腕旋转方式轻轻摇匀 （2）打开血袋封口，常规消毒血袋开口处的塑料管 （3）将输液器针头从生理盐水上拔下插入血袋的输血接口，并缓慢倒挂血袋于输液架上 4. 操作后核对，双人核对内容 5. 调节滴速，输注血液开始时速度应先慢，开始严密观察15分钟后，再根据病人年龄、病情、输注的血液制品调节输血速度 6. 整理记录 （1）取出治疗巾、止血带及小垫枕，整理病人床单元，协助病人取舒适卧位 （2）将呼叫器放于病人易取处 （3）整理用物 （4）洗手，记录，签字 7. 严密观察，加强巡视、严密观察病人生命体征及有无不良反应 8. 连续输血的处理，输注两名不同供血者的血液时，需用0.9%生理盐水冲管后再输注另一名供血者的血液。不同供血者两袋血之间用生理盐水冲洗输血器是为了避免两袋血之间发生反应，输完血的血袋要保留，以备出现输血反应时查找原因 9. 拔针按压 （1）输血完毕，继续用0.9%生理盐水冲输血器，直至输血器内的血液全部输入体内 （2）轻揭输液贴或胶布，关闭调节器，迅速拔针后嘱病人按压片刻至无出血 10. 整理记录 （1）协助病人取舒适体位，适当活动穿刺肢体，整理床单元 （2）拔针后将输血器针头剪进利器盒，输血器扔至医疗垃圾桶 （3）血袋保留24小时后，如病人无输血反应才可按规定处理 （4）洗手、记录：输血开始时间、种类、数量、血型、血袋号、有无输血反应发生，输血结束时间 ▲直接输血法（供血者血液抽出后，立即输给受血者的方法，适用于无库存血且病人又急需输血时，以及婴幼儿需要少量输血时） 1. 病人准备　请供血者和病人分别卧于相邻的两张床上，露出手臂 2. 检查核对　供血者和病人姓名、血型及交叉配血结果，严格执行查对制度 3. 抽取抗凝剂　用备好的注射器内抽取一定量的抗凝剂（防止抽出的血液凝固，一般50ml血中加入3.8%枸橼酸钠容易5ml） 4. 抽、输血液 （1）将血压计袖带缠于供血者上臂并充气，使静脉充盈 （2）选择穿刺静脉，戴手套，常规消毒皮肤 （3）用加入抗凝剂的注射器抽取供血者的血液，然后立即将抽出的血液输注给病人。血压袖带压力需要维持在100mmHg左右，使静脉充盈。常规选用粗大静脉，常用肘正中静脉	双人核对，至少使用2种方法核对 避免剧烈震荡，防止溶血发生；如为血瓶，同一次性静脉输液钢针输液技术法更换药液 开始滴速不超过20滴/分。一般成人40~60滴/分，老人、儿童酌情减速 输血记录单上需记录输血开始时间、滴速、病人全身及局部有无输血不良反应发生，输血结束时间，并签全名 严密观察有无输血反应发生，发生异常及时处理 严格执行查对制度，防止差错发生

续表

项目	步骤	操作要点	考核要点
操作过程	实施	（4）操作时需三人合作，一人抽血，一人传递，一人进行输注，如此连续进行抽取供血者的血液，病人输注血液时不应过快，并严密观察供血者及病人有无不良反应。连续抽血时，只需更换注射器，不需拔出针头，抽取期间放松供血者的袖带，并同时用手指压迫穿刺部位前端静脉，避免出血 5. 拔针按压　输血完毕，拔出针头，用无菌纱布按压穿刺点至无出血 6. 整理记录 （1）协助病人取舒适卧位，整理床单元 （2）清理用物 （3）脱手套，洗手，做好记录	
操作后	评价	1. 操作流程规范正确，准确无误完成输血技术，无事故发生 2. 病人能理解输血目的，了解有关输血知识，有安全感，配合良好，达到治疗、抢救目的，无不良反应发生 3. 护患沟通有效，病人对护士的服务态度和技术水平满意，病人无不良反应发生	评价正确

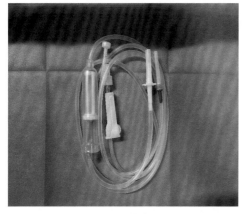

图 12-13　输血器

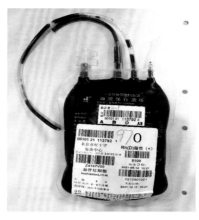

图 12-14　血液制品

3. 注意事项

（1）严格执行查对制度、无菌操作流程与规范，输血前须双人核对无误后才可输入，避免差错事故发生。

（2）输血及血液制品均要使用专用静脉输血器，输血过程中不得添加任何药物，如高渗或低渗溶液、酸性及碱性药品钙剂等，以防发生血液凝集或溶解。输血前用生理盐水冲管后再行输血，如同时输入两名不同供血者的血液时，应用生理盐水冲洗输血器后再输另一供血者的血，输血完成后用生理盐水冲管。

（3）输血过程中加强巡视，密切观察病人生命体征、有无不适主诉、有无输血反应。如出现严重反应，应立即停输，配合医生及时处理，并保留剩余血液备查，查找输血反应发生的原因。

（4）需严格控制输血速度，年老体弱、严重贫血、心力衰竭病人应严密观察，滴速宜慢。

（5）输注库存血前须认真检查血液质量、有效期。正常血液分为两层，上层血浆呈淡黄色，下层血细胞呈红色，两者之间界线清楚，无凝块。如血浆颜色变红或混有泡沫、红细胞呈紫玫瑰色、红细胞与血浆两者界限不清、有明显的血凝块、血瓶（袋）封口不严、有裂隙、标签模糊或脱落等不得使用。

（6）合理安排输血顺序，如病人在输注成分血的同时需输全血，应先输注成分血（尤其是浓缩血小板），其次为新鲜血，最后为库存血，以保证成分血新鲜输入。输血时遵医嘱给予病人抗过敏药物，防止过敏反应发生。

（7）加压输血时必须专人守护，输血完毕要及时拔针，避免空气栓塞的发生。

（8）输血完成后，血袋需保留 24 小时以上，以备病人出现输血反应时便于查找原因，如病人无输血反应发生，才可按规定处理。

（9）健康教育　①向病人或家属解释静脉输血目的及方法。②向病人说明输血速度调节的依据，避免病人擅自调节滴数，以免发生危险。③向病人介绍常见输血反应的症状、预防与处理方法。告知病人一旦出现不适症状，及时呼叫责任护士。④向病人宣教有关血型的知识及做血型鉴定和交叉配血试验的意义。

六、自体输血技术

自体输血是指术前采集病人体内血液或收集病人术中自体失血，经过洗涤、加工，在术后或需要时再回输给病人的方法。自体输血是最安全的输血方法。

1. 优点

（1）无须做血型鉴定和交叉配血试验，避免因输血引起的疾病传播、抗原抗体反应所致的溶血、发热和过敏反应的发生。

（2）节省血源，扩大血液来源，特别是稀有血型病人的血液来源，不会产生免疫反应。

（3）术前实施的多次采血能刺激骨髓造血干细胞分化并增加红细胞生成。

2. 适应证与禁忌证

（1）适应证

1）腹腔或胸腔内出血，如脾破裂、异位妊娠破裂出血者。出血量在 1000ml 以上的大手术，如肝叶切除术。

2）手术后引流血液回输，仅能回输术后 6 小时内的引流血液。

3）体外循环或深低温下进行心内直视手术者。

4）病人稀有血型，很难找到供血者。

（2）禁忌证

1）胸腔或腹腔开放性损伤达 4 小时以上者。合并心脏病、阻塞性肺疾病或原有贫血的病人。

2）凝血因子缺乏者。

3）血液在术中受胃肠道内容物污染、血液被癌细胞污染者，以及有脓毒血症和菌血症病人。

3. 方法

（1）术前预存自体血　对符合条件的择期手术病人，在术前抽取病人的全血或血液成分，并放于血库在低温下保存，待手术需要时再输还给病人。一般于手术前 3～5 周开始，每周或隔周采血 1 次，直至手术前 3 日为止，以利于机体应对因采血引起的失血，使血浆蛋白恢复正常水平。

（2）术前稀释血液回输　一般在手术日手术开始前采集病人一定量血液，并同时自静脉输入等量的晶体或胶体溶液，维持病人的血容量保持不变，并降低了血中的红细胞比容，使血液处于稀释状态，减少了术中红细胞的损失。所采集的血液在术中或术后输给病人。术前采集的血液在手术中按先采集的血液先输的原则回输。

（3）术中失血回输　在手术中收集病人血液，采用自体输血装置，抗凝和过滤洗涤等处理后再将血液回输给病人。适用于脾破裂、输卵管破裂，血液流入腹腔 6 小时内无污染或无凝血者。但失血回输总量不宜过多，自体失血回输的总量应限制在 3500ml 以内，大量回输自体血时，应适当补充新鲜血浆和血小板。

七、常见输血反应的防治

输血是临床上常用的急救和治疗的重要措施，但具有一定危险性的治疗措施，会引起输血反应，严重者可以危及生命。因此，为了保证病人的安全，在输血过程中，护士必须严密观察病人，及时发现输血反应，并能及时采取有效的措施处理各种输血反应。

输血反应（transfusion reaction）是指与输血具有时序相关性的不良反应，不良反应的原因可能是不良事件，也可能是患者与所输注血液相互作用。按照病原体是否通过输血传播分为输血传播性感染 / 输血感染性反应（病原体通过输血过程从献血者体内进入到受血者体内并引起相应的感染或疾病）和输血非感染性反应（与输血具有时序相关性的非病原体引起的不良反应）。

（一）输血传播性感染

输血前无相应病原体感染病史，无临床症状，血清标志物检测阴性。但输血后出现相应病原体感染症状，且从受血者体内分离出病原体与献血者体内的病原体具有高度的同源性。

1.输血传播病毒感染　包括病毒性肝炎、获得性免疫缺陷综合征、巨细胞病毒感染、EB 病毒感染、人类细小病毒 B19 感染、成人 T 细胞白血病 / 淋巴瘤、西尼罗河病毒感染等。

2.输血传播细菌感染　包括革兰氏阳性球菌感染、革兰氏阴性杆菌感染、厌氧菌感染等。

3.输血传播寄生虫感染　包括疟疾、巴贝西虫病、克氏锥虫病等。

4.输血传播其他病原体感染　包括梅毒、新变异型克 - 雅病、真菌感染等。

（二）输血非感染性反应

1.过敏反应

（1）原因　过敏原与体内已有的抗体间相互作用所致。在一些情况下，输入来自具有遗传性过敏体质的献血者的抗体也会发生。部分可见于先天性 IgA 缺乏的患者。根据临床表现可分为局部性与全身性过敏反应。

（2）临床表现　过敏反应通常发生在输血后期或输血即将结束时，程度轻重不一。症状出现越早，反应越严重。轻者表现为皮肤瘙痒、局部或全身荨麻疹，部分患者表现为血管神经性水肿，多见于眼睑、口唇高度水肿；重者表现为喉头水肿、呼吸困难，甚至发生过敏性休克。

（3）预防　①加强对供血者的选择和管理，勿选用有过敏史的供血者。②供血者在采血前 4 小时内不宜进食高蛋白、高脂肪食物，可摄入少量清淡饮食或糖水。③对有过敏史的受血者，在输血前可遵医嘱给予抗过敏药物。

（4）护理措施

1）轻者减慢输血速度，遵医嘱给予抗过敏药物，密切观察病情变化；重者立即停止输血，保留静脉通道，通知医生。根据医嘱皮下注射 0.1% 盐酸肾上腺素 0.5 ～ 1ml 或给予抗过敏药物，如苯海拉明、异丙嗪、地塞米松等，以缓解症状。

2）对症处理。呼吸困难者给予氧气吸入；严重喉头水肿者进行气管插管或气管切开；循环衰竭者给予抗休克治疗；如发生过敏性休克，立即配合抢救。

2.溶血性输血反应　分为急性 / 速发型溶血性输血反应和慢性 / 迟发型溶血性输血反应。

（1）原因

1）急性 / 速发型溶血性输血反应：常发生在输血过程中、输血后即刻或输血后 24 小时内。由于输入血液与患者间的免疫不相容性导致红细胞裂解和（或）清除加速。常由 IgM 抗体引起，多为血管内溶血，最常见于 ABO 血型不相容输血。

2）慢性 / 迟发型溶血性输血反应：常发生在输血结束后 24 小时至 28 天。患者输血后体内产生针对红细胞血型抗原的意外抗体；当再次输血时，体内意外抗体可与输入红细胞相互作用，导致红细胞裂解和（或）清除加速。常由 IgG 抗体引起，多为血管外溶血，最常见于 Rh 血型不相容输血。

（2）临床表现　症状轻重不一，轻者与发热反应相似，重者在输入 10 ～ 15ml 血液时即可出现症状，死亡率高。通常可将溶血反应的临床表现分为三个阶段。

第一阶段：红细胞凝集成团阻塞部分小血管，出现头部胀痛、面部潮红、胸闷、恶心、呕吐、腰背剧痛、四肢麻木等缺血缺氧表现。

第二阶段：凝集的红细胞溶解后，大量血红蛋白释放到血浆中，出现黄疸和血红蛋白尿，伴有寒战、高热、呼吸困难和血压下降等休克表现。

第三阶段：大量血红蛋白进入肾小管，遇酸性物质形成结晶，堵塞肾小管；同时由于抗原、抗体相互作用，导致肾小管内皮缺血、缺氧而坏死脱落，进一步加重肾小管堵塞所致。出现少尿、无尿、高钾血症、酸中毒等，严重者可致急性肾衰竭而死亡。

（3）预防

1）认真做好血型鉴定和交叉配血试验。

2）严格执行查对制度和操作规程，杜绝差错事故发生。

3）严格遵守血液保存规则，不可使用变质血液。

（4）护理措施

1）立即停止输血，保留静脉通路，通知医生紧急处理。

2）给予氧气吸入，遵医嘱给予药物治疗。

3）将余血、患者血标本、尿标本送检验室进行检验。

4）双侧腰部封闭，并用热水袋热敷双侧肾区，解除肾小管痉挛，保护肾脏。

5）静脉注射碳酸氢钠碱化尿液，增加血红蛋白在尿液中的溶解度，减少沉淀，避免阻塞肾小管。

6）严密观察、记录生命体征和尿量，对少尿、无尿者按急性肾衰竭处理，出现休克症状者，进行抗休克治疗。

7）心理护理，安慰患者，消除其紧张、恐惧的心理。

3. 非溶血性发热反应

（1）原因　主要是由于输注了含有白细胞的血液成分与患者体内已有的抗体发生免疫反应，和（或）血液储存过程中白细胞释放的可溶性细胞因子等所致。

（2）临床表现　在输血中或输血结束后4小时内，患者基础体温升高1℃以上或伴有寒战，无原发病、过敏、溶血与细菌污染等所致发热证据。

（3）预防　①严格管理血制品和输血用具，避免被致热原污染。②严格执行无菌技术原则，防止污染。③密切观察患者输血后表现。

（4）护理措施

1）轻者减慢输血速度或暂停输血，密切观察。严重者立即停止输血，以0.9%氯化钠溶液维持静脉通路，及时通知医生。

2）密切观察生命体征的变化，对症处理，如有寒战者应保暖；高热患者给予物理降温。

3）遵医嘱给予退热药物、抗过敏药物或糖皮质激素类药物。

4）保留余血和输血装置，及时送检，查找原因。

4. 与大量输血有关的反应

（1）凝血功能障碍

1）原因：由于患者在出凝血过程中会丢失或消耗大量血小板及凝血因子，和（或）血液成分中血小板及不稳定凝血因子含量随着保存期延长而下降，和（或）以具有抗凝作用枸橼酸盐为主要成分血液制剂大量输注，和（或）抗休克扩容时大量静脉输注晶体液使患者机体残存的血小板与凝血因子含量更低所致。

2）临床表现：皮肤、黏膜出现瘀点或瘀斑，穿刺部位淤血或拔针后出血不止，手术伤口异常渗血或出血等。

3）预防：在短时间内输入大量库存血时，可遵医嘱间隔输入新鲜血或血小板浓缩悬液，以补充血小板和凝血因子。

4）护理措施：密切观察患者意识、血压、脉搏等情况，注意皮肤、黏膜、手术伤口有无出血，发现异常及时报告医生并配合处理。

（2）枸橼酸盐中毒

1）原因：全血及血液成分大多采用以枸橼酸盐为主要成分的抗凝剂。大量输血或实施血液成分置换时，可导致患者血浆中枸橼酸盐浓度达到 1g/L 及以上，易引起中毒。

2）临床表现：患者出现手足抽搐、血压下降、心律缓慢、心电图出现 Q-T 间期延长，甚至出现心搏骤停。

3）预防：在无禁忌证情况下，每输入库存血 1000ml，应遵医嘱静脉注射 10% 葡萄糖酸钙或氯化钙 10ml，以补充钙离子，防止低血钙的发生。

4）护理措施：严密观察患者病情变化及输血后反应，按医嘱使用钙剂。

（三）其他

输血后紫癜、输血相关移植物抗宿主病、输血相关急性肺损伤、输血相关呼吸困难、输血相关循环超负荷、输血相关性低血压、铁超负荷、肺血管微栓塞、空气栓塞等输血并发症。因此预防输血反应的关键措施是严格把握采血、贮血和输血操作的各个环节的管理，确保患者输血安全

目标检测

A₁/A₂ 型题

1. 为了改善病人的微循环，应选用的溶液是（　　）
   - A. 5% 葡萄糖溶液
   - B. 0.9% 氯化钠溶液
   - C. 低分子右旋糖酐
   - D. 10% 葡萄糖溶液
   - E. 5% 碳酸氢钠溶液

2. 病人，男，56 岁。胃癌。在应用化疗药辅助治疗时，注射部位刺痛、水肿，并出现条索状红线。正确的处理措施是（　　）
   - A. 局部热敷
   - B. 局部按摩
   - C. 加快注射速度
   - D. 减慢注射速度
   - E. 立即给予抗生素

3. 输血致溶血反应的处理中下列哪项是错误的（　　）
   - A. 立即停止输血
   - B. 维持静脉通路以备给药
   - C. 热水袋敷双侧肾区
   - D. 酸化尿液
   - E. 密切观察生命体征及尿量

4. 病人，女，27 岁。因外伤导致脾破裂，除立即手术外，尚需输入大量血液。该病人输入大量库存血应防止（　　）
   - A. 低血钾，酸中毒
   - B. 低血钾，碱中毒
   - C. 高血钾，酸中毒
   - D. 高血钠，酸中毒
   - E. 高血钾，碱中毒

5. 张女士，因腹泻脱水，经补液治疗后脱水纠正。今晨腹胀，肠鸣音减弱，膝反射消失。查血钾浓度 3mmol/L，按医嘱静脉输入氯化钾，其浓度一般应为（　　）
   - A. 0.15%
   - B. 0.3%
   - C. 1%
   - D. 1.5%
   - E. 3%

6. 下列哪项不是输液不滴的原因（　　）

   - A. 针头滑出血管外
   - B. 针头阻塞
   - C. 针头斜面紧贴血管壁
   - D. 压力过低
   - E. 压力过高

7. 病人，女，36 岁。急性淋巴细胞白血病。医嘱浓缩红细胞和血小板输注。在首先输注浓缩红细胞过程中病人出现全身皮肤瘙痒伴颈部、前胸出现荨麻疹。针对上述病人发生的情况，护士应该首先采取的处理是（　　）
   - A. 密切观察体温，局部涂抹止痒药膏
   - B. 减慢输血速度并按医嘱给予抗过敏药等
   - C. 停止输注浓缩红细胞并保留血袋、余血及输血器送检
   - D. 停止输注浓缩红细胞并重新采集血标本进行交叉配血
   - E. 停止输注浓缩红细胞并待病人情况好转后重新输血

8. 病人，女，36 岁。急性淋巴细胞白血病。医嘱浓缩红细胞和血小板输注。在首先输注浓缩红细胞过程中病人出现全身皮肤瘙痒伴颈部、前胸出现荨麻疹。首先考虑该病人发生了（　　）
   - A. 发热反应
   - B. 溶血反应
   - C. 过敏反应
   - D. 超敏反应
   - E. 急性肺水肿

9. 病人，女，35 岁。在静脉注射过程中，诉注射部位疼痛，护士检查见注射部位局部肿胀，抽吸有回血，应考虑为（　　）
   - A. 针头阻塞
   - B. 针头滑出血管外
   - C. 针头斜面部分在血管外
   - D. 针头斜面穿透对侧血管壁
   - E. 静脉痉挛

（王　艳　孙　燕）

第13章
冷热疗观察与护理技术

冷、热疗法是利用低于或高于人体温度的物质作用于人体表面，通过神经传导引起皮肤和内脏器官血管的收缩或舒张，改变机体各系统体液循环和新陈代谢，达到治疗目的的方法。

冷、热疗法是临床上常用的物理治疗方法，是利用冷或热作用于人体的局部或全身，达到消炎、止血、止痛、退热和保暖等作用。如果使用不当，会给病人造成烫伤、灼伤或冻伤等意外损伤。因此，护士应掌握冷、热疗法的目的、禁忌证、使用方法及影响因素，确保治疗顺利进行，防止意外损伤的发生。

冷、热疗法虽然是作用于体表皮肤，但会引起机体局部和全身的生理反应（表13-1）。持续用冷或用热超过一定时间，产生与生理效应相反作用的现象称为继发效应。如冷疗可以使血管收缩，而持续用冷30～60分钟后，可出现10～15分钟的小动脉扩张；热疗可以使血管扩张，而持续用热30～45分钟后，扩张的小动脉会发生收缩现象，这是机体为了避免长时间用冷或用热导致组织受损而产生的防御反应。因此，冷、热疗法使用的时间不能超过30分钟，以20～30分钟为宜，如需反复使用，中间需要间隔至少1小时，留给组织足够的复原时间，防止继发效应的发生。

表 13-1　冷、热疗法的生理效应

生理效应	冷疗法	热疗法
血管收缩或扩张	收缩	扩张
血液流动速度	减慢	增快
细胞代谢	减少	增加
需氧量	减少	增加
毛细血管通透性	减少	增加
血液黏稠度	增加	降低
体温	下降	上升
淋巴流动速度	减慢	增快
结缔组织伸展性	减弱	增强
神经传导速度	减慢	增快

第1节　冷疗技术的应用

案例 13-1

病人刘某，男性。50岁，以"畏寒、发热伴咳嗽、咯痰10天"入院。入院诊断：肺炎。入院查体：T 39.6℃，P 108次/分，R 24次/分，BP 130/88mmHg。

问题：1. 采用哪些物理措施降温？

　　　2. 实施降温措施应该注意什么？

冷疗法是临床常用的护理技术，且有多种分类方法，按照使用面积可以分为局部冷疗法和全身冷疗法，按照方式不同可以分为干冷法和湿冷法。

一、冷疗的目的

1. 减轻局部充血或出血　冷疗可使局部血管收缩，血流减少，毛细血管的通透性降低，从而减轻局部出血；同时，冷疗还可使血流速度减慢，血液黏稠度增加，有利于血液凝固而控制出血。冷疗常用于扁桃体摘除术后、牙科术后、鼻出血、头部撞伤及软组织损伤早期。

2. 减轻疼痛　冷疗可抑制细胞活动，使神经末梢敏感性降低，减慢神经冲动传导速度，从而减轻疼痛；同时，由于冷疗可以减轻局部出血，从而减轻组织肿胀压迫末梢神经引起的疼痛。冷疗常用于牙痛、急性损伤早期及烫伤等病人。

3. 控制炎症扩散　冷疗可使皮肤血管收缩，减少局部血流，局部供血供氧减少，局部细胞的新陈代谢和细菌的活力降低，抑制炎症的扩散。冷疗常用于炎症早期的病人。

4. 降低体温　冷疗直接作用于皮肤，通过传导与蒸发的物理作用，加速体内热量散发，降低体温。冷疗常用于高热、中暑的病人。

二、影响冷疗的因素

1. 方式　冷疗法分为干冷和湿冷两大类，应用方式不同效果不同。干冷包括冰袋（或冰囊）、冰帽（或冰槽），湿冷包括冷湿敷、乙醇擦浴及温水擦浴。如给病人降温，局部冷湿敷比局部冰袋效果好，因此，同样温度条件下，湿冷的效果优于干冷。

2. 面积　冷疗法的效果与使用面积的大小成正比关系，使用面积越大效应越强，反之亦然。但需注意使用面积越大，病人的耐受性也越差，且可能引起全身反应。例如，大面积冷疗，周围血管大面积收缩，回心血量增加，病人血压升高，对高血压病人尤为不利。

3. 温度　冷疗法的效果与冷疗的温度及室温有关。冷疗的温度与冷疗机体体表温度相差越大，反应越强；反之则反应越弱。室温高低也可影响冷疗效应，如室温低于体温，则传导散热快，冷疗效应增强；如室温高于或等于体温，则传导散热被抑制，冷疗效应降低。

4. 时间　冷疗法的效果与冷疗的时间密切相关。冷疗需要一定的时间才能产生治疗效果，在一定的时间内，冷效应随着时间的延长逐渐增强，一般以 20 ～ 30 分钟为宜。如超过了适宜时间，会发生继发效应。

5. 部位　冷疗法的效果与冷疗作用部位相关。身体不同部位皮肤厚薄不同，血液循环状况不同，冷疗产生的效应也不同，如手、脚的皮肤较厚，对冷的耐受性强，同样的温度冷疗效果较差；躯体的皮肤较薄，对冷刺激的敏感性强，同样的温度冷效应较好。此外，皮下冷感受器比热感受器多 8 ～ 10 倍，故浅层皮肤对冷刺激更为敏感。血液循环良好的部位，冷疗效果较好；血液循环不好的部位，冷疗效果较差，如高热病人降温时，将冰袋放在颈部、腋下、肘窝、腹股沟、腘窝等体表大血管处，增加散热，提高降温效果。

6. 个体差异　不同年龄、性别、健康状况、精神状态、居住习惯的个体对冷的调节功能及耐受力有所不同，冷疗反应也不同，如婴幼儿体温调节中枢发育不完善，对冷耐受性低；老年人代谢减慢，对冷耐受性降低；女性比男性冷敏感性强，对冷刺激的耐受性弱；身体健康状况好的个体对冷刺激敏感，而昏迷、瘫痪、感觉功能障碍的病人对冷刺激反应比较迟钝或消失，这些病人应用冷疗法时要防止冻伤；长期居住在寒冷地区的个体对冷耐受性强。

三、冷疗的禁忌证

1. 血液循环障碍　冷疗减少局部血流量，加重血液循环障碍，导致组织缺血缺氧变性坏死，如休克、大面积组织受损、全身微循环障碍、动脉硬化、糖尿病、水肿等病人禁用。

2. 组织损伤、破裂　冷疗减少局部组织供血供氧，不利于伤口愈合，加重组织损伤，大面积组织损伤后禁用。

3. 慢性炎症或深部化脓病灶　冷疗减少局部的血流，妨碍炎症吸收，延缓炎症消散。

4. 某些特殊疾病的病人　如出血热、麻疹、高血压和年老体弱的病人慎用冷疗，以防周围血管收缩、血压升高；昏迷、感觉异常、婴幼儿慎用冷疗，以防冻伤。

5. 冷过敏者　冷疗后会出现皮疹、关节疼痛、肌肉痉挛等症状。

6. 禁忌用冷的部位　①枕后、耳郭、阴囊处禁用，防止冷疗引起冻伤。②心前区禁用，防止冷疗引起反射性心率减慢、心房、心室纤颤及房室传导阻滞。③腹部禁用，防止冷疗引起腹泻、腹痛。④足底禁用，防止冷疗引起反射性末梢血管收缩或引起一过性冠状动脉收缩。

四、常用的冷疗技术

（一）冰袋（冰囊）的使用

1. 目的　降温、消肿、止血、消炎、镇痛。

2. 操作流程（表 13-2）

表 13-2　冰袋（冰囊）使用护理操作流程

项目	步骤	操作要点	考核要点
操作前准备	评估	1. 病人年龄、病情、意识状态、有无冷过敏 2. 病人活动能力、血循环状况、皮肤情况、有无感觉障碍 3. 病人对冰袋（冰囊）使用的认知、心理状态、配合程度	评估正确
	计划	1. 病人准备　了解冰袋（冰囊）使用目的、操作方法、注意事项及配合要点，操作前取舒适体位，愿意合作	病人准备准确全面
		2. 护士准备　着装整洁，修剪指甲，洗手，戴口罩	护士准备符合要求
		3. 用物准备 （1）治疗盘内备冰袋或冰囊（图 13-1）、布套、毛巾 （2）治疗盘外备帆布袋、冰块、木槌、脸盆及冷水、勺 （3）生活垃圾桶、医疗垃圾桶、手消毒液	备齐用物，放置合理
		4. 环境准备　整洁安静、光线充足、舒适安全，酌情关闭门窗，必要时屏风或床帘遮挡	
操作过程	实施	1. 准备冰袋并核对冰块放入帆布袋内，木槌敲成碎冰块，放入盆中，冷水冲去棱角；将冰块装入冰袋至 1/2～2/3 满；排出冰袋内空气，夹紧袋口；用毛巾擦干冰袋，倒提检查不漏水，将冰袋套入布袋	双人核对
		2. 携用物至病床旁，核对并解释	至少使用 2 种方法核对
		3. 放置冰袋高热病人将冰袋放置于病人前额、头顶和体表大血管处，如颈部两侧、腋下、腹股沟、肘窝、腘窝等处；扁桃体摘除术后可将冰囊置于颈前颌下；鼻出血可将冰袋吊起置于鼻根部	放置位置正确
		4. 放置冰袋用于治疗，不超过 30 分钟；放置冰袋用于降温，30 分钟后复测体温，体温 39℃以下时取下冰袋	使用时间正确
		5. 观察如果局部皮肤发紫、麻木感，则停止使用	观察效果与不良反应正确
		6. 撤去治疗用物，协助取舒适卧位，整理床单元	
		7. 整理并处理用物将冰袋倒空，倒挂晾干，吹气旋紧塞子；布套消毒后备用	整理、处理用物方法正确
		8. 洗手、记录、签字	先洗手，后记录，记录真实，签名清楚
操作后	评价	1. 病人　无冷疗不良反应，对护士的服务态度和技术水平满意 2. 护士　遵守操作规程，关心爱护病人，操作熟练，动作规范 3. 护患沟通　有效，病人理解冰袋（冰囊）使用的目的，主动配合，治疗期间身心需要得到满足	评价正确

3. 注意事项

（1）密切观察病人反应，每 10 分钟查看一次局部皮肤颜色、注意倾听病人主诉，有异常立即停止用冷。

（2）使用过程中随时检查冰袋有无漏水、冰块有无融化，异常及时处理。

（3）严格掌握冷疗时间，以防继发效应发生，如需持续用冷，需间隔 60 分钟，给局部组织足够的复原时间。

（4）健康教育　向病人及家属介绍冰袋使用的目的、作用、方法、注意事项及应达到的治疗效果。

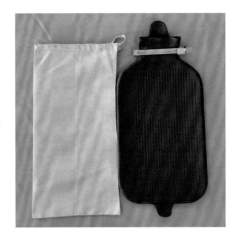

图 13-1　冰袋及套

（二）冰帽（或冰槽）的使用

1. 目的　头部降温，降低脑组织耗氧量，减轻脑细胞的损害，预防脑水肿。

2. 操作流程（表 13-3）

表 13-3　冰帽（或冰槽）使用的护理操作流程

项目	步骤	操作要点	考核要点
操作前准备	评估	1. 病人年龄、病情、意识状态、有无冷过敏	评估正确
		2. 病人头部皮肤情况、有无感觉障碍	
		3. 病人对冰帽（或冰槽）使用的认知、心理状态、配合程度	
操作过程	计划	1. 病人准备　了解冰帽（或冰槽）使用目的、操作方法、注意事项及配合要点，操作前取舒适体位，愿意合作	病人准备准确全面
		2. 护士准备　着装整洁，修剪指甲，洗手，戴口罩	护士准备符合要求
		3. 用物准备	备齐用物，放置合理
		（1）治疗盘内备冰帽（或冰槽）（图 13-2）、海绵垫、不脱脂棉球、凡士林纱布 2 块、肛表	
		（2）治疗盘外备帆布袋、冰块、木槌、脸盆及冷水、勺、毛巾、水桶	
		（3）生活垃圾桶、医疗垃圾桶、手消毒液	
		4. 环境准备　整洁安静、光线充足、舒适安全，酌情关闭门窗，必要时屏风或床帘遮挡	
	实施	1. 准备冰帽（同冰袋法）并核对	双人核对
		2. 携用物至病床旁，核对并解释	至少使用 2 种方法核对
		3. 放置冰帽头部置于冰帽中，双耳塞不脱脂棉，后颈部和双耳郭垫海绵，双眼盖凡士林油纱，引水管置于水桶中	放置位置正确
		4. 放置时间不超过 30 分钟	使用时间正确
		5. 观察维持肛温在 33℃左右，不宜低于 30℃，以防心室颤动等并发症发生	观察效果与不良反应正确
		6. 撤去治疗用物，协助取舒适卧位，整理床单元	
		7. 整理并处理用物将冰帽倒空，倒挂晾干，吹气旋紧塞子	整理、处理用物方法正确
		8. 洗手、记录、签字	先洗手，后记录，记录真实，签名清楚
操作后	评价	1. 病人　无冷疗不良反应，对护士的服务态度和技术水平满意	评价正确
		2. 护士　遵守操作规程，关心病人，操作熟练，动作规范	
		3. 护患沟通　有效，病人理解冰帽（冰槽）使用的目的，主动配合，治疗期间身心需要得到满足	

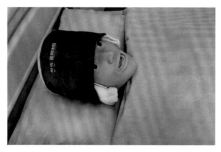

图 13-2 冰帽

3. 注意事项

（1）密切观察病人反应，定时查看局部皮肤颜色、监测病人，发现异常立即停止用冷。

（2）使用过程中随时检查冰帽有无漏水、冰块有无融化，发现异常及时处理。

（3）严格掌握冷疗时间，如需持续用冷，需间隔 60 分钟。

（4）健康教育　向病人及家属介绍使用目的、作用、方法、注意事项及应达到的治疗效果。

（三）冷湿敷

1. 目的　降温、消炎、止血、消肿、镇痛。

2. 操作流程（表 13-4）

表 13-4　冷湿敷护理操作流程

项目	步骤	操作要点	考核要点
操作前准备	评估	1. 病人年龄、病情、意识状态、有无冷过敏	评估正确
		2. 病人活动能力、局部血循环状况、局部皮肤情况、有无感觉障碍	
		3. 病人对冷湿敷的认知、心理状态、配合程度	
	计划	1. 病人准备　了解冷湿敷使用目的、操作方法、注意事项及配合要点，操作前取舒适体位，愿意合作	病人准备准确全面
		2. 护士准备　着装整洁，修剪指甲，洗手，戴口罩	护士准备符合要求
		3. 用物准备 （1）治疗盘内备敷布 2 块、手套、一次性治疗巾、凡士林、棉签、纱布、必要时备换药用物 （2）治疗盘外备小水盆（内盛冰水） （3）生活垃圾桶、医疗垃圾桶、手消毒液	备齐用物，放置合理
		4. 环境准备　整洁安静、光线充足、舒适安全，酌情关闭门窗，必要时屏风或床帘遮挡	
操作过程	实施	1. 准备用物并核对	双人核对
		2. 携用物至病床旁，核对并解释	至少使用 2 种方法核对
		3. 患处准备　取舒适体位，暴露冷敷部位，垫一次性治疗巾于冷敷部位下面，冷敷部位涂凡士林，涂抹面积大于冷敷面积，冷敷部位盖纱布	病人准备正确
		4. 冷敷患处　双手戴手套，将敷布浸入冰水中，后将敷布拧至不滴水，将敷布折叠后敷在患处，每 3～5 分钟更换一次敷布，时间 15～20 分钟	冷敷方法和时间正确
		5. 观察局部皮肤变化及病人反应	观察效果与不良反应正确
		6. 撤去治疗用物，擦干冷敷部位水渍及凡士林，脱去手套，协助病人取舒适卧位，整理床单元	
		7. 整理并处理用物，用物消毒后备用	整理、处理用物方法正确
		8. 洗手、记录、签字	先洗手，后记录，记录真实，签名清楚
操作后	评价	1. 病人　无冷疗不良反应，对护士服务态度和技术水平满意	评价正确
		2. 护士　遵守操作规程，关心爱护病人，操作熟练，动作规范	
		3. 护患沟通　有效，病人理解冷湿敷使用目的，主动配合，治疗期间身心需要得到满足	

3. 注意事项

（1）密切观察局部皮肤颜色，发现异常立即停止冷湿敷。

（2）如湿敷部位为开放性伤口，全程遵循无菌技术操作原则，必要时换药。

（3）严格掌握冷疗时间，持续时间不超过 30 分钟。

（4）健康教育　向病人及家属介绍冷湿敷的目的、作用、方法、注意事项及应达到的治疗效果。

（四）乙醇擦浴

1. 目的　用于高热病人降温。利用乙醇容易挥发的特性，皮肤上的乙醇迅速挥发带走大量热量；乙醇还具有刺激血管扩张，促进血液循环的作用，增加散热效果。

2. 操作流程（表 13-5）

表 13-5　乙醇擦浴护理操作流程

项目	步骤	操作要点	考核要点
操作前准备	评估	1. 病人年龄、病情、体温、意识状态、治疗情况、有无冷过敏、有无乙醇过敏 2. 病人活动能力、皮肤情况 3. 病人对乙醇擦浴的认知、心理状态、配合程度	评估正确
	计划	1. 病人准备　了解乙醇擦浴目的、操作方法、注意事项及配合要点，操作前取舒适体位，愿意合作，按需排尿	病人准备准确全面
		2. 护士准备　着装整洁，修剪指甲，洗手，戴口罩	护士准备符合要求
		3. 用物准备 （1）治疗盘内备小毛巾 2 块、大浴巾、热水袋、冰袋、酌情备干净衣物 （2）治疗盘外备小水盆（盛放 25%～35% 乙醇 200～300ml，温度 32～34℃） （3）生活垃圾桶、医疗垃圾桶、手消毒液	备齐用物，放置合理
		4. 环境准备　整洁安静、光线充足、舒适安全，酌情关闭门窗，必要时屏风或床帘遮挡	
操作过程	实施	1. 准备用物并核对	双人核对
		2. 携用物至病床旁，核对并解释	至少使用 2 种方法核对
		3. 松被尾、脱上衣松开床尾盖被，协助病人脱去上衣，解松腰带	擦拭前准备正确
		4. 置冰袋、热水袋冰袋置于头部，以助降温并防止擦浴时头部充血引起头痛；热水袋置于足底，促进足底血管扩张使病人感觉舒适，促进下肢血液循环而减轻头部充血，并利于散热	冰袋、热水袋放置正确
		5. 拭浴过程 （1）方法：暴露擦浴部位，将大浴巾垫于拍拭部位下，小毛巾浸湿乙醇后拧至半干，包裹于手上成手套状，以离心方式拍拭，擦浴完毕，以大毛巾擦干皮肤，每个部位 3 分钟，全程不超过 20 分钟	擦浴方法和时间正确
		（2）顺序 1）双上肢：病人取仰卧位。擦浴顺序：颈外侧→肩→上臂外侧→前臂外侧→手背，侧胸→腋窝→上臂内侧→肘窝→前臂内侧→手心；先近侧后对侧，腋窝、肘窝、手心处稍用力拍拭，并延长拍拭时间，以促进散热	上肢擦浴顺序正确
		2）腰背部：病人取侧卧位。擦浴顺序：颈下肩部→背部→腰部→臀部，擦拭完毕，穿好上衣	腰背部擦浴顺序正确
		3）双下肢：病人取仰卧位，脱去裤子，遮盖会阴。擦浴顺序：髋部→下肢外侧→足背，腹股沟→下肢内侧→内踝，臀下→下肢后侧→腘窝→足跟；先近侧后对侧，腹股沟、腘窝处稍用力拍拭，并延长拍拭时间，以促进散热；擦拭完毕，穿好裤子	下肢擦浴顺序正确

续表

项目	步骤	操作要点	考核要点
操作过程	实施	6.拭浴过程中,随时观察病人情况,倾听病人主诉,如出现寒战、面色苍白、脉搏呼吸异常应立即停止,并及时与医生联系	不良反应观察与处理正确
		7.撤去热水袋,保留冰袋,协助病人取舒适卧位,整理床单元,开门窗,撤屏风或床帘	
		8.整理并处理用物,用物消毒后备用	整理、处理用物方法正确
		9.洗手、记录、签字	先洗手,后记录,记录真实,签名清楚
操作后	评价	1.病人　无冷疗不良反应,对护士的服务态度和技术水平满意	评价正确
		2.护士　遵守操作规程,关心爱护病人,操作熟练,动作规范	
		3.护患沟通　有效,病人理解乙醇擦浴的目的,主动配合,治疗期间身心需要得到满足	

3.注意事项

(1)擦浴过程中密切观察病人反应,如出现面色苍白、寒战、呼吸异常等情况,应立即停止并通知医生。擦浴30分钟后测量体温,并记录在体温单上,如体温降至39℃以下则取下头部冰袋。

(2)禁忌擦拭胸前区、腹部、后颈、足底,以免引起不良反应。婴幼儿用乙醇擦拭易通过皮肤吸收造成中毒,血液病病人用乙醇擦拭易导致或加重出血,因此,婴幼儿和血液病病人禁用乙醇擦浴。

(3)腋窝、肘窝、手心、腹股沟、腘窝处稍用力拍拭,并延长擦拭时间,以促进散热,每侧肢体各擦拭3分钟,全过程不超过20分钟,以防病人受凉。

(4)擦浴以拍拭方式进行,避免用摩擦方式擦浴而产热。

(5)健康教育　向病人及家属介绍乙醇擦浴的目的、作用、方法、注意事项及应达到的治疗效果。

(五)温水擦浴

温水擦浴除在脸盆内盛2/3满的32～34℃温水外,其余同乙醇擦浴法。

(六)其他冷疗法

1.化学制冷袋　一种冰袋的升级替代产品,有更多的适用性,使用方便、卫生、用途广泛。化学制冷袋有下述两种。

(1)一次性冰袋　将两种化学制剂分成两部分装在特制密封的聚乙烯塑料袋内,使用时挤压塑料袋将两种物质混匀发生化学反应,温度降至10～26℃,敷于局部,以达到镇痛、降温作用。使用过程中,需观察有无破损、漏液现象,如有异常,立即更换,以防损伤皮肤。

(2)超级冷袋　可反复使用,它是内装凝胶或其他冰冻介质的冷袋,将其放入冰箱内冷冻4小时,其内容物由凝胶状态变为固态,使用时吸热,内容物由固态变为凝胶状态;使用后,冷袋外壁用消毒液擦拭,置冰箱内重新凝固制冰,重复使用。

2.冰毯机　医用冰毯全身降温仪。分为单纯降温法和亚低温治疗法两种,前者适用于高热及其他降温效果不佳的病人,后者适用于重型颅脑损伤。冰毯机是利用半导体制冷原理,将水箱内蒸馏水冷却后通过主机与冰毯内的水进行循环交换,促进与毯面接触的皮肤进行散热,达到降温目的。

第2节　热疗技术的应用

 案例 13-2

病人王某,男性,40岁。4年前在剧烈活动时腰部扭伤,经医师按摩疼痛缓解,诊断:腰肌劳损。

护士遵医嘱为病人使用红外线灯。

问题：使用红外线灯注意事项？

一、热疗的目的

1. 减轻深部组织充血　热疗可使局部皮肤血管扩张，使平时呈闭合状态的动静脉吻合支开放，体表血流增加，全身循环血量重新分布，深部组织血流减少，减轻深部组织的充血。热疗常用于软组织损伤的后期。

2. 减轻疼痛　热疗可降低痛觉神经的兴奋性，改善血液循环，加速致痛物质（组织胺等）的排出和炎性渗出物的吸收，减轻炎性水肿对局部神经末梢的刺激和压迫，减轻疼痛。同时，热能使肌肉、肌腱、韧带等组织松弛，解除因肌肉痉挛、僵硬及关节强直而引起的疼痛。热疗常用于腰肌劳损、胃肠痉挛、肾绞痛等病人。

3. 促进炎症的消散或局限　热疗增加局部组织血流量，使机体的新陈代谢加快，机体的修复力增强；热疗使局部血液中白细胞数量增多，白细胞的吞噬功能增强，使机体的抵抗力增强；同时，热疗可以促进白细胞释放蛋白溶解酶，溶解坏死组织，有助于坏死组织的清除与组织修复。热疗常用于炎症早期，如睑腺炎；炎症后期，如软组织损伤。

4. 保暖与舒适　热疗可促进局部血液循环，带来更多的热量，有利于维持体温的相对恒定，使病人舒适。热疗常用于危重、年老体弱及末梢循环不良的病人及早产儿。

二、影响热疗的因素

1. 方式　热疗法分为干热和湿热两大类，应用方式不同效果不同。干热法包括热水袋、烤灯及红外线灯；湿热法包括热湿敷、热水坐浴及温水浸泡。冬天给病人足部保暖，选用温水泡足，热通过水来传导，优点是起效时间短，皮肤不会干燥，体液丢失少，病人感觉舒适；选用热水袋给病人保暖，热通过空气来传导，优点是保暖时间长，皮肤不会被浸软。水是良好导体，其对热的传导能力和渗透力均比空气强，因此，同样温度条件下，湿热的效果优于干热。在临床应用中应根据病人病情选择适当的方法，防止烫伤。

2. 面积　热疗法的效果与作用面积的大小成正比关系，应用面积越大效应越强，反之亦然。但需注意使用面积越大，病人的耐受性也越差，且可能引起全身反应。例如，大面积热疗，周围血管大面积扩张，回心血量减少，病人血压下降，病人容易出现低血压晕厥。

3. 温度　热疗法的效果与热疗的温度及室温有关。热疗的温度与热疗机体体表温度相差越大，反应越强；反之则反应越弱。室温高低也可影响热疗效应，室温低于体温，则传导散热快，热疗效应减低；室温高于或等于体温，则传导散热被抑制，热疗效应增强。

4. 时间　热疗法的效果与热疗的时间密切相关。热疗需要一定的时间才能产生治疗效果，在一定的时间内，热效应随着时间的延长逐渐增强，一般以 20～30 分钟为宜。如超过了适宜时间，会发生继发效应。

5. 部位　热疗法的效果与热疗作用部位相关。身体不同部位的皮肤厚薄不同、血液循环状况不同，热疗产生的效应也不同。例如，手、脚的皮肤较厚，对热的耐受性强，同样的温度热疗效果较差；躯体的皮肤较薄，对热刺激的敏感性强，同样的温度热效应较好；而皮肤最薄的区域，如前臂内侧、颈部，对热的敏感性强，常用于感受物体温度高低。血液循环良好的部位，热疗效果较好；血液循环不好的部位，热疗效果较差。

6. 个体差异　不同年龄、性别、健康状况、精神状态、居住习惯的个体对热的调节功能及耐受力都有所不同，热疗的反应不同。如婴幼儿的体温调节中枢发育不完善，对热的耐受性低；老年人由于感觉功能减退，对热敏感性下降，反应迟钝，容易出现烫伤。身体健康状况好的个体对热刺激敏感；

而昏迷、瘫痪、感觉功能障碍、血液循环不良的病人对热刺激反应比较迟钝或消失，这些病人应用热疗法时要防止烫伤。女性比男性对热刺激的敏感性强。长期居住在高温地区的个体对热刺激的耐受性强。

三、热疗的禁忌证

1. 急腹症未明确诊断前　热疗虽可减轻疼痛，但容易掩盖病情真相，影响疾病的诊断与治疗，有引发腹膜炎的危险。

2. 面部危险三角区感染时　面部危险三角区血管丰富又无静脉瓣，与颅内海绵窦静脉相通，应用热疗可使血管扩张，血流量增多，血流速度增快，导致细菌和毒素进入血液循环，促进炎症扩散，容易造成颅内海绵窦静脉炎和败血症。

3. 各种脏器出血、出血性疾病　热疗可使局部血管扩张，增加局部脏器的血流量，使局部毛细血管的通透性增加，从而加重出血。血液凝固障碍的病人用热会增加出血的倾向。

4. 软组织损伤或扭伤早期　热疗使局部血管扩张，血流增加，毛细血管的通透性增高，血液黏稠度降低，从而加重皮下出血、肿胀和疼痛。

5. 其他情况

（1）心、肝、肾功能不全者　大面积热疗使皮肤血管扩张，使平时呈闭合状态的动静脉吻合支开放，体表血流增加，全身循环血量重新分布，内脏器官的血液供应减少，加重病情。

（2）皮肤湿疹　热疗可诱发或加重湿疹，加重皮肤受损。

（3）急性炎症　热疗使局部供血供氧增加，细菌活力增强，细菌繁殖速度增快，加重炎症，如细菌性结膜炎、中耳炎等。

（4）金属移植物部位　金属是热的良好导体，热疗易造成金属移植物部位组织烫伤，如病人体内有心脏起搏器、冠状动脉支架、动脉瘤夹、人工心脏瓣膜等。

（5）恶性肿瘤　热疗可加速血液流速，加速癌细胞新陈代谢，加快肿瘤扩散、转移，加重病情。

（6）麻痹、意识不清、感觉功能障碍者　热疗会造成烫伤，此类病人慎用。

（7）孕妇　热疗会影响脐带血流，影响胎儿的生长。

（8）睾丸　用热会抑制精子发育并破坏精子。

四、常用的热疗技术

（一）热水袋的使用

1. 目的　解痉、镇痛、消炎、保暖。

2. 操作流程（表13-6）

表 13-6　热水袋的使用护理操作流程

项目	步骤	操作要点	考核要点
操作前准备	评估	1. 病人年龄、病情、治疗情况、意识状态 2. 病人活动能力、局部皮肤情况、有无感觉障碍 3. 病人对热水袋使用的认知、心理状态、配合程度	评估正确
操作过程	计划	1. 病人准备　了解热水袋使用目的、操作方法、注意事项及配合要点，操作前取舒适体位，愿意合作	病人准备准确全面
		2. 护士准备　着装整洁，修剪指甲，洗手，戴口罩	护士准备符合要求
		3. 用物准备 （1）治疗盘内备热水袋及布套（图13-3） （2）治疗盘外备热水和冷水、量杯、水温计、毛巾 （3）生活垃圾桶、医疗垃圾桶、手消毒液	备齐用物，放置合理
		4. 环境准备　整洁安静、光线充足、舒适安全，酌情关闭门窗，必要时屏风或床帘遮挡	

续表

项目	步骤	操作要点	考核要点
操作过程	实施	1. 准备热水袋并核对	双人核对
		（1）调节测量水温：成人 60～70℃，昏迷、老年人、婴幼儿、感觉障碍、循环不良等病人水温应不超过 50℃	水温适宜
		（2）灌水：检查热水袋无破损，打开热水袋放平，一手持袋口边缘，一手灌水，边灌边提高热水袋，使水不致溢出，灌至热水袋容积的 1/2～2/3 满	灌水方法正确
		（3）排气：慢慢放平热水袋，排出空气并拧紧塞子	排气方法正确
		（4）检查装套：用毛巾擦干热水袋，倒提热水袋并轻挤一下，检查无漏水，将热水袋装入布套中	检查方法正确
		2. 携用物至病人床旁，核对并解释	至少使用 2 种方法核对
		3. 放置热水袋，将热水袋放置病人所需部位，袋口朝身体外侧	放置正确
		4. 使用时间不超过 30 分钟	使用时间正确
		5. 观察皮肤颜色，病人感觉，热水袋水温	观察效果与不良反应正确
		6. 撤去治疗用物，协助病人取舒适卧位，整理床单元	
		7. 整理并处理用物，将热水袋倒空，倒挂晾干，吹气旋紧塞子置阴凉处，布套消毒后备用	整理、处理用物方法正确
		8. 洗手、记录、签字	先洗手，后记录，记录真实，签名清楚
操作后	评价	1. 病人　无热疗不良反应，对护士的服务态度和技术水平满意	
		2. 护士　遵守操作规程，关心爱护病人，操作熟练，动作规范	评价正确
		3. 护患沟通　有效，病人理解热水袋使用目的，主动配合，治疗期间身心需要得到满足	

3. 注意事项

（1）检查热水袋有无破损漏水，以免漏水烫伤病人；若要持续使用热水袋，应定时检查水温，及时更换热水，并严格执行交接班制度。

（2）定期观察病人皮肤，倾听病人主诉，如发现皮肤潮红、疼痛，应立即停止使用，并在局部涂上凡士林以保护皮肤。

（3）炎症部位热敷，热水袋灌水 1/3 满，以免压力过大引起疼痛。

（4）特殊病人使用热水袋，应加包一块大毛巾或毛毯，以防烫伤。

（5）健康教育　向病人及家属介绍热水袋使用的目的、作用、方法、注意事项及应达到的治疗效果。

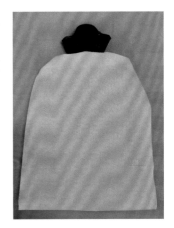

图 13-3　热水袋及布套

（二）红外线灯（烤灯）的使用

1. 目的　消炎、消肿、解痉、镇痛、促进创面干燥结痂，促进肉芽组织生长。

2. 操作流程（表 13-7）

表 13-7　红外线灯（烤灯）的使用护理操作流程

项目	步骤	操作要点	考核要点
操作前准备	评估	1. 病人年龄、病情、治疗情况、意识状态	评估正确
		2. 病人活动能力、局部皮肤情况、有无感觉障碍	
		3. 病人对红外线灯及烤灯使用的认知、心理状态、配合程度	

续表

项目	步骤	操作要点	考核要点
操作过程	计划	1.病人准备　了解红外线灯（烤灯）使用目的、操作方法、注意事项及配合要点，操作前取舒适体位，愿意合作	病人准备全面准确
		2.护士准备　着装整洁，修剪指甲，洗手，戴口罩	护士准备符合要求
		3.用物准备　红外线灯或烤灯、手消毒液、必要时备有色眼镜或湿纱布	备齐用物，放置合理
		4.环境准备　整洁安静、光线充足、舒适安全，酌情关闭门窗，必要时屏风或床帘遮挡	
	实施	1.准备用物并核对	双人核对
		2.携用物至病床旁，核对并解释	至少使用2种方法核对
		3.取体位　协助病人取舒适体位，暴露并清洁治疗部位	体位正确
		4.放置烤灯，一般灯头距治疗部位30～50cm，接通电源，打开开关，以病人感觉温热为宜	距离合适
		5.使用烤灯照射面部、颈部、前胸部时，应戴有色眼镜或用湿纱布遮盖双眼，保护眼睛，照射时间20～30分钟	使用正确
		6.密切观察病人反应，每5分钟观察局部皮肤并倾听病人主诉，局部出现红斑、病人无不适则照射合适，如病人感觉过热、心悸、头晕等不适或照射部位皮肤出现紫红色、疼痛应立即停止照射并报告医生	观察效果与不良反应正确
		7.撤去治疗用物，协助病人取舒适卧位，整理床单元	
		8.整理并处理用物，红外线灯或烤灯擦拭整理后备用	整理、处理用物方法正确
		9.洗手、记录、签字	先洗手，后记录，记录真实，签名清楚
操作后	评价	1.病人无热疗不良反应，对护士的服务态度和技术水平满意	
		2.护士遵守操作规程，关心爱护病人，操作熟练，动作规范	评价正确
		3.护患沟通有效，病人理解红外线灯及烤灯使用目的，主动配合，治疗期间身心需要得到满足	

3.注意事项

（1）根据治疗需要选择合适功率的灯泡　胸、腹、腰、背等躯干选择500～1000W的灯泡，手、足等肢体部选择250W烤灯或40～60W鹅颈灯。

（2）防止眼睛受红外线伤害　眼内含有较多液体对红外线吸收力强，容易引发白内障，前胸部、面颈部照射应戴有色眼镜或盖湿纱布保护眼睛，其他部位照射也应避免直视烤灯。

（3）防止烫伤　一般灯距为30～50cm，昏迷、意识不清、感觉功能障碍、血液循环障碍、局部瘢痕照射距离应加大，护士使用烤灯时避免触摸灯泡。

（4）防止面部色素沉着　红外线灯多次照射后，治疗部位皮肤可出现网状红斑、色素沉着，使用红外线灯之前应告知病人，前胸部、颈部照射应保护面部皮肤。

（5）天冷时，治疗后嘱病人在室内休息15分钟后才可外出，防止着凉。

（6）健康教育　向病人及家属介绍红外线灯（烤灯）使用的目的、作用、方法、注意事项及应达到的治疗效果。

（三）热湿敷

1.目的　消炎、消肿、解痉、镇痛。

2. 操作流程（表 13-8）

表 13-8　热湿敷护理操作流程

项目	步骤	操作要点	考核要点
操作前准备	评估	1. 病人年龄、病情、治疗情况、意识状态 2. 病人活动能力、局部皮肤、伤口情况、有无感觉障碍 3. 病人对热湿敷的认知、心理状态、配合程度	评估正确
操作过程	计划	1. 病人准备　了解热湿敷目的、操作方法、注意事项及配合要点，操作前取舒适体位，愿意合作	病人准备准确全面
		2. 护士准备　着装整洁，修剪指甲，洗手，戴口罩	护士准备符合要求
		3. 用物准备 （1）治疗盘内备敷布 2 块、止血钳 2 个（图 13-4）、一次性治疗巾、凡士林、棉签、纱布、手套、棉垫、毛巾、水温计，必要时备大毛巾、热水袋、换药用物 （2）治疗盘外备热水和冷水、脸盆 （3）生活垃圾桶、医用垃圾桶、手消毒液	备齐用物，放置合理
		4. 环境准备　整洁安静、光线充足、舒适安全，酌情关闭门窗，必要时屏风或床帘遮挡	
操作过程	实施	1. 准备用物并核对	双人核对
		2. 携用物至病床旁，核对并解释	至少使用 2 种方法核对
		3. 患处准备　协助病人取舒适体位，暴露治疗部位，将一次性治疗巾垫于受敷部位下，受敷部位涂凡士林，盖上一层纱布	体位舒适，暴露合理，准备正确
		4. 热敷患处 （1）调节测量水温：水温为 50～60℃	水温适宜
		（2）戴上手套，将敷布浸入热水中后拧至不滴水，放在手腕内侧试温，以温热不烫为宜	敷布准备正确
		（3）将敷布抖开，折叠后敷在患处，盖棉垫与毛巾	敷布放置正确
		5. 观察处理热敷过程中，观察皮肤颜色及倾听病人主诉，如病人感觉过热，可掀开敷布一角散热，如皮肤出现紫红色、疼痛应立即停止照射并报告医生	观察效果与不良反应正确
		6. 每 3～5 分钟更换一次敷布，总时间 15～20 分钟	使用时间正确
		7. 撤去治疗用物，拭干热敷部位，脱去手套，协助病人取舒适卧位，整理床单元	
		8. 整理并处理用物用物消毒后备用	整理、处理用物方法正确
		9. 洗手、记录、签字	先洗手，后记录，记录真实，签名清楚
操作后	评价	1. 病人　无热疗不良反应，对护士的服务态度和技术水平满意 2. 护士　遵守操作规程，关心爱护病人，操作熟练，动作规范 3. 护患沟通　有效，病人理解热湿敷的目的，主动配合，治疗期间身心需要得到满足	评价正确

3. 注意事项

（1）定时测量水温，及时更换盆内热水维持水温。

（2）若病人热敷部位可承受一定压力，可在敷布上放置热水袋，再盖上大毛巾维持温度。

（3）热敷部位有伤口者，全程应严格无菌技术操作，热敷后换药。

（4）热敷后皮肤容易破损，热敷后擦干皮肤应避免摩擦。

（5）健康教育　向病人及家属介绍热湿敷的目的、作用、方法、注意事项及应达到的治疗效果。

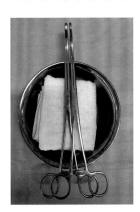

图 13-4　热湿敷部分用物

（四）热水坐浴

1. 目的　消炎、消肿、镇痛，用于肛门、直肠、会阴部疾病及手术前后。

2. 操作流程（表 13-9）

表 13-9　热水坐浴护理操作流程

项目	步骤	操作要点	考核要点
操作前准备	评估	1. 病人年龄、病情、治疗情况、意识状态	评估正确
		2. 病人活动能力、局部皮肤、伤口情况、有无感觉障碍	
		3. 病人对热水坐浴的认知、心理状态、配合程度	
操作过程	计划	1. 病人准备　了解热水坐浴目的、操作方法、注意事项及配合要点，操作前排尿、排便，清洁局部皮肤，愿意合作	病人准备准确全面
		2. 护士准备　着装整洁，修剪指甲，洗手，戴口罩	护士准备符合要求
		3. 用物准备	备齐用物，放置合理
		（1）治疗盘内按医嘱备坐浴药液、无菌纱布、水温计、必要时备换药用物	
		（2）治疗盘外备坐浴椅、坐浴盆、热水	
		（3）生活垃圾桶、医用垃圾桶、手消毒液	
		4. 环境准备　整洁安静、光线充足、舒适安全，酌情关闭门窗，必要时屏风或床帘遮挡	
	实施	1. 准备药液并核对遵医嘱配制药液，将药液倒入坐浴盆内 1/2 满，调节水温至 40 ～ 45℃	双人核对；测试水温正确
		2. 携用物至病床旁，核对并解释	至少使用 2 种方法核对
		3. 协助坐浴	
		（1）坐浴盆置于坐浴椅上，协助病人脱裤至膝部，取坐姿会阴部靠近坐浴盆	前期准备正确
		（2）嘱病人用纱布蘸药液清洗外阴部皮肤，必要时协助清洗	
		（3）待病人适应水温后坐入浴盆中，臀部完全泡入水中，天冷腿部遮盖大毛巾	坐浴姿势正确
		4. 观察病人反应，如病人出现面色苍白、脉搏加快、眩晕、软弱无力应立即停止坐浴，扶其上床休息，并报告医生	观察效果与不良反应正确
		5. 坐浴时间一般为 15 ～ 20 分钟	时间正确
		6. 撤去治疗用物，用纱布擦干坐浴部位，协助穿好裤子并取舒适卧位，整理床单元	
		7. 整理并处理用物，用物消毒后备用	整理、处理用物方法正确
		8. 洗手、记录、签字	先洗手，后记录，记录真实，签名清楚
操作后	评价	1. 病人无热疗不良反应，对护士的服务态度和技术水平满意	评价正确
		2. 护士遵守操作规程，关心爱护病人，操作熟练，动作规范	
		3. 护患沟通有效，病人理解热水坐浴的目的，主动配合，治疗期间身心需要得到满足	

3. 注意事项

（1）坐浴前先排尿、排便，避免坐浴时热刺激引起排尿、排便反射。

（2）随时调节水温，及时更换盆内热水维持水温，添加热水时嘱病人偏离浴盆，防止烫伤，冬季注意室温及保暖。

（3）女性病人盆腔急性炎症、阴道出血、月经期、妊娠后期和产后 2 周内均不宜坐浴，以免引起感染。

（4）坐浴部位有伤口者，全程应严格无菌技术操作，坐浴后按换药法处理伤口。

（5）健康教育　向病人及家属介绍热水坐浴的目的、作用、方法、注意事项及应达到的治疗效果。

（五）温水浸泡

1. 目的　消炎、消肿、镇痛，用于清洁、消毒伤口及肢体感染。

2. 操作流程（表 13-10）

表 13-10　温水浸泡护理操作流程

项目	步骤	操作要点	考核要点
操作前准备	评估	1. 病人年龄、病情、治疗情况、意识状态	
		2. 病人活动能力、局部皮肤、伤口情况、有无感觉障碍	评估正确
		3. 病人对温水浸泡的认知、心理状态、配合程度	
	计划	1. 病人准备　了解温水浸泡目的、操作方法、注意事项及配合要点，操作前清洁局部皮肤，取舒适体位，愿意合作	病人准备准确全面
		2. 护士准备　着装整洁，修剪指甲，洗手，戴口罩	护士准备符合要求
		3. 用物准备	备齐用物，放置合理
		（1）治疗盘内备浸泡药液（遵医嘱配制）、镊子 1 把、无菌纱布、水温计，必要时备换药用物	
		（2）治疗盘外备浸泡盆（大小按浸泡部位选用）、热水。	
		（3）生活垃圾桶、医用垃圾桶、手消毒液	
		4. 环境准备　整洁安静、光线充足、舒适安全，酌情关闭门窗，必要时屏风或床帘遮挡	
操作过程	实施	1. 准备药液并核对，遵医嘱配制药液，将药液倒入浸泡盆内 1/2 满，调节水温至 43～46℃	双人核对
		2. 携用物至病床旁，核对并解释	至少使用 2 种方法核对
		3. 协助病人取舒适体位，协助病人将浸泡肢体慢慢放入，浸泡盆中，必要时用镊子夹纱布反复清洗创面，使之清洁	浸泡方法正确
		4. 观察病人反应，如病人局部皮肤发红、疼痛应立即停止浸泡，并报告医生	观察效果与不良反应正确
		5. 浸泡时间一般为 30 分钟	时间正确
		6. 撤去治疗用物，用纱布擦干浸泡部位，协助整理衣服并取舒适卧位，整理床单元	
		7. 整理并处理用物，用物消毒后备用	整理、处理用物方法正确
		8. 洗手、记录、签字	先洗手，后记录，记录真实，签名清楚
操作后	评价	1. 病人　无热疗不良反应，对护士的服务态度和技术水平满意	
		2. 护士　遵守操作规程，关心爱护病人，操作熟练，动作规范	评价正确
		3. 护患沟通　有效，病人理解温水浸泡的目的，主动配合，治疗期间身心需要得到满足	

3. 注意事项

（1）随时调节水温，及时更换维持水温，加热水时应先移开肢体再加热水，防止烫伤。

（2）浸泡部位有伤口者，全程应严格无菌技术操作，浸泡后按换药法处理伤口。

（3）健康教育　向病人及家属介绍温水浸泡的目的、作用、方法、注意事项及应达到的治疗效果。

◎ 目标检测

A₁/A₂ 型题

1. 持续用热 1 小时后局部皮肤由白转红为（　　　）

　　A. 局部效应　　　　　B. 继发效应

　　C. 远处效应　　　　　D. 后续效应

　　E. 生理效应

2. 关于冷疗影响因素的描述，错误的是（　　　）

　　A. 湿冷比干冷效果好

B. 冷疗的效果与用冷面积成正比

C. 热环境用冷，效果会降低

D. 冷疗的效果与用冷时间成正比

E. 身体不同部位对冷的敏感性不同

3. 为高热病人进行乙醇擦浴，以下哪项不正确（　　　）

　　A. 做好解释，取得合作

　　B. 置冰袋于足底

C. 应以拍拭方式进行

D. 注意观察病人全身情况

E. 擦浴 30 分钟后测体温

4. 热水袋使用完毕，下述处理方法中哪项不妥（　　）

    A. 将水倒空

    B. 开口朝下，倒挂晒干

    C. 排尽袋内空气，旋紧塞子

    D. 保存于阴凉处备用

    E. 热水袋布套消毒后备用

5. 痔疮术后，行热水坐浴下列哪项不妥（　　）

    A. 脱掉裤子坐浴，无须遮盖

    B. 时间 15 ~ 20 分钟

    C. 浴盆及溶液均需无菌

    D. 排空膀胱

    E. 浴后换药

6. 全身微循环障碍，临床上禁忌使用冷疗的理由是（　　）

    A. 引起过敏　　　　B. 引起腹泻

    C. 发生冻伤　　　　D. 引起心律不齐

    E. 导致组织缺血缺氧而变性坏死

7. 病人，女性，65 岁。因关节疼痛需每日红外线照射一次，护士给予红外线灯照射创面，灯距和照射时间为（　　）

    A. 30 ~ 50cm，20 ~ 30 分钟

    B. 30 ~ 50cm，30 ~ 60 分钟

    C. 50 ~ 60cm，20 ~ 30 分钟

    D. 50 ~ 60cm，30 ~ 60 分钟

    E. 90 ~ 100cm，20 ~ 30 分钟

8. 病人，女性，26 岁。分娩后会阴侧切部位用 25% 硫酸镁湿热敷，时间应控制在（　　）

    A. 5 ~ 10 分钟　　　　B. 10 ~ 15 分钟

    C. 15 ~ 20 分钟　　　　D. 20 ~ 25 分钟

    E. 25 ~ 30 分钟

9. 病人，男性，60 岁。肛门部位术后常有瘙痒不适，护士指导其温水坐浴的水温是（　　）

    A. 30 ~ 35℃　　　　B. 36 ~ 40℃

    C. 40 ~ 45℃　　　　D. 46 ~ 50℃

    E. 50 ~ 55℃

10. 病人，男性，55 岁。颅脑外伤，神志不清，按医嘱应

用冰帽，使用过程中不妥的是（　　）

    A. 用海绵垫保护好病人的后颈部和双耳郭

    B. 将冰帽引水管置于水桶中

    C. 注意观察病人局部情况及全身反应

    D. 肛温不低于 35℃

    E. 用冷 30 分钟后撤去冰帽

11. 夏某，男性，18 岁。打球时不慎左踝关节扭伤，为防止皮下出血和血肿，早期应（　　）

    A. 冷热交替敷　　　　B. 局部按摩

    C. 冷湿敷　　　　D. 热湿敷

    E. 松节油涂擦

12. 病人，男性，15 岁。因肺炎高热、脸面潮红、呼吸急促、脉搏快速，医嘱冰袋降温。放置部位不妥的是（　　）

    A. 前额　　　　B. 头顶部

    C. 腋下　　　　D. 腹股沟

    E. 足底

13. 陈某，男性，30 岁。腋温 39.5℃，乙醇擦浴前置冰袋于病人头部的目的是（　　）

    A. 防止脑水肿　　　　B. 防止心律失常

    C. 防止体温继续上升　　D. 减轻头部充血

    E. 减轻病人不适

14. 病人，女性，65 岁。脑梗死入院，昏迷 3 天，身体虚弱，生命体征尚平稳，四肢发凉。热水袋保暖正确的是（　　）

    A. 袋内水温为 60 ~ 70℃

    B. 热水袋外裹毛巾

    C. 热水袋置于胸腹部

    D. 热水袋水温与室温相同后撤走热水袋

    E. 交代家属随时更换袋内热水

15. 病人，女性，23 岁。前臂伤口部位进行热敷时应特别注意（　　）

    A. 热敷局部皮肤涂凡士林，范围大于热敷面积

    B. 保持水温 50 ~ 60℃

    C. 敷料拧至不滴水为止

    D. 严格执行无菌操作

    E. 操作完毕后及时更换敷料

（汪美华）

第14章
标本采集的观察与护理技术

➕ **案例 14-1**

病人，女性，60 岁。于 2021 年 5 月 2 日以"呕血、解暗红色血便一天"入院。既往有肝硬化病史，无药物过敏史。入院后行急诊胃镜检查示胃底静脉曲张破裂出血。遵医嘱护士为其采集血、粪便等检验标本。

问题：1. 采集标本的意义是什么？
      2. 采集标本时的注意事项有哪些？

第 1 节 标本采集的意义和原则

标本采集是指根据病情和检验项目采集人体少许的血液、排泄物（尿、粪）、分泌物、呕吐物、体液（胸腔积液、腹水）和脱落细胞等样品供临床检验，可反映人体正常的生理现象和病理改变，为疾病的诊断提供依据。

一、标本采集的意义

标本检验结果的准确性直接影响到对病人疾病的诊断、治疗和抢救，而实验室检查结果的正确与否又与标本采集质量密切相关。因此，掌握正确的标本采集方法极其重要，它是护理人员应掌握的基本知识和技能之一。标本采集的意义：①协助明确疾病诊断；②推测病程进展；③制订治疗措施；④观察病情；⑤提供科研及教学依据。

二、标本采集的原则

1. 遵医嘱采集　采集各种标本均按医嘱执行，由医生填写检验申请单，字迹清楚，要求明确，并签全名。若护士对检验申请单有疑问时，应核实准确后才可执行。

2. 采集前做好评估和准备工作

（1）标本采集前应考虑病人的活动情况、饮食、用药、体位对检验结果的影响，如运动后可使血液中的丙氨酸、乳酸含量增加；含咖啡因的饮食可使血浆游离脂肪酸含量上升；抗生素会降低血培养的阳性率等。

（2）应根据检验的目的选择适当的容器，容器外必须贴上标签，注明病人姓名、科室、床号、住院号、检查目的和送检日期。

（3）向病人做好解释工作，以取得合作。

3. 准确实施标本采集技术　为了保证标本检验的准确性，必须掌握正确的采集方法，在标本采集中应注意采集的时间、部位、方法。例如，尿液标本以晨尿最佳，因晨尿较浓缩，有形成分（如血细胞、上皮细胞、管型）相对集中，便于观察；细菌培养标本要在使用抗生素前采集，采用无菌技术，防止污染；应杜绝在输液、输血管内采血，因输液成分会影响检验结果。

4.正确保存标本及时送验　由于采集的标本容易受各种因素影响，从而导致检验结果的误差，一般标本应及时送检，如血氨、红细胞沉降率、血气分析、细菌培养、血糖及电解质等，若采样2小时以上才能送检的，应及时对标本采取必要的保存手段，在送检过程中防止污染或破坏。

第2节　标本采集技术

一、血液标本采集技术

血液由血浆和血细胞两部分组成，在体内通过循环系统与全身各个组织器官发生密切联系，参与机体各项功能活动，对维持机体新陈代谢功能调节、机体内外环境的平衡起重要作用。病理状态下，血液系统疾病除直接累及血液外，也可影响全身的组织器官，组织器官病变也可直接或间接地引起血液成分发生变化，血液检查不仅可反映血液系统本身的病变，也可协助诊断疾病、判断病人病情进展程度、为治疗疾病提供参考依据。故血液检查是临床上最常用的检验项目之一。

（一）毛细血管采集法

毛细血管采集法是自外周血或末梢血采集标本的方法。世界卫生组织推荐毛细血管采血法的部位以中指或环指内侧为宜，采血部位必须无水肿、发绀、炎症或其他循环不良等现象。用血量较少的检查一般可从手指采血，该法操作方便，可获较多血量。采血部位成人多选择左手环指，婴幼儿多从拇指或足跟部采血。特殊病人视情况而定，如严重烧伤病人，可选择皮肤完整处采血。外周血或末梢血的血液循环差，易受气温、运动、外力挤压等因素影响而发生改变，检查结果不够恒定。

（二）静脉血标本采集法

静脉血标本采集是指自静脉抽取血标本的方法。常用静脉有贵要静脉、肘正中静脉、腕部及手背静脉、大隐静脉、小隐静脉、足背静脉、颈外静脉（婴幼儿多选）、股静脉。

1.目的

（1）全血标本　指抗凝血，用于红细胞沉降率、血常规检查和测定血液中的某些物质的含量，如肌酐、尿素氮、尿酸、肌酸、血氨、血糖的含量等。

（2）血清标本　不加抗凝剂的血，经离心所得上清液为血清，适用于临床化学和免疫学的检测，用于测定血清酶、脂类、电解质和肝功能等。

（3）血浆标本　指抗凝血经离心所得上清液称为血浆，适用于内分泌激素、血栓和止血检测等。

（4）血培养标本　用于查找血液中的病原菌。

2.操作流程（表14-1）

表14-1　静脉血液标本采集护理操作流程

项目	步骤	操作要点	考核要点
操作前准备	评估	1.病人的病情、治疗情况、意识状态、理解能力和合作能力 2.病人需做的检测项目、采血量、是否需要特殊准备 3.病人采集部位的血管情况、穿刺部分皮肤情况 4.病人对检查的目的、方法及注意事项的了解程度，有无情绪变化，有无运动、饮食、吸烟、药物，以及饮咖啡、酒、茶等	评估病人正确

续表

项目	步骤	操作要点	考核要点
计划		1. 病人准备　病人体位舒适，了解标本留取的目的、方法及注意事项及配合要点	病人准备准确全面
		2. 护士准备　着装整洁，洗手，戴口罩	护士准备符合要求
		3. 用物准备 （1）治疗车上层：注射盘、一次性注射器（规格视采集量而定）、针头、头皮针、标本容器（抗凝试管、干燥试管、血培养瓶）或真空采血系统（包括真空采血针、真空采血管、持针器）、止血带、治疗巾、胶布、小垫枕、检验单（标明科室、床号、姓名、标本类型、采集时间）、手消毒液、无菌手套 （2）治疗车下层：生活垃圾桶、医疗垃圾桶、锐器盒	备齐用物，放置合理
		4. 环境准备　室内温湿度适宜、光线充足、环境安静整洁	
操作过程	实施	1. 准备用物并核对，根据检验目的选择容器。检查容器完好性贴标签，注明科别、床号、姓名、性别、检验目的、送检日期（防止差错事故，电子条码竖贴禁止遮挡刻度，根据不同检验目的，计算所需采血量）	双人核对
		2. 携用物至病人床旁，核对病人，向病人说明目的以取得合作	至少使用 2 种方法核对
		3. 选择合适静脉，协助病人取适当体位，选择合适静脉，嘱病人握拳，常选用肘正中静脉、头静脉或贵要静脉	病人体位摆放正确。静脉选择适宜
		4. 消毒皮肤，在穿刺点 6 厘米处扎止血带，消毒，戴手套	严格无菌操作
		5. 二次核对	操作中查对
		6. 静脉采血	执行标准预防原则；正确选择穿刺点
		▲注射器采血	
		（1）穿刺抽血，按静脉注射方法将针头或头皮针刺入静脉，见回血后，抽动活塞抽取所需血量（穿刺时若局部出现血肿，应立即拔出针头，按压局部，选择其他静脉重新穿刺）	
		（2）按压拔针，采血完毕，松止血带，嘱病人松拳，迅速拔出针头，用无菌干棉签按压局部 1 ～ 2 分钟。防止皮下出血或者淤血，凝血功能障碍病人拔针后延长按压时间至 10 分钟	抽血完毕，压迫局部以防出血
		（3）注入容器 1）将血液注入采血管中，同时采集不同种类血标本时，应先注入血培养瓶，然后注入抗凝管，最后注入干燥试管 2）血培养标本：除去铝盖中心部，常规消毒瓶塞，需更换针头后将血液注入瓶内，轻轻摇匀。注意无菌操作，防止污染，常规消毒培养瓶橡胶塞，至少停留 2 分钟，消毒剂完全干燥后再重新消毒，共消毒 3 次，标本应在抗生素使用前采集，如已经使用应在检验单上注明，勿将泡沫注入，避免血液凝固 3）全血标本：取下针头，将血液沿试管壁缓缓注入盛有抗凝剂的采血管内，轻轻摇匀，使血液与抗凝剂充分混匀 4）血清标本：取下针头，将血液沿试管壁缓缓注入干燥的试管内。防溶血，应选用干燥注射器，避免振荡，避免红细胞破裂出血，勿将泡沫注入	静脉血标本注入试管内切忌将泡沫注入，避免震荡
		▲真空采血器采血	
		（1）穿刺抽血，取下真空采血针护套，手持采血针系统，按静脉注射法将针头刺入静脉，见回血，将采血针（图 14-1）另一端护套拔掉，刺入真空采血管（图 14-2）。松开止血带，采血至所需量	当血液流入采血管时，即松开止血带，如病人需多管采血，再接入所需的真空管
		（2）拔针按压：抽血毕，迅速拔出针头，用无菌干棉签按压局部 1 ～ 2 分钟。	采血结束，先拔真空管，然后自病人肘部拔去针头，止血

续表

项目	步骤	操作要点	考核要点
操作过程	实施	7. 整理用物 （1）垃圾分类处理，脱手套 （2）协助病人取舒适体位，整理床单元 （3）洗手、记录、签字 8. 操作后查对，特殊血标本需注明采血时间 9. 标本及时送检，避免影响检查结果	整理、处理用物方法正确。 先洗手，后记录，记录真实，签名清楚
操作后	评价	1. 病人　无不适，对护士的服务态度和技术水平满意 2. 护士　遵守无菌操作原则，程序正确，操作熟练，动作规范 3. 护患沟通　有效，病人理标本采集的目的，主动配合、采集过程中无不适主诉	评价正确

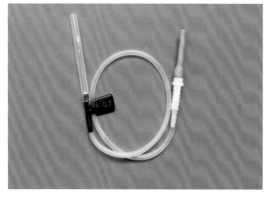

图 14-1　采血针

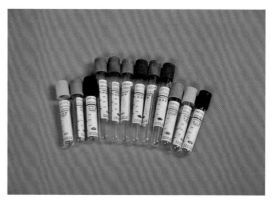

图 14-2　真空采血管

3. 注意事项

（1）严格执行查对制度和无菌操作技术。

（2）如需空腹抽血，应事先通知病人禁食水，以免因进食影响检验结果。

（3）根据不同的检验目的准备标本容器，并计算采血量。一般血培养采血 5ml，亚急性细菌性心内膜炎病人为提高培养阳性率，采血量需 10～15ml。

（4）严禁在输液、输血的针头处采集血标本，以免影响检验结果。

（5）同时抽取几个项目的血标本，应先注入血培养瓶，再注入抗凝管，最后注入干燥试管，动作须迅速准确。

（6）如做二氧化碳结合力测定时，抽取血液后，应立即注入有液体石蜡的抗凝试管中，注入时针头应插入液体石蜡面以下，以隔绝空气，立即送检。

（7）拔针后局部按压，以免出血或形成血肿。

（8）健康教育　①向病人及家属介绍血液标本的留取方法及注意事项；②向病人及家属说明正确留取血液标本对检验结果的重要性。

（三）动脉血标本采集法

动脉血标本采集是指自动脉抽取血标本的方法。常用动脉有股动脉、桡动脉、肱动脉。

1. 目的

（1）采集动脉血标本，常用于作血液气体分析。

（2）动脉血检测用于判断病人氧合及酸碱平衡情况，为诊断、治疗、用药提供依据。

（3）用于乳酸和丙酮酸测定。

2. 操作流程（表 14-2）

表 14-2　动脉血标本采集护理操作流程

项目	步骤	操作要点	考核要点
操作前准备	评估	1. 病人的病情、治疗情况、意识状态、肢体活动能力，对动脉血标本采集的认识与配合程度 2. 病人吸氧或呼吸机使用情况 3. 病人穿刺部位皮肤及动脉搏动情况 4. 病人有无进食、洗澡及运动等	评估病人正确
	计划	1. 病人准备　病人了解动脉血采集的目的、方法、注意事项及配合要点；取舒适卧位，暴露穿刺部位，穿刺部位局部皮肤清洁	病人准备准确全面
		2. 护士准备　着装整洁，洗手，戴口罩，修甲指甲	护士准备符合要求
		3. 用物准备 （1）治疗车上层：注射盘、一次性注射器（2ml 或 5ml）或动脉采血针、肝素适量、治疗巾、小垫枕、无菌纱布、无菌软木塞或橡胶塞、小沙袋、检验单、手消毒液 （2）治疗车下层：生活及医疗垃圾桶、锐器盒	备齐用物，放置合理
		4. 环境准备　室内温湿度适宜、光线充足、环境安静整洁	
操作过程	实施	1. 采血前，先抽吸肝素 0.5ml 湿润注射器管腔后弃去余液，以防凝血	注意操作前核对；将活塞推至空筒顶端后不再回抽，以保持注射器内无空气
		2. 常规消毒病人的皮肤及操作者的左手示指、中指，以左手绷紧皮肤，右手持注射器，用左手示指触摸动脉搏动处，以40°角进针	选择动脉：桡动脉（穿刺点位于前臂掌侧腕关节上 2cm，动脉搏动明显处）；股动脉（穿刺点在髂前上棘和耻骨结节之间连线中点动脉搏动最明显处） 操作中核对
		3. 见血液自动进入空筒内至 2ml 后拔出针头，立即用橡皮泥或橡皮塞封闭针头（针头斜面埋入橡皮中即可），以隔绝空气	
		4. 采血毕，用无菌纱布按压局部 5 ～ 10 分钟，立即将针头刺入软木塞或橡胶塞，以隔绝空气，并轻轻搓动注射器使血液与肝素混匀	
		5. 同静脉血液标本采集操作流程 7 ～ 9	
操作后	评价	1. 病人　无不适，对护士的服务态度和技术水平满意 2. 护士　遵守无菌操作原则，程序正确，操作熟练，动作规范 3. 护患沟通　有效，病人理标本采集的目的，主动配合、采集过程中无不适主诉	评价正确

3. 注意事项

（1）严格执行查对制度和无菌操作技术。

（2）严禁在输液、输血的针头处采集血标本，以免影响检验结果。

（3）桡动脉穿刺点为前臂掌侧腕关节上 2cm 桡动脉搏动明显处；股动脉穿刺点为腹股沟股动脉搏动明显处。新生儿宜选用桡动脉，不宜选用股动脉穿刺，因股动脉穿刺垂直进针时易伤及髋关节。有出血倾向的病人，谨慎使用动脉采血法；做动脉采血时注射器内不可留有空气以免影响检验结果。

（4）拔针后局部用无菌纱布或沙袋加压止血，以免出血或形成血肿。

（5）健康教育　①向病人及家属介绍血液标本的留取方法及注意事项；②向病人及家属说明正确留取血液标本对检验结果的重要性。

（四）真空采血概述

1. 真空采血系统正确的采血方法　真空采血系统具有安全、快捷等优势，显著提高了检验结果的准确性，但护理人员的操作可引起血液标本检测偏差，因此护理人员应重视血液标本的质量控制，掌握正确的采血方法，提高检测结果的准确性，提高护理质量。

（1）选择合适的采血部位，儿童及新生儿不可选用过细静脉，会导致血量不足和溶血。

（2）止血带捆扎时间过长可能引起血浆渗入组织液，因此捆扎时间不得超过1分钟。

（3）严格控制取血量，根据检查项目确定取血量。

（4）做好防凝血和凝固措施，采集标本时不得搅动血样标本，对于放置抗凝剂的标本，应轻轻颠倒使其充分混合，同时避免剧烈震动造成溶血。

2. 真空采血管的分类、添加剂原理及作用　真空采血系统由真空采血管、采血针（包括直针和头皮采血针）、持针器三部分组成。真空采血管是其主要组成部分，主要用于血液的采集和保存，在生产过程中预置了一定量的负压，当采血针穿刺进入血管后，由于采血管内的负压作用，血液自动流入采血管内，同时采血管内预置了各种添加剂，完全能够满足临床多项综合的血液检测，安全、封闭、转运方便。真空采血管一般分为以下几种。

（1）普通血清管　红色头盖。采血管中不含添加剂，用于常规血清生化、血库和血清学的相关检验。

（2）快速血清管　橘红色头盖。采血管内有促凝剂，可在5分钟内使采集的血液凝固，可激活纤维蛋白酶，使可溶性纤维蛋白变为不可溶的纤维蛋白多聚体，进而形成稳定的纤维蛋白凝块，用于急诊血清系列化试验。

（3）惰性分离胶促凝管　金黄色头盖。采血管内添加有惰性分离胶和促凝剂，标本离心后，惰性分离胶能够将血液中的液体成分（血清或血浆）和固体成分（红细胞、白细胞、血小板、纤维蛋白等）彻底分开并完全积聚在试管中央而形成屏障，标本在48小时内保持稳定。促凝剂可快速激活凝血机制，加速凝血过程，适用于急诊血清生化试验。

（4）管内含有抗凝剂的采血管

1）肝素抗凝管：绿色头盖。采血管内添加有肝素，可延长标本凝血时间。其适用于红细胞脆性试验，血气分析，血细胞比容试验，红细胞沉降率及普通生化测定。

2）血浆分离管：浅绿色头盖。在惰性分离胶管内加入肝素锂抗凝剂，可达到快速分离血浆的目的，是电解质检测的最佳选择，也可用于常规血浆生化测定和ICU等急诊血浆生化检测。血浆标本可直接上机并在冷藏状态下稳定保持48小时。

3）EDTA抗凝管：紫色头盖。乙二胺四乙酸（EDTA，相对分子质量为292）及其盐是一种氨基多羧基酸，可以有效地整合血液标本中的钙离子，整合钙或将钙反应位点移去将阻滞和终止内源性或外源性凝固过程，从而防止血液标本凝固，其适用于一般血液学检验。

4）枸橼酸钠凝血试验管：浅蓝色头盖。枸橼酸钠主要通过与血样中钙离子整合而起抗凝作用。其适用于凝血实验，国家临床实验室标准化委员会（national committee for clinical laboratory standards，NCCLS）推荐的抗凝剂浓度是3.2%或3.8%（相当于0.109mol/L或0.129mol/L），抗凝剂与血液的比例为1∶9。

5）枸橼酸钠血沉试验管：黑色头盖。血沉试验要求的枸橼酸钠浓度是3.2%（相当于0.109mol/L），抗凝剂与血液的比例为1∶4。

6）草酸钾/氟化钠：灰色头盖。氟化钠是一种弱效抗凝剂，一般常同草酸钾或乙碘酸钠合并使用，其比例为氟化钠1份，草酸钾3份。此混合物4mg可使1ml血液在23天内不凝固和抑制糖分解，它是血糖测定的优良保存剂，不能用于尿素酶法测定尿素，也不能用于碱性磷酸酶和淀粉酶的测定，推荐用于血糖检测。

二、鼻咽拭子标本采集技术

一般是通过一根很长的棉签从鼻孔前端伸到鼻咽部，从而获取鼻咽部的分泌物。

1. 目的　鼻咽拭子的检查主要是通过对鼻咽部或咽部分泌物进行取样，然后进行细菌培养或药物敏感试验，也用于目前新型冠状病毒的核酸检测。

2. 操作流程（表 14-3）

表 14-3　鼻咽拭子标本采集护理操作流程

项目	步骤	操作要点	考核要点
操作前准备	评估	1. 病人的一般情况、理解能力和合作能力。病人对咽拭子标本知识的了解程度、合作能力 2. 病人的临床诊断及目前的治疗情况 3. 评估鼻腔情况，询问被采集人员既往有无鼻部手术、鼻中隔偏曲等，清洁鼻腔	评估病人正确
操作过程	计划	1. 病人准备　病人取舒适体位，了解标本留取的目的、方法及注意事项，愿意配合操作	病人准备准确全面
		2. 护士准备　着装整洁，洗手，戴口罩，标本采集方法准确，必要时着防护服	护士准备符合要求
		3. 用物准备　一次性使用采集器（无菌采样拭子）、采样器（无菌采样管）（图 14-3）、试管架、密封袋、专用安全密封箱、手电筒、检验单及条形码、手消毒液、含氯消毒液、医疗垃圾桶、标本信息登记表	备齐用物，放置合理
		4. 环境准备　室内温湿度适宜、光线充足、环境安静整洁	
	实施	1. 准备　备齐用物，贴好标签，携用物至病人床旁	双人核对
		2. 核对解释　核对病人	至少使用 2 种方法核对
		3. 取得合作　向病人说明目的以取得合作	
		4. 取标本 （1）用拭子棒测量被采集人员鼻尖到耳垂距离，并用手指做标记 （2）打开无菌拭子采样管包装，取出无菌采样拭子 （3）将棉拭子以垂直鼻子（面部）方向插入鼻道内，拭子顶端到达鼻咽腔后壁 （4）将棉拭子在鼻内停留 10～15 秒，轻轻旋转棉拭子 2～3 圈，以拭取分泌物 （5）将采样拭子垂直向下推入无菌采样管底部，采样拭子头完全浸泡在保存液中，折断无菌拭子杆（低于管口）弃于医疗垃圾桶内，旋紧管盖。必要时另取一根采样拭子以同样方法采集另一侧鼻孔 （6）再次核对标本信息及被采集人员信息 （7）将标本竖立放入密封袋中密封暂存 （8）将装有标本的密封袋直立放入专用密封转运箱内，锁扣 （9）对专用密封转运箱外层进行擦拭消毒	动作轻柔，采样管保持无菌。拭子不得触及无菌拭子采样管管口及其他部位，避免标本被污染而影响检验结果
		5. 洗手记录　洗手，记录，脱口罩	
		6. 送检　及时送检	
操作后	评价	1. 标本采集方法正确，护士操作规范，病人无不适反应 2. 护士遵守无菌操作原则，程序正确，操作熟练，动作规范 3. 护患沟通成功，病人能配合理解	评价正确

3. 注意事项

（1）采集环境尽量通风，操作者站在上风口，位于病人一侧，不要直接面对病人。

（2）若使用 2 个无菌拭子采样管，需分别粘贴检验条形码，以免混淆或丢失。

（3）采集标本时，采样部位要深入到鼻咽腔后壁，不可用力过猛，以免发生外伤出血。

（4）采集过程中，采样管应保持无菌。拭子不得触

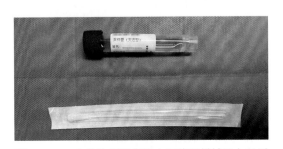

图 14-3　一次性使用采集器（无菌采样拭子）及采样器（无菌采样管）

及无菌拭子采样管管口及其他部位，避免标本被污染而影响检验结果。

三、口咽拭子标本采集技术

正常人咽峡部有口腔正常菌群，无致病菌生长。咽部细菌均来自外界，正常情况下不致病，当机体抵抗力下降或其他外部因素作用下出现感染等而致疾病。咽拭子细菌培养可分离出致病菌，有助于白喉、化脓性扁桃体炎、急性咽喉炎等疾病的诊断。

1. 目的　取病人咽部和扁桃体处分泌物做细菌培养或病毒分离，查出致病菌，以协助诊断、治疗与护理。

2. 操作流程（表 14-4）

表 14-4　口咽拭子标本采集操作步骤

项目	步骤	操作要点	考核要点
操作前准备	评估	1. 病人的一般状况、理解能力和合作能力。病人对咽拭子标本知识的了解程度、合作能力 2. 病人的生活习惯及口腔有无疾病	评估病人正确
操作过程	计划	1. 病人准备　病人取舒适体位，了解标本留取的目的、方法及注意事项，愿意配合操作	病人准备准确全面
		2. 护士准备　着装整洁，洗手，戴口罩，标本采集方法准确，必要时着防护服	护士准备符合要求
		3. 用物准备　无菌咽拭子培养试管（图 14-4）、采样拭子、酒精灯、火柴、无菌 0.9% 氯化钠溶液、压舌板	备齐用物，放置合理
		4. 环境准备　整洁安静、光线充足、舒适安全	
	实施	1. 准备，备齐用物，贴好标签，洗手，戴口罩	双人核对
		2. 核对解释，核对病人，向病人说明目的以取得合作	至少使用 2 种方法核对
		3. 点燃酒精灯，将拭子取出蘸无菌 0.9% 氯化钠溶液（必要时以压舌板轻压舌部），嘱病人发"啊"音	严格无菌操作
		4. 取标本，以轻快的动作，迅速擦拭两侧腭弓及咽、扁桃体的分泌物后，速将试管口在酒精灯火焰上消毒，将拭子插入试管中塞紧，并立即送检 （1）真菌标本：取真菌培养标本，须在口腔溃疡面上采取分泌物。操作要点：动作轻柔 （2）伤口分泌物：用拭子擦拭伤口分泌物后，速将试管口于酒精灯火焰上消毒，插入拭子塞紧送检	动作轻柔，留取分泌物部位要正确
		5. 同鼻咽试子标本采集 5 ～ 6	
操作后	评价	1. 标本采集方法正确，护士操作规范，病人无不适反应 2. 护士遵守无菌操作原则，程序正确，操作熟练，动作规范 3. 护患沟通成功，病人能配合理解	评价正确

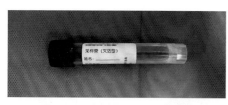

图 14-4　无菌咽拭子培养试管

3. 注意事项

（1）采集标本前要了解检验的目的、病人的病情及合作程度。

（2）检查标本容器有无破损、是否符合检验的目的和要求。

（3）采集时，为防止呕吐，应避免在病人进食后 2 小时内进行。

（4）无菌棉签不要触及其他部位，保证标本的质量。

（5）标本采集后及时送检。

（6）健康教育　①向病人说明留取咽拭子标本的方法及临床意义。②指导配合采集咽拭子标本的方法及注意事项。③指导病人保持口腔、咽喉卫生及预防上呼吸道感染的方法。

四、痰标本采集技术

痰液是气管、支气管和肺泡的分泌物。正常情况下，呼吸道内的分泌物很少，不会引起咳嗽和咳痰。当呼吸道黏膜受刺激时分泌物增多。痰液主要由黏液和炎性渗出物组成，痰液的性质、气味和量对疾病诊断有重要意义。

1．目的　痰液检查可协助诊断某些呼吸系统疾病，检查痰内细胞、细菌等，以及观察其性状、颜色、气味、量等。

痰标本临床常用的有三种：常规痰标本、痰培养标本和 24 小时痰标本。

（1）常规痰标本　检查痰液的一般性状，涂片查细菌、寄生虫卵及癌细胞等。

（2）痰培养标本　检查痰液中的致病菌，为抗生素的选择提供依据。

（3）24 小时痰标本　检查 24 小时的痰量，观察痰液的性状、颜色、量、气味及内容物，或浓缩查结核菌。

2．操作流程（表 14-5）

表 14-5　痰标本采集护理操作流程

项目	步骤	操作要点	考核要点
操作前准备	评估	1. 病人的一般状况，病人对标本采集的理解能力及其合作能力	评估病人正确
		2. 病人的临床诊断及目前的病情、治疗和护理情况	
	计划	1. 病人准备　病人体位舒适，了解标本留取的目的、方法及注意事项，愿意配合操作	病人准备准确全面
		2. 护士准备　着装整洁，洗手，戴口罩，痰液标本采集方法准确	护士准备符合要求
		3. 用物准备　根据检验目的准备容器	备齐用物，放置合理
		（1）常规痰标本：蜡纸盒或广口瓶	
		（2）痰培养标本：复方硼砂溶液，无菌培养皿或培养瓶	
		（3）24 小时痰标本：痰杯或广口无色玻璃瓶（容量 500ml）	
		4. 环境准备　整洁安静、光线充足、舒适安全	
操作过程	实施	1. 准备　根据检验目的，选择合适的容器，贴上标签。洗手，戴口罩。备齐所需用物至床旁核对病人，向病人说明目的、方法，以取得合作	双人核对；至少使用 2 种方法核对
		2. 采集标本	严格无菌操作原则
		（1）常规痰标本	
		1）嘱病人晨起用清水漱口清洁口腔，然后用力咳出气管深处的痰液，盛于蜡纸盒或广口瓶内	
		2）无力咳痰或不合作病人：根据病人病情取适当卧位，由下向上叩击病人背部，戴好手套，将负压吸引装置（图 14-5）连接痰液收集器（图 14-6）。按吸痰法将痰吸入痰液收集器内	
		3）注意事项：查癌细胞，瓶内应放 10% 甲醛溶液或 95% 乙醇溶液固定后送检	
		（2）痰培养标本	留取痰标本勿将唾液、漱口液混入
		1）嘱病人先用复方硼砂溶液，再用清水漱口，以除去口腔中的细菌，深吸气后用力咳出 1 ～ 2 口痰盛于培养皿或瓶中，及时送检	
		2）无力咳痰或不合作病人：同常规痰标本留取，在吸痰管中段连接无菌集痰器，按吸痰法将痰液吸入无菌集痰器内	
		（3）24 小时痰标本：嘱病人将晨 7 时至次日 7 时的痰液全部留在容器中送检	
操作过程	实施	3. 整理并处理用物	整理、处理用物方法正确
		4. 洗手、记录痰液的外观及性状、签字、及时送检	先洗手，后记录，记录真实，签名清楚
操作后	评价	1. 病人　无不适，对护士的服务态度和技术水平满意	评价正确
		2. 护士　遵守无菌操作原则，程序正确，操作熟练，动作规范	
		3. 护患沟通　有效，病人理采集的目的，主动配合	

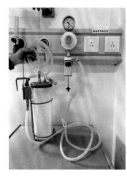
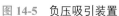
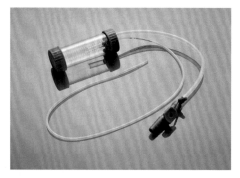

图 14-5　负压吸引装置　　　　图 14-6　痰液收集器

3. 注意事项

（1）采集标本前要了解检验的目的、病人的病情及合作程度。

（2）检查标本容器有无破损、是否符合检验的目的和要求。

（3）采集痰标本时，嘱病人勿将唾液、漱口液、鼻涕混入痰标本中。

（4）采集标本操作规范，采集方法、采集量和采集时间要准确。标本采集后及时送检。

（5）健康教育　①向病人说明留取痰标本的方法及注意事项；②解释正确留取痰标本对检验结果的重要性；③指导病人有效咳痰的方法，清除呼吸道分泌物，改善其通气功能。

五、尿标本采集技术

尿液是机体的代谢产物，血液经肾小球滤过，肾小管和集合管的重吸收、排泄、分泌产生的终末代谢产物。尿液的组成和性状不仅与泌尿系统疾病直接相关，也受机体各系统功能状态的影响，其理化性质和有形成分会发生改变。尿标本分三种：尿常规标本、12 小时或 24 小时尿标本及尿培养标本。

1. 目的

（1）尿常规标本　检查尿液的色泽、透明度、测定比重、尿量、尿蛋白、尿糖定性、细胞和管型等。

（2）尿培养标本　取未被污染的尿液（如中段尿、导管尿、膀胱穿刺尿）做细菌学检查，以了解病情，协助病情的诊断和治疗。

（3）12 小时或 24 小时尿标本　做各种尿的生化检查，如钠、钾、氯、17- 羟类固醇、17- 酮类固醇、肌酐、肌酸、尿糖、尿蛋白定量及尿浓缩查结核杆菌等。

2. 操作流程（表 14-6）

表 14-6　尿标本采集护理操作流程

项目	步骤	操作要点	考核要点
操作前准备	评估	1. 病人的病情、理解能力和合作能力 2. 病人的临床诊断及目前的治疗情况 3. 病人需检查的种类、项目、目的	评估病人正确
操作过程	计划	1. 病人准备　协助病人取舒适体位，了解标本留取的目的、方法及注意事项及配合要点	病人准备准确全面
		2. 护士准备　着装整洁，修剪指甲，洗手，戴口罩	护士准备符合要求
		3. 用物准备 （1）尿常规标本：一次性尿常规标本容器（容量在 100ml 以上）（图 14-7），必要时备便盆或尿壶 （2）尿培养标本：无菌试管、无菌手套、试管夹、便盆、酒精灯、火柴、无菌棉球及消毒液等，必要时备外阴冲洗及导尿用物一套（见导尿术） （3）12 小时或 24 小时尿标本：容量为 3000 ～ 5000ml 以上的集尿器、防腐剂	备齐用物，放置合理
		4. 环境准备　室内温湿度适宜、光线充足、安全、环境安静整洁。注意屏风遮挡，保护病人隐私	

续表

项目	步骤	操作要点	考核要点
操作过程	实施	1. 准备用物　备齐用物，根据检验目的选择适当容器（图 14-8），贴好标签，注明科别、床号、姓名、性别、检验目的、送检日期，携用物至病人床旁 2. 核对解释 （1）认真核对病人的床号、姓名并解释操作目的 （2）告知病人采集的配合方法 （3）拉隔帘或者屏风 3. 尿液收集，收集尿标本及时送检 ▲常规标本 （1）能自理的病人：嘱病人将晨起第一次尿留于标本容器内，除测定尿比重需留尿 100ml 以外，其余检验留尿 30～50ml 左右即可 （2）不能自理的病人：应戴手套协助床上使用便器将其留尿收集于标本容器中 （3）留置导尿管的病人：戴手套，于集尿袋下方引流孔处打开橡胶塞收集尿液 ▲尿培养标本 （1）中段尿留取法 1）清洁消毒　按导尿术清洁、消毒外阴，戴手套 2）接取尿液　嘱病人排尿，弃去前段尿，用试管夹夹住试管放于酒精灯上消毒试管口后，接取中段尿 5～10ml（在病人膀胱充盈时留取，前段尿起到冲洗尿道作用，嘱病人排尿应持续不停） 3）消毒试管　再次用燃烧法消毒试管管口和盖子，随即盖紧试管，熄灭酒精灯，留取尿标本时勿触及容器口且标本不可倒置 （2）导尿术留取法　可通过插尿管的方法将尿液引出，留取 5～10ml，适用于昏迷或尿潴留病人 ▲12 小时或 24 小时尿标本 （1）容器贴标签，取集尿瓶，贴上检验单或条形码注明起止日期、时间 （2）留取尿液，嘱病人于晨 7 时或晚 7 时排空膀胱后开始留尿，至次日晨 7 时留完最后一次尿，将 12 小时或 24 小时的全部尿液留于容器中，晨 7 时或晚 7 时的尿液检查前存留在膀胱内尿液不应留取 （3）加入防腐剂，病人第一次尿后加入防腐剂与尿液混合，集瓶器应放置阴凉处，根据检验目的加入防腐剂，避免尿液变质 （4）记录总尿量，留取最后一次尿液后，将 12 小时或 24 小时尿液全部倒入集瓶器内，测总量后记录检验单上。充分混匀后，取适量尿液用于检验（约 40ml），其余尿液弃去 4. 再次核对 5. 整理床单元，清理用物，协助病人取舒适体位 6. 洗手、记录（尿液总量、颜色、气味）、签字、及时送检标本	双人核对 至少使用 2 种方法核对。保护病人隐私 严格无菌操作，以免污染尿液，避免外阴部细菌污染尿培养标本，消毒从上至下，一次只能使用一个棉球 整理、处理用物方法正确 先洗手，后记录，记录真实，签名清楚
操作后	评价	1. 病人无泌尿系感染发生 2. 护士留取方法准确，标本及时送检 3. 病人及家属理解留取尿标本的目的，护患沟通有效	评价正确

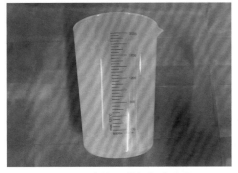

图 14-7　一次性尿常规标本容器

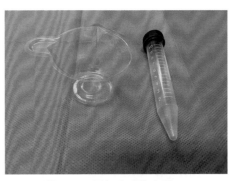

图 14-8　尿标本采集容器

3. 注意事项

（1）采集标本前要了解检验的目的、病人的病情及合作程度。

（2）留取尿标本时，应按要求留取，不可将粪便混于尿液中，确保标本新鲜。

（3）若会阴部分泌物较多，应先清洁再留取，女性病人在月经期不宜留取尿标本。

（4）标本留取后及时送检，以免繁殖细菌、细胞溶解或被污染等，常规检查在采集标本后尽快送检，建议不超过 2 小时，如不能及时送检，应放置冷藏或加入防腐剂。

（5）防腐剂的作用与用法（表 14-7）。

表 14-7　防腐剂的作用与用法

名称	作用	用法	举例
甲醛	固定尿中有机成分，防腐	每 100ml 尿液加 400mg/L 甲醛 0.5ml	爱迪计数（12 尿细胞计数）
甲苯	保持尿液的化学成分不变	第一次尿液倒入后每 100ml 尿液加入 0.5%～1% 甲苯 2ml，使之形成薄膜覆盖于液面表面防止细菌污染。若测定钠、钾、氯、肌酐、肌酸等需加入 0.5%～1.0% 甲苯 10ml	尿生化检验，如尿蛋白、尿糖定量、钠、钾、氯、肌酐、肌酸的定量检查
浓盐酸	保持尿液在酸性环境中，防止尿中激素被氧化	24 小时尿液中加入浓盐酸 5～10ml	17- 酮类固醇、17- 羟类固醇

（6）健康教育　①向病人及家属讲解留取尿标本的临床意义及方法；②向病人及家属介绍预防泌尿系统感染的基本常识。

六、粪便标本采集技术

正常粪便由食物残渣、消化道分泌物、大量细菌和水分组成。检验目的不同，粪便标本的留取方法亦不同，且与检验结果密切相关。粪便标本分常规标本、细菌培养标本、隐血标本和寄生虫或虫卵标本。

1. 目的　粪便标本检验有助于评估病人的消化系统功能，协助疾病诊断与治疗。

（1）常规标本　用于检查粪便颜色、性状、细胞等。

（2）培养标本　用于检查粪便标本中的致病菌。

（3）寄生虫及虫卵标本　检查寄生虫成虫、幼虫及虫卵并计数。

（4）隐血标本　检查粪便内肉眼不能观察到的微量血液。

2. 操作流程（表 14-8）

表 14-8　粪便标本采集护理操作流程

项目	步骤	操作要点	考核要点
操作前准备	评估	1. 病人的病情、治疗、排便情况、理解能力和合作能力 2. 病人的意识状态、心理状态	评估病人正确
操作过程	计划	1. 病人准备　了解标本留取的目的、方法及注意事项及配合要点，并按要求在采集前排空膀胱	病人准备准确全面
		2. 护士准备　着装整洁，修剪指甲，洗手，戴口罩	护士准备符合要求
		3. 用物准备　除手消毒液、检验单、生活及医疗垃圾桶，根据目的不同另备下述用物 （1）常规标本　检便盒（内附便匙或棉签，图 14-9）、清洁便盆 （2）培养标本　消毒便盆、无菌培养试管、无菌生理盐水和无菌长棉签 （3）寄生虫及虫卵标本　检便盒（内附便匙或棉签）、清洁带盖的便器、透明胶带及载玻片（查找蛲虫） （4）隐血标本　检便盒（内件便匙或棉签）、清洁便盆	备齐用物，放置合理
		4. 环境准备　室内温湿度适宜、光线充足、环境安静、整洁、隐蔽	

续表

项目	步骤	操作要点	考核要点
操作过程	实施	1. 准备用物 根据检验目的选择容器。检查容器的完好性贴标签，注明科别、床号、姓名、性别、检验目的、送检日期	双人核对。防止差错事故，保证检验结果的准确
		2. 核对解释 （1）认真核对病人的床号，姓名并解释操作目的 （2）告知病人采集的配合方法 （3）拉隔帘或者屏风	至少使用2种方法核对。保护病人隐私
		3. 排空膀胱 避免排便时混入尿液，影响检验结果	病人体位摆放正确
		4. 留取标本 （1）常规标本：告知病人排便于清洁便盆中，取不同部位带血、脓、黏液部分或粪便表面5～10g。约蚕豆大小，腹泻病人取脓及黏液部分，水样便放入容器内 （2）培养标本：可自行排便病人，嘱病人排便于消毒便盆内，用无菌棉签取粪便中央部分带血、脓及黏液部分2～5g放于培养瓶内，塞紧瓶塞，立即送检。确保检验结果准确性，尽量选取多处标本，提高检验阳性率，严格无菌操作，避免污染 （3）隐血标本：按常规标本留取法进行，需病人饮食配合 （4）寄生虫及虫卵标本 1）检查寄生虫虫卵：排便于便盆中，戴手套，在粪便不同部位，取带血或有黏液部分5～10g 2）检查蛲虫：嘱病人临睡前或晨起前，将透明胶带贴在肛门周围。取下粘有虫卵的透明胶带贴在玻璃片上或将透明胶带对合，立即送检 3）检查阿米巴原虫：先将便盆加温至接近体温，排便后，戴手套，将标本连同便盆立即送检 （服驱虫剂后或做血吸虫孵化检查，留取全部粪便送检，蛲虫常在午夜或清晨时爬到肛门处产卵，有时需连续数天采集，如驱绦虫，嘱病人勿用手纸去拉，以免拉断虫头不能排出）	
		5. 整理并处理用物、协助病人取舒适体位	整理、处理用物方法正确
		6. 洗手、记录、签字、标本及时送检	先洗手，后记录，记录真实，签名清楚
操作后	评价	1. 病人 无不适，对护士的服务态度和技术水平满意	评价正确
		2. 护士 遵守无菌操作原则，程序正确，操作熟练，动作规范。根据检查项目，正确采集粪便标本，操作规范，标本及时送检	
		3. 护患沟通 有效，病人理解采集的目的，主动配合、输液期间生活需要得到满足	

3. 注意事项

（1）采集标本的容器应加盖并有标记。

（2）采集培养标本时如病人无便意，用无菌长棉签蘸0.9%氯化钠溶液，由肛门插入6～7cm，顺一方向轻轻旋转后退出，将棉签置于培养瓶内，盖紧瓶塞。

（3）采集隐血标本时嘱病人检查前3天禁食肉类、动物肝脏、血、含铁丰富的食物和药物，第4天收集标本，以免造成假阳性。

（4）采集寄生虫及虫卵标本时，如病人服用驱虫药或做血吸虫孵化检查，应该留取全部粪便。查阿米巴原虫时在采集标本前几天不可给病人服用钡剂、油质、含金属的泻剂等，以免影响阿米巴虫卵或包囊显露。

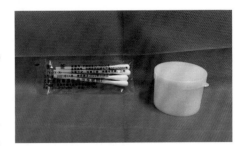

图14-9 检便盒

（5）粪便标本中不应混入尿液、泥土、污水等异物，不能从卫生纸、衣裤或纸尿裤等物品上留取标本，也不能用棉签的棉花端挑取标本。

（6）健康教育 ①向病人及家属介绍粪便标本的留取方法及注意事项；②向病人及家属说明正确留取标本对检验结果的重要性。

七、呕吐物标本采集技术

当病人发生呕吐时，用弯盘接取呕吐物送检；不明原因中毒的病人，送检洗胃前抽出的内容物标本。

1. 目的　检查呕吐物的量、性状及内容物等。

2. 操作流程（表 14-9）

表 14-9　呕吐物标本采集护理操作流程

项目	步骤	操作要点	考核要点
操作前准备	评估	1. 病人的一般状况、理解能力和合作能力 2. 病人的临床诊断及目前的治疗情况	评估病人正确
操作过程	计划	1. 病人准备　病人体位舒适，了解标本留取的目的、方法及注意事项，愿意配合操作	告知病人内容准确全面
		2. 护士准备　着装整洁，修剪指甲，洗手，戴口罩	护士准备符合要求
		3. 用物准备　手消毒液、检验单、生活及医疗垃圾桶、痰杯或弯盘	备齐用物，放置合理
		4. 环境准备　室内温湿度适宜、光线充足、安静、整洁	
	实施	1. 用物准备　备齐用物，贴标签，洗手，戴口罩，携用物至病人床旁	双人核对
		2. 携用物至病床旁，核对并解释，向病人说明目的取得病人配合	至少使用 2 种方法核对
		3. 收集标本，戴手套，病人呕吐时留取全部呕吐物	
		4. 整理并处理用物	整理、处理用物方法正确
		5. 洗手、记录、签字、标本及时送检	先洗手，后记录，记录真实，签名清楚
操作后	评价	1. 病人　无不适，对护士的服务态度和技术水平满意 2. 护士　程序正确，操作熟练，动作规范。标本及时送检 3. 护患沟通　有效，病人理解采集的目的，主动配合	评价正确

3. 注意事项

（1）呕吐时，注意观察，防止呕吐物误吸气管引起窒息。

（2）呕吐完毕及时送检及清理，以免病人产生不良刺激。

（3）健康教育　①教会病人留取呕吐物标本方法；②给予心理支持，消除病人紧张焦虑情绪。

八、肛拭子标本采集技术

1. 目的　用于检查寄生虫或其他病原菌的一种辅助检查方法。

2. 操作流程（表 14-10）

表 14-10　肛拭子标本采集护理操作流程

项目	步骤	操作要点	考核要点
操作前准备	评估	1. 病人的一般状况、理解能力和合作能力 2. 病人的临床诊断及目前的治疗情况	评估病人正确
操作过程	计划	1. 病人准备　病人体位舒适，了解标本留取的目的、方法及注意事项，愿意配合操作	告知病人内容准确全面
		2. 护士准备　着装整洁，修剪指甲，洗手，戴口罩	护士准备符合要求
		3. 用物准备　手消毒液、检验单、生活及医疗垃圾桶、根据采样需求，选择采样拭子	备齐用物，放置合理
		4. 环境准备　整洁安静、光线充足、舒适安全	保护病人隐私，注意保暖

续表

项目	步骤	操作要点	考核要点
操作过程	实施	1.用物准备 备齐用物，贴标签，洗手，戴口罩，携用物至病人床旁	双人核对
		2.核对病人 向病人说明目的取得病人配合	至少使用2种方法核对
		3.采集标本 戴手套，拭子轻轻插入肛门3～5cm，再轻轻旋转拔出，将拭子头浸入病毒采样管，折断高出病毒采样管的采样拭子杆，尾部弃去，旋紧管盖	
		4.整理并处理用物、协助病人取舒适体位	整理、处理用物方法正确
		5.洗手、记录、签字、标本及时送检	先洗手，后记录，记录真实，签名清楚
操作后	评价	1.病人 无其他不适，对护士服务态度和技术水平满意	
		2.护士 程序正确，操作熟练，动作规范	评价正确
		3.护患沟通 有效，病人了解采集的目的，主动配合	

目标检测

A₁/A₂型题

1. 病人，男，29岁。初步诊断为阿米巴痢疾收入院，医嘱：留取粪便做阿米巴原虫检查。护士应为病人准备的标本容器是（　　）

　　A.无菌容器　　　　　　B.清洁容器

　　C.干燥容器　　　　　　D.装有培养基的容器

　　E.加温的清洁容器

2. 病人，男，45岁。因高热、牙龈出血及多处皮肤瘀点5天入院。医嘱开具下列检验单。护士采血时，应优先采取标本送检的是（　　）

　　A.血常规　　　　　　　B.血生化组合

　　C.凝血四项　　　　　　D.ABO血型

　　E.血培养

3. 病人，女，25岁，以急性肾小球肾炎入院，医嘱做爱迪计数检查。护士应准备的防腐剂是（　　）

　　A.10%甲醛　　　　　　B.40%甲醛

　　C.浓盐酸　　　　　　　D.0.5%～1%甲苯

　　E.1%～2%甲苯

4. 采集24小时尿标本时，其正确的采集时间是（　　）

　　A.早7：00至次晨7：00

　　B.早9：00至次晨9：00

　　C.早11：00至次晨11：00

　　D.晚7：00至次日晚7：00

　　E.晚11：00至次日晚11：00

5. 做尿糖定量检查的尿标本，容器中应加入的防腐剂是（　　）

　　A.甲醛　　　B.乳酸钠　　　C.肝素钠

　　D.浓盐酸　　E.甲苯

6. 尿常规检查时，留取尿标本的时间正确的是（　　）

　　A.饭前半小时　　　　　B.全天尿液

　　C.早晨第一次尿　　　　D.随时收集尿液

　　E.饭后半小时

7. 病人，男，55岁。1周来体温持续39～40℃，护理查体：面色潮红，呼吸急促，口唇轻度发绀，意识清楚。采集上述血标本后，注入容器的先后顺序是（　　）

　　A.抗凝试管、干燥试管、培养瓶

　　B.干燥试管、血培养瓶、抗凝试管

　　C.干燥试管、抗凝试管、血培养瓶

　　D.血培养瓶、干燥试管、抗凝试管

　　E.血培养瓶、抗凝试管、干燥试管

8. 病人，男，30岁。持续高热，医嘱：血培养，该化验的目的是（　　）

　　A.测定肝功能　　　　　B.测定血清酶

　　C.测定非蛋白氮含量　　D.查找血液中致病菌

　　E.测定电解质

9. 留24小时尿标本做17-羟类固醇检查，为防止尿中激素被氧化，应加的防腐剂是（　　）

　　A.甲苯　　　B.浓盐酸　　　C.甲醛

　　D.高锰酸钾　　E.乙醇

10. 抽正常血培养的目的（　　）

　　A.检验血液是否正常

　　B.检查血液尿素氮情况

　　C.检查血液中含有的病菌种类

　　D.是否有并发症

　　E.检查血液中血细胞比例

11. 病人，男，55岁。1周来体温持续39～40℃，护理查体：面色潮红，呼吸急促，口唇轻度发绀，意识清楚。为明确诊断，需查心肌酶、红细胞沉降率及血培养。应选用的血沉标本容器是（　　）

　　A.血培养瓶　　　　　　B.无菌试管

　　C.干燥试管　　　　　　D.抗凝试管

　　E.液体石蜡试管

（王 艳 孙 燕）

第15章
临终病人观察与护理技术

第1节 临终关怀概述

人都要经历生老病死,死亡是客观存在的,临终是人生发展的必然阶段,在人生的最后阶段最需要的是关爱和帮助。护士在临终护理中发挥着重要作用,因此应掌握相关理论知识和技能,了解病人身心两方面的反应,帮助临终病人减轻痛苦,提高生命质量,并引导病人形成正确的死亡观;同时护士也需要对临终病人的家属给予疏导和安慰,使其保持身心健康。

一、临终关怀概念

临终关怀(hospice care)是指由护士、医生、社会工作者、志愿者及政府、慈善团体人士等组成的团队,为生命处于临终阶段的病人及其家属提供的生理、心理、社会、精神及文化等方面的一种全面性的支持和照料。其目的是使临终病人生命得到尊重,生命质量得到提高,能够舒适、安宁、无痛苦地走完人生的最后旅程,并同时使家属身心健康得到维护和增强。

二、临终关怀内容

1. 死亡教育 是探讨生与死的教学过程,是运用死亡有关的医学、护理学、心理学、伦理学等知识进行教育,帮助人们树立正确的生死观、生命价值观和生命伦理观,使被教育者更加珍爱生命、欣赏生命、减少不必要的死亡,并正确对待和接受死亡。死亡教育的对象包括临终病人和家属,对临终病人进行死亡教育的目的是消除临终病人对死亡的恐惧,学会"准备死亡、面对死亡、接受死亡"。对临终病人家属进行死亡教育的目的是帮助其缩短哀伤过程,认识自身继续生存的社会意义和价值。

2. 临终病人及家属的需求

(1)临终病人的需求 生理、心理、社会、精神和文化等方面。

(2)临终病人家属的需求 对临终病人治疗和护理的要求;心理护理的需求;需要提供殡葬服务的需求等。

3. 临终病人及家属的照护

(1)临终病人的照护 包括医疗护理、生活护理、心理护理。照护的核心是控制疼痛和减轻病人的其他不适,如恶心、呕吐、便秘、食欲缺乏、吞咽困难、焦虑、抑郁、恐惧和呼吸困难等。

(2)临终病人家属的照护 主要是为其提供情感支持。

4. 临终关怀模式 随着世界临终关怀运动的发展,现代的"临终关怀模式"逐渐形成和发展为"多学科—整体性—姑息照护模式"。应指出的是,由于东西方文化的差异导致人们对待死亡的态度差异很大,这决定了中国的临终关怀应具有中国的特色。没有一个理论或模式能完全吻合任何一个人,因此,应根据个人的家庭背景、文化程度、民族、宗教信仰等为病人选择最合适的个体化的临终关怀形式。

5. 临终关怀团队的构成与培训 临终关怀工作团队从工作理念到工作方法都有一套特殊的规范,

要求成员熟悉临终关怀方面的各种知识，热衷临终关怀事业。因此，对临终关怀团队进行全方位的专业培训，培养一支有爱心、诚心、精心、耐心的工作团队尤为重要。

三、临终关怀的组织形式

当前，世界范围内临终关怀机构和服务形式呈现多样化、本土化的特点。英国的临终关怀服务以住院照料为主，即重视临终关怀院的发展。美国则以家庭临终关怀服务为主，即开展社区服务。我国临终关怀的形式主要有以下几种。

1. 独立的临终关怀医院　指不隶属于任何医疗、护理或其他医疗保健服务机构的临终关怀服务机构。机构配备有医护设备、专业化的医护人员、娱乐设施、家庭化的危重病房等，为临终病人及其家属提供临终服务，如北京松堂关怀医院，世界有名的威林关怀院、拉合塔关怀院。

2. 附设的临终关怀机构　属于非独立性的临终关怀机构，是指在医院、养老院、护理院、社区卫生保健中心设置"临终关怀病区""临终关怀病房""临终关怀单元"和"附属临终关怀院"等，是最常见的临终关怀服务机构类型，主要为临终病人提供医疗、护理及生活照料，如北京中国医学科学院肿瘤医院的"温馨病房"、天津医科大学肿瘤医院"关怀科"、四川大学华西第四医院"姑息关怀科"等。

3. 居家式临终关怀　也称居家照护（home care），是临终关怀基本的服务方式之一，指不愿意离开自己家的临终病人，也可以得到临终关怀服务。医护人员根据临终病人的病情每日或每周进行数次访视，并提供临终照料。在医护人员的指导下，由病人家属做基本的日常照料，在家里照顾病人，使临终病人能感受到来自亲人的关心和体贴，减轻生理和心理上的痛苦，最终安宁、舒适地离开人间。

4. 癌症病人俱乐部　这是一个具有临终关怀性质的群众性自发组织，而不是医疗机构。其宗旨是促进癌症病人互相帮助、互相关怀，愉快地度过生命的最后旅程。

四、临终关怀的理念

1. 以照料为中心　临终关怀是针对各种疾病晚期、治疗不再生效、生命即将结束者进行照护。对于这些病人，不应追求痛苦、无意义的治疗，而是应该提供姑息性的医疗照护，控制症状、解除痛苦，消除焦虑和恐惧，获得心理、社会上的支持，使其在生命最后阶段得到安宁。因此，临终关怀是以治愈为主的治疗转变为以对症为主的照料。

2. 提高临终病人生命质量　临终关怀不以延长病人生存时间为目的，而是以丰富病人有限生命、提高其临终阶段生命质量为宗旨。医护人员应给临终病人提供一个舒适、安宁、有意义、有希望的生存环境，让病人在有限的时间里，能有清醒的头脑，在可控制的病痛中，接受关怀，享受人生的余晖。

3. 维护人的尊严和权利　临终病人尚未死亡，仍有思维、意识、情感，仍有个人的尊严和权利。临终关怀强调尊重生命的原则，医护人员应注意维护和保持人的尊严和权力，允许临终病人从无望的机械性救治中解放出来，保持原有的生活方式，尽量满足其合理要求，保护个人隐私权利，让病人参与医护方案的制订，赋予其自由支配生命的权力，不让生命留下遗憾。

4. 提供全面的整体照护　包括对临终病人的生理、心理、社会等方面的关心和照护，为病人提供24小时的护理服务，照护时也提供针对临终病人家属心理、社会支持，使其获得接受亲人死亡事实的力量，坦然地面对亲人的死亡。使病人家属既为病人生前提供服务，又为其死后提供居丧服务。

5. 加强死亡教育　临终关怀承认生命是有限的，死亡是一个必然的过程，虽然医务人员已尽力对病人进行了治疗和护理，但仍不可避免有病人因疾病不能治愈而死亡。临终关怀强调把健康教育和死亡教育结合起来，从正确理解生命的完整与本质入手，完善人生观，教育临终病人把生命的有效价值和生命的高质量两者真正统一起来，善始善终，以健全的身心走完人生的旅途。

五、濒死及死亡的概念

1. 濒死 又称临终（dying），指病人在接受治疗性或姑息性治疗后，虽然意识清醒，但病情继续恶化，各种迹象显示生命即将终止。

濒死阶段和人的整个生命过程相比十分短暂，不过几个月、几天、几小时甚至几分钟，这个阶段原则上属于死亡的一部分，但由于具有可逆性，故不属于死亡，但在死亡学中却占有重要地位。

2. 死亡

（1）传统的死亡 死亡是个体生命活动和新陈代谢出现不可逆的终止，心脏搏动、呼吸停止作为判断死亡的标准在医学上沿袭了数千年。医学界提出了新的较为客观的死亡判断标准，即脑死亡标准。

（2）脑死亡 1968 年，美国哈佛医学院特设委员会发表报道，提出了新的死亡概念，即脑死亡，又称全脑死亡，包括大脑、中脑、小脑、脑干的不可逆的死亡。即"脑功能不可逆丧失"作为新的死亡标准，并制订了世界上第一个脑死亡的诊断标准，指出不可逆的脑死亡是生命活动结束的象征，其诊断标准有四点。

1）不可逆的深度昏迷：对刺激完全无反应，即使剧痛刺激也不能引出反应。

2）自主呼吸停止：观察 1 小时后撤去人工呼吸机 3 分钟仍无自主呼吸。

3）脑干反射消失：瞳孔散大、固定，对光反射消失，无吞咽反射，无角膜反射，无咽反射和跟腱反射。

4）脑电波平坦。

以上四条标准 24 小时内多次复查后结果无变化，并排除两种特殊情况，即体温过低（T < 32.2℃）和服用过巴比妥类药物等中枢神经系统抑制剂的影响，其结果才有意义，即可宣告死亡。

我国经过多年的研究与实践于 2009 年完善和修订了《成人脑死亡判定标准（2009 版）》；2013 年国家脑损伤质量控制与评价中心制定了《脑死亡判定标准与技术规范（成人质控版）》，作为医学行业标准将推动我国脑死亡判定工作有序、规范地开展。

六、死亡过程的分期

死亡不是生命的骤然结束，而是一个量变到质变的过程。医学上一般将死亡分为三个期：濒死期、临床死亡期、生物学死亡期。

1. 濒死期（agonal stage） 又称临终期，是临床死亡前主要生命器官功能极度衰弱、逐渐趋向停止的时期。此期身体与重要器官功能发生严重紊乱和衰竭，中枢神经系统脑干以上部位的功能处于深度抑制状态，而脑干功能依然存在。表现为意识模糊或丧失，各种反射减弱或消失，肌张力减退或消失，感觉消失，视力下降；循环功能减退，心搏减弱，血压下降，表现为四肢发绀、皮肤湿冷；呼吸功能进行性减退，表现为呼吸微弱，出现潮式呼吸或间断呼吸；代谢障碍，肠蠕动逐渐停止。各种迹象表明生命即将终结，是死亡过程的开始阶段，某些猝死病人可不经过此期而直接进入临床死亡期。

2. 临床死亡期（clinical stage） 又称"躯体死亡期"，此期中枢神经系统的抑制过程已由大脑皮质扩散至皮质以下部位，延髓处于深度抑制状态，表现为心搏、呼吸完全停止，各种反射消失，瞳孔散大，但各种组织细胞仍有短暂而微弱的代谢活动，持续时间极短。此期维持时间一般为 5 ~ 6 分钟，若得到及时有效的抢救治疗，生命仍有可能复苏。若超过这个时间，大脑将发生不可逆的变化。大量的临床研究证明，临床死亡期的长短是可变的，如在低温或耗氧量低的情况下，此期可延长至 1 小时或更久。

3. 生物学死亡期（biological death stage） 又称"全脑死亡""细胞死亡"，是死亡过程的最后阶段。此期从大脑皮质开始，整个中枢神经系统及各器官新陈代谢完全停止，并出现不可逆的变化，整个机体无任何复苏的可能。随着生物学死亡期的进展，相继出现尸冷、尸斑、尸僵及尸体腐败等现象。

（1）尸冷 是死亡后最先发生的尸体现象，死亡后因体内产热停止，散热继续，尸体温度逐渐降

低称尸冷。死亡后尸体温度的下降有一定规律，一般情况下死亡后 10 小时内尸温下降速度约为每小时
1℃，10 小时后为每小时为 0.5℃，大约 24 小时，尸体温度与环境温度相同，测量尸体温度常以直肠
温度为准。

（2）尸斑　由于血液循环停止和地心引力的作用，血液向身体的最低部位坠积，皮肤呈现暗红色
斑块或条纹状，称为尸斑。一般尸斑出现在死亡后 2 ~ 4 小时，最易发生在尸体的最低部位。

（3）尸僵　尸体肌肉僵硬，关节固定称尸僵。形成机制主要是腺苷三磷酸（ATP）学说，即死后肌
肉中 ATP 不断分解而不能再合成，致使肌肉收缩，尸体变硬。尸僵多从小块肌肉开始，表现为先由咬
肌、颈肌开始，向下至躯干、上肢和下肢。尸僵一般在死后 1 ~ 3 小时开始出现，4 ~ 6 小时扩展至全
身，12 ~ 16 小时发展至高峰，24 小时后尸僵开始减弱，肌肉逐渐变软，称尸僵缓解。

（4）尸体腐败　死亡后机体组织蛋白质、脂肪和碳水化合物因腐败细菌作用而发生分解的过程。
尸体腐败常见的表现有尸臭、尸绿等。尸臭是肠道内有机物分解从口、鼻、肛门逸出的腐败气体。尸
绿是尸体腐败时出现的色斑，一般在死后 24 小时先从右下腹出现，逐渐扩展至全腹，最后波及全身。

第 2 节　临终病人与家属的护理

一、临终护理概念

临终护理是为生命晚期病人及其家属提供的周到、全面的护理措施，使病人的痛苦减少到最低程度，
缓和病人对死亡的恐惧和不安，使其精神处于平和状态。

二、临终病人的生理变化与护理

（一）临终病人的生理变化

1. 肌肉张力丧失　表现为吞咽困难，大小便失禁或便秘，无法维持良好舒适的功能体位，肢体软
弱无力，不能进行自主躯体活动，脸部外观改变，呈希氏面容（面部呈铅灰色、面肌消瘦、下颌下垂、
嘴微张、眼眶凹陷、双眼半睁、目光呆滞）。

2. 消化功能减退　表现为胃肠道蠕动逐渐减弱，出现恶心、呕吐、腹胀、食欲缺乏、便秘或腹泻、
口干、脱水、体重减轻等。

3. 循环功能减退　表现为皮肤苍白或发绀、湿冷、斑点、大量出汗、体表发凉，脉搏快而弱、不
规则或测不出，血压降低或测不出，心律出现紊乱。

4. 呼吸功能减退　表现为呼吸频率变快或变慢，呼吸深度变深或变浅，出现鼻翼呼吸、潮式呼吸、
张口呼吸等。由于分泌物无法或无力咳出，出现痰鸣音或鼾声呼吸。

5. 感知觉、意识改变　表现为视觉逐渐减退，由视觉模糊发展到只有光感，最后视力消失。眼睑干燥，
分泌物增多。听觉常是人体最后消失的一个感觉。若病变未侵犯中枢神经系统，病人可始终保持神志
清醒；若病变在脑部，则很快出现嗜睡、意识模糊、昏睡、昏迷等，有的病人表现为谵妄或定向障碍。

6. 疼痛　大部分临终病人主诉全身不适或疼痛，表现为烦躁不安，血压及心率改变，呼吸变快或
减慢，瞳孔散大，大声呻吟，出现疼痛面容（即五官扭曲、眉头紧锁、眼睛睁大或紧闭、双眼无神、
咬牙）。

（二）临终病人的身体护理

1. 促进病人舒适

（1）维持良好、舒适的体位　建立翻身卡，定时翻身，防止压力性损伤发生，对于压力性损伤高
危人群，避免采用易产生剪切力的体位。

（2）加强皮肤护理　大小便失禁者，注意保持会阴和肛门附近皮肤的清洁、干燥，必要时留置导尿，大量出汗时，及时擦洗，勤换衣裤，床单保持清洁、干燥、平整、无碎屑。

（3）加强口腔护理　护士应仔细评估病人口腔状况，注意有无真菌感染。晨起、餐后、睡前协助病人漱口，保持口腔清洁卫生。口唇干裂者可涂液体石蜡；溃疡或真菌感染者酌情涂药；口唇干燥者可适量喂水，用湿棉签湿润口唇或用湿纱布覆盖；对于口腔状况差且明显疼痛者，可用稀释的利多卡因和氯己定漱口液清洗口腔。

（4）保暖　病人四肢冰冷时，加强保暖，必要时使用热水袋，但水温应低于50℃，防止烫伤。

2.改善呼吸功能

（1）保持室内空气新鲜，定时通风换气。

（2）神志清醒者可采用半卧位；昏迷者采用仰卧位头偏向一侧或侧卧位；保持气道通畅，防止呼吸道分泌物误入气管引起窒息或肺部并发症。

（3）视呼吸困难程度给予氧气吸入，纠正缺氧状态，改善呼吸功能。采用雾化吸入、拍背的方式协助病人排痰，必要时进行吸痰。

3.减轻疼痛

（1）评估　病人疼痛的性质、部位、程度、持续时间及发作规律。

（2）稳定情绪、转移注意力　护理人员可采取同情、安慰、鼓励等方法与病人进行沟通交流，稳定病人情绪，转移其注意力，从而减轻病人疼痛。

（3）协助病人选择减轻疼痛的有效方法　若选择药物镇痛，可采用WHO推荐的三阶梯疗法控制疼痛，遵医嘱用药，注意观察用药后的反应。也可使用其他的镇痛方法，临床上常选用音乐疗法、按摩、放松术、外周神经阻断术、针灸疗法、生物反馈法等。

4.改善营养状况

（1）增进食欲　向病人和家属解释恶心、呕吐的原因，以减少焦虑，取得心理支持。了解病人饮食习惯，尽量创造条件增进病人食欲，注意食物的色、香、味，尝试新的菜式，少量多餐。

（2）加强营养　给予高热量、高蛋白、易于消化的饮食，并鼓励病人多吃新鲜蔬菜和水果。进食困难者给予流质或半流质饮食，便于病人吞咽。必要时采用鼻饲法或完全胃肠外营养，保证病人营养供给。

（3）创造良好的进食环境，稳定病人情绪。

5.减轻感、知觉改变的影响

（1）提供合适的环境　安静，空气清新，通风良好，有保暖设施，适当照明。

（2）眼部护理　神志清醒者可用温湿毛巾或温湿棉签拭去眼部分泌物。注意勿损伤皮肤、黏膜和结膜；如病人眼睑不能闭合，可涂金霉素、红霉素眼膏或覆盖凡士林纱布，以保护角膜，防止角膜干燥而发生溃疡或结膜炎。

（3）听觉是临终病人最后消失的感觉，护理中应避免在病人周围窃窃私语，与病人交谈时应做到语调柔和、语言清晰，也可采用触摸病人的非语言交流方式，让临终病人感受到即使在生命的最后一刻也不孤独。

6.观察病情变化

（1）密切观察病人的意识状态、生命体征、瞳孔、疼痛等。

（2）监测心、肺、脑、肝、肾等重要器官的功能。

（3）观察治疗反应与效果。

7.做好延续护理　是临终护理的重要组成部分，病人出院后，护理照料仍需系统在门诊和家里持续进行。在进行家庭护理时需要做好病情控制工作，即对病人可能出现的失眠、疼痛、恶心、呕吐等症状进行医疗和护理控制。

三、临终病人的心理变化与护理

（一）临终病人的心理变化

当个体接近死亡时，其心理反应十分复杂，在对濒死期的心理研究中发现具有普遍性现象。心理学家库伯勒·罗斯博士（Dr.Kubler Ross）通过观察、研究数百位临终病人，发现身患绝症的病人从获知病情到临终整个阶段的心理反应过程可总结为 5 个阶段，即否认期、愤怒期、协议期、忧郁期、接受期。

1. 否认期　当病人得知自己病重即将面临死亡时表现出来的震惊与否认，他们常说的话是："不，不可能是我！"或"这不是真的！一定是搞错了！"。病人极力否认、拒绝接受事实，怀着侥幸的心理四处求医，希望是误诊。这种否认是一种心理防御机制，旨在有较多的时间调整自己去面对死亡。每个人经历否认期的时间长短因人而异，大部分病人几乎都能很快停止否认，而有的病人直到迫近死亡仍处于否认期。

2. 愤怒期　当否认难以维持，随之而来的心理反应是气愤、暴怒和嫉妒，进入此阶段病人表现出生气、愤怒、怨恨的情绪，这一阶段病人常愤愤地想"为什么是我？""老天太不公平！"或"我为何这么倒霉？"。病人常怨天尤人，并将愤怒情绪向医护人员、朋友、家属等接近他的人发泄，或对医院的制度、治疗等方面表示不满，甚至无端指责和辱骂别人，以发泄他们的苦闷和无奈。

3. 协议期　病人愤怒的心理消失，开始接受临终的事实。病人常会表示："假如你给我一年时间，我会……"，此期病人期望发生奇迹，为了延长寿命，希望有好的治疗方法，并会做出许多承诺作为延长生命的交换条件。此期病人对生存还抱有希望，也肯努力配合治疗。协议期的心理反应，实际上是一种延缓死亡的乞求，是人的生命本能和生存欲望的体现，这是一种自然的心理发展过程。

4. 忧郁期　当病人发现身体状况日益恶化，协商已无法阻止死亡来临，产生的一系列心理反应，表现为悲伤、情绪低落、退缩、沉默、抑郁和绝望，病人对周围事物淡漠、语言减少、反应迟钝，对任何东西均不感兴趣。此阶段病人希望与亲朋好友见面，希望亲人、家属时刻陪伴在身边。临终病人忧郁期的心理反应，对于他们实现在安详和宁静中死去是有益的，因为只有经历过内心剧痛和抑郁的人，才能达到"接纳"死亡的境界。

5. 接受期　经历一段忧郁后，病人的心情得到抒发，变得平静，产生"好吧，既然是我，那就去面对吧"的心理，接受即将面临死亡的事实。病人不再抱怨命运，喜欢独处，表情淡漠，睡眠时间增加，平静等待死亡的到来。

库伯勒·罗斯认为以上五个阶段并非完全按顺序发展，有着较大的个体差异性。有的可以提前，有的可以推后，甚至有的可以重合，各阶段持续时间长短不一。因此实际工作中，护士应根据个体情况进行具体分析和处理。

（二）临终病人的心理护理

1. 否认期

（1）护理人员应具有真诚、忠实的态度，既不要揭穿病人的防卫机制，也不要欺骗病人。坦诚温和地回答病人对病情的询问，注意与其他医护人员及家属言语保持一致。

（2）经常陪伴在病人身旁，注意使用非语言交流，多利用身体触摸去表达关怀和亲密的感觉，如握手、拍拍肩膀。合理使用倾听技巧，尽量满足病人的合理需求，让病人感到他并没有被抛弃，时刻受到医务人员及家属的关心。

（3）注意维持病人适当的希望，耐心倾听病人的诉说，在交谈的过程中因势利导，循循善诱，实施正确的人生观、死亡观教育，使其逐步面对现实。

2. 愤怒期

（1）对临终病人的这种"愤怒"，应该看成是正常的适应性反应，不宜回避。尽量让病人表达其愤怒、抱怨和不满，以宣泄其内心的不快，充分理解病人的痛苦，注意防止意外事件的发生。

（2）给病人提供表达或发泄内心情感的适宜环境，加以安抚和疏导，帮助其渡过心理难关，避免过久地停留于愤怒阶段而延误必要的治疗。

（3）做好病人家属的思想工作，共同给予病人宽容、理解、同情和关爱。

3. 协议期

（1）护理人员应给予病人指导和关心，加强护理，尽量满足病人的合理需求，使其更好地配合治疗，减轻痛苦，控制症状。

（2）护理人员应鼓励病人说出内心的感受，尊重病人的信仰，积极教育和引导病人，减轻其心理压力。

4. 忧郁期

（1）护理人员应给予病人同情、照顾、鼓励和支持，多陪伴病人，允许其以不同方式宣泄情感，如忧伤、哭泣等。

（2）尽量取得社会方面的支持，给予精神上的安慰，安排亲朋好友见面、相聚，并尽量让家属陪伴身旁。

（3）创造舒适环境，鼓励病人保持自我形象和尊严，密切观察病人，注意心理疏导和合理的死亡教育，预防病人的自杀倾向。

5. 接受期

（1）给予临终病人安静、舒适的环境，减少外界干扰。

（2）加强生活护理，保证临终前的生活质量。

（3）尊重病人，不要强迫与其交谈，但要保持适度的陪伴和支持，尊重临终病人的信仰，帮助病人实现未完成的愿望。

四、临终病人家属的护理

在临终关怀中，病人家属在照顾临终病人期间也会经历非常复杂的心理反应，他们也会和病人一样经历否认、愤怒、忧郁等阶段。同时家属还需要照顾病人，加上经济的付出等，都会对家属的生活、工作、学习及心理情绪产生巨大影响，家属通常有更多被关怀的需要，所以对临终病人家属的照顾护理，对个人、家庭乃至社会都十分重要。

（一）临终病人家属的反应

1. 个人需要的推迟和放弃　随着临终病人的治疗支出，病人及家属所在的家庭会出现经济负担加重、平静的生活被打乱的影响。对病人实施照顾的家属会在考虑整个家庭的状况后，对自我角色和承担的责任进行调整（如升学、就业），以满足照顾病人的需要。

2. 家庭中角色、职务的调整和再适应　病人的临终对家庭来说是一个巨大的冲击，由于病人原有家庭角色的消失，家庭中其他成员会重新调整角色，如慈母兼严父、长姐如母、长兄如父等以保持家庭的相对稳定。

3. 压力增加、社会交往减少　家属在照料临终病人期间，体力和财力消耗增加，照护病人压力增大，会导致焦虑、忧伤、悲痛等不良情绪；受长期照护病人的影响，与其他亲人和朋友之间的交往减少；努力隐瞒病情、过度压抑悲伤，都会加重家属的身心压力。

（二）临终病人家属的心理支持

1. 满足家属照顾病人的需要　关心、理解家属心情，满足其对临终病人的陪伴与照顾需求。

2. 鼓励家属表达感情　护理人员主动和家属沟通，取得信任。与家属会谈时，提供安静、隐私的环境，耐心倾听，鼓励家属说出内心的感受、遇到的困难，并积极解释临终病人生理、心理变化的原因，减少家属疑虑。

3. 指导家属对病人的生活照料　指导、解释、示范有关的护理技术，使其在照料亲人的过程中获得心理慰藉。

4. 满足家属生理、心理、社会方面的需求　关心体贴家属，帮助其安排陪伴期间的生活，为其提供方便，尽量减轻其实际困难。

5. 建立社会支持系统，协助维持家庭的完整性　调动亲朋好友、单位同事等社会支持系统，使家属获得理解、支持。给家属安排日常的家庭活动，以增进其心理调适，保持家庭完整性，如让家属与病人共进晚餐、看电视、下棋等。

第 3 节　死亡后护理

死亡后护理包括死亡后的尸体护理和死亡后家属的护理。做好尸体护理既是对死者的同情和尊重，也是对家属最大的心理安慰。尸体护理（postmortem care）是临终关怀的重要内容，也是对临终病人实施整体护理的最后步骤。尸体护理应在病人确认已经死亡，医生开具死亡诊断书后尽快进行，做好尸体护理，使死者整洁、易于辨认，同时避免造成对其他病人的不良影响。护理人员要做到以唯物主义死亡观和严肃认真的态度，尽心尽责地进行尸体护理工作及对死者家属的心理疏导和支持工作。

一、尸体料理技术

1. 目的

（1）使尸体整洁，维持尸体良好的外观，易于辨认。

（2）安慰家属，减轻哀痛。

（3）尊重死者。

2. 操作流程（表 15-1）

表 15-1　尸体料理技术的护理操作流程

项目	步骤	操作要点	考核要点
操作前准备	评估	1. 病人的诊断、治疗、抢救过程、死亡原因及时间 2. 病人的遗愿、民族及宗教信仰 3. 尸体清洁程度，有无伤口、引流管等 4. 死者家属对死亡的态度及合作程度	评估病人正确
操作过程	计划	1. 护士准备　着装整洁、洗手、戴口罩、手套	护士准备符合要求
		2. 用物准备 （1）治疗车上层：治疗盘内备尸单（或尸袋）、衣裤、手套、尸体识别卡 3 张（图 15-1）、血管钳、不脱脂棉花、绷带、剪刀、梳子、松节油。治疗盘外备擦洗用物，手消毒液，有伤口者备换药敷料、胶布，必要时备隔离衣 （2）治疗车下层：生活垃圾桶、医疗垃圾桶 （3）其他：屏风	备齐用物，放置合理
		3. 环境准备　安静、严肃，安排单独房间或屏风遮挡	隐私保护
	实施	1. 备物填卡　填写尸体识别卡，携用物至床旁，屏风遮挡	物品齐全，注意保护死者隐私
		2. 劝慰家属　劝慰家属节哀，请其暂时离开病房	若家属不在，通知家属来院
		3. 停止治疗　撤去一切治疗用物，如输液管、氧气管、导尿管等	便于尸体护理，防止皮肤受压
		4. 安置体位　将床放平，尸体仰卧，双臂放于身体两侧，头下置一软枕，脱去衣裤，用盖被遮盖尸体	防止面部淤血
		5. 处理伤口　有伤口者更换敷料	有引流管应拔出后缝合创口或用蝶形胶布封闭，再用纱布包扎好

续表

项目	步骤	操作要点	考核要点
操作过程	实施	6. 整理面部　洗脸，如有义齿者代为装上；协助死者闭上口眼，眼不能闭合者可用毛巾湿敷或于上眼睑下垫少许棉花，使上眼睑下垂闭合；口不能闭合者，轻揉下颌，或用绷带拖住	装上义齿可避免面部变形，使面部稍显丰满；口、眼闭合维持尸体外观
		7. 填塞孔道　用血管钳将棉花塞于口、鼻、耳、肛门、阴道等孔道	防止液体外溢，棉花不要外露
		8. 清洁尸体　擦净全身，依次擦洗上肢、胸、腹、背、臀及下肢，更衣梳发，用松节油擦净胶布痕迹	保持身体清洁，无渗液，维持良好外观
		9. 包裹尸体　穿上尸体衣裤，将第一张尸体识别卡系在尸体右手腕部，将尸体放进尸袋里，拉锁拉好，也可用尸单包裹尸体，须用绷带在胸部、腰部、踝部固定；将第二张尸体识别卡系在尸体腰前的尸袋（或尸单）上	便于尸体的运送与识别，用尸单上端遮盖头部
		10. 运送尸体　移尸体于平车上，盖上大单，送往太平间，置于停尸屉内，将第三张尸体识别卡放于尸屉的外面，带回大单放入污衣袋内	便于尸体认领
		11. 物品处理　清洁、消毒死者使用过的一切物品	非传染病死者的用物按一般出院病人方法处理，传染病死者的用物按传染病病人终末消毒方法处理
		12. 移交遗物　整理病人遗物交给家属	若家属不在，应由两人共同清点后列出清单，交护士长妥善保管
		13. 处理文件　洗手，整理病历，完成各项记录，按出院手续办理结账	体温单上 $40 \sim 42℃$ 记录死亡时间，注销各种执行单，完成出院护理记录，具有法律证明作用
操作后	评价	1. 尸体清洁、外观良好	
		2. 护士操作方法正确、熟练、规范	评价正确
		3. 护士与家属沟通有效，家属对尸体护理表示满意	

尸体识别卡

姓名：_____　住院号：_____　年龄：_____　性别：_____

病室：_____　床　号：_____　籍贯：_____　诊断：_____

住址：_____

死亡时间：_____年___月___日___时___分___

护士签名：_____

_____医院

图 15-1　尸体识别卡

3. 注意事项

（1）病人经抢救无效，医生开具死亡证明确定死亡后，才可进行尸体护理。

（2）病人死亡后，应立即进行尸体处理，以防尸体僵硬。

（3）尸体处理时，态度严肃认真，尊重死者，满足家属的合理要求。

（4）用屏风遮挡尸体，以保护死者的隐私及避免影响其他病人的情绪。

（5）识别卡要认真填写，避免认错尸体。

（6）传染病病人的尸体，应用 1% 氯胺消毒液擦拭，并用浸湿的棉球填塞各孔道，将尸体包裹在不透水的袋子中，并在袋外做出传染标识。

（7）尸体识别卡内容包括　姓名、年龄、性别、住院号、病室、床号、籍贯、诊断、住址、死亡时间、护士签名、医院名称。

二、丧亲者的护理

死者家属即丧亲者，指失去父母、配偶、子女者（直系亲属），丧亲者在居丧期间的痛苦是巨大的，他们承受痛苦的时间比病人长。这种悲伤对其身心健康、生活和工作均有很大的影响，因此做好居丧期的护理是护士的重要工作之一。

（一）丧亲者的心理反应

丧亲者主要会产生悲伤心理，1964 年安格乐（Engel）提出悲伤过程的六个阶段。

1. 冲击与怀疑期　暂时拒绝接受死亡事件，感觉麻木、否认，让自己有充分的时间调整，此期在意外事件中表现最为明显。

2. 逐渐承认期　意识到亲人确已死亡，于是出现空虚、发怒、自责、哭泣的痛苦表现，此期典型的表现是哭泣。

3. 恢复常态期　家属带着悲伤的心情着手处理死者后事，准备丧礼。

4. 克服失落感期　此期是设法克服痛苦的空虚感，但仍不能以新人代替逝去的、可依赖的人，常回忆过去的事情。

5. 理想化期　此期死者家属产生想象，认为逝去的人是完美，为过去对已故者不好的行为感到自责。

6. 恢复期　此阶段机体的大部分功能恢复，但悲哀的感觉不会简单消失，常忆起逝者，并永远怀念逝者。恢复的速度受所逝去人的重要性、对自己的支持程度、原有的悲哀体验等因素影响。

据观察，丧亲者经历上述六个阶段需要一年左右的时间，但丧偶者可能要经历两年或更久的时间。

（二）影响丧亲者心理反应的因素

1. 对死者的依赖程度和亲密度　家属对死者的依赖性越强，原有关系越亲密，家属的悲伤程度越重，亲人死亡后的调适也越困难。

2. 病人病程长短　急性病死亡，家属对突发事件无任何准备，易产生无法接受的心理。慢性病死亡，家属有预期的心理准备，较能调适。

3. 死者的年龄　死者年龄越轻，家人越容易产生惋惜和不舍之情。

4. 家属文化水平　文化水平较高的家属能正确理解死亡，一般能面对死亡现象。

5. 其他支持系统　家属亲朋好友、各种社会活动、宗教信仰等能提供支持满足其需要，对调整哀伤期有一定作用。

6. 失去亲人后生活的改变　失去亲人后生活改变越大，越难适应新的生活，如中年丧偶、老年丧子。

（三）丧亲者的护理

1. 做好死者尸体护理　尸体护理既体现了对死者的尊重，也是对丧亲者心理的极大抚慰。

2. 心理疏导　安慰丧亲者面对现实，鼓励其宣泄情感，陪伴他们并认真聆听他们的倾诉。

3. 满足丧亲者的需要　护理人员应尽量满足丧亲者的需求，无法满足的需善言相劝，耐心解释，以取得谅解与合作。

4. 鼓励丧亲者之间相互安慰　鼓励丧亲者相互给予支持和帮助。

5. 协助解决实际困难　病人去世后，丧亲者会面临许多需要解决的家庭实际问题，临终关怀中医护人员应了解家属的实际困难，并积极提供支持和帮助，使家属感受到人世间的温情。

6. 协助建立新的人际关系　劝导和协助死者家属对死者做出感情撤离，逐步与他人建立新的人际关系，并使家属在新的人际关系中得到慰藉。

7. 对丧亲者的访视　临终关怀机构可通过信件、电话、访视等方式对死者家属进行随访，保证死者家属能够获得来自医务人员的持续性的关爱和支持。

目标检测

A₁/A₂ 型题

1. 临终病人虽已开始接受患不治之症的事实，但仍抱有能治愈的希望，此期属于（　　）
   A. 协议期　　　　　　　B. 接受期
   C. 否认期　　　　　　　D. 愤怒期
   E. 忧郁期

2. 濒死期病人可出现（　　）
   A. 心搏、呼吸停止　　　B. 瞳孔散大
   C. 各种反射消失　　　　D. 体温下降、接近室温
   E. 血压下降、意识模糊

3. 临终病人最后消失的感觉是（　　）
   A. 触觉　　　　　　　　B. 味觉
   C. 听觉　　　　　　　　D. 视觉
   E. 嗅觉

4. 李某，男，68岁，胰腺癌晚期，自感不久于人世，常一人呆坐，泪流满面，懒于梳理，十分悲哀，下列护理措施中不妥的是（　　）
   A. 给予同情和照顾
   B. 允许家属陪伴
   C. 尽量不让病人流露失落、悲哀情绪
   D. 尽可能满足病人合理需求

E. 加强安全保护

A₃/A₄ 型题

（5～7共用题干）

患者，75岁。肝癌晚期处于昏迷状态、面肌消瘦、面部呈铅灰色、眼眶凹陷、双眼半睁呆滞、瞳孔固定、嘴微张、下颌下垂、反应迟钝、肌张力丧失、心搏减弱、血压下降，呼吸微弱

5. 判断该患者处于（　　）
   A. 濒死期　　　　　　　B. 临床死亡期
   C. 躯体死亡期　　　　　D. 生物学死亡期
   E. 脑死亡期

6. 该患者出现的面容为（　　）
   A. 慢性面容　　　　　　B. 急性面容
   C. 希氏面容　　　　　　D. 二尖瓣面容
   E. 满月面容

7. 次日患者死亡，护士为其做尸体护理时，头下置一枕头的目的是（　　）
   A. 便于尸体护理　　　　B. 保持良好姿势
   C. 易于鉴别　　　　　　D. 防止面部淤血变色
   E. 防止口不能闭合

（张　敏）

附　　录

附录A　体　温　单

体　温　单

姓名　　　性别　男　年龄　56岁　科别　普外　床号　15　入院日期　2020-12-27　住院病历号　3721

日　　期	2020-12-27	28	29	30	31	2021-01-01	2
住院天数	1	2	3	4	5	6	7
手术后日数			1	2	3	1/4	2/5
时　　间	2 6 10 14 18 22	2 6 10 14 18 22	2 6 10 14 18 22	2 6 10 14 18 22	2 6 10 14 18 22	2 6 10 14 18 22	2 6 10 14 18 22

脉搏　摄氏　　　　　　　　　　　　　　　　　　　　　　　　　　　　　华氏

入院——九时二十分　手术　手术　死亡于十八时二十分　不升

呼吸(次/分)	19 19 20 22	19 20 20 22 20	23 25 24 24 25	24 23 23 22 22 23	23 22 23 20 19	18 19 18 17 18	17 16 17
血压(mmHg)	120/82	110/86	110/85	100/80	100/78	95/66	80/50
身高(cm)	178						
体重(kg)	78	卧床					
大便次数	1	0	0	1/E	0	0	0
入量(ml)		2000	2000	2000	2200	2200	1500
出量(ml)	1500	1800	1600	1650	1800/C	1700	1000
过敏史	青霉素（+）						

第　1　周

附录 B 长期医嘱单

表 19-1 长期医嘱单

姓名：刘× 科别：心内科 床号：15 号 住院病历号：5×××× 第 1 页

		开始				停止		
日期	时间	医嘱	医生签名	护士签名	日期	时间	医生签名	护士签名
2020-12-15	10：15	冠心病常规护理	王×	李×				
2020-12-15	10：15	一级护理	王×	李×				
2020-12-15	10：15	低盐流质饮食	王×	李×				
2020-12-15	10：15	持续心电监护	王×	李×	12-20	10：00	王×	张×
2020-12-15	10：15	低流量吸氧	王×	李×	12-25	10：00	王×	张×
2020-12-15	10：15	地高辛 0.25mg qd	王×	李×				
2020-12-15	10：15	5% 葡萄糖 250ml+ 硝酸甘油 10mg ivgtt qd	王×	李×	12-23	10：00	王×	张×

附录 C 临时医嘱单

表 19-2 临时医嘱单

姓名：刘× 科别：心内科 床号：15 号 住院病历号：5×××× 第 1 页

日期	时间	医嘱	医生签名	执行护士签名	执行时间
2020-12-15	10：15	血常规	王×	李×	10：15
2020-12-15	10：15	尿常规	王×	李×	10：15
2020-12-15	10：15	大便常规	王×	李×	10：15
2020-12-15	10：15	X 线摄片	王×	李×	10：15
2020-12-15	10：15	青霉素皮试（－）	王×	李×	10：50
2020-12-15	11：50	哌替啶 50mg im st	王×	李×	11：50
2020-12-29	12：00	今日出院	王×	张×	12：10

附表 D 出入液量记录单

姓名 王×× 床号 1 诊断 上消化道出血 科别 消化内科 病房 201 住院号 232568

日期	时间	入量		出量		签名
		项目	量（ml）	项目	量（ml）	
6/5	9：00	平衡液	500	呕血	800	李叶
		全血	200			李叶
	9：30	全血	200			李叶
	10：00	右旋糖酐	500	尿	100	李叶
	10：30	生理盐水	200			李叶
		奥美拉唑 40mg	2			李叶
	11：00			尿	200	李叶
				血便	200	李叶
	11：30			引流液	50	李叶
	12：00	奥曲肽 100ug	1			王华
		生理盐水	20			王华
	14：00	全血	200			王华
	16：00	706 代血浆	500			王华
	19：00			尿	200	王华
	12 小时小结		2323		1550	王华
	20：00	生理盐水	200			李丽
		奥美拉唑 40mg	2			李丽
	22：00			引流液	100	李丽
7/5	0：00			尿	100	李丽
	2：00			引流液	50	李丽
	6：30			尿	200	李丽
	24 小时总结		2525		2000	李丽

附录 E　一般护理记录单

患者护理记录单

科别：＿＿＿　姓名：＿＿＿　年龄：＿＿＿岁　性别：＿＿＿　床号：＿＿＿床　住院号：＿＿＿　诊断：＿＿＿

日期	时间	体温 ℃	脉搏 次/分	呼吸 次/分	血压 mmHg	血氧饱和度 %	引流液量 左(ml)	引流液量 右(ml)	病情观察及护理措施	签名
2013.07.01	09:30	36.5	76	18	100/60	98			患者诊断为"左侧乳房肿块"，于今日上午收治入院，主诉"左侧乳房疼痛半个月"，门诊各项化验已完善，患者神志清，精神好，拟定于今日11：00在全麻下行"乳房肿块切除术"，已做过住院宣教，术前准备已完善，患者晨起禁饮食，术前禁饮食，头孢皮试（一），已建立静脉通路待手术	×××
	10:40								肌内注射地西泮10mg，阿托品0.5mg	×××
	11:00								送患者入手术室	×××
	13:20	36	80	19	100/60	99			患者手术结束，轮椅推入监护室，神志清，精神差，引流通畅，色淡红，量极少。遵医嘱给予二级护理，暂禁饮食，半卧位	×××
	16:00	36.7	82	20	100/60	99	5	5	患者精神较前好转，输液顺利已完，嘱可进少量水，左侧5ml,右侧5ml，引流管固定稳妥，引流通畅	×××
2013.07.01	20:00	37.1	78	19	100/60	98	6	7	患者诉伤口疼，告知医生，医嘱给予曲马多50mg口服	×××
	22:00								患者疼痛缓解，安静入睡	×××
	00:00								患者安静入睡	×××
2013.07.02	08:00	36.5	76	18	100/60	99	13	17	患者神志清，精神差，夜间睡眠好，手术区创口加压包扎好，无外渗，引流通畅，伤口仍有微痛，可忍受，给予流食	××
	总结：						24	29		××
	09:30								神志清，精神好转，半坐卧位，给二级护理，软质饮食，静脉滴注0.9%氯化钠加头孢曲松2.0g，鼓励患者床上活动	××
	16:00	36.5	80	19	100/60	99			精神好，输液顺利已完，术后注意事项已告知，患者表示理解	××
	20:00							5		患者精神好，可下床活动，双侧腋下引流管通畅，暗红色	××
	23:00								患者安静休息	××
2013.07.03	08:00	36.2	76	18	100/60	99			夜间睡眠好，晨起精神好，予以拔除引流管，饮食正常	××
	11:00								患者术后第二天，伤口包扎好，无渗出，无渗液，要求出院，恢复良好，遵医嘱给予办理出院，出院宣教及术后注意事项已告知，嘱其按时复诊，出现不适时随诊，患者表示理解	××

附录 F 特别护理记录单

特别护理记录单

科别：呼吸内科　　姓名：刘×　　性别：女　年龄：52　住院号：3××××　入院日期：2020-12-06　　诊断：1.肺炎 2.高血压

日期	时间	意识	体温 ℃	脉搏 次/分	呼吸 次/分	血压 mmHg	吸氧 L/min	入量 名称	入量 ml	出量 名称	出量 ml	颜色性状	咳嗽	咳痰	皮肤情况	管道护理	病情观察及措施	护士签字
2020-12-06	18:00	神志清	38.4	96	24	152/100	2	10%GS+氨苄青霉素	500	小便	300	正常	有	量少	白色黏痰	无	病人平车推入，述发热、心慌、头晕。医嘱给予一级护理，卧床休息，间断低流量吸氧，检测血压、抗感染治疗。护理组长张萍查房；嘱指导有效咳嗽排痰，监测血压，输液速度不宜过快，宜低盐低脂饮食，心理护理，入院宣教和健康教育指导，已执行	赵×
								入量	500	出量	300							赵×
	19:00	神志清	38.4	96	24	152/100	2						有	量少	白色黏痰			赵×
	20:00	神志清	38.2	94	22	145/95	2	饮食水	500				有	量少	白色黏痰		输液完毕，低流量吸氧，嘱多饮水，予以清淡低盐低脂饮食	赵×
	21:00	神志清	37.6	94	22	140/95				小便	400	正常	有	量少	白色黏痰		监测生命体征，多饮水，卧床休息，心理护理	白×
	22:00	神志清	37.5	92	20	135/85	2	饮水	150				有	量少	白色黏痰		监测生命体征，低流量吸氧	白×
	23:00	神志清	37.0	92	20	135/85	2						有	量少	白色黏痰		监测生命体征，低流量吸氧	白×
	24:00	神志清	36.8	88	18	130/80											生命体征平稳，已入睡	白×
2020-12-07	1:00	神志清	36.6	84	18	130/80											生命体征平稳，睡眠可	白×
	2:00	神志清	36.6	84	18	130/80											生命体征平稳，睡眠可	白×

附录 G 病区交班报告

病室报告

病区：三病区　科室：呼吸内科　　　　　时间：2020年12月3日　　第1页

床号 姓名 诊断	上午八时至下午五时 病人总数39人	下午八时至午夜十二时 病人总数39人	午夜十二时至上午八时 病人总数39人
病人总报告 病情	总数：39 入院：1 转出：1	总数：39 入院：0 转出：0	总数：39 入院：0 转出：0
	出院：1 转入：0 死亡：0	出院：0 转入：0 死亡：0	出院：0 转入：0 死亡：0
	手术：0 分娩：0 病危：1	手术：0 分娩：0 病危：1	手术：0 分娩：0 病危：1
2床 王× 支气管炎	于9:30出院		
16床 陈× 肺心病	于9:50转心内科		
10床 刘×× 肺部感染 "新"	病人，女性，60岁，因"咳嗽、气促3天"于9:30收住入院，平车推入。T 37.9℃，P 98次/分，R 24次/分，BP 134/84mmHg。神志清，精神差，遵医嘱立即给予低流量氧气吸入，平喘、抗炎等对症支持治疗，输液已完毕，无不良反应。请加强病情观察，明晨空腹抽血。	20:30 T 37.9℃，P86次/分，BP134/84mmHg。予以物理降温后测T 37.2℃，病人偶有咳嗽，无气促，呼吸平稳，嘱其多饮水。 23:00暂停给氧，已入睡病情稳定。	7:00 T 36.8℃，P 84次/分，R 24次/分，BP 130/80mmHg。病人偶有咳嗽，无气促，呼吸平稳，睡眠好，已采集血标本。
16床 张× 咯血原因待查 "※"	16:00 T 36.7℃，P 88次/分，R 20次/分，BP120/80mmHg。上午10:00遵医嘱送病人到介入室行支气管动脉栓塞术，于12:00安全返回病房，穿刺点无渗血，足背动脉搏动好，术后予右下肢制动6小时，本班未见咯血，现输液畅通，请加强病情观察。	20:00 T 36.6℃，P86次/分，R20次/分，BP120/80mmHg。病人病情稳定，右股动脉穿刺点无渗血，足背动脉搏动好，本班未见咯血，无不适主诉，输液完毕，请继续加强观察。	7:00 T 36.5℃，P 82次/分，R 20次/分，BP 100/89mmHg。病人病情稳定，夜间睡眠良好，本班未见咯血，无不适主诉。

参考文献

程少贵，刘文娜，2021. 2021全国护士执业资格考试辅导讲义. 北京：人民卫生出版社.

程玉莲，赵国琴，2020. 护理学基础. 第2版. 北京：人民卫生出版社.

杜素芝，黄韶兰，崔德花，2016. 基础护理学. 北京：中国科学技术出版社.

付能荣，2016. 护理技术. 北京：科学出版社.

付能荣，2018. 基础护理. 北京：科学出版社.

古海荣，吴世芬，2017. 基础护理技术. 第2版. 北京：人民卫生出版社.

季诚，罗仕蓉，2016. 基础护理技术. 第4版. 北京：科学出版社.

姜安丽，2018. 新编护理学基础. 第3版. 北京：人民卫生出版社.

李丽娟，2019. 基础护理与技术. 北京：中国医药科技出版社.

李小寒，尚少梅，2017. 基础护理学. 第6版. 北京：人民卫生出版社.

吕月桂，王星歌，王晓燕，2017. 基础护理技术. 武汉：华中科技大学出版社.

马智群，陈丽君，付能荣，等，2021. 基础护理技术. 上海：复旦大学出版社.

秦东华，2019. 护理礼仪与人际沟通. 北京：人民卫生出版社.

孙玉梅，张立力，2017. 健康评估. 第4版. 北京：人民卫生出版社.

唐凤平，单玉香，2016. 护士人文素养与沟通. 郑州：河南科学技术出版社.

武淑萍，杨晶，2018. 老年人工气道护理管理规范. 北京：科学出版社.

邢爱红，王君华，2020. 基础护理技术. 第3版. 北京：科学出版社.

颜文贞，肖洪玲，2016. 基础护理学. 北京：中国医药科技出版社.

杨巧菊，陈丽，2020. 基础护理学. 北京：人民卫生出版社.

杨潇二，唐布敏，2019. 护理学基础. 北京：北京大学医学出版社.

张波，桂莉，2017. 急危重症护理学. 第4版. 北京：人民卫生出版社.

张连辉，邓翠珍，陈荣凤，等，2019. 基础护理学. 第4版. 北京：人民卫生出版社.

中华人民共和国卫生部，2012. 医疗机构消毒技术规范：WS/T 367-2012. 北京：中国标准出版社.

周春美，陈焕芬，2019. 基础护理技术. 第2版. 北京：人民卫生出版社.

目标检测题答案

第1章

1. E 2. C 3. D 4. C 5. A 6. B 7. B 8. B 9. E 10. A 11. A 12. A 13. E 14. D 15. A 16. E

第2章

1. E 2. D 3. C 4. E 5. E 6. E 7. B 8. E 9. E 10. C 11. E 12. E 13. E 14. A 15. D
16. A 17. B 18. E 19. E 20. D 21. C 22. B 23. B 24. A

第3章

1. B 2. C 3. D 4. B 5. C 6. E

第4章

1. C 2. E 3. B 4. D 5. B 6. B 7. C 8. C 9. E 10. C 11. A 12. B 13. D 14. A

第5章

1. C 2. A 3. C 4. A 5. D 6. B 7. C 8. B 9. E 10. E 11. E 12. C 13. A 14. A 15. B
16. B 17. B 18. C 19. E 20. C 21. C 22. A 23. E 24. E 25. C 26. D 27. C

第6章

1. B 2. E 3. C 4. E 5. C 6. A 7. C 8. D 9. E 10. D 11. A 12. E 13. B 14. A 15. A
16. D 17. D 18. C 19. C 20. C 21. A 22. D 23. C 24. C

第7章

1. A 2. B 3. C 4. E 5. B 6. A 7. B 8. C 9. B 10. C 11. C 12. E 13. D 14. D 15. D

第8章

1. B 2. E 3. A 4. A 5. D 6. B 7. A 8. C 9. B 10. E 11. E 12. D 13. B 14. D 15. D
16. A 17. C 18. D 19. D 20. E 21. E 22. E

第9章

1. C 2. B 3. E 4. D 5. C 6. C 7. D 8. A 9. E 10. C 11. B 12. D 13. E 14. D

第10章

1. E 2. C 3. B 4. D 5. C 6. A 7. A 8. C 9. C 10. C 11. B 12. D 13. B 14. D 15. C
16. A 17. D 18. D 19. C 20. D 21. C 22. B 23. B 24. D 25. E 26. E 27. A 28. B 29. E
30. E 31. D 32. B 33. C 34. B

第11章

1. E 2. B 3. B 4. C 5. D 6. B 7. E 8. B 9. B 10. C

第12章

1. C 2. A 3. D 4. C 5. B 6. E 7. B 8. C 9. C

第13章

1. B 2. D 3. B 4. C 5. A 6. E 7. A 8. C 9. C 10. D 11. C 12. E 13. D 14. B 15. D

第14章

1. E 2. E 3. B 4. A 5. E 6. C 7. E 8. D 9. B 10. C 11. D

第15章

1. A 2. E 3. C 4. C 5. A 6. C 7. D